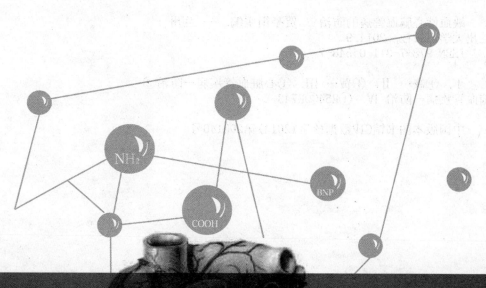

缺血性心脑血管病的防治

QUEXUEXING XINNAOXUEGUANBING DE FANGZHI

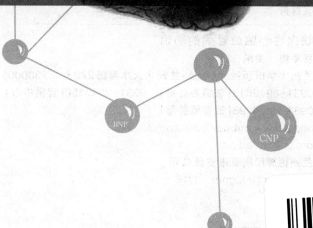

主编：贾亭街

参编人员：张征民　来晓强　王寒松　党军强

U0369299

兰州大学出版社

图书在版编目（CIP）数据

缺血性心脑血管病的防治 / 贾亭街主编. -- 兰州：
兰州大学出版社，2014.9
ISBN 978-7-311-04548-7

Ⅰ. ①缺… Ⅱ. ①贾… Ⅲ. ①心脏血管疾病－防治②
脑血管疾病－防治 Ⅳ. ①R54②R743

中国版本图书馆CIP数据核字(2014)第205140号

策划编辑　梁建萍
责任编辑　梁建萍　梁　涛
封面设计　张馨月

书　　名	**缺血性心脑血管病的防治**
作　　者	贾亭街　主编
出版发行	兰州大学出版社　（地址：兰州市天水南路222号　730000）
电　　话	0931-8912613(总编办公室)　0931-8617156(营销中心)
	0931-8914298(读者服务部)
网　　址	http://www.onbook.com.cn
电子信箱	press@lzu.edu.cn
印　　刷	兰州德辉印刷有限责任公司
开　　本	787 mm×1092 mm　1/16
印　　张	17.5
字　　数	420 千
版　　次	2014年9月第1版
印　　次	2014年9月第1次印刷
书　　号	ISBN 978-7-311-04548-7
定　　价	35.00元

（图书若有破损、缺页、掉页可随时与本社联系）

前　言

　　高血压病、缺血性心脑血管疾病是当今社会流行的慢性病，其患病隐秘，致残率很高。脑卒中存活的患者中90%有不同程度的肢体活动障碍，其中超过50%的人生活不能自理。在这些家庭中，病人承受着疾病带来的各种痛苦，家庭承担着沉重的经济和社会负担。如今虽然对其的治疗理念和治疗手段有了很大的改进和提高，甚至达到了分子水平，但对患者的痛苦和家庭的负担并没有改善，也没有降低患病率、致残率和死亡率。那么，如何才能解决这一棘手的局面呢？我们的先辈指出了一个解决办法，那就是"上工治未病"。"上工治未病"是《黄帝内经·素问》中提出的一个防治疾病的原则，这个原则在今天仍然适用，治疗和预防高血压病和缺血性心脑血管疾病的危险因素，避免发病或减轻病情。高血压病和缺血性心脑血管疾病主要致病因素有遗传和环境两类，其中环境因素在疾病的发生、发展过程中起着更为重要的作用。随着人口的增长和需求的增加，人类对自然环境的破坏日益严重，空气、水体和土壤都遭到了不同程度的污染。这些污染能够促发缺血性心脑血管疾病的发病，并且加重其病情。随着科技的进步，人类的食品供应充足，高脂肪饮食增加，而体力活动相应减少，肥胖、糖尿病人群增加，增加了高血压病和缺血性心脑血管疾病的发病人群。面对如此多的导致高血压病和缺血性心脑血管疾病的因素，人们对疾病和疾病的后果没有一个清醒的认识，不是漠不关心就是关心过度。漠不关心者虽然已经有了疾病的先兆，但是他们自认为自己非常健康；关心过度者听信一些夸大或不可信的健康广告，迷信一些保健品或药品，最后带来了一些不良后果。基于以上考虑，促成了编写本书的动机。本书对目前高血压病和缺血性心脑血管疾病的基础、预防、临床知识和进展做了一个简述，以期待对患者有益。本书第一章介绍了心脏和脑的基本结构和功能，并突出了心脏的内分泌功能；第二章简述了心脑血管疾病和环境以及人体自身的平衡稳态关系，并简单介绍了人体的电磁稳态原理；第三、四章介绍了心脑血管病的危险因素和流行情况并提出了预防对策；第五、六章简述了人体的应激原理和炎症反应，并对其与心脑血管病的关系进行了说明；第七章以高血压与缺血性心脑血管病为例病，对治疗进行了简要说明，突出介绍了饮食和行为的治疗，并对中药对血压的影响进行了简要的总结。

　　鉴于本人的基础知识和临床实践的局限，编写中肯定存在许多不足，恳请读者对本书的错误和不足不吝指正。

　　本书写作历时一年有余，得到了朋友、同事及家人的大力支持，特别是兰州大学中文系教授张文轩老师对本书提供了宝贵的意见和热心的帮助，在此深表感谢！

编　者

2014年3月

目 录

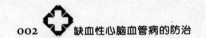
第七章　心脑血管病的治疗

第一章　心脑的结构和功能

第一节　心脏的结构

【心脏的外形】

心脏(heart)在胸腔中纵隔内,外周裹以心包。心脏在心血管系统中起着泵的作用。人自出生以来,心脏就时刻不停地、有节律地运动着,它的形状、大小、位置随功能状态不同有所改变。心脏位于胸骨体和第2～6肋软骨后方,第5～8胸椎的前方,约2/3在胸骨中线的右侧,1/3在胸骨中线的左侧。心脏的两侧和前面大部分被胸膜覆盖;前面下部只有一个三角形区域隔着心包直接与胸骨体下部左半及左侧第4、5肋软骨相邻,临床心内注射多选胸骨左缘第4、5肋间进针可避免伤及胸膜。心脏下方为膈,上与大血管相连。

心脏的形状呈前后略扁的倒置圆锥形,心底(cardiac base)朝向右后上方,心尖(cardiac apex)向左前下方,发育过程中沿心长轴发生自右向左轻度扭转。右房、室大部分在前面,左房、室大部分在后面。心底处有环形的冠状沟(coronary sulcus),也称房室沟,环绕心脏,分隔心房和心室。在心脏的前后面上,各有一条自冠状沟向前直达右侧心尖切迹(apical notch)的浅沟,分别称为前室间沟(anterior interventricular groove)和后室间沟(posterior interventricular groove),为左右心室的分界。冠状沟和后室间沟相交处称房室交点区(crux area),是左右心房和左右心室相交的区域。

心脏的前面隆凸,称为胸肋面,右上为房部,大部分由右心房,小部分由左心耳构成。左下为室部,大部分由右心室,小部分由左心室构成。后下面贴于膈上,称为膈面,大部分由左心室,小部分由右心室构成。左侧面也称肺面,其左后上方与肺相邻的部分主要由左心室构成,只有上方一小部分为左心房。心脏右缘垂直圆钝,由右心房构成,向上延续为上腔静脉。心脏左缘斜向左下,边缘钝圆称为钝缘,界于胸肋面和肺面之间,由左心室及一小部分左心耳构成。下缘近似水平,较锐利,叫锐缘,界于胸肋面和膈面之间,大部分由右心室,只有心尖部左心室构成。

【心脏的结构】

心脏是由心肌构成的肌性中空含腔器官,心腔分为右心房、右心室、左心房和左心室。

一、右心房

右心房(right atrium)壁薄腔大,壁厚约2 mm,位于心脏右上部,以右房室口与右心室相通,以房间隔和左心房相邻。右心房前部为固有心房,后部为腔静脉窦。二者的分界是在心表面自上腔静脉入右心房处至下腔静脉入口处的一条浅沟,称界沟(sulcus terminalis);在右心房内面以与界沟相对应的一条纵行肌嵴,即界嵴(crista terminalis)为界。

固有心房向前突出部分为右心耳(right auricle),形似三角形,将升主动脉根部右侧覆盖。固有心房的内面有肌肉形成平行的肌性隆起称梳状肌(musucli pectinati),它们起于界嵴,至心耳外侧肌束交织呈网状。因肌束使心耳壁凹凸不平,当心功能障碍、心内血流缓慢时,容易在此淤积而形成血栓。

腔静脉窦内壁光滑,位于右心房后部,上方有上腔静脉口,朝向右房室口,没有瓣膜;下部有下腔静脉口,朝向房间隔,在下腔静脉口的前缘有胚胎时残留下来的薄的半月形瓣膜,称为腔静脉瓣,胚胎时期有引导下腔静脉血液经卵圆孔流向左心房的作用。在下腔静脉口和右房室口之间有冠状窦口(orifice of coronary sinus),冠状窦口的后缘有一大小、形状不同的瓣膜,称冠状窦瓣,其有防止血液逆流的作用。

房间隔(interatrial sptum)的前缘与主动脉后窦的中点相邻,所以该处主动脉窦既可以破向右心房,也可以破向左心房。房间隔的中部有一浅凹,称卵圆窝(fossa ovalis)。卵圆窝底较薄,主要为纤维结缔组织,边缘为一马蹄形隆起的肌性边缘,称卵圆窝缘。卵圆窝是胎儿卵圆孔闭合后的遗迹,如不闭合,则为先天性房间隔缺损的一种。在下腔静脉瓣前方的心内膜下,有一腱索样结构,称为Todaro腱,通常被薄层心肌覆盖,它向前附着于中心纤维体。冠状窦口、Todaro腱和三尖瓣附着缘组成三角区域,称Koch三角,此三角的顶角内为房室结所在位置。

二、右心室

右心室(right ventricle)为一扁平的锥形心腔,厚约3～4mm,分为后下方的流入道和前上方的流出道两部分,二者以室上嵴(supraventricular crest)为界。流入道的入口为右房室口(right atrioventricularorfice),大小约3～4指尖。流入道中下部内壁不光滑,隆起的肌束相互交错形成粗细不等的肉柱(trabeculae carneae),大部分嵴状隆起,小部分索状游离,一端附着于室间隔,另一端与心室前壁乳头肌根部相连,称节制索(moderator band),防止右心室过度扩张。右心室流出道为右心室左上部分,内壁光滑,称动脉圆锥或漏斗部,向上延续至肺动脉口。

在右房室口的周缘有三个近似三角形的瓣膜,为三尖瓣(tricuspid valve),按部位分为前瓣、后瓣和侧瓣,瓣膜的底附着于房室口的三尖瓣环。三尖瓣的房面光滑,室面和边缘有腱索附着。右心室有三个或三组乳头肌(papillary muscles),乳头肌底连于心壁,尖突入右心腔。前乳头肌最大,起于前壁的中下部,后乳头肌起于后壁,内侧乳头肌细小而数目较多。从乳头肌所发出的腱索与尖瓣相连,心室收缩时牵拉瓣膜,使三尖瓣刚好封闭瓣口而不至于瓣膜翻转入心房引起血液倒流入心房。

位于肺动脉口,周围有三个半月形的瓣膜称肺动脉瓣(pulmonary valve),分别为前瓣、右瓣和左瓣,每瓣中央有半月瓣结,心室舒张时半月瓣关闭,半月瓣结靠近,使闭合更加紧密,防止血流向心室反流。

右心室的室间隔壁大部分由肌肉构成,上部光滑,下部肉柱交错,若有室间隔肌部(muscular part of in ventricular septum)缺损,常位于肉柱肌束之间。肌部上方还有室间隔膜部(membranous part of in ventricular septum),由胎儿时期的室间孔闭合而来,由致密的纤维结缔组织构成。

三、左心房

左心房(left atrium)位于右心房的左后方,形似一个长方体。左心房也分为左心耳(left auricle)和左心房体部。左心耳较右心耳细长,伸向肺动脉干左缘,内面梳状肌发达。该处血流缓慢时易发血栓。

后壁有四个肺静脉入口,无瓣膜,但心房肌肉向肺静脉根部伸展出1～2 mm,起到部分括约肌样的作用,减少心房收缩时的血液反流。左心房后方与食管相邻,右侧房间隔壁与右心房毗邻,从左心房有时可以看到房间隔前方有一个半月形的皱襞,这是第一房间孔的遗迹,也是卵圆窝的底部。

四、左心室

左心室(left ventricle)位于右心室的左后方,左心室远较右心室厚,壁厚约9～12 mm,约为右心室的3倍,形似圆锥形。

左心室也分为流入道和流出道两部分,二者以二尖瓣前瓣为界。流入道口为左房室口(left atrioventricular orifice),较右房室口小,约2～3指尖大。左室心内膜面中下部亦有许多肌肉隆起的肉柱。左心室流出道是左心室的前内侧,通向主动脉口(aortic orifice)的部分称主动脉前庭(aortic vestibule),该处室壁较光滑,无肉柱。主动脉前庭的前壁是室间隔的膜部和肌部,若此处缺损,则左心室可以直接和右心房相通,在右心房可发现来自左心室的分流。

在左房室口周缘有二尖瓣(mitral valve),其前瓣较大,位于右前方,后瓣较小,位于左后方,它们通过腱索与乳头肌相连,二尖瓣前叶为左室流出道的后外侧部分。瓣叶的根部附着于房室口的二尖瓣环(mitral annulus),游离缘对向心腔。前后两个瓣叶间的瓣膜组织分别称为前外侧联合和后内侧联合。风湿性心脏病患者两个联合粘连融合,致使房室口狭窄,引起心脏功能障碍。前瓣为椭圆形或梯形,是主动脉壁的直接延续,前瓣附着缘约占二尖瓣环的1/3,但附着缘到游离缘的宽度较大,为后瓣的一倍左右。后瓣附着缘占二尖瓣环周长的2/3,宽度较小。后瓣常被小的切迹分为三部分,使后瓣成三个扇叶,中间的较大,内外侧的较小。后瓣附着处的纤维不完整,且较松弛。瓣膜面的心内膜与左房后壁心内膜向延续,因此左房扩大时可牵拉后瓣,缩小后瓣的有效面积,造成二尖瓣关闭不全。瓣膜心房面光滑,心室面可分三个带,附着缘为基底带,游离缘部分为粗糙带,二者之间为透明带。左心室乳头肌分为前后两组,前乳头肌在前外侧联合的下方,起于左心室前壁和外侧壁的交界处中部,后乳头肌位于后联合的下方,起于心室后壁内侧部。

腱索起于乳头肌尖端,瓣膜游离缘的细小腱索数目较多,主要防止心室收缩时瓣膜缘向心房翻转;附于瓣膜心室面的腱索较粗,数目较少,可以加固瓣膜,防止瓣膜过度向心房膨出。左室每个乳头肌分出7～12条腱索,为一级腱索,可以两次分支,所以有二级、三级腱索之称,三级腱索连于游离缘和粗糙带的室面。腱索过长或缩短都可影响瓣膜的功能,一级腱索断裂可引起瓣膜关闭不全,三级腱索断裂往往被忽视。90%的人有两个粗大的支持腱索,分别发自两个乳头肌,分别与前外侧联合和后内侧联合处的瓣膜相连,如果断裂将发生严重的二尖瓣关闭不全。流入左室的血液中央部分经过二尖瓣孔,周围部分经过腱索的缝隙,因此腱索融合时,也引起二尖瓣狭窄。二尖瓣环的口径是可变的,心房收缩时口径变小,心室收缩时口径进一步缩小,因此二尖瓣环有括约肌样作用。二尖瓣环、二尖瓣、腱索、乳头肌、左心房和左心室共同组成二尖瓣复合体(mitral complex),其中任何一个功能失调,都可造成血流动力学改变。

位于主动脉口,在左心室的右上方,口缘有三个半月瓣,称主动脉瓣(aortic valve),较肺动脉瓣稍厚。三个瓣叶分别称为左瓣、右瓣和后瓣,其底部附着于弧形弯曲的瓣环上,弧的顶部和底部不在一个平面上,游离缘的中点局部增厚形成半月结节,左室收缩时,瓣口开放,舒张时瓣口关闭。瓣膜与相对应的动脉壁间的内腔叫主动脉窦(aortic sinus),主动脉窦分为左窦(左冠状动脉窦)、右窦(右冠状动脉窦)和后窦(无冠状动脉窦)。

【心脏的构造】

一、心脏的纤维支架

心脏的纤维支架(fibrous skeleton)是由致密的纤维结缔组织构成,包括四个瓣环、连接瓣环的左右纤维三角、主动脉和肺动脉间的圆锥韧带和室间隔膜部。右纤维三角位于二尖瓣环、三尖瓣环和主动脉瓣环之间,为连接各瓣环的纤维结构。左纤维三角是连接主动脉左瓣环和二尖瓣间的纤维结构。四个瓣环即三尖瓣环、二尖瓣环、肺动脉瓣环和主动脉瓣环,主动脉瓣环位于中心,将其他三个瓣环连接起来。

二、心壁

心壁由心内膜、心肌层和心外膜构成。心内膜(endocardium)衬贴于心壁内面,覆盖并参与构成心腔内结构,与血管内膜相延续。心肌层(myocardium)由心肌和心肌间质组成,心肌间质包括心肌胶原、血管、淋巴管和神经纤维等,充填于心肌纤维之间。心房肌和心室被纤维之间分开。心房肌较薄,浅层横行环绕左右心房,深层为各房所固有。心室肌较厚,分为浅、中、深三层。心肌浅层斜行,在心尖处捻转形成心涡,然后进入深层移行为纵行的深层肌,形成肉柱和乳头肌。心肌中层呈环行,为各室所固有,左心室环行肌特别发达。心外膜(epicardium)为浆膜性心包,被覆在心肌层表面。

【心脏的传导系统】

心脏的传导系统是特殊的心肌细胞,具有明显的自律性和传导性。心脏传导系统由窦房结、结间束、房室结、房室束和Purkinje纤维构成。

一、窦房结

窦房结(sinoatrial node)位于上腔静脉和右心房之间的界沟上1/3段,表面覆盖着心外膜,形如梭形,长约15 mm,中部宽约5 mm。窦房结的细胞主要有结细胞和移行细胞两种。结细胞也称P细胞,位于窦房结的中央,是起搏冲动产生的部位;移行细胞在窦房结的周围,连接于结细胞和普通心肌细胞之间,起传导作用。窦房结是心脏的起搏点,冲动在窦房结产生后,沿结间束向下传导。

二、结间束

结间束分为前结间束、后结间束和中结间束。前结间束发自窦房结的头部附近,行向左前,分为两束,一束较短,延入左心房,称上方间束;一束继续向下向后进入房间隔的前部,下降进入房室结的上缘。后结间束发自窦房结的尾部,沿界嵴至下腔静脉瓣,越过冠状窦至房室结的后上方,急转向下进入房室结。中结间束发自窦房结的后上缘,绕经上腔静脉的右

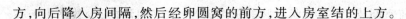

方,向后降入房间隔,然后经卵圆窝的前方,进入房室结的上方。

三、房室结区

房室结区(atrioventricular nodal region)位于房间隔下部右侧,冠状窦口前方,为房室间传导交接的重要区域。具有传导延搁和起搏作用。房室结区可分为房室结、房室结心房扩展部和房室束的近侧部三部分。

房室结(atrioventricular nodal)比窦房结稍小,大小约为:1 mm×3 mm×6 mm。它位于Koch三角的顶角,Todaro的下方,是一矢状位扁薄的结构,呈小脾形。房室结纤维被血管分成深浅两层,浅层纤维纵行,深层纤维有斜行和横行的方向。房室结深浅纤维交织围绕在房室结动脉周围。房室结有三层细胞,即后上部移行细胞交织成网、中部短细的固有结细胞组成致密结和前下部下结细胞层。短而细小的移行细胞使心房肌细胞和多细胞的致密结相连,这就是房室结产生结延搁(nodal delay)的原因。房室结的心房扩展部由前中结间束的大部分纤维和后结间束的小部分纤维进入房室结的后上部;而后结间束的大部分纤维和前、中结间束的少数纤维组成迂回束,绕过房室结,在远端入节,甚至有一部分绕过房室结直接进入房室束。房室束的近侧部发自房室结的凹侧,穿过中心纤维体,行于房间隔膜部的后下缘。

四、房室束

房室束(atrioventricular bundle)又称His束,它延续于房室束的近侧部,在室间隔膜部后下缘处陆续向左侧分出扁带状的左束支,主干延续为右束支。

五、束支系统

左束支(left bundle branches)为宽约5 mm的扁带,它沿室间隔左侧心内膜下行至上中1/3交界处,即分为前、后及间隔支。右束支(right bundle branches)是房室束是延续,在室间隔右侧面的心内膜下向前下行,呈圆索状,经隔缘肉柱到达右室前乳头肌基底部,开始向前、外和后分支。

六、浦肯野纤维网

左、右束支分支终止在心室的心内膜下,交织成心内膜下Purkinje纤维网,并深入心室肌内形成心肌内Purkinje纤维网。心内膜下网的网眼密度大小不一致。在室间隔的中、下部,心尖部最为丰富,而室间隔的上部,动脉口周围、房室口附近、心底部则很稀疏。在乳头肌的中部和基底部心内膜下网很密,但在乳头肌顶部则缺乏。心室兴奋传导的顺序基本从室间隔扩散到前壁、侧壁,再到心尖和下壁,最后是心底。

【心脏的血液供应和回流】

心脏的血液供应来自左、右冠状动脉。心脏的静脉血绝大部分经冠状窦汇入右心房,小部分直接流入左、右心房和左、右心室。心脏本身的循环称为冠状循环(如图1-1所示)。

一、心脏的动脉

左冠状动脉(left coronary artery)发自主动脉左窦,为一短而粗的主干,长约0.1～2.8 cm,行于肺动脉的根部和左心耳之间,于左心耳的下方分为前降支和旋支。左冠状动脉发出的分支营养左房、左室、右室及室间隔前部。主要分支有前降支和旋支。前降支(anterior descending branch)又称为前室间支,为左冠状动脉的延续,行于前室间沟内,少数终止于心尖前面,多数经心尖切迹绕到后室间沟,走行一短距离后,终止于后室间沟的下或中 1/3,并与右冠状动脉的后降支吻合。前降支分布于左室前壁、右室前壁的一部分、心尖及室间隔的大部分(前上 2/3～3/4)。旋支(circumflex branch)有时称为左旋支,在左心耳的下方,沿着冠状沟向左,多数绕心脏的钝缘向后抵达心脏膈面。旋支分支分布于左室侧壁、左室前壁、下壁的一部分和左心房。

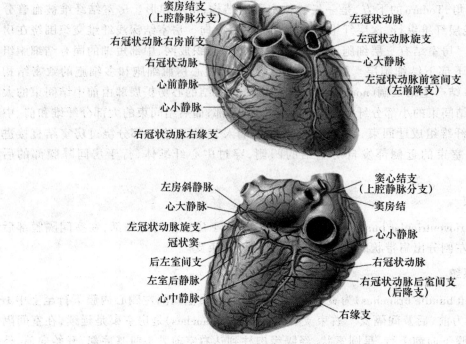

图 1-1　心脏的冠脉循环

右冠状动脉(right coronary artery)从主动脉的右窦发出,在肺动脉的始部和右心耳之间进入冠状沟,向右下行,绕过心脏锐缘至心的膈面。继续沿冠状沟行走,一般在房室交点区或该区右侧发出后室间支,又称后降支,行于后室间沟,主干最终多以左室后支分布于心脏膈面。后降支(posterior descending branch)又称后室间支。多起于右冠状动脉,少数起于左旋支。行走于后室间沟,多数终止于后室间沟的中下 1/3 处。后降支发出许多分支,分布于后室间沟附近的左、右心室,还向深方发出 7～12 支室间隔后支,分布室间隔的小部分(1/3～1/4)。右冠状动脉分布于右房、右室、室间隔及左室一部分。

二、心脏的静脉

心脏的静脉系统,按血流回流状况分为三部分,即回流入冠状窦及各属支、回流入右心房的心前静脉和回流入各个心腔的心最小静脉。

冠状窦(coronary sinus)为心大静脉的膨大部分,以左房斜静脉注入处作为区分标志。它位于心脏膈面的左冠状沟内,越过房室交点区,注入右心房。冠状窦表面有来自左心房的薄层肌束覆盖,心房收缩时能阻止血液回流,心房舒张时能使血液流入心房,因此冠状窦表面的肌束有类似瓣膜的作用。冠状窦注入处恰在下腔静脉瓣和房间隔之间。开口处多有瓣膜。冠状窦的属支有心大静脉、心中静脉、心小静脉、左室后静脉和左房斜静脉。

心前静脉(anterior cardiac vein)起于右心室前面,包括右室前静脉、锐缘静脉和圆锥静脉。汇聚成1～3支较大的静脉干,斜向右上越过冠状沟的前方注入右心室。干的终末部多扩张成"右冠状窦",位于右房前壁基底,有的延伸开口于梳状肌之间,梳状肌收缩阻止血液回流,起到瓣膜的作用。心前静脉收受右室前壁和锐缘部的静脉血。

心最小静脉(smallest cardiac vein)起自心肌毛细血管,向心内膜方向行走,最后直接开口于心腔。注入右心房的最多,左心房其次,在心室内散在存在。

【心包】

心包(pericardium)为似圆锥形的盲囊,分为纤维层和浆膜层。它们包裹行走和大血管根部。纤维性心包(fibrous pericardium)是坚韧的纤维组织囊,伸缩性很小,因此在心包积液时不易向外扩张而压迫心脏,限制心脏舒张和静脉血液回流。囊壁的上方与出入心脏的升主动脉、肺动脉干、上腔静脉和肺静脉根部的外膜相延续,其下方附于膈的中心腱。浆膜性心包(serous pericardium)为一个完整的浆膜囊,分为脏层和壁层,壁层紧贴于纤维性心包的内面,脏层附于心肌的表面,即心外膜。壁层和脏层在出入大血管的根部相移行。

壁层和脏层间的腔隙称为心包腔(pericardial cavity),内含少量积液,起润滑作用,减少了心脏活动时的摩擦。

在心脏的后面,浆膜性心包的脏、壁两层在左右肺静脉和上、下腔静脉入口处相互移行。在左心房后面,两侧肺静脉根部间形成一个开口向左下方的间隙,称心包斜窦(oblique sinus of pericardium),此窦积液时不易引流。在升主动脉、肺动脉的后方与上腔静脉、左心房间也有一间隙,称为心包横窦(transverse sinus of pericardium),沟通心包腔的后上部及前部。

第二节 心脏的生理功能

心脏是一个由心肌组织构成并有瓣膜结构的空腔器官,是血液循环的动力装置。一个人自从出生后,他的心脏就时刻不停地、有节律地收缩和舒张交替地活动着,直到生命消逝。舒张时收纳静脉血到达心脏,收缩时泵出血液,心脏收缩对血液的全身流动提供了动力。随着科学的发展,人们逐渐认识到,心不仅仅是对血液的流动提供了能量"泵",而且还是人体内最大的内分泌器官。

【心脏的泵血功能】

右心室将收纳的全身静脉血经肺动脉泵入肺循环,通过肺的呼吸和交换,血液中的血氧含量升高、二氧化碳浓度降低,变为动脉血,经肺静脉入左房、左室。左室将动脉血泵入体循环,供机体需要。在这个过程中,动力的来源是心肌的收缩,动力的启动是窦房结产生节律性兴奋并将节律性兴奋经结间束、房室结、His束、左右束支及浦肯野氏纤维网传导。成功有效的收缩是通过完美的兴奋—收缩耦联机制来完成。

一、心脏的生物电活动

心肌是构成心脏的主体,心肌的细胞分为普通心肌细胞和特殊传导系统心肌细胞两类。普通心肌细胞包括心房肌和心室肌,含有丰富的肌原纤维,具有兴奋性(excitability)、传导性(conductivity)和收缩性(contractility),但不具有自律性(autorhythmicity)。特殊传导系统心肌细胞主要包括窦房结细胞和浦肯野细胞,它们除了具有兴奋性和传导性外,还具有自动发生节律性兴奋的特征,称为自律性,这类细胞又称自律细胞(rhythmic cell)。自律细胞的肌原纤维很少或完全缺乏,基本丧失了收缩功能。它们主要的功能是产生和传导兴奋,控制整个心脏的节律性活动。

心脏不同部位的心肌细胞的跨膜电位有明显的区别,这与各类心肌细胞跨膜电位形成机制不同有关。不同离子在心肌细胞膜两侧形成的浓度梯度和电压梯度(如表1-1),驱动了离子通过离子通道的跨膜扩散,这就是心肌细胞跨膜电位形成的作用原因。

(一)普通心肌细胞的跨膜电位和形成机制

1.静息电位

心室肌细胞的静息电位(resting potential)约为-90 mV,静息电位的数值与静息时细胞膜对不同离子的通透性和离子的跨膜浓度差有关。在静息状态下,心肌细胞膜对K^+的通透性较高,而其他离子的通透性很低。因此,K^+顺其浓度梯度由细胞内向细胞外扩散所达到的平衡电位构成了静息电位的主要成分。静息时心肌细胞对Na^+也有一定的通透性,少量Na^+和生电性$Na^+ - K^+$泵也参与构成了静息电位,Na^+和K^+离子转运如图1-2所示。

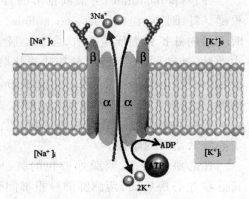

图1-2 钠钾离子转运示意图

表1-1 心肌细胞内外几种主要离子的浓度及平衡电位

离子	浓度(mmol/l)		膜内/外比例	平衡点位(mV)(根据Nerst公式计算)
	细胞内液	细胞外液		
Na^+	10	145	1/14.5	+70
K^+	140	4	35/1	-90
Ca^{2+}	10-4	2	1/20000	+132
CL^-	9	104	1/11.5	-65

2.动作电位

心室肌细胞的动作电位(action potential)分为0期、1期、2期、3期和4期,而且窦房结、房室结、传导束、心房肌和心室肌细胞的动作电位存在差异(如图1-3、1-4)。

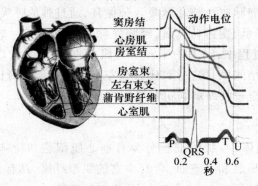

图1-3 心肌传导系统及心室肌动作电位传导示意图

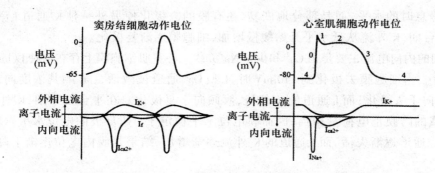

图1-4 窦房结细胞与心室肌细胞动作电位的离子机制示意图

（1）去极化过程

心室肌细胞的去极化（depolarization）过程又称动作电位的0期。在适宜的刺激下，心肌细胞发生兴奋，膜内电位由静息时的-90mV迅速变为+30 mV左右，形成动作电位的升支。0期去极化持续时间很短，仅1～2 ms，去极的幅度很大，约为120 mV，去极化的速度快，最大速度 V_{max} 可达200～400 V/s。

外来刺激首先引起部分电压门控式 Na^+ 通道开放和少量 Na^+ 内流，造成细胞膜部分去极化。当去极化达到阈电位（threshold potential）水平（约-70 mV）时，膜上 Na^+ 通道的开放概率明显增加，出现再生性 Na^+ 内流，于是 Na^+ 顺其浓度梯度和电位梯度向细胞内迅速进入，使膜进一步去极化，膜内电位由原来的负电位向正电位转化直到 Na^+ 的平衡电位。0期去极化的 Na^+ 通道是一种快通道，它的激活开放速度和失活关闭速度都很快。在阈电位水平 Na^+ 通道开始激活，开放时间约1 ms；当膜去极到0 mV时，Na^+ 通道就开始失活而关闭。我们将由快 Na^+ 通道开放引起快速去极化的心肌细胞称为快反应细胞（fast response cell），如心房肌、心室肌及浦肯野细胞等，它们的动作电位称快反应动作电位。

（2）复极化过程

当心室肌细胞去极化达到顶峰后，由于 Na^+ 通道的失活关闭，立即开始复极。但复极化（repolarization）的过程比较缓慢，历时200～300 ms，包括动作电位的1期、2期和3期。

1期又称为快速复极期，膜内电位由+30 mV迅速降到0 mV左右，历时约10 ms。0期去极化和1期复极化期间膜电位变化速度很快，在记录的电位图上表现为尖锋状，因此常把这部分电位称为锋电位（spike potential）。出现锋电位是由于快 Na^+ 通道已经失活和去极化过程中发生的一过性外向电流（transient outward current，I_{to}）的激活，从而使膜电位迅速复极到2期电位水平。I_{to} 通道是在膜电位去极化到-40 mV时激活的，开放约5～10 ms。I_{to} 的主要成分是 K^+，也就是说 K^+ 负载的 I_{to} 是1期复极化的主要原因。

2期复极化过程非常缓慢，历时100～150 ms，记录的动作电位图比较平坦，所以也称平台期（plateau）。平台期的形成主要是因为主要由 K^+ 形成的外向电流和 Ca^{2+} 形成的内向电流处于平衡状态。随后，内向电流逐渐减弱，外向电流逐渐增强，总的结果是出现了一种缓慢的复极化过程。

心肌细胞膜上有 I_k、I_{k1} 等多种 K^+ 通道。在静息状态下，I_{k1} 通道对 K^+ 的通透性很高，而在0期去极化过程中，I_{k1} 通道对 K^+ 的通透性显著降低，K^+ 内流显著减少。这种 I_{k1} 通道对 K^+ 的通透性因膜的去极化而降低的现象我们称为内向整流（inward rectification），内向整流是造成平台期的一个重要原因。I_{k1} 通道0期去极化时失活，它恢复较慢，并不能在0期去极化结束时立刻恢复到静息时的水平,而是部分地恢复,还有膜的去极化使另外一种K^+通道I_k激活开放。因此,在平台期,K^+外流从低水平开始缓慢增加,细胞膜逐渐复极化。

平台期的内向电流主要是由Ca^{2+}和少量Na^+负载。心室肌细胞膜上存在一种L(longlasting)型Ca^{2+}通道。当细胞膜去极化到-40 mV时,L型Ca^{2+}通道被激活,Ca^{2+}顺其浓度向细胞内扩散,使膜倾向于去极化;而I_k通道的K^+外流,膜倾向于复极化。在平台期早期,K^+外流和Ca^{2+}内流所负载的跨膜正电荷量相当,因而膜电位水平稳定于1期复极的电位水平。随着时间的推移,Ca^{2+}通道逐渐失活,而I_k通道的K^+外流逐渐增加,结果是膜内电位逐渐下降,形成平台期晚期。

心室肌细胞膜的L型Ca^{2+}通道为电压门控通道,主要对Ca^{2+}通透,也可允许少量Na^+通过。L型Ca^{2+}通道的激活、失活以及在复活恢复时间比Na^+通道的长,因此又称为慢通道。该通道可被Mn^{2+}和多种Ca^{2+}阻断剂阻断,如维拉帕米等。

3期又称为快速复极末期,历时$100\sim150$ ms,膜内电位有0 mV左右以较快的速度降到-90 mV,完成整个复极化。3期复极是因L型Ca^{2+}通道关闭而失活,而I_k通道的K^+外流进一步增加所致。在3期末,I_{k1}通道也参与其中,使复极进一步加快。随着膜内电位的翻转,膜内电位越负,I_k的内向整流作用越弱,K^+外流越快,这种正反馈再生性循环导致复极化越来越快,直到复极化完成。

从0期去极化到3期复极化完成的这段时间,就是整个动作电位时程(action potential duration)。心室肌动作电位时程约为$200\sim300$ ms。

(3)静息期

静息期又称4期,也称电舒张期,是膜复极化完成,膜电位恢复到静息电位的时期,膜电位基本稳定于-90 mV,但此时的离子跨膜转运仍然活跃。因动作电位使细胞膜两侧离子分布状态发生了改变,即细胞内流入了Na^+、Ca^{2+},细胞内K^+流到了细胞外。为了维持细胞正常的兴奋性,就必须将这种离子改变恢复到动作电位产生之前的状态。向细胞外转运Na^+、Ca^{2+}和向细胞内转运K^+都是逆着浓度梯度进行的,是一个耗能的过程,细胞膜上的Na^+-K^+泵使离子的变化恢复了稳态。每消耗1分子ATP就可将3个Na^+排出细胞外,同时摄入2个K^+,因此在此过程中产生了外向的电流。Ca^{2+}转运主要是通过细胞膜上的Na^+-Ca^{2+}交换体和Ca^{2+}泵进行的。Na^+-Ca^{2+}交换体是存在于细胞膜上的一种双向转运蛋白。在生理状态下,Na^+-Ca^{2+}交换体将3个Na^+转入细胞内的同时将1个Ca^{2+}转运出细胞。进入细胞的Na^+再由Na^+-K^+泵排出细胞。Na^+-Ca^{2+}交换是一种继发性主动转运,转运过程也是生电的,即产生内向电流,也称Na^+-Ca^{2+}交换电流。此外,有少量的Ca^{2+}是通过$Ca^{2+}-ATP$酶主动排出细胞的。需要说明的是,Na^+-K^+泵和Na^+-Ca^{2+}交换的活动是持续的,但在心动周期的不同时间,它们的活动强度因细胞内外离子分布不同而有所差异。

除心室肌细胞外,心房肌细胞也属于工作细胞,其动作电位与心室肌类似,但动作电位时程较短,历时150ms左右,可能是因为心房肌细胞膜对K^+的通透性较大所致。

2.自律细胞的跨膜电位及其形成机制

自律细胞和工作细胞跨膜电位最大的区别是在4期。在工作细胞,4期的膜电位是基本稳定的。而在自律细胞,动作电位3期复极化末达到最大复极电位(maximal repolarization potential)之后,4期膜电位并不稳定在这一水平,而是立即开始自动去极化;当去极化达到阈电位水平后,就爆发一次动作电位。4期自动去极化是自律细胞产生自动兴奋的基础。不同

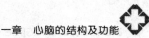

类型的自律细胞,4期自动去极化的速度和机制不完全相同。自律细胞主要包括浦肯野细胞和窦房结细胞。

(1)浦肯野细胞

浦肯野细胞是一种快反应自律细胞,其动作电位包括0期、1期、2期、3期和4期。除4期外,其动作电位的形态和离子基础和快反应非自律性心室肌细胞相似,其波形如图5所示。

浦肯野细胞4期自动去极化形成的离子机制包括一种外向电流I_k的逐渐减弱和一种内向电流I_f的逐渐加强。I_k通道在0期去极化时开始激活开放,K^+电流在平台期逐渐增强,3期复极化到-60 mV左右时,I_k通道开始失活关闭,在最大复极电位时接近完全关闭。但这种因I_k通道失活而K^+外流减少对浦肯野细胞4期自动去极化的作用较小。在浦肯野细胞4期自动去极化过程中,发挥主要作用的是由Na^+负载的内向电流I_f。I_f通道在动作电位3期复极化至-60 mV左右时开始被激活,其激活程度随膜内负电位增加而增加,到-100 mV时完全激活开放。I_f通道激活具有时间依从性,即随着时间的推移而逐渐增强。当4期去极化达到阈电位水平时,便产生一次动作电位。去极化水平达到-50 mV左右时,I_f通道失活关闭。

(2)窦房结细胞

窦房结含有丰富的自律细胞,这类自律细胞属于慢反应自律细胞。与快反应细胞相比,窦房结细胞的跨膜电位具有以下特点:最大复极电位(-70 mV)和阈电位(-40 Mv)的绝对值小;0期去极化幅度较小(约70 mV),时程长(约7 mV),去极化的速度慢(约10 V/s);没有表现的1期和2期;④4期自动去极化速度(约0.1 V/s)快于浦肯野细胞(约0.02 V/s),其波形和离子机制如图1-5所示。

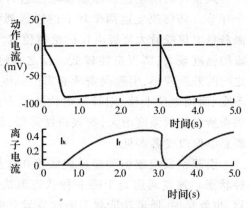

图1-5　浦肯野细胞动作电位机制

①去极化过程。窦房结细胞的去极化过程为动作电位0期。当膜电位有最大复极电位-70 mV左右自动去极化达到阈电位水平-40 mV左右时,激活膜上的L型Ca^{2+}通道,引起Ca^{2+}内流(I_{Ca-L}),导致0期去极化。L型Ca^{2+}通道激活和失活缓慢,导致窦房结细胞0期去极化过程比较缓慢,持续时间较长。由慢Ca^{2+}通道开放引起缓慢去极化的心肌细胞称慢反应细胞(slow response cell),如窦房结细胞和房室交界区细胞,它们的电位称慢反应电位。

②复极化过程。窦房结细胞的复极化过程是动作电位的3期。窦房结细胞无明显的1期和2期,0期去极化后直接进入3期。0期去极化达到0 mV左右时,L型Ca^{2+}通道逐渐失活关闭,Ca^{2+}内流减少;另一方面,在复极化的初期,I_k通道被激活开放,出现K^+外流。Ca^{2+}内流逐渐减少和K^+外流增加共同完成了窦房结细胞的复极化过程,并使其达到最大复极电位。

③4期自动去极化。形成窦房结细胞4期去极化的离子机制包括外向电流的减弱和内向电流的增强。I_k通道在膜的去极化时就激活开放,以后K^+外流逐渐增强是形成窦房结细胞3期复极化的主要原因,但I_k通道在复极化达到最大复极电位时便开始关闭,K^+外流逐渐减少,使内向电流大于外向电流,导致4期自动去极化。目前认为,这种K^+外流随着时间的推移而衰减是形成窦房结细胞4期自动去极化的主要原因。I_f是一种进行性增强的内向离子流,在浦肯野细胞4期自动去极化中起着主要作用。I_f通道的最大激活电位为-100 mV左

右。而窦房结细胞的最大复极电位是-70 mV左右。在这一电位水平,I_f通道激活是非常缓慢的。因此,I_f在窦房结细胞的4期自动去极化中作用不大。除L型Ca通道外窦房结细胞还存在T型Ca通道,其阈电位为-50 mV。当4期自动去极化到-50 mV时,T型Ca通道激活开放,引起少量的Ca^{2+}内流,形成4期自动去极化后期的组成部分。一般的Ca^{2+}阻滞剂不能阻断T型Ca通道。

二、心肌的电生理特性

心肌具有兴奋性、传导性、自律性和收缩性。收缩性是心肌的机械特性,而兴奋性、自律性和传导性是心肌的电生理特性。

(一)兴奋性

兴奋性(excitability)是指细胞在受到刺激时产生兴奋的能力。心肌兴奋性的高低可以用刺激阈值来衡量,阈值高则兴奋性低,阈值低则兴奋性高。

兴奋性的产生包括细胞膜电位达到阈电位水平和引起0期去极化的离子通道的激活两个环节。任何改变这两个环节的因素都可改变心肌细胞的兴奋性。如果阈电位水平不变,而静息电位或最大复极电位的绝对值较大时,和阈电位之间的差距较大,因此引起兴奋所必需的强度较大,则兴奋性较低。反之,静息电位或最大复极电位的绝对值较小时,与阈电位之间的差距较小,引起兴奋所必需的强度减小,兴奋性升高。如果静息电位或最大复极电位不变,而阈电位上移,则静息电位或最大复极电位的绝对值与阈电位之间的差距增大,引起兴奋所必需的强度增大,则兴奋性降低,反之,阈电位水平下移,则兴奋性升高。一般情况下静息电位改变者多见。

引起快反应细胞和慢反应细胞0期去极化的Na^+和Ca^{2+}通道都存在静息、激活及失活三种状态。这些通道处于哪一种状态取决于细胞膜电位水平和通道处于这种状态的时间进程,也就是说,通道功能状态的改变具有电压依存性以及时间依存性。当快反应细胞的膜电位处于静息电位水平时,Na^+通道处于静息状态,即通道虽然关闭,但可被激活。当膜电位水平快速去极化到阈电位时,大量Na^+通道被激活开放,Na^+快速跨膜内流,此过程历时仅约1 ms。Na^+通道激活开放后,迅速失活关闭,Na^+内流终止,失活的过程历时约10 ms。但是如果膜电位去极化过程非常缓慢,静息状态的通道可以不经过激活而直接进入失活状态。处于失活状态的Na^+通道只有在膜电位恢复到静息电位水平时,才能重新恢复到静息状态,即恢复激发兴奋的能力。通道从失活状态恢复到静息状态的过程称为复活。可见,在快反应细胞,Na^+通道是否处于静息状态是心肌细胞在此时具有兴奋性的前提。处于静息状态的Na^+通道越多,心肌细胞膜的兴奋性越高;反之,处于失活状态的Na^+通道越多,心肌细胞膜的兴奋阈就升高,兴奋性降低。当Na^+通道全部由静息状态进入失活状态后,细胞膜的兴奋性就丧失。在静息状态下,Na^+通道的功能状态主要取决于静息电位的水平。如果静息电位减小到一定程度时,就有部分Na^+通道直接进入失活状态。对慢反应细胞来说,慢反应细胞的兴奋性取决于L型Ca^{2+}通道的功能状态。L型Ca^{2+}通道的激活、失活和复活速度较慢,其复活过程需要膜电位复极化完成后才能开始。

心肌细胞每产生一次兴奋,细胞膜的电位就发生一系列有规律的变化,膜上的静息状态下的离子通道就要经过激活、失活和复活等过程。在这个过程中,心肌细胞的兴奋性也随着发生周期性改变。兴奋性的这种周期性变化,使心肌细胞在周期的不同时期对重复刺激表现出不同的反应能力,对心肌兴奋的产生、传导以及收缩都会发生影响。心室肌细胞的兴奋周期可分为有效不应期、相对不应期以及超常期等(如图1-6、1-7)。

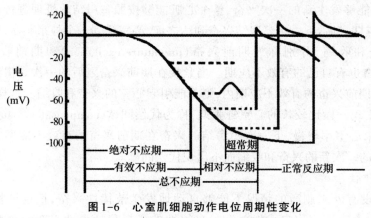

图1-6 心室肌细胞动作电位周期性变化

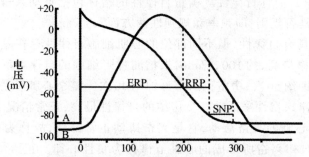

图1-7 心室肌动作电位期间兴奋性的变化与机械收缩的关系

A:动作电位 B:机械收缩 ERP:有效不应期 RRP:相对不应期 SNP:超常期

　　心肌细胞受到刺激发生兴奋时,从动作电位的0期开始到3期复极化至-55 mV这一段时间内,膜的兴奋性完全丧失,对任何刺激都不产生反应。这段时期称为绝对不应期(absolute refractory period)。在复极化过程中,膜电位有-55 mV继续恢复到约-60 mV的这段时间内,如果给予一个足够强烈的刺激,心肌细胞膜可以产生局部的去极化反应,但不能产生动作电位,这段时期称为局部反应期(local response period)。由于从0期去极化到3期复极化到-60 mV这段时间内,心肌细胞不能产生新的动作电位,因此将这段时间称为有效不应期(effective refractory period)。产生有效不应期的原因是这段时间内膜电位的绝对值太小,Na^+通道完全失活或刚刚开始复活,但还没有恢复到可以被激活的静息状态。

　　3期膜电位复极化从-60 mV到-80 mV这段时间,若给予心肌细胞一个阈刺激,则不能产生动作电位;但如果给予一个阈上刺激,则可能产生一次新的动作电位。这段时间称为相对不应期(relative refractory period)。其原因是此前内膜电位的绝对值虽已大于有效不应期末的膜电位,但仍然小于静息电位水平,此时虽已有相当数量的Na^+通道恢复到静息状态,但还没有达到静息时的电位水平,故心肌细胞的兴奋性虽比有效不应期时有所恢复,但仍然低于正常水平。

　　3期复极化过程中,膜电位从-80 mV恢复至-90 mV的这段时间内,膜电位已基本恢复,Na^+通道已恢复到静息状态,而膜电位的绝对值小于静息电位,即与阈电位水平的差距较小,若给予一个阈下刺激,就可以产生一个新的动作电位,说明心肌细胞的兴奋性高压正常,这段时期称为超常期(supranormal period)。

　　心肌细胞的有效不应期很长,一直延续到心室肌细胞开始舒张之后,所以心肌细胞不会产生强直收缩。正常情况下,窦房结产生的每一次兴奋传导至心房和心室肌时心房和心室肌的不应期已经结束,能够发生新的一次兴奋,整个心脏能够按照窦房结的机理进行活动。如果在心室肌的有效不应期之后,下一次窦房结兴奋到达之前,心室受到一个外来刺激,则可产生一次提前出现的兴奋和收缩,分别称为期前兴奋(premature excitation)和期前收缩(premature systole)。期前兴奋也有自己的有效不应期。当紧接在期前兴奋之后的一次窦房结兴奋传导心室时,如果落在了期前兴奋的有效不应期内,则不能引起心室的兴奋和收缩。这样,在一次期前收缩之后往往会出现一段比较长的心室舒张期,称为代偿间歇(compensatory pause),然后再恢复窦性节律。如果心室率较慢,下一次窦房结的兴奋在期前兴奋的有效不应期之后才传导心室,则可引起心室的一次新的兴奋和收缩而不出现代偿间歇。

（二）自动节律性

心肌细胞在没有外来刺激的情况下能够自动地发生节律性兴奋,把这种特性称为自动节律性(autorhythmicity),简称自律性。衡量自律性的指标包括自动兴奋的频率和每次自动兴奋的出现时间分布是否规则,即频率和规则性两方面。

心脏的传导系统具有自律性,但不同部位的心肌细胞自律性存在差异。窦房结细胞的自动节律性兴奋的频率最高,约100次/min,末梢浦肯野细胞的自律频率最低,约25次/min,而房室交界区的每分钟约50次,房室束的每分钟约40次。整个心脏总是按照当时情况下自律性最高的部位的节律兴奋性来活动。窦房结的自律性最高,正常情况下,窦房结的自动节律性兴奋主导着整个心脏的兴奋活动,它是兴奋搏动正常部位,故称为正常起搏点(normal pacemaker)。窦房结自律兴奋所形成的心脏节律称为窦性心律。正常情况下,心脏其他部位的自律组织并不表现出它们自身的自律性,只是起着传导作用,因此它们又称为潜在起搏点(latent pacemaker)。在窦房结自律性降低、传导阻滞以及除窦房结以外的自律组织的兴奋性增高的情况下,心室或心房可在当时自律性增高的部位发出的兴奋节律支配下而搏动,这些起搏部位称为异位起搏点(ectopic pacemaker)。

窦房结对潜在起搏点可通过抢先占领和超速驱动压抑两种方式控制。潜在起搏点的4期自动去极化还没有达到阈电位时,窦房结的兴奋已经达到,并产生动作电位,使潜在起搏点的自律性不能表现出来,形象地称为抢先占领(capture)。自律细胞受到高于自身频率刺激时,就按外加刺激的频率发生兴奋,称为超速驱动。外来刺激停止后,自律细胞不能立即依自身的自律性活动,需要静止一段时间后才能逐渐恢复期自律性,这种想象称为超速驱动压抑(overdrive suppression)。窦房结对于潜在起搏点自律性的直接抑制作用就是一种超速驱动压抑。超速驱动压抑具有频率依赖性,即两个起搏点的频率差别越大,超速驱动压抑程度就越深,驱动中断停止的时间越长。这也就是窦房结兴奋中断后,房室交界区首先代替起搏点的原因。发生超速驱动压抑的原因之一就是细胞膜上的Na^+-K^+泵活动增强。因为超速驱动时,单位时间内产生的动作电位增多,导致Na^+内流和K^+外流增多,于是Na^+-K^+泵活动增强,外向性泵电流增大,细胞膜超级化,自律性降低。当超速驱动中断后,Na^+-K^+泵活动要继续维持一段时间后才能恢复到静息水平。

自律细胞自动兴奋频率的高低主要取决于最大复极电位与阈电位的差距和4期自动去极化的速度。最大复极电位的绝对值越小,或阈电位水平下移,都可使最大复极电位和阈电位之间的差距减小,自动去极化到阈电位所需时间越短,自动兴奋频率越高;反之自动兴奋频率越低。迷走神经兴奋时释放的递质乙酰胆碱可使窦房结细胞膜上的K^+通道开放率增高,3期复极化时 K^+ 外流增加,导致最大复极电位的绝对值增大,自律性降低,心率减慢。若4期自动去极化的速率增大,则达到阈电位水平所需时间就缩短,单位时间内发生兴奋的细胞就增多,兴奋频率就增高;反之,兴奋频率就降低(如图1-8所示)。儿茶酚胺可以使窦房结的 I_f 和 I_{Ca-T},加快4期自动去极化的速率,使兴奋的频率增高,心率加快。

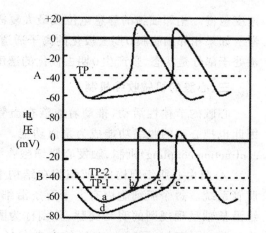

图1-8 影响自律性变化的因素
·A:起搏点由a变化到b时自律性降低。B:最大复极电位水平由a达到d时,或阈电位水平由TP-1升到TP-2时,自律性降低。TP:阈电位。

(三)传导性

心肌细胞具有传导兴奋的能力,称为传导性(conductivity)。传导性的高低可用兴奋性的传播速度来衡量。心脏内兴奋的传播是以细胞间的缝隙连接(gap junction)为基础的(如图所示1-9)。心肌细胞膜上缝隙连接较多,兴奋可以以局部电流的形式通过这些低电阻的通道,直接扩布到相邻的细胞,实现心肌细胞的同步活动。因此,整个心房和心室成为一个功能合胞体。兴奋在心脏内的传播是通过特殊的传导系统进行有序的扩布。窦房结产生的兴奋通过心房肌传播到整个右心房和左心房,尤其沿着心房肌组成的优势传导通路

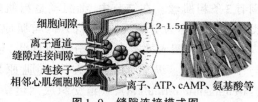

图1-9 缝隙连接模式图

(preferential pathway)迅速传到房室交界区,经房室束、左右束支传到蒲肯野纤维网,引起心室肌兴奋,在直接通过心室肌将兴奋由膜内侧向膜的外侧扩布,使整个心肌兴奋。

不同的心肌细胞的传导性不同,因此兴奋在心脏的各个部分传播的速度是不同的。普通心房肌细胞的传播速度较慢,约为0.4 m/s,而心房的优势传导通路的传导速度较快,约为1.0～1.2 m/s。心室肌的传导速度约为1 m/s,而心室内传导组织的传导速度要快得多,蒲肯野纤维的传导速度约为4 m/s。房室交界区的传导速度很低,约为0.02 m/s。兴奋传至心脏各部的时间存在差异,如图1-10所示。

心肌的传导性取决于心肌细胞的结构和电生理特性。细胞的直径与细胞内电阻呈反比关系。细胞直径越大,细胞内电阻越小,兴

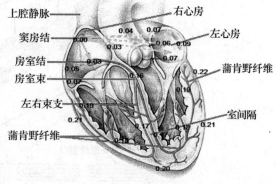

图1-10 兴奋从窦房结传至心肌各部的时间

奋传导速度越快;反之,兴奋传导速度越慢。此外细胞间的缝隙连接的数量和功能状态也是影响细胞兴奋传导速度的重要也是。窦房结和房室结细胞间缝隙连接的数量较少,因此其兴奋传导速度也相应较慢。心肌缺血时,细胞间的缝隙连接可以关闭,使兴奋的传导速度明显减慢。0期去极化的速度越快和0期去极化的幅度越大,兴奋传导速度愈快,反之,兴奋传导

速度愈慢。相邻细胞的静息电位或最大复极电位与阈电位的绝对值增大时,兴奋传导速度减慢。如果相邻细胞膜0期去极化的离子通道处于失活状态,则兴奋传导就会受阻;如果离子通道处于部分是状态,则产生0期去极化的速度和幅度就会较低,兴奋的传导速度也就缓慢。

三、心脏的机械收缩机制

心脏的节律性活动,推动着血液在血管系统内循环运动,心脏的这种活动与水泵相似,因此也把心脏的收缩功能成为泵血功能。心肌细胞兴奋时,通过兴奋—收缩耦联(excitation contraction coupling)机制,触发心肌细胞收缩。

心肌由心肌细胞构成,肌细胞在结构上的特点就是含有大量的肌原纤维和高度发达的肌管系统。每个肌细胞内有上千万条沿细胞长轴走行的肌原纤维(myofibril)。每条肌原纤维沿长轴呈现规则的明暗交替,分别称为明带和暗带。暗带中央有一段相对较亮的区域称为H区,收缩时H区减小,H区的中央有M盘。明带中央有Z盘。相邻Z盘之间的肌原纤维称为肌节(sarcomere),是肌肉收缩和舒张的基本单位(如图1-11、1-12)。暗带中含有相对较粗的粗肌丝,长约1.6 μm,由肌球蛋白构成,中央附着于M盘,另一端插入暗带的细肌丝间。明带主要由细肌丝组成,每条细肌丝长约1.0 μm,由肌动蛋白、原肌球蛋白和肌钙蛋白构成,一端附着于Z盘,一端插入的粗肌丝间。每条粗肌丝周围有6条细肌丝,每条细肌丝周围有3条粗肌丝。在结节中,细肌丝是粗肌丝的2倍。心肌细胞的肌管系统分横管和纵管两类。横管也称为T管,它的走行方向与肌原纤维走行方向垂直,是在Z盘附近心肌细胞膜向内凹陷形成,凹入的断面反复分支成网状,包绕每条肌原纤维。细胞外液通过肌膜上的开口与T管相通。纵管的走行方向与肌原纤维的行走方向一致。纵管也就是肌质网(sarcoplasmic reticulum),管道交织成网包绕在肌原纤维周围。纵管膜上存在钙泵,能逆着浓度将Ca^{2+}转运至肌质网内。

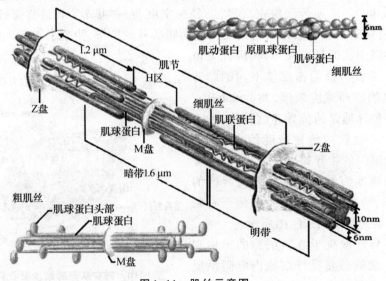

图1-11　肌丝示意图

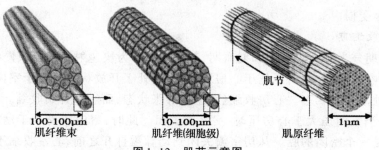

图1-12 肌节示意图

兴奋在心肌细胞膜传导,在动作电位的平台期,细胞外的 Ca^{2+} 通过 L 型 Ca^{2+} 通道流入心肌细胞内,使心肌细胞内 Ca^{2+} 浓度升高,升高的 Ca^{2+} 作用于 RYR_2 受体,RYR_2 受体是一种 Ca^{2+} 释放通道,RYR_2 受体激活开放,肌质网内的 Ca^{2+} 顺浓度梯度释放入细胞质,细胞质内 Ca^{2+} 浓度由静息期的 $0.1~\mu mol/l$ 的水平升高至 $1\sim10~\mu mol/l$。Ca^{2+} 浓度升高,促使 Ca^{2+} 与肌钙蛋白结合,激活横桥摆动,引发肌肉收缩(如图1-13)。细胞质内 Ca^{2+} 浓度的增高,激活肌质网膜上的钙泵,钙泵将细胞质中 80%~90% 的 Ca^{2+} 泵入肌质网内,另外 10%~20% 的 Ca^{2+} 由 Na^+-Ca^{2+} 交换排出细胞外,细胞质内 Ca^{2+} 浓度降低,肌肉舒张。以上过程称为兴奋—收缩耦联。收缩过程中,80%~90% 的 Ca^{2+} 来自肌质网,10%~20% 的 Ca^{2+} 来自细胞外。这种由 L 型 Ca^{2+} 通道内流入 Ca^{2+} 触发肌质网大量释放 Ca^{2+} 的过程称为钙触发钙释放(calcium-induced Ca^{2+} release)。

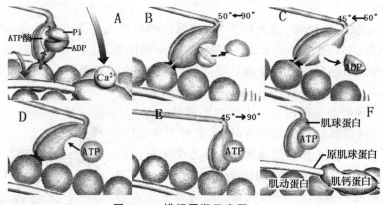

图1-13 横桥周期示意图

由于心肌细胞之间存在大量的缝隙连接,细胞间的电阻较低,兴奋在心肌细胞间传播速度迅速,使整个心室的心肌细胞几乎同时收缩,心房也是如此。对心室来说,阈下刺激不能引起心室收缩,而当刺激强度达到阈值后,所有心室肌细胞几乎同步收缩,称为"全或无"的收缩。

四、心脏的泵血过程

心脏的一次收缩和舒张,构成一个机械活动周期,称为心动周期(cardiac cycle)。在一个心动周期中,心房与心室的机械活动可分为收缩期(systole)和舒张期(diastole)。心动周期是心脏机械活动的基本单元。心动周期的持续时间与心率有关。心房和心室的活动依一定的次序和时程先后进行,左右心房和心室的活动都是同步的,心房和心室的收缩期短于舒张期。心率加快时,心动周期缩短,收缩期和舒张期都缩短,而舒张期的缩短程度更大。可见心率加快时,收缩期相对延长,舒张期相对缩短。长时间的心率加快,心脏充盈受限,输出量降低,心功能受损。

(一)心室收缩期

心室收缩期分为等容收缩期和射血期,射血期又分为快速射血期及减慢射血期。

心室开始收缩前,心室内压低于心房压,房室瓣处于开放状态。由于室内压低于主动脉压动脉瓣,也处于关闭状态。心房收缩后,进入舒张状态,而心室开始收缩。随着心室收缩,室内压增高。当室内压大于心房压时,房室瓣关闭。此时,室内压尚小于动脉压,动脉瓣还未打开,心室是一个密闭的腔。从房室瓣关闭到动脉瓣打开之前,心室收缩不能改变心室容积,故称为等容收缩期(period of isovolumic contraction),持续时间0.05 s,此期室内压急剧升高。当室内压超过动脉压时,动脉瓣打开,等容收缩期结束,进入射血期(period of ventricular ejection)。在射血早期,由心室射入动脉的血液量较多,约占总射血量的2/3,血液流速较快。这一时期称为快速射血期(period of rapid ejection),持续时间0.1 s。此期心室收缩强烈使心室容积明显缩小,内压迅速升高,并达到峰值,动脉压也相应升高。随后心室收缩强度减弱,射血速度减慢,进入慢速射血期(period of slow ejection),持续时间0.15 s。在射血期的后期,事实上心室内压已经低于动脉压,但因心室内的血液具有较高的动量(momentum),所以短时间内血液仍然能进入动脉。

(二)心室舒张期

心室舒张期分为等容舒张期和心室充盈期,心室充盈期又分为快速充盈、减慢充盈期及心房收缩期。

射血后,心室开始舒张,室内压下降,动脉内的血液向心室方向反流,推动动脉瓣关闭。此时,心室内压仍然高于心房压,房室瓣仍然处于关闭状态,心室又暂时成为一个封闭的腔室。从动脉瓣关闭到房室瓣打开的这段时间内,心室持续舒张而心室容积不变,因此称为等容舒张期(period of isovolumic relaxation),持续时间约为0.06~0.08 s。等容舒张期内心室内压急剧降低。

当心室内约降低到小于心房压时,房室瓣开放,血液由心房冲入心室,心室容积迅速增大,称为快速充盈期(period of rapid filling),持续时间约为0.11 s。这一时期进入心室的血液约占总充盈量的2/3。随后血液进入心室的速度减慢,为慢速充盈期(period of slow filling),持续时间约为0.22 s。在心室舒张的最后0.1 s,下一个心动周期的心房收缩期开始。由于心房的收缩,使心室的充盈量增加20%~30%,房颤使心房的有效收缩消失,这部分增加量就随之不存在,从而心室的充盈储备功能减弱。

总之,心室肌的收缩和舒张是造成室内压力变化并导致心房与心室以及心室与动脉之间压力梯度的根本原因,而压力梯度是血液在心房、心室以及动脉之间流动的主要动力。心脏的瓣膜保证了血液的单向流动,并对等容收缩期和等容舒张期的心室压力大幅度升降起着重要作用。心室内容量、压力,动脉内容量、压力以及中心静脉压的变化如图1-14所示。

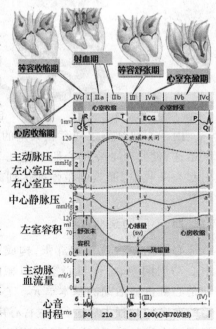

图1-14 心动周期内室内压和心室容积的关系

五、心泵功能的贮备

在不同的生理情况下,心脏的泵血功能会发生改变,以适应机体代谢的变化。一侧心室一次搏动射入动脉的血量称为每搏输出量(stroke volume),检测搏出量,约为70 ml左右。一侧心室一分钟射出的血液量称为每分心输出量(minute volume),简称心输出量,健康成年人在安静状态下,每分钟的心输出量约为5 L左右;但在剧烈运动时,每分钟的心输出量可达25～30 L,为安静时的5～6倍。可见心脏的泵血功能有相当大的贮备量。心输出量随机体代谢需要而增加的能力称为心泵功能贮备或心力贮备(cardiac reserve),可以用最大心输出量来表示。训练有素的运动员的最大心输出量可达每分钟35 L以上。

心力贮备的大小取决于搏出量和心率发生的最大和最适宜的变化程度,即取决于搏出量贮备和心率储备的大小和匹配程度。

(一)搏出量贮备

搏出量是心室舒张末期容积与收缩末期容积之差,两者都有一定的贮备量,共同构成了搏出量贮备。安静状态下,心室舒张末期容积约为125 ml,一般心室最大容积能达140 ml,因此心室舒张期储备只有15 ml左右。但当心肌做最大收缩时,心室收缩末期容积(安静状态下约为55 ml左右)可小至15～20 ml,使搏出量增加35～40 ml。心室做最大射血后,心室剩余的血量称为余血量。安静状态下收缩末容积与余血量的差,即是收缩期贮备。

(二)心率贮备

由于心输出量为每搏输出量与心率的乘积,因此心率加快时心输出量也随之增加。在生理情况下,机体充分动用心率贮备,可以使心输出量增加2～2.5倍。在整体条件下,心率增加时心输出量可同时发生变化。对正常成年人,能使心输出量增加的最高心率为每分钟160～180次,这就是心率贮备的上限。心率超过这一限度时,每搏输出量往往会减少,心输出量就会减低。

在进行剧烈运动时,体内交感—肾上腺素系统活动增强,使心率加快,心肌收缩力增强,心输出量增加。这一过程事实上就是机体动用了心率贮备和收缩贮备。长期的体育运动,可以使心肌纤维增粗,收缩力增强,收缩贮备增加;同时心肌收缩能力的增强能使心室收缩和舒张的速度明显加快,心率贮备也相应增加,表现为能使心输出量增加的最大心率增高。

六、影响心输出量的因素

心输出量是心泵功能的重要体现,由于心输出量等于心率和搏出量的乘积,所以凡影响到搏出量和心率的因素都可影响心输出量。在心率恒定的情况下,搏出量与心肌的收缩能力有关。影响心肌收缩的因素主要包括前负荷、后负荷和心肌的收缩能力。

前负荷(preload)是肌肉收缩前所负载的负荷。前负荷是肌肉在收缩前处于某种程度的拉长状态,使肌纤维具有一定的初长度。心室肌的前负荷由心室舒张末期容积来决定,也就是说,心室的舒张末期容积相当于心室的前负荷。心室的舒张末期容积越大,舒张末期压力越高,心肌纤维的拉长程度越高,即心肌纤维具有较长的初长度。不同的初长度可改变心肌细胞肌节中粗细肌丝的有效重叠程度和活化横桥数目,使心肌收缩产力的张力发生改变。研究已经表明,在心室最适前负荷和最适初长度时,肌节的初长度为2.0～2.2 μm。此时粗细肌丝处于最佳重叠状态,收缩时产生的张力最大。在达到最佳初长度之前,增加心室舒张末容积时,心室收缩力会逐渐增强。心肌细胞外间质内含有大量的肌原纤维,再加心室壁多层肌纤维交叉排列,致使心室肌的延伸性较小,即使在前负荷很大的情况下,心肌结节的初长度一般也不超过2.25～2.30 μm。所以对于一个健康的人来说,增加舒张末容积不会引起心肌收缩力下降。

前负荷就是心室舒张末期心室充盈的血量,是静脉回心血量与心室射血后剩余血量之和。生理情况下,静脉回心血量的变化影响着心输出量的大小,即影响心输出量的主要因素是静脉回心血量。影响静脉回心血量的因素有心室充盈期的持续时间、静脉回流速度、心包内压及心室的顺应性。心率加快时,心室的舒张期相对缩短,充盈时间减少,因此心室充盈不完全,充盈压降低,搏出量减少;反之搏出量增多。但如果心室充盈已完全,再延长充盈时间并不能增加搏出量。充盈时间不变的情况下,大静脉进入心房心室的速度越快,则心室充盈的血量就越多,搏出量也相应增加;反之心室搏出量就减少。心包有防止心室过度充盈的作用,但心包积液量较多时,可妨碍心室充盈,使心室舒张末容积减少,搏出量降低。心室的跨壁压发生变化时,心室容积发生相应变化的能力成为心室的顺应性,心室的顺应性减低,即僵硬度增加时,如心肌肥厚,心室舒张期的充盈量是减少的。

后负荷(afterload)是指心室开始收缩后遇到的负荷。对心室而言,大动脉压起着后负荷的作用。因此,动脉压的变化可影响心室肌的收缩,从而影响搏出量。在心肌的初长度、收缩能力和心率不变的情况下,如果动脉压增高,则心室等容收缩期室内压的峰值必然也增高,从而导致心室等容收缩期延长而射血期缩短;同时,射血期心室肌纤维缩短的程度和缩短都减小,射血速度减慢,搏出量减少。反之,动脉压降低则有利于心室射血。

心肌不依赖于负荷而改变其收缩的强度和速度的特性称为心肌收缩能力。凡能影响心肌兴奋-收缩耦联各环节的因素都能影响心肌的收缩能力,其中活化的横桥数量和肌球蛋白的ATP酶活性是控制心肌收缩能力的主要因素。较高的心肌细胞内Ca^{2+}浓度和增加肌钙蛋白对Ca^{2+}的亲和力能增加活化横桥的数量,从而增加了心肌的收缩能力。如儿茶酚胺能使心肌细胞膜上的L型Ca^{2+}通道开放,Ca^{2+}内流增加,从而增加钙触发和钙释放,使Ca^{2+}浓度升高,心肌收缩力增强。还有茶碱等因增加了肌钙蛋白对Ca^{2+}的亲和力,使肌钙蛋白对细胞质的Ca^{2+}利用率增高,活化了更多的横桥,因此心肌收缩能力增强。甲状腺素和体育锻炼能够提高肌球蛋白ATP酶的活性,使心肌收缩能力增强。

综合上述,窦房结产生了兴奋,并通过结间束、房室结、His束、左右束支以及浦肯野纤维网将兴奋传导至整个心房和心室,使心肌产生动作电位,激活并开放L性Ca^{2+}通道,通过兴奋-收缩耦联,使心肌收缩,产生血液压力梯度,使血液在心血管系统内流动不息,从而完成了整个心脏的泵血功能。

【心脏的内分泌功能】

自1905年英国生理学家Bayliss和Starling首次提出了内分泌和激素的概念到20世纪70年代以来,人们一直认为人体内分泌系统是由内分泌腺组成,并产生和分泌激素,释放入血液循环到达远距离的靶组织发挥其生物学效应。随着现代生物学和研究技术的发展,人们发现许多原来认为不存在内分泌功能的组织细胞也可产生激素或激素样物质,如心钠素(atrial natriuretic polypeptins, ANP);除上述的经典的分泌方式外,又发现了细胞的旁分泌(paracrine)、自分泌(autocrine)及细胞内分泌(intracrine)等分泌方式。在它们相互协调影响下,维持了心血管系统局部和全身的稳态。

心脏能分泌多种多肽类物质。如心钠素（cardionatrin）、前列腺素（prostaglandin）、血管紧张素（angiotensin）、抗心律失常肽（antiarrhythmia peptide）、内源性洋地黄素（endodigin）、心肌生长因子（myocardial growth factor）及降钙素相关肽（calcitoninrelated peptide）等，它们都具有激素样的强大生物活性，不仅可以影响和调节心脏的活动，还可以释放入血液循环作用于远隔器官，调节血管的舒缩和全身水、电解质的平衡。

一、心钠素

心钠素是一种由心房肌细胞合成、贮存和分泌的具有利钠利尿作用的活性多肽。1955年Kisch首先应用电子显微镜观察到心房肌细胞内含有一种特殊的分泌颗粒，称为致密体，它与内分泌细胞的激素囊泡十分相似，给大鼠注射该提取物具有明显的利钠利尿作用。1984年初美国、加拿大和日本的学者分别从人和大鼠心房组织中提取、纯化出了这一物质，并被命名为心钠素。

（一）理化特性和分子结构

人的的心钠素有α、β和γ三种分子形式，其分子量分别为3000、6000和13000。α-心钠素是其基本形式（如图1-15所示），β和γ心钠素则为α心钠素的前体，但本身都具有生物活性。α-ANP由28个氨基酸残基构成，分子内有一个二硫键使其成为环状结构。分子内二硫键断裂或12位蛋氨酸残基氧化均可使其生物活性消失。C末端的5个氨基酸残基是维持生物学作用所必需的，N末端的6个氨基酸残基对维持生物学作用无明显影响。β-ANP是有两条相互平行、C端和N端相互倒置的α-ANP组成，两条链之间由两个二硫键连接而成。在心房和血浆中，β-ANP的含量约占α-ANP的1/5～1/3，其生物活性约为α-ANP的1/4，但作用长而持久。γ-ANP由126个氨基酸残基组成，其C末端的28个氨基酸残基就是α-ANP，是α-ANP的前体，在膜蛋白酶的作用下水解成为无活性的片段和α-ANP。γ-ANP本身具有的生物活性，约为α-ANP的1/10～1/5。

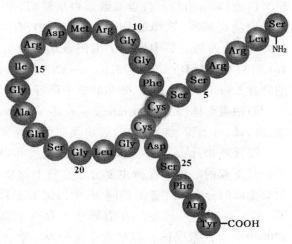

图1-15 心钠素的结构示意图

心钠素的基因位于1号染色体（1p36.21），由25000个碱基对组成，其中包括3个外显子和2个内含子。这个基因可以转录约含有850个碱基的心钠素前体原的mRNA，在3′和5′端各有一个不翻译区，中间的456个碱基可以翻译成含有152个氨基酸残基组成的心钠素前体原。心钠素前体原可分为包括N端的信号肽（24个氨基酸残基）、C端的心钠素（28个氨基酸残基）和中间的肽段（98个氨基酸残基）三部分，除C端的28个氨基酸残基具有生物活性外，中间的98个氨基酸残基中也含有活性片段。

（二）代谢与分布

体内许多器官都含有心钠素，但以心房含量最高，心房约为心室的100倍，右心房高于左心房。右心房每克组织中约含心钠素40.3 nmol，左心房每克组织中约含有22.4 nmol，右心室每克组织中约含有0.29 nmol，左心室每克组织中约含有0.17 nmol，而室间隔每克组织中的含量约为 0.12 nmol。近心外膜心肌细胞的心钠素含量高于近心内膜心肌细胞的含量。在心肌细胞内,心钠素分泌颗粒主要分布在细胞核周围,核两端的分布尤为密集。个体越大的动物分泌颗粒越小,人的每个心房肌细胞内约含有 600 个分泌颗粒,直径约为 0.18~0.33 μm。

心钠素在脑内也广泛分布,尤其以下丘脑和隔区的含量最高,每克组织中含有约 10~20 ng。在 AV_3 区和室旁结构中心钠素神经尤为密集,可能与该区调节饮水与心血管活动有关。肺的大静脉壁肌细胞和一些上皮细胞也能合成心钠素,其含量较少,每克组织中的含量约为 0.5~1.5 pmol。在脑脊液、腹腔液和血液中也存在心钠素,其中脑脊液中心钠素浓度约为 2.3~2.6 pg/ml,腹腔液中的浓度约为 0.5~2.3 pg/ml,血浆中的浓度约为 50~150 pg/ml,年龄越小浓度约高。一天之内清晨 8 时浓度最高,下午 4 时~下午 8 时浓度最低。脑脊液和腹腔液中的心钠素主要为 α-ANP,血液中即含有 α-ANP 也含有 β-ANP,其中 α-ANP 占 80%,β-ANP 占 20%。血液中的心钠素主要来自心房,沿血液流动的方向心钠素的浓度逐渐减低,其浓度随摄入盐量、体位和运动等的不同而存在变化。

γ-ANP 在膜蛋白酶的作用下在 Arg98 处水解为 α-ANP 和无活性片段。作用于 γ-ANP 的膜蛋白酶 Corin 为特异性丝氨酸蛋白水解酶,是一类拥有 248 个已知三维结构的 Ⅱ 型跨膜嵌合蛋白酶超家族,该酶的分子量为 580KD,有 4 个亚单位,主要分布于心肌细胞微粒体内。1999 年,从人的心脏中发现了编码该丝氨酸蛋白酶 Corin 的基因,Corin 基因位于人染色体 4p12.13,其全长 DNA 为 4933bp。α-ANP 在体内存在的时间非常短暂,降解速度极快,半衰期只有 2.5 min,主要在肾、肺和肝脏中降解。羟基肽酶和丝氨酸蛋白酶抑制剂可延缓降解。

心钠素受体(atrial natriuretic peptide receptor,ANPR)也称钠尿肽受体,广泛分布于心血管、肺、肾、肾上腺、神经系统、肠黏膜和免疫等多种组织器官,其中肾脏和肾上腺皮质最为密集。在肾脏,心钠素受体主要分布于肾皮质和内髓集合管,也存在于肾小球和髓质直小血管上。肾上腺的心钠素受体主要分布在肾上腺皮质,尤其球状带分布较多。脑内不同区域心钠素受体的分布密度各不相同,其中以调节水和心血管活动平衡的核团含量较高,如穹窿下器、视上核和室旁核等。在血管壁上存在丰富的心钠素受体,每个血管平滑肌上大约有220000 个心钠素受体。心钠素受体分为 A 型、B 型和 C 型。A 型主要分布与大血管,且与颗粒性鸟苷酸环化酶耦联;B 型心钠素受体由一个分子量为 120KD 的亚单位构成,与颗粒性鸟苷酸环化酶耦联,通过 cGMP 发挥生理效应,与心钠素的亲和力较高,并要求与完整的 α-ANP 结合;C 型心钠素受体由两个分子量为 65KD 的亚单位组成,不与鸟苷酸环化酶耦联,于心钠素的亲和力较低,但可与心钠素及其代谢片段结合,从而延缓了心钠素的降解,调节心钠素的水平。肾 90%、肺 70% 以上为 C 型心钠素受体。B 型心钠素受体的 cDNA 由 2895 个碱基对构成。C 型心钠素受体的 cDNA 由 1500 个碱基对组成,可以表达 496 个氨基酸残基组成的跨膜受体蛋白,其中膜外有 436 个、跨膜 23 个、膜内有 37 个氨基酸残基。

心钠素与受体结合后,对受体具有降解作用(down-regulation),即心钠素受体结合后被溶酶体吞噬(endocytosis)、降解。

(三)生物学作用

心钠素具有强大的利钠利尿作用,它是目前已知的最强大的利尿剂。按每克分子比较,其作用是呋塞米的 500~1000 倍。人静脉注射 50 μg 心钠素,尿量增加 3~4 倍,尿钠增加 2~3 倍,尿钙、镁、磷的量也有相应的增加,但尿钾的变化很小。心钠素的利尿作用起效很快,静脉注射后 1~2 min 即可起反应,5~10 min 反应达到高峰,效应持续 1~2 h。心钠素利钠利尿作用的机制主要是通过增加肾小球滤过率,增加肾髓质尤其是肾乳头的血流量,改变管球平衡和抑制近曲小管以及集合管对钠的重吸收引起的。此外,还可以抑制肾素和抗利尿激素的合成、释放并对抗其作用,间接发挥利钠利尿作用。

心钠素具有舒张血管、降低血压、改善心律失常和调节心功能的作用(如图1-16所示)。它可以对抗去甲肾上腺素、血管紧张素、5-羟色胺和组胺引起的血管收缩反应。其舒血管作用不依赖于内皮,也不受α、β胆碱能受体阻滞剂和前列腺素合成抑制剂的影响。心钠素对主动脉、颈动脉等大动脉的舒张作用强于小动脉的舒张作用,因此,对外周阻力的影响较小。对于肾脏,心钠素对入球小动脉的舒张作用强于对出球小动脉的舒张作用,所以其可以提高肾小球滤过压。心钠素还可以舒张冠状动脉,增加冠状动脉流量。心钠素能使静脉回流量减少,使正常机体的心输出量下降。

由于心钠素能够扩张血管、利钠利尿、减少血容量和心输出量以及对抗去

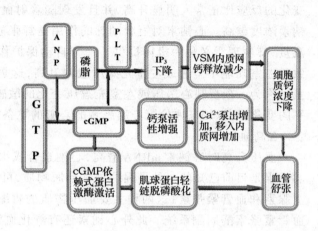

图1-16 心钠素作用示意图

甲肾上腺素、抑制肾素—血管紧张素—醛固醇系统、刺激迷走神经兴奋和促使激肽释放等,因此其具有明显的降压效应。

心钠素与受体结合后通过多种途径传递信息,完成生物学效应。心钠素作用于细胞膜上颗粒性鸟苷酸环化酶,并抑制腺苷酸环化酶,从而使细胞内cGMP增高,导致G激酶(G-kinase)激活,继而促进细胞膜上Ca^{2+}泵的转运,使细胞内Ca^{2+}外流,并可抑制肌浆网内贮存Ca^{2+}的释放,从而发挥其生理效应。心钠素还可以通过激活G激酶,抑制三磷酸肌醇(IP3)的生成,从而使细胞内Ca^{2+}库中Ca^{2+}释放减少。心钠素不仅可激活G激酶促进细胞膜上Ca^{2+}泵的活动和IP3的生成,还可抑制血管紧张素I,去甲肾上腺素和K^+离子引起的细胞内Ca^{2+}的升高,拮抗其生物效应,是一种内源性的类钙通道阻断剂和拮抗剂。心钠素也可以促进细胞膜上Na^+-K^+交换,促进Na^+外流,降低细胞内Na^+浓度,进而通过Na^+-Ca^{2+}交换,降低细胞内Ca^{2+}的浓度,从而心钠素发挥了舒血管效应。

(四)临床意义

1.心功能不全

心功能不全导致右房压升高,使心钠素的合成和分泌增加,血浆心钠素是反应左心室舒张末压的一项动力学指标,并且心功能不全越严重血浆心钠素浓度越高。心功能不全患者经强心利尿治疗,心功能改善后,其血浆心钠素含量明显比治疗前降低;而当治疗不当病情恶化时,血浆心钠素含量进行性升高。心钠素升高是由于心力衰竭时心房过度牵张,充盈压升高导致心钠素分泌增加;心房压与下丘脑之间存在着血容量-心房压-心钠素负反馈调节系统,在心力衰竭时起到维持钠、水平衡的作用;心钠素分泌增加能降低外周阻力,对抑制肾素释放等具有重要的代偿作用。通过对心力衰竭病人左心耳活检心肌细胞内心钠素免疫反应阳性颗粒量的观察,发现心功能不全早期细胞内心钠素合成活跃,释放增强,并且病情重

者,含量较高,如伴有房颤的全心衰患者的心钠素水平明显高于单纯右心衰或左心衰患者,但病程10年以上者心钠素颗粒的耗竭呈失代偿状态。

2.冠心病

大量临床研究表明,冠心病患者运动可引起血浆心钠素浓度显著增高。正常人和冠心病患者在运动中心钠素水平均升高,但冠心病患者血浆心钠素水平对心率、血压或射血分数变化的反应比正常人明显升高,并且发现随着射血分数的增高心钠素明显降低,心率越快心钠素浓度越高。心钠素对冠状动脉的作用是舒张冠状动脉,降低血管的阻力,增加心脏的血流量,其生理意义是为机体提供了一个自动保护作用。运动中冠心病患者由于心肌缺血所致的左室功能不全造成左室充盈压急剧升高,这是刺激心钠素释放增加的主要原因。心钠素可作为一项反映心房压或左室充盈压变化的敏感、无创性指标,运动中检测血浆心钠素水平的变化,可以用来评价冠心病患者的心脏的贮备能力。

3.高血压

血压升高时心钠素mRNA增高,心钠素合成水平增加,使血浆心脏中心钠素水平增高。心钠素是目前已知的一种最强的排钠利尿物质,可抑制醛固酮的合成与释放;能抑制去甲肾上腺素和血管紧张素I这两种主要加压物质的收缩血管作用;还会减少肾素分泌,拮抗肾素血管紧张素醛固酮系统。此外心钠素还有舒化血管效应,从而心钠素的浓度增高使升高的血压降低,起到维持血压稳定的作用。

4.心肌病和心肌炎

扩张性心肌病时,心脏合成、释放心钠素明显增加,血浆心钠素水平异常增高,增高浓度可达3000 pg/ml以上,约为正常水平的100倍。但遗传性心肌病时,心钠素合成障碍,心脏和血浆心钠素水平降低,这是遗传性心肌病产生心功能不全的一个重要原因。心肌炎时,心钠素合成也增加。此外,心房纤颤、心动过速、心肌梗死时血浆心钠素水平也增高。

5.肾功能不全

急性肾功能不全和慢性肾功能不全患者血浆心钠素水平均明显升高,慢性肾功能不全无尿毒症患者血浆心钠素水平异常增高,经透析后,可下降或达到正常水平。合成心钠素应用于肾功能不全的治疗当中。

6.肺部疾病

各种肺动脉压增高的患者,均伴有血浆心钠素水平的升高。且肺动脉压越高血浆心钠素水平越高。此外,缺氧、胸腔积液等变化也可以引起心钠素的释放,所以在支气管哮喘、呼吸窘迫综合征以及肺水肿等肺部疾患时也常伴有血浆心钠素水平的升高。用心钠素治疗上述疾病均有一定的疗效。

7.肝硬化

肝硬化患者血浆心钠素水平显著升高。肝硬化是引起水钠潴留,可能与肾脏对心钠素的反应性降低有关。对肝硬化患者应用心钠素,可以降低患者心房压,增加尿钠尿量的排泄,并可降低血浆醛固酮的水平。

8.妊高症

妊高症患者血浆心钠素水平升高,对心钠素的反应性降低。这可能是妊娠水肿和高血压的一个因素。终止妊娠后,血浆心钠素恢复正常水平,水肿消退,血压也降低。

9.内分泌疾病

甲状腺功能亢进、糖尿病、库欣病及原发性醛固酮增多症等许多内分泌疾病都伴有血浆心钠素水平的变化。但心钠素在这些疾病发病中的意义还不十分清楚。

二、其他心源性利钠多肽

除心钠素之外,体内还存在一些机构和作用与心钠素相似的活性多肽,属于心钠素家族。它们包括脑钠素、C-型利钠利尿肽、N-心钠素、醛固酮分泌抑制因子和尿钠素等。

(一)脑钠素

1.机构、分布和代谢

脑钠素(brain natriuretic peptide,BNP)是1988年由日本学者Matsuo等从猪脑中分离纯化出的一种利钠多肽。它由26个氨基酸残基组成,结构与心钠素相似,但有9个氨基酸残基与心钠素不同(如图1-17)。脑钠素存在种属差异。人血浆中的脑钠素由32氨基酸残基组成,中间有一个与心钠素相似的由17个氨基酸残基组成的环状结构,其与心钠素的环有4个氨基酸不同。如果将环状结构打开,则脑钠素生物学活性丧失。脑钠素主要存在于脑内,其中以脑内含量最高。人脑组织和脑脊液中存在两种不同的存在形式,脑组织中以分子量较大的为主,脑脊液中则小分子单体略占优势。心脏中也存在脑钠素,左心耳含量最高,主要以高分子的形式存在。肺脾等组织中脑钠素分布也较广泛。

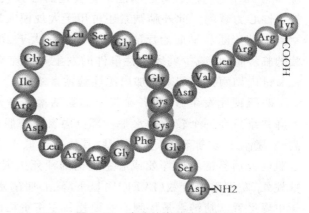

图1-17　猪脑钠素结构示意图

人脑钠素cDNA全长为689bp,为一个开放阅读框架,有2个内含子和3个外显子,编码134个氨基酸残基。3′不翻译区为287bp左右,含有AT富含区,而心钠素的cDNA无类似结构。mRNA由900~1000个核苷酸组成,与其他利钠多肽mRNA相区别的一个显著特征是3′末端非翻译区包含4串保守的重复序列AUUUA,这一结构增加了mRNA的不稳定性,缩短了脑钠素mRNA的半衰期。因此脑钠素的表达调控在转录水平上与心钠素不同。

人脑内却检测不出脑钠素免疫活性或活性极低。人外周血和心脏可检测到脑钠素,前室静脉中浓度显著高于主动脉根部。进一步研究发现心室中脑钠素mRNA的活性显著高于心房,且高于心钠素mRNA活性,说明脑钠素与心钠素的合成分泌部位不同,心室是脑钠素合成分泌的主要部位。脑钠素受体和心钠素受体是相同的,都为跨膜蛋白,A型和B型激活鸟苷酸环化酶,C型被称为清除受体。正常人休息时平均血浆脑钠素免疫活性为6.3 pmol/l。脑钠素的血浆半衰期较长,约为22 min,清除时间约为61 min。清除循环中的脑钠素有两种机制:一种是神经肽链内切酶的降解,打开脑钠素中心环状结构,使脑钠素丧失活性,这种酶在肺中广泛分布;另一种途径是通过C-脑钠素受体介导的内吞作用清除。

2.生物学作用及临床意义

脑钠素亦具有利钠利尿、舒张血管和降低血压的效应,作用强度和心钠素相当。低剂量的脑钠素可使正常人和高血压及心衰患者尿中钠的排泄量显著增加,尿量轻度增加。

利钠利尿机制是单独或与神经、激素的相互作用使肾小球功能受到影响。脑钠素使小球系膜细胞中cGMP累积，抑制细胞通过精氨酸加压素刺激产生内皮激素I，使细胞松弛，增加了肾小球滤过表面积。脑钠素对内髓集合管细胞具有高度亲和性，抑制这些细胞对钠的摄取，并抑制近曲小管对钠的转运。脑钠素与其他神经激素相互作用，强烈抑制肾上腺皮质激素刺激肾上腺细胞分泌醛固酮。

正常人和高血压及心衰患者脑钠素上升水平随着左心室舒张后期压、肺动脉压和肺动脉锲压的升高而增高。充血性心力衰竭时血脑钠素浓度可比正常对照组高300倍，并很少受年龄、性别、肾功能的影响。脑钠素在欧洲已成为充血性心力衰竭诊断的客观指标之一。有症状充血性心力衰竭患者血脑钠素平均水平大于80 ng/l，对充血性心力衰竭诊断的敏感度约为98%。当患者有心功能不全表现而心脏收缩功能正常时，血脑钠素水平升高可提示舒张性心力衰竭。此外脑钠素还可用于大规模人群筛查，以发现无症状的左心室功能不全，达到早期诊断和早期治疗的目的。脑钠素大于200 ng/l可作为充血性心力衰竭系统正规治疗的临界值，可减少临床恶性事件的发生。治疗措施包括直接注射外源性脑钠素或使用中性肽链内切酶抑制剂来增加内源性脑钠素浓度。

心肌梗死发生后，患者血浆中的脑钠素水平升高，一般在约16.4 h达到峰值，随后逐渐下降并维持在一个较高的水平。部分患者在心肌梗死后5～7天时，血浆脑钠素又出现一个高峰，随后又逐渐下降，呈双峰型，其峰值略低于第一峰。研究显示第二个峰的出现可能与心肌梗死后新的心肌坏死或心室重构的梗死扩展有关。并且在出现双峰的患者中，发生前壁梗死、左室射血分数(LVEF)明显下降、心肌酶水平明显升高及心力衰竭的发生率明显高于单峰患者。脑钠素是预测心肌梗死后左室重构的生化指标。心肌梗死后24 h血浆脑钠素水平是预测左室舒张末期容积指数(LVEDVI)、左室收缩末期容积指数(LVESVI)、左室射血分数最有效的指标。国外有大规模试验证实，脑钠素是预测心肌梗死、再发心肌梗死、心力衰竭和死亡的独立指标。

高血压人群的血浆脑钠素水平显著高于无高血压人群，而且随着平均动脉压的升高脑钠素水平显著增高；Ⅰ期、Ⅱ期、Ⅲ期高血压组间平均血清脑钠素水平依次性递增，不同分期的高血压病人之间血清脑钠素水平均有明显差异；高血压病人中伴心脑肾并发症组血清脑钠素水平显著高于无并发症组。所有这些都在提示，高血压病人血清脑钠素水平显著增高与平均动脉压、高血压分期及是否伴有并发症相关，这有助于掌握高血压病情严重程度、高血压的靶器官损害及进行预后的判断。

资料表明脑钠素水平较高者，其左心室肥厚程度较高，高血压伴左室肥厚病人脑钠素水平明显高于无左室肥厚病人。经血管紧张素转换酶抑制剂治疗6～12个月后的高血压伴左室肥厚病人，复查病人左室质量指数(LVMI)和室间隔后壁厚度显著降低的同时，脑钠素水平也降低了，这提示血浆脑钠素浓度与左室肥厚有关。

心房颤动(Af)患者的血中脑钠素水平升高，特别是有器质性心脏病的患者，反映了其心脏容量和压力的超负荷状态。脑钠素水平在原发性肺动脉高压(primary pulmonary hypertension)、肺梗死或先天性心脏病的患者中升高，而且其增高幅度与右室功能障碍的严重程度相关。

（二）C-型利钠利尿肽

C-型利钠利尿肽（C-type natriuretic peptide，CNP）是相继心钠素、脑钠素之后的利钠利尿肽家族中的第三个成员。在1990年,Sudoh等首先从猪脑中分离纯化出C型利钠利尿肽。其广泛分布于人的中枢神经、肾上腺髓质、胃肠道、肺和心血管系统,主要以旁分泌和(或)自分泌方式发挥作用。近年来一系列研究发现,C型利钠利尿肽不仅具有利钠利尿、调节血管张力、抑制血管平滑肌细胞迁移和增殖的作用,而且还在血管功能稳态和血管损伤性疾病的发生发展中亦具有重要的调节作用。

1.结构与分布

人C型利钠利尿肽由22个氨基酸残基组成,分子量约为2.2KD,其中两个Cys之间有一个二硫键连接的17个氨基酸残基组成的环状结构,且羧基末端不再延伸,而是终止于环状结构(如图1-18),此结构是C型利钠利尿肽与受体结合的必需结构。C型利钠利尿肽基因位于2号染色体,在不同物种中高度保守,含有2个外显子和1个内含子。外显子1编码信号肽和C型利钠利尿肽前体的7个氨基酸残基,外显子2编码其余氨基酸。外显子1上游含有顺式调节元件,包括TATAAA序列、两个GC盒和一个反向CCAAT盒,亦存在cAMP反应元件。C型利

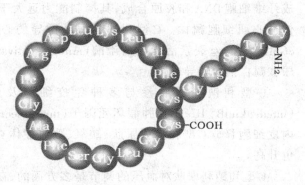

图1-18 C-型利钠利尿肽

钠利尿肽前体由126个氨基酸残基组成,切除N端23个氨基酸的信号肽形成由103个氨基酸残基组成的C型利钠利尿肽原,经裂解产生C型利钠利尿肽53,进一步加工成C型利钠利尿肽22。C型利钠利尿肽22是循环的活性形式,而C型利钠利尿肽53是中间储存形式。

C型利钠利尿肽广泛分布于人、大鼠和猪的中枢神经系统、肾上腺髓质、心脏、血管、肺、肾、结肠、气管黏膜,生殖器官也有C型利钠利尿肽存在。血浆浓度约为20～35 pg/ml,半衰期约为2.6 min。血管内皮细胞及血管平滑肌细胞(vascular smooth muscle cell,VSMC)均能合成C型利钠利尿肽,并以旁分泌和(或)自分泌的方式发挥作用。C型利钠利尿肽代谢主要通过两种方式。一种是在肾和外周主要通过中性内肽酶水解,其对C型利钠利尿肽降解的能力远大于对心钠素和脑钠素;另一种代谢方式是在肺通过与钠尿肽C型受体结合后在溶酶体被降解。

C型利钠利尿肽、心钠素及脑钠素的受体是相同的,称为钠尿肽受体,分为三种形式,即A型、B型和C型。单纯的人类A型钠尿肽受体启动子基因缺失与高血压和心力衰竭有关,而B型钠尿肽受体基因的纯合突变可以导致短肢性侏儒。三种受体均能与C型利钠利尿肽结合,但以B型钠尿肽受体的亲和力最高,是C型利钠利尿肽的特异性受体。其结合能力是心钠素的50倍,比脑钠素高500倍。在心血管系统C型利钠利尿肽主要与B钠尿肽受体和C钠尿肽受体结合,激活颗粒型鸟苷酸环化酶使第二信使环鸟苷酸(cGMP)增加而发挥生物学效应。环鸟苷酸依赖的蛋白激酶(PKG)是cGMP主要的细胞内受体,在cGMP介导的多种生理过程中发挥着核心作用,如调节血管平滑肌的收缩和舒张,抗高血压,抗心肌肥大,抗动脉粥样硬化和抗血管损伤与再狭窄等。

2.生物学作用及临床意义

C型利钠利尿肽有明显的降低循环血压、右心房压和心输出量的作用。C型利钠利尿肽

的利钠利尿作用较弱,是心钠素的 1/100～1/50。与心钠素不同,C 型利钠利尿肽主要由内皮细胞产生并以旁和自分泌方式在局部起作用。C 型利钠利尿肽以浓度依赖的方式引起血管舒张而且不依赖于内皮,阻断 cGMP 依赖的蛋白激酶能抑制 C 型利钠利尿肽释放。

心钠素和 C 型利钠利尿肽均有抑制血管平滑肌细胞增殖的作用,C 型利钠利尿肽的作用更强。研究钠尿肽对培养大鼠血管平滑肌细胞 DNA 合成的影响时发现,C 型利钠利尿肽抑制细胞有丝分裂的能力大大强于脑钠素。C 型利钠利尿肽亦能抑制转化生长因子-1(TGF-1)、ET-1 及碱性成纤维生长因子(basic fibroblast growth factor,b-FGF)诱导的培养大鼠心肌成纤维细胞 DNA 和胶原合成,其抑制能力远大于心钠素和脑钠素。C 型利钠利尿肽还明显促进心肌细胞凋亡。C 型利钠利尿肽诱导的心肌细胞、内皮细胞及 VSMC 凋亡主要依赖 cGMP 途径,丝裂素活化蛋白激酶(mitogen activated protein kinase,MAPK)和多胺亦参与钠尿肽凋亡信号转导通路。

C 型利钠利尿肽参与多种免疫细胞及血小板活性的调节。白细胞介素-1β(intedeukinlB,IL-1β)、肿瘤坏死因子(tumor necrosis factor,TNF)和脂多糖可刺激离体培养内皮细胞释放 C 型利钠利尿肽;缺氧、败血症休克、慢性肾功能衰竭时 C 型利钠利尿肽水平也升高。

C 型利钠利尿肽对血压的调节是多方面的,在中枢神经系统 C 型利钠利尿肽通过自主神经对血管张力和动脉血压进行调节。C 型利钠利尿肽在不改变 cGMP 和 cAMP 水平的情况下呈浓度依赖性地调节平滑肌嘌呤能和肾上腺素能传递,抑制交感神经活性。C 型利钠利尿肽的降压作用不依赖于其利尿作用,常伴随充盈压、心输出量和前负荷降低,提示 C 型利钠利尿肽可直接作用于外周静脉系统。此外 C 型利钠利尿肽对心脏直接或间接的负性变力作用也是其降血压机制之一。对高血压罹患人群的研究发现,有高血压家族史的正常人血浆、心房及心室的利钠肽水平显著降低。高血压患病人群 A 型钠尿肽受体基因缺失可导致血浆利钠肽系统功能失常。研究发现 C 型利钠利尿肽 G2628A 的基因多态性与年龄较轻的高血压患者相关。脂肪组织能表达大量无活性的 C 型钠尿肽受体,从而降低循环中利钠肽激素的生物利用度,促使水钠潴留血压升高。

C 型利钠利尿肽作为钠尿肽家族的新成员,其生理作用十分广泛。功能上它与 NO 有着惊人的相似之处,两者相互作用、相互影响,保持着生物学功能上的完整性。C 型利钠利尿肽能舒张血管、降低血压,影响白细胞、血小板的活性,抑制炎症反应和血栓形成,抑制细胞有丝分裂增殖。它还参与软骨细胞的骨化,促进骨的再吸收和抑制血管钙化的作用。动脉粥样硬化、高血压、血管成形术后再狭窄及血管钙化等血管损伤性疾病时 C 型利钠利尿肽及其受体均有不同程度的变化,C 型利钠利尿肽在血管损伤性疾病中意义重大。

(三)N-心钠素

N-心钠素(N-atrial natriuretic polypeptins,N-ANP)是指 γ-ANP 除掉 α-ANP 后的 N 端片段,它与 α-ANP 同时释放入血,有舒张血管的作用,但无利钠利尿作用。N-心钠素包括 γ-ANP 的 1～30 和 56～92 片段,它们在血液中降解缓慢,半衰期可达 1 h 以上,因此它们在血液中的浓度很高,比 α-ANP 高 20～30 倍。当心房受牵张刺激时,贮存在心房的心钠素前体被膜蛋白酶切割成等分子数的 α-ANP 和 N-ANP 进入血循环。血循环中 N-心钠素可作为无症状性左室功能不全的一个标志,当血浆 N-心钠素大于 923.00 ng/l(放射免疫法测定)时,诊断无症状性心衰的敏感度为 75%,特异度为 94%,用于筛选无症状性心衰有其独特的优越性。

（四）醛固酮分泌抑制因子

醛固酮分泌抑制因子（aldosterone secretion inhibitor）是1989年Ngugen从牛肾上腺内分离出的一种生物活性多肽，由35个氨基酸残基组成，其C末端的26个氨基酸残基与猪心钠素完全相同，但其N末端较脑钠素多9个氨基酸残基，因此它可能与脑钠素同属一个前体分子。它具有极强的抑制醛固酮分泌的作用，半抑制浓度（IC50%）为210 pmol/l。关于它的分布、作用及意义有待进一步研究。

（五）尿钠素

尿钠素（urodilatin）是Forssmann等人员1988年从人尿中分离出的一种含有32个氨基酸的活性多肽，分子量3506，基本结构与α-ANP相同，但其N端较α-ANP长。现已确认，尿钠素是从肾皮质远端小管细胞合成，在肾髓内收集管起旁激素作用，抑制钠的重吸收，是肾皮质远端小管功能性指标；其仅在人尿中可以测出，在人的外周血浆中测不到，具有肾特异性。尿钠素也具有强大的利钠利尿和舒张血管的作用，但不易为蛋白酶水解。它对肾脏的作用比心钠素强。肾小管损伤时，分泌的尿钠素会减少，检测尿液中浓度会下降。尿钠素能特异地反映肾远曲小管的损伤，可作为肾脏损伤早期监测指标的补充。

三、抗心律失常肽

（一）结构、分布与代谢

抗心律失常肽（antiarrhythmic peptide，AAP）是1980年由Anuma等从牛心房肌中发现并分离纯化出的一种活性多肽，具有强大的抗心律失常作用。它由6个氨基酸残基组成（如图1-19），分子量470，是一种耐热、耐酸的肽。抗心律失常肽在体内较稳定，其生物半衰期约10 min，静脉、腹腔注射和口服均有效，主要从尿中排出。一般认为心脏是合成和分泌抗心律失常肽的主要器官。它在心房的含量最高，每克牛心房肌约含200 μg，大鼠心房内的含量约1.5 μg。

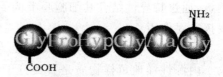

图1-19　抗心律失常肽结构示意图

给动物静脉注射^{14}C-AAP，可迅速分布许多组织器官中，其中以肾脏最高，其次是心、肝和肺，但不能通过血脑屏障进入脑和脊髓。心肌细胞内的抗心律失常肽有两种分子形式，大分子形式可能是小分子形式的前体，但在血清中只有小分子形式的抗心律失常肽。年龄越小，血清中抗心律失常肽含量越低，0～10岁含量增加最快；21～40岁含量相对稳定，含量不在增加；40岁以后呈下降的趋势，但下降速度相对缓慢。可能原因是40岁之后心脏分泌抗心律失常肽的能力下降和影响其分泌的因素逐渐增多，如冠状动脉硬化狭窄，心肌缺血，心肌纤维化等。因此年龄越高，抗心律失常肽分泌越少，机体抗心律失常的能力越差，心律失常的发病率越高。

（二）生物学作用

1.抗心律失常作用

心肌细胞缝隙连接耦联程度与心脏的跨室壁复极离散度（transmural dispersion of repolarization，TDR）密切相关，正常的心肌细胞缝隙耦联可以保持较低的复极离散度，缝隙连接失耦联将增加跨室壁复极离散度，而心室复极离散度的增大一直被认为是室性心律失常发生的基础之一。T波顶点至终点的间期（Tp-e）与QT间期的比值在动物实验中被证明与心室的跨室壁复极离散度是一致的。在高室速风险的短QT综合征患者中，虽然Tp-e与正常人并无明显差异,但其Tp-e/QT比正常人显著增大。Tp-e/QT可以作为心律失常的预测指标之一。

研究表明抗心律失常肽能够增强心肌缝隙连接(gap junction,GJ)耦联功能。抗心律失常肽对心肌离子通道没有作用,并且不影响单个心肌细胞的动作电位时程,一般认为它主要通过增强细胞间的电耦联来减少心内外膜动作电位时程的梯度,从而减少跨室壁复极离散度。其调节缝隙连接的机制是通过激活PKC-α进而磷酸化间隙连接蛋白43(Cx43)来增强缝隙连接的耦联功能,也有研究表明抗心律失常肽能上调Cx43的表达。

抗心律失常肽有极强的抗心律失常作用。体外培养的心肌细胞在低K^+、高Ca^{2+}或毒毛花苷因存在的情况下发生明显的收缩节律紊乱,加入微量的抗心律失常肽即可迅速有效地恢复节律。体内试验亦证实抗心律失常肽能明显对抗心动过速、心房颤动、室颤和心脏停搏等心律失常。抗心律失常肽的抗心律失常作用较奎尼丁强20倍,也优于维拉帕米。

2.抗血栓作用

抗心律失常肽还具有强大的抗血栓形成作用,对胶原和高乳酸血症等引起的血栓形成均匀强烈的抑制作用。作用机制就是抑制血小板聚集。

四、内源性洋地黄样物质

1991年,Hamlyn研究小组运用高效液相色谱法(HPLC)以及生物免疫学技术证明体内存在一种与外源性洋地黄素结构类似的物质,命名为内源性洋地黄样物质(endogenous digitalis-like substance,EDLS)。迄今为止,医学界已经先后证明人体内存在多种内源性洋地黄,通过特异性结合其细胞膜上的受体即Na^+-K^+ATP酶,在机体一系列生理和病理状态下发挥重要作用。

(一)化学本质、分布与释放

内源性洋地黄样物质是一类分子结构、理化特性及生物学作用与外源性洋地黄素类似的甾体激素,包括内源性强心苷(endogenous cardenolides)和内源性蟾蜍二烯内酯(endogenous bufadienolides)两类。前者与植物来源的强心苷类物质结构相似,以内源性毒毛花苷(endogenous ouabain,EO)和内源性地高辛为代表。后者与从蟾蜍皮中分离出来的蟾蜍毒素结构类似,包括内源性海蟾蜍毒素(endogenous marino-bufagenin,MBG)、三羟基蟾蜍二烯羟酸内酯(telocinobufagin)以及蟾蜍灵(bufalin)等,其中以内源性海蟾蜍毒素为主要代表。

内源性洋地黄样物质广泛分布于脑、心、肝、肺、肾、肾上腺、肌肉、脑脊液、血液和尿液中。大鼠心脏每毫克蛋白含内源性洋地黄样物质约为50 fmol。哺乳动物体内合成分泌源性毒毛花苷的主要部位是肾上腺皮质及下丘脑,合成内源性海蟾蜍毒素的主要部位是肾上腺,并受到交感神经系统、肾素-血管紧张素-醛固酮系统以及盐摄入量等多种因素调节,而且内源性海蟾蜍毒素的合成分泌还可能受内源性毒毛花苷调控。在病理条件下,心肌也是合成与分泌内源性洋地黄样物质的重要部位之一。内源性毒毛花苷是在人血浆中第一种被确认的内源性洋地黄样物质,但在人类,内源性毒毛花苷没有排钠利尿的作用,并且慢性高氯化钙摄入不会刺激这种激素的外周水平。短期和长期的高盐负荷均会造成实验动物血清中内源性海蟾蜍毒素持续性升高;在人体与高容量负荷相关的疾病状态中,如先兆子痫、高血压、原发性醛固酮增多症和终末期肾病等,患者血清中的内源性海蟾蜍毒素也明显升高。

内源性洋地黄样物质在体内的唯一受体是细胞膜上的Na^+-K^+ATP酶。Na^+-K^+ATP酶由1个α亚单位和1个β亚单位组成,广泛分布于体内各种细胞膜上,与内源性洋地黄样物质结

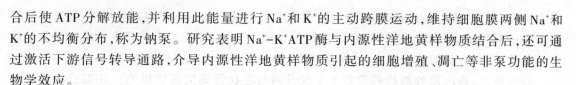

合后使ATP分解放能,并利用此能量进行Na⁺和K⁺的主动跨膜运动,维持细胞膜两侧Na⁺和K⁺的不均衡分布,称为钠泵。研究表明Na⁺-K⁺ATP酶与内源性洋地黄样物质结合后,还可通过激活下游信号转导通路,介导内源性洋地黄样物质引起的细胞增殖、凋亡等非泵功能的生物学效应。

(二)临床意义

1.高血压

高血压患者血中内源性洋地黄样物质含量明显高于正常水平(机制如图1-20所示)。内源性洋地黄样物质致血压升高的机制包括三个方面。首先为Na⁺-K⁺ATP酶活性受抑制,红细胞内Na⁺含量增加,使Ca²⁺浓度升高。其次是通过抑制肾上腺素能神经末梢对去甲肾上腺素的再摄取,促进血压升高。第三为肾脏钠转运障碍导致钠潴留,刺激了海马、下丘脑和垂体中的内源性毒毛花苷。脑内源性毒毛花苷刺激下丘脑和垂体的肾素-血管紧张素系统(RAS),激活交感神经系统,进而激活肾上腺皮质的肾素-血管紧张素系统。血管紧张素Ⅱ刺激肾上腺皮质生产内源性海蟾蜍毒素,通过抑制Na⁺-K⁺ATP酶导致排尿钠激素的分泌。

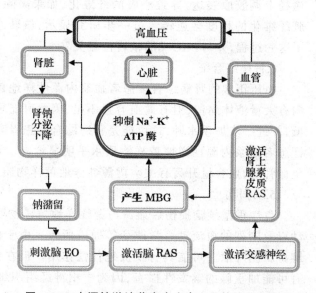

图1-20 内源性洋地黄素产生高血压的机制示意图

也通过抑制血管平滑肌细胞上的Na⁺-K⁺ATP酶,增强血管收缩,使血压升高。

2.心肌梗死与心肌供血不足

心律失常是洋地黄类药物最严重的副作用之一,急性心肌缺血与左室心肌对洋地黄致心律失常的敏感性增加有关。急性心肌缺血与高亲和力的毒毛花苷结合位点数量减少和左室心肌Na⁺-K⁺ATP酶的抑制有关。内源性洋地黄样物质可能是形成心肌缺血诱导的左室心肌Na⁺-K⁺ATP酶抑制的原因,内源性洋地黄样物质水平升高增加了缺血导致的室性心律失常发生的可能性。还有冠状动脉病变的患者在经皮冠脉血管成形术中短暂的心肌缺血期间,血浆Na⁺-K⁺ATP酶的活性显著受抑制。后来发现急性心梗病人血浆内源性洋地黄样物质升高,而且伴随着红细胞Na⁺-K⁺ATP酶的抑制。用抗地高辛抗体进行预处理后,可以阻止心肌缺血诱导的心脏Na⁺-K⁺ATP酶的抑制。研究还发现血浆内源性洋地黄样物质升高是由于血浆内源性海蟾蜍毒素升高的缘故,并且还从心肌梗死患者的尿液中提纯出了内源性海蟾蜍毒素。

3.内源性洋地黄样物质与心力衰竭

通过给血压正常的大鼠持续输注内源性毒毛花苷使其血浆浓度升高2倍,可导致大鼠左心室肥厚,而使用毒毛花苷的拮抗剂可以有效改善左心室肥厚。不同学者也分别观察到高血压患者循环内源性毒毛花苷水平与左心室质量指数及左心室舒张末容积呈正相关,而且离心性心室肥厚患者血浆内源性毒毛花苷水平比心脏结构正常和向心性心室肥厚的患者显著升高。目前认为,心力衰竭时内源性毒毛花苷分泌增加是由于血容量增加、肾素—血管紧张素—醛固酮系统及交感神经系统活化等导致;同时内源性毒毛花苷水平增高又会加重容量负荷,导致心肌细胞的肥大、重构及凋亡,从而加速心力衰竭的进展。

研究显示,血内源性海蟾蜍毒素水平的升高与心血管重构密切相关。内源性海蟾蜍毒素通过 NKA-Src-Ras-ROS 信号转导途径,调节目的基因的表达,导致心肌肥厚,最终影响心力衰竭的进展和转归。研究证实,内源性海蟾蜍毒素可通过 NKA-Src-EGFR-ERK 信号转导途径上调胶原表达,导致心脏的纤维化,如果敲除 Src 基因,或者阻断 EGFR 的转录活化,心脏纤维化的程度会逆转。进一步研究显示,核转录因子(friend leukemia integration-1)参与了这一过程,并与 PKC-δ 的核转位相关。

4. 肾病综合征

血压正常的肾病综合征患者血浆内源性洋地黄样物质水平明显降低。说明尽管患者体内有大量液体潴留,但有效血容量不足,因此可能导致此组患者内源性洋地黄样物质水平降低,并进一步加重水肿,这可能是肾病综合征患者高度浮肿的又一原因。恢复期的肾病综合征患者血浆内源性洋地黄样物质水平明显增高。可能与随着病情缓解,大量组织间液回渗至血管内,血容量升高有关。内源性洋地黄样物质上升有利于机体清除潴留的体液。

5. 脑损伤

急性重型颅脑损伤后血清内源性洋地黄样物质显著增高,可能是颅内高压、病人抽搐躁动以及剧烈的血流动力学改变等原因所致。由于内源性洋地黄样物质有升压作用,所以对维持脑循环灌注可能具有积极地代偿作用。但在细胞水平上,内源性洋地黄样物质升高则有可能加重脑的继发性损害,因为中枢神经组织细胞膜上的 Na^+-K^+ATP 酶受到内源性洋地黄样物质的过度抑制后会影响 Na^+ 和 K^+ 的跨膜主动转运,导致细胞内 Na^+ 潴留,引起细胞内水肿。同时细胞内高 Na^+ 可引起细胞膜部分去极化,使膜对 Ca^{2+} 的通透性增大,Ca^{2+} 内流增多,其结果一方面可使脑血管收缩,另一方面又可促使大量氧自由基产生,加重脑损害。

6. 糖尿病

糖尿病患者内源性洋地黄样物质水平是升高的,使 Na^+-K^+ATP 酶功能受损。由于胰岛素抵抗往往伴随盐敏感性高血压,所以医学界曾认为在 2 型糖尿病中,内源性洋地黄样物质升高是胰岛素依赖水钠潴留的结果,并且过量的内源性洋地黄样物质有助于高血压的发生。有证据证明,1 型糖尿病的老鼠和 2 型糖尿病的老鼠相比,表现出较高水平的内源性海蟾蜍毒素和更加明显的钠泵抑制。临床数据发现在口服葡萄糖之后刺激内源性洋地黄样物质释放,因此内源性洋地黄样物质可能会被用于检测对胰岛素的敏感性。Kotova 等发现,内源性毒毛花苷和内源性海蟾蜍毒素能够增加骨骼肌中肝糖原的合成,并且受到 Src-、ERK1/2-、p90rsk- 以及肝糖原合成酶依赖的信号传导通路的调节。在骨骼肌细胞钠泵抑制和诱导细胞信号传导方面,内源性海蟾蜍毒素都超过了内源性毒毛花苷。因此,碳水化合物代谢和糖耐量的生理学机制中内源性洋地黄样物质参与其中,发挥了一定的作用。

内源性洋地黄样物质还能够调节细胞的生长、分化、凋亡和纤维化,参与免疫及碳水化合物代谢,控制中枢神经的许多功能。

细胞膜上的 Na^+-K^+ATP 酶能和 Src(一种信号转导蛋白)紧密结合并使 Src 处于非激活状态。内源性洋地黄样物质结合到 Na^+-K^+ATP 酶上之后,导致 Na^+-K^+ATP 酶结构改变,相应地引起 Src 的激活,激活的 Src 能够使其他一些蛋白,如表皮生长因子受体(epidermal growth

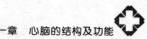

factor receptor，EGFR）、磷脂酶 C（phospholipase C，PLC）等磷酸化，继之发生一系列反应，包括 PKC 的激活，活性氧簇（reactive oxygen species，ROS）的产生，MEK-ERK、PI(3)K-Akt 的级联激活，通过这些信号传导，产生染色体组和非染色体组的效应。这项研究有助于解释内源性洋地黄样物质引起的诸多细胞反应，也为临床药物治疗提供了极有意义的治疗靶点。

研究发现，内源性洋地黄样物质可能在调节癌细胞的增殖中发挥重要的作用，具有抗癌的特性。其作用机制为：干预细胞周期和抗增殖作用、诱导肿瘤细胞分化、对抗 TopoII 的活性作用、促进肿瘤细胞凋亡、对肿瘤细胞相关基因与蛋白的调控。

内源性洋地黄样物质能够特异性地诱导人类急性 T 淋巴细胞白血病细胞系的凋亡，而对慢性髓红细胞白血病细胞系以及正常的外周血单核细胞不产生诱导凋亡的作用。能够通过核转录因子（NK-κB）依赖性的途径抑制单核细胞中促炎性细胞因子的释放，从而发挥抗炎效应。

五、内皮素

内皮素（endothelin，ET）是含 21 个氨基酸的活性肽（如图 1-21），与 G 蛋白耦联的内皮素 A 型受体（endothelin receptor A，ETA）或内皮素 B 型受体（endothelin receptor B，ETB）结合后，可激活不同的信息通路而发挥生物学效应。内皮素-2 由卵巢和肠上皮细胞等产生，内皮素-3 由内皮细胞、脑神经元、肾小管上皮细胞、肠上皮细胞等产生。内皮素-1 在内皮细胞、心肌细胞、平滑肌细胞和成纤维细胞等心血管细胞中均可合成并分泌，是心血管活动的重要调节因子之一，在心血管病理生理过程中扮演着重要角色。

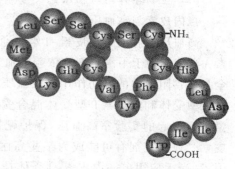

图 1-21 内皮素结构示意图

（一）理化特性和分子结构

内皮素是 1988 年由日本学者 Yanagisawa 从猪的主动脉内皮细胞中分离纯化出的含有 21 个氨基酸残基的活性多肽（如图 1-21 所示），分子量为 2492。人体有不同基因编码的异构体：内皮素-1、内皮素-2 及内皮素-3，各个异构体间仅有 2～5 个氨基酸不同，有组织特异性。内皮素的生物活性主要取决于环状结构和 C 末端的氨基酸残基。去除 20 位的 L-色氨酸或将其用 D-色氨酸代替，其活性明显降低。若用肽酶在 9 位水解赖氨酸或将其甲基化，内皮素的活性将降低到原来的 1/200。ET-1 缩血管作用最强而且持久，是引发疾病的主要异构体，ET-1 前体是前体内皮素原，在特异性内肽酶作用下裂解成大 ET-1，内皮素是从内皮素前体原转化而来。内皮素前体原由 203 个氨基酸残基构成，经肽酶水解后形成内皮素前体（big endothelin）。组织中内皮素主要以前体的形式存在。

内皮素-1、内皮素-2 和内皮素-3 的基因分别定为于第 6、1 和 20 号染色体上。人内皮素-1 的基因全长 5000bp，其中包含 5 个外显子和 4 个内含子，内皮素-1 有第 1 个外显子编码。人体内尚未发现内皮素的同源物质，但与蛇毒、蝎毒蛋白有 60%～80% 的氨基酸同源，其生物学效应也十分相似。内皮素-1 在体内合成过程中，首先由内皮素-1 基因转录成核内不均的 RNA（hn-RNA），hn-RNA 经剪切修饰后形成内皮素-1 前体原 mRNA，最后翻译成前内皮素原（preproendothelin，ppET-1），经内肽酶作用前内皮素原生成内皮素原（proendothelin，Pet-1），最后经内皮素-1 转换酶水解为具有活性的内皮素-1 蛋白。

内皮素-1的合成由基因转录调节,而存储和分泌则由胞吐作用调节。研究发现,与幼鼠血管内皮细胞相比,老化动脉经血管活性药物如凝血酶刺激而通过胞吐机制释放的内皮素-1明显增加。实验证明,内皮素-1合成由基因转录调控,内皮素-1的mRNA可受不同生理或药理作用因素影响,如转化生长因子(TGF)-β、凝血酶、缓激肽、血管紧张素Ⅱ、肿瘤坏死因子(TNF)-α、糖皮质激素或缺氧均增加内皮素-1 mRNA水平;而血管扩张因素,如利钠肽、一氧化氮、他汀类药物均降低其mRNA水平。

内皮素受体(endothelin receptor,ETR)属于G蛋白耦联受体超家族,人类有2种内皮素受体,分别是内皮素A型受体和内皮素B型受体。心血管系统的内皮素A型受体主要分布于血管平滑肌细胞和心肌细胞,发挥缩血管、促细胞增殖及组织纤维化等作用。内皮素B型受体则抑制细胞增殖和血管收缩,它参与内皮素的清除,尤其是在肺脏中,参与清除循环中80%的内皮素-1。

内皮素有三种清除途径。首先是和血管平滑肌上的受体结合在局部降解;其次是被肺组织摄取破坏;第三是经肾脏随尿液排出。

(二)生物学作用与临床意义

1..内皮素与高血压

高血压患者血浆内皮素-1水平通常高于正常血压者,内皮素-1的最显著特点是由内皮素A受体介导于平滑肌细胞依赖的血管收缩效应。然而内皮素-1和内皮素A型受体在维持全身血管阻力中的确切作用以及血压的调节机制并不清楚。一项对内皮素A型受体及内皮素A型受体和内皮素B型受体混合受体的研究中显示,药物拮抗剂可有效控制高盐或血管紧张素引起的实验室高血压,保护靶器官。这说明内皮素-1可能参与了高血压的发病,内皮素受体拮抗剂有可能成为某些高血压治疗的有效途径。目前可能因其可用性、安全性等因素,尚无应用单一内皮素-1受体拮抗剂治疗临床高血压。有一项临床研究,对已经应用包括利尿剂在内的至少3种降压药物治疗后收缩压仍大于140 mmHg的患者,给予内皮素A型受体拮抗剂(达卢生坦)治疗,与安慰剂相比,血压显著下降。但是内皮素A受体拮抗剂在靶器官保护、降低顽固性高血压的发病率和病死率方面是否比现有的降压药物更有效还有待进一步研究。

2.内皮素与动脉粥样硬化

内皮功能障碍是炎症和血栓形成过程中所伴随的血管反应性损伤,在动脉粥样硬化疾病中起着非常重要的作用,而内皮素-1已被证实在内皮功能障碍发生过程中发挥关键作用。内皮限制性内皮素-1过度表达的小鼠实验模型研究显示,内皮素-1可引起阻力血管结构重塑和内皮功能障碍,而在动物模型和人类受试者,选择性内皮素A型受体及内皮素A型受体和内皮素B型受体混合受体拮抗剂均能逆转内皮功能障碍。进一步研究发现,内皮素-1在循环血液和粥样斑块组织局部的较高者,动脉粥样硬化病变较严重;动脉粥样硬化可导致血管内皮损伤,分泌内皮素-1增多;内皮素-1可以活化核转录因子(NF-κB),而活化的NF-κB可介导炎症反应和调控平滑肌增殖的细胞因子,使得动脉粥样硬化疾病继续发展、加重,甚至导致动脉粥样硬化斑块破裂。内皮细胞内皮素-1水平的增加还可以诱导引起动脉粥样硬化的类脂代谢基因的表达,内皮素-1的过度表达会加重ApoE基因缺陷。

3.内皮素与心力衰竭

在心力衰竭患者中,血浆中内皮素-1的含量增高。研究表明,这不仅与内皮素-1的合成、释放以及内皮素受体表达增加有关,而且还与心力衰竭患者肺瘀血,肺清除内皮素-1能力下降,使得内皮素-1水平进一步升高有关。内皮素-1可诱发心肌的正性肌力作用,其影响程度不但具有心室差异性,还取决于心脏的病理状态。如内皮素-1可引起右心房收缩力暂时降低而后缓慢持续维持,而诱导左心室收缩力的增加。没有心脏衰竭的患者输入内皮素受体拮抗剂可引起心肌收缩减弱,表明内源性内皮素-1具有强烈的正性肌力作用。内皮素-1的增高增强了心肌局部的收缩力,对受损组织有暂时的益处。然而长期内皮素-1增高可诱导心肌肥厚,减低心肌顺应性,加强心力衰竭的不可逆进程。

内皮素-1通过对离子转运和细胞内离子浓度的调节影响肌细胞收缩能力。内皮素-1与内皮素 A 型受体结合,刺激肌醇磷酸(IP3)和二酰甘油(DAG)的形成,通过磷脂酶 C,激活蛋白激酶 C(PKC),激活的蛋白激酶 C 促进 Na^+-H^+ 交换(NHE-1),Na^+-H^+ 交换介导的细胞性碱中毒增加了心肌肌丝对 Ca^{2+} 的敏感性而使其收缩力增加。此外,培养的乳鼠心肌细胞实验已证明内皮素-1可以诱导心肌肥厚,并已提出其参与了成人心肌组织肥厚,在压力或容量高负荷诱导的心室肥厚实验模型中也发现了内皮素-1表达水平升高,例如在大鼠主动脉绑扎模型,抑制内皮素 A 型受体可阻止心肌细胞肥大。综上所述,内皮素-1的上调可能通过负荷适应性反应引起心脏肥大,然而在人体相应的作用还不是十分明确。有报道表明,锌指转录因子(ZFP260)是心肌细胞内皮素-1反应必不可少的,而体内和体外转录因子的过度表达可以诱导心肌细胞肥大。使用内皮素受体拮抗剂治疗慢性心力衰竭可缩小梗死面积,改善冠脉再灌注损伤,鉴于这些结果,内皮素受体拮抗剂治疗人类心脏衰竭已进行了临床随机试验,但是这些研究显示患者症状不但没有明显改善,反而因为疾病恶化或肝毒性,试验不得不提前停止。这无疑对这些药物治疗心肌梗死提出了疑问,不过内皮素-1在冠状动脉疾病的确切作用及其受体拮抗剂的效应仍需进一步研究。

4.内皮素与糖尿病性心脏病

糖尿病患者心血管病变的病理十分复杂,具体机制尚未研究透彻,但内皮功能障碍在此过程中似乎发挥重要作用。而内皮素-1能够诱导内皮功能障碍,在糖尿病患者中,已发现循环内皮素-1水平增加,且血浆内皮素-1水平与微血管病变成正相关。也有研究发现,内皮素-1在糖尿病引起的心肌纤维化过程中起着重要作用,可以促使内皮细胞向间质转化的心肌成纤维细胞积累。在广泛使用的糖尿病研究模型(链佐星素处理的大鼠模型)中,通过评估一氧化氮产生和乙酰胆碱介导的血管扩张,证明应用内皮素受体拮抗剂可恢复其内皮功能。有报告称,内皮素 A 型受体拮抗剂治疗可改善 2 型糖尿病患者皮肤微循环灌注和微血管病变。内皮素-1除了在糖尿病心血管并发症中的作用,也参与了糖尿病本身的发病机制。在人类自身免疫性 1 型糖尿病模型中,阻断内皮素 A 型受体可延缓其发病。这些研究表明,无论是作用在其并发症的血管水平,还是直接干预免疫介导的糖尿病的发病机制,内皮素-1通路可能是治疗糖尿病的一个靶点。然而,这需要在设计完善的临床试验中更深入地研究和确认。

5.内皮素与肺动脉高压

在正常大鼠和健康人肺组织中内皮素-1 mRNA 的表达水平比其他器官高。肺动脉高压的患者,血浆内皮素-1水平显著增高且与肺动脉压密切相关,肺动脉压的值越大,血浆内皮素-1水平就越高,由此推测循环中的内皮素-1与肺动脉高压的发展可能有着密切的联系。后来研究发现,内皮素-1主要通过与其两个不同的受体结合参与了其病理过程:首先,内皮素-1与内皮素A型受体结合可使肺动脉收缩、血管平滑肌增殖;其次,内皮素B型受体结合有两个主要作用,释放血管扩张剂一氧化氮和前列腺素以及通过肺和肾脏清除循环中的内皮素-1,当内皮素B型受体的缺乏和减少时,使内皮素B型受体依赖性的血管舒张物质分泌减少和肺清除循环中的内皮素-1能力下降,使肺动脉高压发生。内皮素受体拮抗剂已被证明是肺动脉高压有效的降压药,许多动物模型和临床试验研究表明,抑制内皮素-1的信号转导在肺血管收缩及高血压重塑水平均可抑制其发展。目前,临床用于治疗肺动脉高压的两个内皮素受体拮抗剂有安立生坦和波生坦,可明显改善患者症状,对于长期治疗的耐受性和安全性,Sitbon研究发现长期服用波生坦,可改善肺动脉高压患者的临床症状提高运动耐量、改善生活质量和生存率,且安全和可耐受,由此也证明了内皮素-1的重要临床意义。

6.内皮素与血管认知功能障碍

近年来,内皮素-1在脑血管病中的作用越来越受到重视。缺血、缺氧能刺激内皮素-1的释放,同时过度表达的内皮素-1可以通过其强烈的收缩脑血管作用,加重脑缺血损伤。短暂性脑缺血患者和脑梗死组血浆内皮素-1均比正常对照组高,但短暂性脑缺血发作组血浆内皮素-1水平低于脑梗死组。脑梗死中度和重度病人血浆内皮素-1含量明显高于轻度病人。点杂交实验结果显示,缺血侧皮层和尾壳核内皮素-1mRNA水平于缺血6 h开始明显升高,缺血24～48 h达高峰。缺血侧皮层内皮素-1mRNA水平分别是对侧的3.9倍和4.0倍,尾壳核分别是对侧的3.2倍和3.0倍。缺血72 h仍明显高于对侧。内皮素除了对脑血管收缩加重脑缺血外,还能直接作用于神经细胞,刺激兴奋性氨基酸的释放,而后者可以通过其受体作用促使钙内流,导致细胞内钙超载引起神经细胞死亡,同时ET激活细胞膜上的磷脂酶A2和磷脂酶C,刺激产生大量的花生四烯酸,花生四烯酸代谢过程中伴有大量的氧自由基产生,自由基活性很强,可破坏生物膜,促进脑水肿的发生,最终引起脑细胞水肿、变性、坏死。内皮素-1尚能促进中性粒细胞黏附加重炎症反应,激活释放蛋白酶产生氧自由基等加重脑损伤,促进NO的释放,间接发挥神经毒性作用。

流行病学研究提示,皮层下小血管病是血管性认知功能障碍和痴呆的重要危险因素。而内皮素-1可以影响大脑内的小动脉,高浓度的内皮素-1可以使皮层下小动脉强烈持久收缩。有研究显示,向皮层下白质内注入血管收缩剂内皮素-1可以引起皮层下梗死灶,2天后MRI显示最大梗死灶,而免疫组织化学研究显示1天后,少突胶质细胞凋亡达最大量,且细胞凋亡围绕梗死灶向周边白质区延伸,并且梗死灶周边区的髓鞘丢失量超过轴突纤维损失量。Binswanger综合征导致皮层下广泛白质病变,可以发展为血管性认知功能障碍,而内皮素-1可能与此病的发病机理有关;Binswanger症患者血浆中内皮素-1含量明显增高,且高于急性脑卒中患者。

7.内皮素与肝硬化

许多研究表明,在肝脏门脉系统、肝细胞表面及其内部均发现有内皮素受体。向鼠静脉注入^{125}I标记的内皮素-1进行放射性自显影,显影颗粒主要集中在肝星形细胞以及门静脉、中央静脉、肝窦的内皮细胞,星形细胞被认为是内皮素合成的主要位点,并参与肝硬化门静脉压力的升高。肝硬化患者血浆内皮素升高的原因可能与下列因素有关:首先,肝脏是内皮素的清除场所之一,肝功能减退,肝清除内皮素能力下降。其次,肝硬化患者常有内毒素血症,可刺激内皮细胞合成内皮素增加。第三,肝硬化患者体循环中前列环素、NO等物质增加,机体通过内皮细胞合成内皮素的代偿性增加从而对抗这些扩血管物质的作用。第四,肝硬化患者的肝脏和其他内脏都能产生内皮素,过多的内皮素可由肝脏自身分泌或其他内脏系统分泌、释放。肝窦状隙内皮细胞、门静脉内皮细胞、中央静脉内皮细胞及星形细胞内都有内皮素-1的结合位点,这表明内皮素可能对微血管血流动力学及内脏血管床的血流动力学调节有影响。有研究发现,内皮素可激发肝星形细胞内Ca^{2+}浓度升高,明显地促进肝星形细胞的增殖、DNA合成、胶原合成和分泌,内皮素激发肝星形细胞内游离钙浓度升高的生理及病理意义尚不清楚,可能参与细胞内一系列信号和内皮素的生理学效应。肝硬化时,内皮素也可通过受体表达增加而发挥生物学效应。

8.内皮素与肾病

内皮素-1可引起肾血流量下降并增加肾血管阻力,引起肾小球滤过率下降、近曲小管对钠离子的重吸收增加、尿钠排泄和尿量明显降低。内皮素-1还可以提高远端肾小管酸化功能,表现为对H^+分泌的增加和对HCO_3^-分泌的减少,这与内皮素-1增加Na^+与H^+离子泵交换和醛固酮分泌从而提高H^+-ATP酶的活性有关。内皮素-1可改变肾脏血流动力学,参与肾血管炎性反应及血管结构的重塑,使肾小球、肾小管间质功能减退,在肾功能损害中起重要作用。内皮素受体拮抗剂和内皮素转换酶抑制剂可抑制甚至逆转其作用,通过改变肾脏血流动力学等作用改善肾脏功能,延缓肾脏病的进展。由于大部分内皮素-1可由非内皮素转换酶抑制途径转化,使内皮素转换酶抑制剂应用受到限制,目前研究较多的是内皮素受体拮抗剂。随着对内皮素-1生理作用及其与肾脏病关系研究的深入,预计内皮素-1受体拮抗剂会在肾脏病防治方面会开辟一条崭新途径。

总之,在生理状态下,血浆内皮素只以fmol/l的低水平存在,不起人体循环激素的作用。而在病理状态下,内皮素的过度合成和释放与疾病的发生、发展有密切的关系。目前已经报告了上百种疾病的发生发展涉及了内皮素,并认为内皮素是某些病理过程机体的一种内源性致病因子,因此调节内皮素的合成代谢可为有关疾病的防治提供一个新的措施。

六、心脏局部的肾素-血管紧张素系统

(一)心脏局部肾素-血管紧张素系统的组成及发布

心脏局部肾素-血管紧张素系统(renin-angiotensin system,RAS)的发现始于20世纪70年代。加拿大的Genest实验室发现在狗的心脏内存在肾素样的活性物质,切除肾脏后并不影响心脏中肾素活性。之后的研究又证实在心脏的心房和心室都存在肾素样活性物质。其成分主要包括肾素(renin)、血管紧张素原(angiotensinogen,ANG)、血管紧张素转换酶(angiotensin converting enzyme ACE)、血管紧张素-Ⅰ和血管紧张素-II5种。心肌纤维细胞、内皮细胞以及冠状动脉和静脉的血管平滑肌细胞都可合成分泌肾素。血管紧张素原主要分布于心房肌及传导系统的神经纤维,少数分布于心室内膜下。而血管紧张素转化酶主要存在于冠状动脉内皮细胞及心肌纤维细胞,心房的浓度较心室高,右房最高,右室最低。血管紧张素转化酶(ACE)是肾素-血管紧张素系统中的一个重要的代谢酶,除此之外,其他酶(包括胰蛋白酶、糜蛋白酶、组织蛋白酶G等)也可使血管紧张素-Ⅰ生成血管紧张素-Ⅱ。肾素-血管紧张素系统的各种生理活动主要通过血管紧张素-Ⅱ产生。

血管紧张素-Ⅱ受体主要包括AT-Ⅰ、AT-Ⅱ两种亚型。AT-Ⅰ受体广泛分布于人类及哺乳动物的大脑、肾上腺、心脏、血管、肾脏、肝脏等组织和器官,属于7次跨膜的G蛋白耦联受体,对于维持血压、体液及电解质的稳态具有重要意义。此外,血管紧张素-Ⅱ与AT-Ⅱ受

体结合还可介导心肌细胞和纤维细胞的增生和增殖,引起心血管重构的发生。其主要机制可能与激活以下几条与细胞增生有关的信号传导通路有关:首先,通过磷脂酶C生成二酰甘油和三磷酸肌醇,进一步激活蛋白激酶C和细胞内钙离子的释放;其次,抑制腺苷酸环化酶的活性,细胞内cAMP水平下降,导致蛋白激酶A活性减弱,激活丝裂原活化蛋白激酶(mitogen activated proteion kinase, MAPK),使其磷酸化,再通过核转位调节核内转录因子,引起细胞增殖和生长反应;第三,触发胞质内两种激酶Jak2和Tyk2,使胞质内信号传导及转录激活因子(signal transducers and activators of transcription, STAT)蛋白上的酪氨酸残基发生磷酸化,进而影响基因表达。

血管紧张素-Ⅱ受体主要分布于胚胎及新生儿期的组织中,受体基因定位在Xq24-q25,编码区由3个外显子和2个内含子组成。AT-Ⅱ受体在胚胎发育期间的血管中含量丰富,而当出生后,在大部分器官迅速减少,这说明AT-Ⅱ受体在细胞生长分化中起作用。成人AT-Ⅱ主要分布在心肌、血管平滑肌及内皮细胞和血管周围的神经纤维上。AT-Ⅱ受体也属于7次跨膜的G蛋白耦联受体,与AT-Ⅰ受体仅有34%的同源性。多种因素可以调节AT-Ⅱ的表达:生长因子、糖皮质激素、细胞内钙离子浓度升高、血管紧张素-Ⅱ、去甲肾上腺素、蛋白激酶C激活等均能下调AT-Ⅱ;而胰岛素、胰岛素样生长因子、干扰素调节因子-1、细胞内钠离子浓度升高等因素均能上调AT-Ⅱ。在某些病理条件下AT-Ⅱ受体表达水平升高,如血管损伤、心肌梗死、心力衰竭、伤口愈合等,其作用可能是抑制AT-Ⅰ受体或其他生长因子所介导的过度生长。AT-Ⅱ受体的另一重要功能是抑制DNA合成和细胞增殖。研究发现,AT-Ⅱ受体激动后能抑制血管平滑肌细胞增殖;激动AT-Ⅱ受体还可以抑制冠状动脉内皮细胞、心肌细胞的增殖;AT-Ⅱ受体具有抗细胞增殖作用,且对细胞凋亡过程也有一定的调节作用。

(二)心脏局部肾素-血管紧张素系统临床作用及意义

生理条件下,血管紧张素-Ⅱ对心血管内环境的稳定起重要的调节作用,包括血压、水电解质平衡及组织重构。心肌缺血时心脏局部RAS被激活,心脏局部肾素-血管紧张素系统可直接收缩冠脉,轻度增强心肌收缩性;增加心肌缺血或再灌注时的心律失常;形成心肌肥厚。冠脉收缩和心肌收缩的增强使得冠脉血流进一步减少、心内膜受损、心脏功能进一步下降。冠脉流量进一步减少,引起心肌缺血加重,进一步激活局部肾素-血管紧张素系统,形成心肌缺血-局部肾素-血管紧张素系统激活-心肌缺血的恶性循环。

从生理学观点看,心肌肥厚是心脏对生化刺激的一种适应性反应。生理性心肌肥厚心肌毛细血管与心肌长度成比例增长,使心脏更好地发挥功能而不会增加心血管病的危险性。相反,病理性心肌肥厚毛细血管的增长与心肌增长比例失调。前者低于后者的增长速度,从而导致心肌缺血、心律失常和心衰。在病理性心肌肥厚中,心脏局部肾素-血管紧张素系统起重要作用。在肥厚心肌中,肾素、ANG、ACE和AT-Ⅰ的mRNA表达增高及伴有ACE活性、血管紧张素-Ⅱ合成增加,提示心脏局部肾素-血管紧张素系统在心肌的异常表达参与了心肌肥厚的发生。

心衰常伴有心室形态和心腔大小的改变即重构过程,重构是决定心肌梗死等缺血性心脏病的心脏功能和患者预后的主要因素。它往往是由心肌重量的增加、心室容量扩大、心室形态的改变和间质增生所引起。从细胞和分子水平看,心肌重构包括两种不同的结构改变:其一,心肌细胞在超负荷的条件下,心肌通过改变表型表达使其生物结构发生变化。正常细

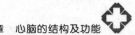

胞向胎儿型心肌细胞转化,这种细胞耗能低,肌肉最大缩短速度和张力发展缓慢,不能满足长期高效率工作需要,最后导致心肌收缩功能降低。其二,非心肌细胞成分如间质细胞增生,胶原含量以及类型等发生变化,使心肌硬度增加,心脏功能受损。研究表明,心脏局部肾素-血管紧张素系统,尤其是血管紧张素-Ⅱ在重构的发生、发展过程中起着重要作用。有证据表明:心肌重构时,心脏局部肾素-血管紧张素系统成分如ACE活性、血管紧张素-Ⅱ受体密度及血管紧张素-ⅡmRNA表达均上调。心肌缺血时激活的血管紧张素-Ⅱ促进间质增生也参与重构。血管紧张素-Ⅱ可诱导原癌基因C-fos、C-myc等表达,而原癌基因表达失调,可引起心肌细胞凋亡,致纤维细胞修复。纤维细胞合成胶原增多,新合成的胶原蛋白超过胶原酶水解修复的能力,因而胶原含量增加,出现间质重构,心肌纤维化。渐进性心肌重构对机体是有害的。在重构的代偿期,通过Starling机制增加心搏量,通过Laplace机制降低室壁张力。随着重构渐进发展,导致失代偿将会依照Starling机制增加氧需求,引起心肌缺血;而依照Laplace定律将损害心肌收缩性能及引起心律失常。心室重构通过治疗可以逆转。长期给予ACEI,无论早期或晚期应用均可降低心肌肥厚及左室非梗死区的间质胶原密度。心衰早期给予ACEI可阻缓心衰及重构进程,而心衰后期给予ACEI可逆转心衰及重构进程。在应用ACEI时,循环中的血管紧张素-Ⅱ无变化,说明主要通过心脏局部肾素-血管紧张素系统而起作用。还有AT-Ⅰ阻断剂可降低高血压患者左室重量指数。从ACEI及AT-Ⅰ阻断剂的作用上间接说明了心脏局部肾素-血管紧张素系统与心肌重构之间的重要关系。

综上所述,心脏的电活动启动了心脏的规律性机械运动,从而实现了心脏的泵功能。心脏不但具有早已被人们熟知的泵功能,而且还具有强大的内分泌功能。它们不但包括已被解释的心肌细胞分泌的心钠素、脑钠素、N-心钠素、抗心律失常肽及醛固酮分泌抑制因子,心脏内皮细胞中合成分泌的C型利钠利尿肽和内皮素,心脏局部存在的肾素-血管紧张素系统,还包括未被解释的心内皮细胞分泌的舒血管物质、延长血管收缩因子及血管加压缩等。它们不但维护了循环、血压等内环境的稳定平衡,而且还对心脏血管的结构的平衡稳定起到了重要的调节维持作用。

第三节 脑的结构

脑(brain,encephalon)位于颅内,在成人平均重量约为1400g,是人类高级神经活动、意识、思维的器官,也是全身各个系统适应外环境维持内环境平衡稳定的最高调节结构。脑由胚胎时期神经管的前部分化发育而成。在胚胎早期,由外胚层演化成的神经管和神经嵴为神经系统发生的原基。胚胎4周末,神经管的前部分化为前脑泡、中脑泡和菱脑泡3个脑泡。在随后一周进一步分化为5个脑泡,其中前脑泡发育成端脑泡和间脑泡,中脑泡变化较小,发育为中脑,菱脑泡发育为后脑泡和末脑泡。此后,端脑泡侧壁向左右两侧膨出,形成左右大脑半球;间脑泡形成间脑,且每侧向外伸出视泡,将成为眼球和视神经成分;后脑泡的腹侧发育成脑桥,背侧发育成小脑;末脑泡则形成延髓。一般可将脑分为端脑、间脑、小脑和脑干4部分。

【脑的结构及功能】

一、脑干

脑干（brainstem）由延髓、脑桥和中脑构成，中脑在上，脑桥居中，延髓位于最下端，和脊髓相连（如图1-22）。脑干是脊髓的直接延续，从外形和内部结构上看，从脊髓到延髓有一个逐渐变化的过程。延髓的沟、裂均与脊髓的沟、裂相应。丘系交叉的出现使延髓与脊髓相连的中央管张开成为第四脑室的底。自橄榄体水平开始脑干与脊髓完全不同。

在脑干的腹面可见到延髓椎体交叉、脑桥的横行隆起、中脑两个粗大的大脑脚底及脚间窝。在脑干的背侧面可以见到薄束结节、楔束结节、菱形窝、联系延髓与小脑的小脑下脚、联系脑桥与小

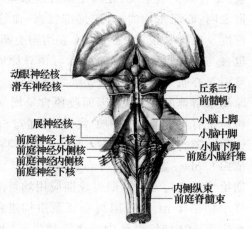

图1-22　脑干神经核

脑的小脑中脚、联系中脑与小脑的小脑上脚、滑车神经以及中脑背侧的四叠体。延髓、脑桥背面为小脑。小脑与前后髓帆及菱形窝构成帐篷状的第四脑室。第四脑室经由中脑的大脑导水管与位于间脑的第三脑室相连接。

延髓（medulla oblongata）位于枕骨基底部上，其背面被小脑掩盖，全长约3 cm。下端在枕骨大孔水平与脊髓相连。在腹面，延髓与脑桥的界线非常明确。在背面，连接小脑中脚下缘的连线可作为延髓与脑桥与延髓的分界。舌咽神经、迷走神经、副神经及舌下神经自此发出。椎体交叉相应于延髓与脊髓的移行区，灰质与白质在此开始发生彻底的重新组合与排列。延髓的椎体交叉平面的形状与脊髓相似，中心为中央管，灰质大体上仍呈飞蝶状，但前角被交叉的皮质脊髓束打乱，灰质后角扩大，移行于三叉神经脊束核尾核的亚核，其外侧为三叉神经脊束。后索的薄束和楔束中出现薄束核和楔束核的神经元群。椎体中的皮质脊髓束大部分交叉到对侧的侧索中下降，形成皮质脊髓侧束，小部分不交叉，在本侧前索中下降形成皮质脊髓前束。其他如脊髓丘脑前束、脊髓小脑前束及脊髓小脑后束等仍保持在脊髓中的位置继续上行。第四脑室近中线外有舌下神经核，其背外侧有迷走神经背核。稍向腹侧为三叉神经脊束和三叉神经脊束核。再向腹侧为脊髓丘系，由脊髓丘脑束和脊髓顶盖束组成。再向腹侧为橄榄核锥体束。由薄束核和楔束核发出的感觉第2级神经元的纤维弯向下至中线两侧，在内侧丘系交叉处交叉到对侧，在中线和橄榄核间组成内侧丘系，穿过脑桥、中脑，终止于丘脑。内侧丘系内纤维已不同于脊髓，面部在后，下肢在前。锥体束纤维的排列也不同于脊髓，面臂在后，下肢在前。前庭蜗神经终止的核除前庭上核位于脑桥外，其余均位于延髓上部分的背外侧面。介于上述结构之间的一切空间称为网状结构。延髓的主要功能为控制呼吸、心跳、消化等，支配呼吸、排泄、吞咽、肠胃等活动。

脑桥（pons）系因其腹侧面外形犹如连接两侧小脑半球的桥而得名。全长约2.5 cm。背部被称为盖部，是延髓的直接延续。底部称为基底部，含有纵行的皮质脊髓束纤维、脑桥核及大量横行的脑桥小脑束纤维。皮质脊髓束中有许多始自大脑广泛皮质区的皮质脑桥纤维，终止于同侧脑桥核神经元。脑桥核神经元分散在与纵横行纤维间，再由此发出轴突组成

图中标注：
动眼神经核
滑车神经核
展神经核
前庭神经上核
前庭神经外侧核
前庭神经内侧核
前庭神经下核
丘系三角
前髓帆
小脑上脚
小脑中脚
小脑下脚
前庭小脑纤维
内侧纵束
前庭脊髓束

横行的脑桥小脑束纤维,交叉至对侧,经小脑中脚入小脑。有关随意运动的信息从大脑皮质经脑桥核转接到小脑。小脑皮质的活动可经齿状核和丘脑腹外侧核影响额叶运动区。大脑-脑桥-小脑回路(如图1-23)保证了随意运动的精确和有效。脑桥被盖体积不大,但结构复杂。内除上行纤维外,还含有蜗神经核、前庭神经核、上橄榄核、面神经核、上泌延核、展神经核、三叉神经核、蓝斑核、蓝斑下核以及与这些核团有联系的纤维。

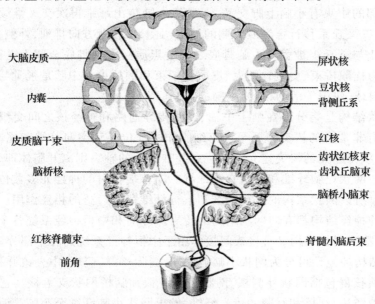

图1-23 锥体外系(皮质-脑桥-小脑)

在面神经丘平面上,界沟内侧有隆起的面神经丘,内有展神经核和绕过该核的面神经纤维。发自展神经核的纤维斜向腹外侧方向进入脑桥基底部,穿过分散的锥体束纤维出脑。因此,锥体束在此处受损时,往往伴有展神经损伤。界沟的外侧有前庭神经核。在斜方体的背外侧有上橄榄核,此核的背外侧为面神经核,面神经核发出的纤维先行向背内,绕过展神经核后折向腹外侧出脑。面神经核和面神经根的背外侧有三叉神经脊束核和脊束,在三叉神经脊束核和脊束的腹内侧有红核脊髓束和脊髓丘脑前束。斜方体为听觉系的交叉纤维,集中至上橄榄核外侧形成外侧丘系上升。在斜方体的横行纤维中有纵行的内侧丘系穿过走向中脑,因此内侧丘系和斜方体在同一位置,此处还有脊髓丘脑前束和脊髓丘脑侧束合并的脊髓丘系及三叉神经的二级纤维形成的三叉丘系。4个丘系合称丘系带。在丘系的背侧有被盖中央束和网状结构。正中线两侧的背侧仍有内侧纵束和顶盖脊髓束。脑桥的白质神经纤维通到小脑皮质,可将神经冲动自小脑一个半球传至另一个半球,使之发挥协调身体两侧肌肉活动的功能,对人的睡眠有调节和控制作用。

中脑(mesencephalon)的腹侧面为自脑桥延伸至中脑的乳头体,两侧有隆起的大脑脚底。背侧有上、下两对球形隆起的四叠体。上丘细胞呈层状排列,与眼球的随意运动以及头、眼对视刺激等的运动反应有关;下丘细胞呈团状排列,为听觉通路走往丘脑前的换元站。上丘与下丘合称顶盖(tectum),上、下丘发出的纤维组成顶盖脊髓束,沿中央灰质外缘走向腹侧,并在中线交叉后下行,止于脊髓前角运动神经元,完成视觉和听觉的躯体反射。中脑被盖为脑桥被盖的直接延续,内有神经核和纤维。中脑主要的神经核有滑车神经核、动眼神经核、动眼神经副核、红核、黑质、后连合核以及顶盖前区的视束核、豆状下核、顶盖前区

核、顶盖前区橄榄核及顶盖前区主核等。

在中脑的下丘平面上,第四脑室已经消失,取而代之的是中央水管。中央水管的背侧为属于顶盖的下丘,腹侧为大脑脚底和被盖。大脑脚底和被盖合称为大脑脚。围绕在中央水管周围的是很厚的中脑中央灰质,在中脑中央灰质外侧边缘处可见少量三叉神经中脑核的大细胞,腹侧中线两侧有滑车神经核。滑车神经核腹侧有内侧纵束。内侧纵束两侧有被盖中央束。被盖部的中央有小脑上脚交叉,大量的小脑传出纤维再次交叉继续上行。内侧丘系和脊髓丘系、三叉丘系移行至黑质背侧的被盖两侧,呈腹背方向排列,外侧丘系在最背侧,逐渐靠近并终止与下丘。被盖与大脑脚底之间是黑质。大脑脚底全部为纵行的纤维组成,自外向内分别为枕颞桥束、皮质脊髓束、皮质脑干束和额桥束。中脑是视觉与听觉的反射中枢,凡是瞳孔、眼球、肌肉等活动,均受中脑的控制。

脑干的网状结构是指分布在脑干中轴、经典传导通路和神经核之间交织如网的灰质结构。其神经元有非常长的树突伸展至远离细胞体的部位。轴突向首端和尾端行走,有许多侧支,与其他网状神经元的树突建立突触。有些神经元的轴突则离开胞体即分成两支,各自向上、下行走,如网状丘脑纤维和网状脊髓纤维。向首端投射的神经元多数位于向尾端投射的神经元尾端。所以网状结构的上行纤维和下行纤维存在广泛的相互作用。投射到脑干和经过脑干的各种神经结构都有向网状结构的传导。外周和中枢神经系统各个部分都传出信息到网状结构,脑干网状结构又直接或间接作用于中枢神经系统的各个部分。

脑干网状结构神经元可分为网状小脑前核群、缝际核群、蓝斑、中央核群和外侧核群。

网状小脑前核群包括网状外侧核、网状正中旁核和脑桥网状支盖核。它们接受大脑皮质、小脑、前庭神经核、红核和脊髓的传入纤维,发出网状小脑纤维至小脑。缝际核群位于脑干中线内,呈连续柱状。多数为5-羟色胺能神经元。大部分传出纤维分布于边缘系统和网状结构,也有传出至大脑皮层、小脑和脊髓等的纤维。蓝斑位于菱形窝的首段,脑桥网状吻核的背侧,为体内最重要的去甲肾上腺素能神经元集合处。轴突延伸至大脑皮层、间脑、脑干、小脑和脊髓。纤维末梢与中枢神经系统的毛细血管和小动脉有紧密联系,可能参与中枢神经系统的血管运动调节。中央核群位于中线两侧,有延髓的网状腹群、网状巨细胞核和脑桥的网状尾核及吻核。外侧核群有延髓、脑桥的网状小细胞核、网状巨细胞外侧核和中脑的楔状核、臂旁核以及脚桥核。它们的主要传入纤维来自运动皮质、顶叶皮质和脊髓,还有前庭、小脑和上丘的传入。楔状核与脚桥核与运动控制有关;臂旁核与边缘系统有联系,并为味觉上行通路的组成部分。

网状结构按功能可分成上行系统和下行系统两部分。上行网状结构也叫作上行激活系统,它控制着机体的觉醒或意识状态,对保持大脑皮层的兴奋性,维持注意状态有密切的关系。如果上行网状系统受到破坏,动物将陷入持续的昏迷状态,不能对刺激做出反应。下行网状结构也叫下行激活系统,它对肌肉紧张有易化和抑制两种作用,即加强或者减弱肌肉的活动状态。

二、小脑

小脑(cerebellum)位于颅后窝内,脑幕之下,脑桥和延髓的背侧,以上、中、下三对小脑脚分别与中脑、脑桥和延髓相连。承担着维持躯体平衡、调节肌张力和协调个体运动时不同肌肉运动的顺序、时性和力量。小脑可分为位于中间的蚓部和左右两侧的半球。从发育过程而言小脑可分为古小脑、旧小脑和新小脑。古小脑在胚胎中最早发育,相当于绒球小结叶及下蚓部的部分蚓垂,与脑干前庭核相联系,相当于前庭小脑,与平衡功能和对前庭刺激的反应性肌张力调节等有密切的关系。旧小脑相当于小脑前叶的上蚓部、后叶下蚓部的蚓锥和一部分蚓垂,主要接受脊髓的传入联系,相当于脊髓小脑,负责同侧身体肌张力的控制和肌肉的协调功能。新小脑由小脑半球和后叶的上蚓部组成,相当于桥小脑,大脑皮层的重要区域都有传入此部位的纤维,小脑至大脑的所有传出纤维主要始自新小脑,主要功能是保持对侧身体的随意动作平衡,有序而精确地执行。

两个小脑半球左右对称,中间蚓部相连。小脑半球和蚓部表面有许多沟和裂,将小脑分成许多叶。后外侧裂将小脑分成绒球小结叶和小脑体部,原裂将小脑体部分为小脑前、后叶,小脑前后叶再分为数叶。

小脑的皮层和大脑类似,灰质层在外,白质在内。小脑的灰质层较薄,由分子层、浦肯野细胞层和颗粒细胞层组成。白质内有4对小脑核,分别是齿状核、栓状核、球状核和顶核。齿状核呈马蹄形,是大脑-脑桥-齿状核-脊髓通路的主要交通站。栓状核位于齿状核的开口处,它接受旧小脑的纤维,并输送冲动到红核。球状核位于栓状核的内下方,作用与栓状核相同。顶核位于蚓部的前部,接受来自绒球小结叶的纤维,并发出纤维与前庭联系。

三、间脑

间脑(diencephalon)位于两侧端脑之间(如图1-24),是中脑向首端的延续。除腹侧外几乎全被端脑所覆盖,并与其紧密连接。在底面,前方以视交叉、视束与端脑为界。位于大脑正中裂内、呈裂隙状的第三脑室将间脑分隔为对称的左右两半,通过室间孔与端脑内的侧脑室相通,尾端通过中央水管与第四脑室相通。间脑由丘脑(thalamus)、底丘脑(subthalmus)、上丘脑(epithalamus)和下丘脑(hypothalamus)组成。

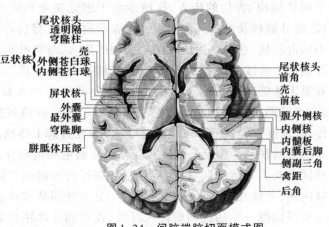

图1-24 间脑端脑切面模式图

(一)丘脑

丘脑是间脑背内侧的一个卵圆形灰质团块,矢径约3 cm,横径和纵径各为1.5 cm。外侧为内囊后支;内侧是第三脑室外侧壁上部;背面为侧脑室底壁;外侧端以终纹与尾核相隔;腹面为下丘脑和底丘脑。一般感觉、本体感觉和特殊感觉(嗅觉除外)在此交换神经元后投射到相应的端脑皮层感觉区,丘脑是皮层下的最高感觉中枢。丘脑占间脑的4/5,由传入纤维和连接纤维构成的内髓板在丘脑"Y"形地前后纵行,将丘脑分为前核群、内侧核群和外侧核群3个灰质块,尚有位于内侧核群和第三脑室侧壁间的中线核群以及位于内髓板神经纤维的板内核群。丘脑皮质纤维和皮质丘脑纤维进入或离开内囊前于丘脑外侧构成一薄层白质,即外髓板。外髓板与内囊之间有一薄层神经细胞,即丘脑网状核。

网状核覆盖于丘脑首端、背侧和外侧。接受皮质丘脑纤维和丘脑皮质纤维的侧支,丘脑其他所有的核及端脑皮质的各个区域均与网状核的相应区有联系。其主要作用是调节丘脑和端脑皮层间的交往。

前核群包括前腹核、前背核和前内侧核。该核群是边缘系统的组成部分,主要与下丘脑和扣带回呈双向联系。

中线核群位于第三脑室室管膜覆盖之下,与上丘脑、下丘脑中脑顶核、网状结构、脊髓、小脑、纹状体等有纤维连接,并发出纤维投射到端脑皮质的广泛区域,其功能可能与痛觉感受和内脏活动有关。

内侧核群位于内髓板和第三脑室之间,以背内侧核为最大,通过脑室周围系统与下丘脑各个区域双向联系,与额叶皮质、颞叶皮质、杏仁、海马及纹状体等也有相互连接。其功能与记忆以及情绪和情绪发生的内脏反应有关。

板内核群位于内髓板内,介于神经纤维之间,共有6个神经细胞核团。中央中核最为突出,位于背内侧核和腹后核之间。从网状结构有大量纤维投射至中央中核,从脊髓丘脑束有许多纤维投射至束旁核。与额叶、顶叶广泛皮质存在双相联系。内侧丘系、三叉丘系、视辐射。听辐射、小脑和边缘系统也有传入纤维至板内核群。

外侧核群位于内髓板和外髓板之间,分为背侧核群和腹侧核群。背侧核群又分为外侧背核、外侧后核和枕核。外侧背核为边缘系统的组成部分;外侧后核接受上丘、海马和苍白球的传入,与顶叶感觉联络区相互连接;枕核接受外侧膝状体、内侧膝状体、上丘、顶前区、脑干网状结构、杏仁的传入,枕核参与了感觉视觉和听觉的高级整合过程。腹核群分为腹前核、腹外侧核及腹后核。腹后核由腹后内侧核、腹后外侧核和腹后中间核组成。腹前核接受小脑齿状核、苍白球黑质及网状结构的传入,与额叶运动皮质和额眶皮质存在广泛联系。腹外侧核主要接受来自小脑齿状核、红核苍白球、黑质的传入,与大脑皮质运动区、运动辅助区和第Ⅰ体感区存在双向连接。与随意运动有关的大脑-小脑-丘脑-大脑和大脑-纹状体-丘脑-大脑两个重要回路都通过腹外侧核。腹后内侧核接受三叉丘系和孤束丘脑味觉纤维的传入,前庭神经核的纤维也终止于此,与大脑第Ⅰ体感区和第Ⅱ体感区存在严格空间定位分布的双向联系。腹后外侧核接受脊髓丘脑束和内侧丘系的传入;与大脑第Ⅰ体感区、第Ⅱ体感区以及第Ⅰ运动区存在相互连接,并保持准确的空间定位分布,即腿在背外侧部分,头在最内侧,上肢在中间。腹部的最后部分为外侧膝状体和内侧膝状体。外侧膝状体经视束接受双眼同侧一半的视网膜传入纤维,投射到枕叶距状裂周围的皮质第Ⅰ视觉区。双耳听觉纤维经外侧丘系终止于下丘,又经下臂传入内侧膝状体。内侧膝状体发出听辐射传至颞叶皮质的第Ⅰ听觉区,并接受来自听觉皮质的返回投射。

(二)上丘脑

上丘脑位于第三脑室顶部周围,包括松果体、缰核及缰核的联系纤维。

松果体形如松果,大小约5 mm×7 mm,位于中脑上丘或顶盖前区的背上方,首端通过松果体柄与背侧的缰联合和腹侧的后联合相连。松果体表面是由软脑膜延续而来的结缔组织被膜,被膜随血管伸入实质内,将实质分为许多不规则小叶,小叶主要由松果体细胞(pinealocyte)、神经胶质细胞和神经纤维等组成。松果体细胞是松果体内的主要细胞,细胞为圆形或不规则形;核大,圆形、不规则形或分叶状,核仁明显。电镜下,细胞质内有粗面内质网,高尔基复合体和小圆形分泌颗粒,颗粒内含有褪黑激素(melatonin)。胞质内还有较丰富的线粒体、游离核糖体和脂滴。神经胶质细胞较少,位于松果体细胞之间,细胞胞体小,形态不规则,细胞核小。电镜下可见胞质内含有丰富的粗面内质网、游离核糖体和微丝等。其成分主要为磷酸钙和碳酸钙。脑沙一般出现在青春期后,其量随年龄而增加。脑沙的功能和意义还不清楚,脑沙的数量可能反映其过去分泌激素的活动情况。松果体的神经主要来自颈交感神经节节后纤维,神经末梢主要止于血管周围间隙,少量止于松果体细胞之间,有的与细胞形成突触。人的松果体能合成、分泌多种生物胶和肽类物质,主要是调节神经的分泌和生殖系统的功能,而这种调节具有很强的生物节律性,并与光线的强度有关。松果体细胞交替性地分泌褪黑激素和5-羟色胺,有明显的昼夜节律,白昼分泌5-羟色胺,黑夜分泌褪黑激素,褪黑激素可能抑制促性腺激素及其释放激素的合成与分泌,对生殖起抑制作用。

缰核(habenular nucleus)位于松果体首端、丘脑背内侧的缰三角内,包括内侧缰核和外侧缰核。在丘脑背内侧缘行走的丘脑髓纹为缰核的传入通路,其多数神经纤维始自边缘系统的隔区、下丘脑和苍白球。缰核发出缰核脚间束终止于中脑顶盖的脚间核,脚间核经过网状系统的转接影响下丘脑和自主神经系统的节前神经元,终止于对侧缰核的丘脑髓纹纤维组成缰联合。

（三）底丘脑

底丘脑是间脑和中脑之间的移行区,其背侧界是背侧丘脑,内侧核嘴侧界是下丘脑,腹侧和外侧节是中脑的大脑脚和内囊,尾侧与中脑被盖相延续。底丘脑内含底丘脑核,与黑质、红核、苍白球有密切的纤维联系,属锥体外系的重要结构。人类一侧底丘脑核受损,可产生对侧肢体尤其上肢较为显著的不自主的舞蹈样动作,称为半身舞蹈病或半身颤搐。

（四）下丘脑

下丘脑是脑最古老的结构之一,位于丘脑构以下,形成第三脑室侧壁下部和底部（如图1-25）。下丘脑重约4 g,占全脑的0.3%。通常将下丘脑从前向后分为三个区:视上部位于视交叉上方,由视上核和室旁核所组成,视前区在发生上属于端脑,但在功能上与下丘脑前区密切相关,视上核和室旁核是下丘脑内大细胞核团,其传出纤维形成视上-垂体束和室旁-垂体束至神经垂体;结节部位于漏斗的后方,包括下丘脑内侧的背内侧核、腹内侧核、

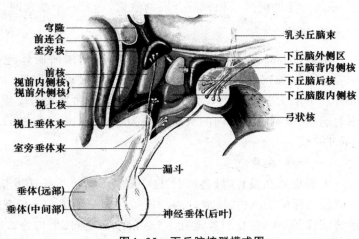

图1-25 下丘脑核群模式图

弓状核及外侧的下丘脑外侧核。此区的隆起部为正中隆起或中隆部。中隆部含有的一些大的室管膜细胞(茸突细胞)可能与递质、脑肽或其他活性物质的分泌和运输有关;乳头部位于乳头体,包括下丘脑后核、穹隆周围核和乳头体核。乳头体核又分为内侧核、外侧核和中间核,此核群发出的纤维部分组成乳头丘脑束上行至丘脑,核群还接受来自海马的穹隆纤维和来自中脑的乳头体脚的纤维。

下丘脑的纤维联系广泛而复杂,有些组成明显的纤维束,有些则弥散而不易追踪。内侧前脑束由上、下行两种投射纤维组成。上行纤维来自中脑及下丘脑本身核团,下行纤维来自眶额皮层、隔核、纹状体等,从而将内侧前脑的旁嗅区、隔核、海马、杏仁核、视前区、下丘脑和中脑连接起来。穹隆是下丘脑最大的传入纤维,主要发自海马结构,部分来自隔核、胼胝体

前部下区、扣带回皮层及颞叶的杏仁核周围过渡皮层。纤维主要止于乳头体核、下丘脑前核及视前区。终纹起自杏仁核,止于隔核、下丘脑前核、视前区及背内侧核和腹内侧核。腹侧离杏仁纤维止于下丘脑外侧核。乳头体脚发自中脑被盖背侧网状核,止于乳头体内、外侧核。腹侧、背侧去甲肾上腺素能纤维束发自延髓和脑桥的去甲肾上腺素能细胞群,其上行纤维部分止于下丘脑,主要是背内、侧核、室周核、漏斗核、视上核、室旁核及中隆部的内栅层。下丘脑垂体束包括视上垂体束和结节漏斗束。前者起自视上核和室旁核,经漏斗柄终止于垂体后叶,其中有部分纤维止于中隆部。结节漏斗束主要起自结节部的弓状核和结节核,止于中隆部和垂体柄近侧端的毛细血管襻。

　　下丘脑面积虽小,但接受很多神经冲动,故为内分泌系统和神经系统的中心。它们能调节垂体前叶功能,合成神经垂体激素及控制自主神经功能。下丘脑是大脑皮层下调节内脏活动的高级中枢,它把内脏活动与其他生理活动联系起来,调节着体温、摄食、水平衡和内分泌腺活动等重要的生理功能。下丘脑的神经分泌物是通过门脉流入垂体前叶的,有的激发垂体前叶的释放,称释放激素(RH);有的抑制垂体前叶激素的释放,称抑制激素(IH)。抑制的促激素释放或抑制激素有:促甲状腺激素释放素(TRH)、促肾上腺皮质激素释放激素(CRH)、促卵泡生成激素释放激素(FSH-RH)、促黄体生成激素释放激素(LH-RH)、生长激素释放激素(GRH)、生长激素抑制激素(GIH或S.S.)、泌乳激素释放激素(PRH)、黑色细胞刺激素抑制激素(MRIH)及黑色细胞刺激素释放激素(MRH)等。下丘脑分泌的释放抑制激素、垂体分泌的促激素和靶腺合成的激素,形成一个激素网,调节着机体的许多活动。

四、端脑

　　端脑(telencephalon)由左右两个大脑半球借胼胝体连接而成。大脑纵裂(longitudinal cerebral fissure)分隔左右大脑半球,纵裂的底就是胼胝体。大脑横裂(transverse cerebral fissure)分隔大脑与小脑。大脑表面的灰质层称为大脑皮质(cerebral cortex),深部的白质又称为髓质,蕴藏在白质内的灰质团块为基底节(basal nuclei),大脑内的腔隙为侧脑室(lateral ventricle)。

(一)大脑皮质

　　大脑皮质在发育时,各部分生长速度不同。生长速度快的凸现于表面,形成脑回;生长速度慢的深陷于脑内,形成脑沟。覆盖在大脑半球的一层灰质称为大脑皮质,约占中枢神经系统灰质的90%。皮质厚度在1.5～4.5 mm之间,平均为2.5 mm。脑回凸面的皮质较厚,脑沟深处皮质较薄。大脑皮质表面积约4000 cm²,重量约占脑重的1/3～1/2,600 g左右。皮质的神经元在500亿以上,重量约180 g,胶质细胞和血管重约420 g。大脑皮质与人的认知功能有关。分为额叶、顶叶、枕叶、颞叶及岛叶。

　　额叶(frontal lobe)是大脑发育中最高级的部分,它包括初级运动区、前运动区和前额叶,位于中央沟以前。在中央沟和中央前沟之间为中央前回。在其前方有额上沟和额下沟,被两沟相间的是额上回、额中回和额下回。额下回的后部有外侧裂的升支和水平分支分为眶部、三角部和盖部。额叶前端为额极。额叶底面有眶沟界出的直回和眶回,其最内的深沟为嗅束沟,容纳嗅束和嗅球。嗅束向后分为内侧和外侧嗅纹,其分叉界出的三角区称为嗅三角,也称为前穿质,前部脑底动脉环的许多穿支血管由此入脑。在额叶的内侧面,中央前、后回延续的部分,称为旁中央小叶。负责思维、演算,与个体的需求和情感相关。前额叶与丘脑背内侧核共同构成觉察系统,是精神活动的最主要场所。额叶损伤时主要表现为随意运动、语言表达和精神活动异常。

顶叶(parietal lobe)位于中央沟之后,顶枕裂于枕前切迹连线之前。在中央沟和中央后沟之间为中央后回。横行的顶间沟将顶叶余部分为顶上小叶和顶下小叶。顶下小叶又包括缘上回和角回。响应疼痛、触摸、品尝、温度、压力的感觉,该区域也与数学和逻辑相关。

枕叶(occipital lobe)是大脑皮层的一个区域。其已知的主要功能包括处理视觉信息,例如初级视皮层就位于枕叶。枕叶位于半球后部,在枕顶沟的后方;在外侧面很小,沟回不定;顶叶与颞叶之后,在小脑之上大脑后端的部分。枕叶为视觉皮质中枢,枕叶病损时不仅发生视觉障碍,并且出现记忆缺陷和运动知觉障碍等症状,但以视觉症状为主。

颞叶(temporal lobe)位于外侧裂之下,中颅窝和小脑幕之上,其前方为额叶,上方为额顶叶,后方为枕叶。颞上沟、颞中沟、颞下沟将颞叶分为颞上回、颞中回、颞下回,颞上回的尾端斜行卷入外侧裂为颞横回,颞下沟与侧副裂之间为梭状回,侧副裂与海马裂之间为海马回,海马回钩位于小脑幕之上,靠近小脑幕切迹的边缘。颞上回的41区和42区及颞横回为听觉皮质区,颞上回的后部在优势半球为听觉言语中枢,称为wernicke区,还包括颞中回后部及顶上小叶的缘上回和角回。海马回钩为嗅味觉中枢。颞叶的前部为精神皮质,人类的情绪和精神活动不但与眶额皮质有关,与颞叶也大有关系,海马与记忆有关。

岛叶(insular lobe)埋藏于外侧沟的深部,被额、顶、颞叶岛盖所覆盖,其纤维连接及功能尚不明确。临床资料提示有内脏自主神经功能的代表区。在岛叶-岛盖区有味觉、第Ⅱ感觉区等的功能。

大脑皮质的神经元都是多极神经元,按其细胞的形态分为锥体细胞、颗粒细胞和梭形细胞。锥体细胞(pyramidal cell)数量较多,可分大、中、小三型。胞体形似锥形,尖端发出一条较粗的主树突,伸向皮质表面,沿途发出许多小分支,胞体还向四周发出一些水平走向的树突。轴突自胞体底部发出,长短不一,短者不越出所在皮质范围,长者离开皮质,进入髓质,组成投射纤维或联合纤维。因而,锥体细胞是大脑皮质的主要投射神经元。颗粒细胞(granular cell)数目最多。胞体较小,呈颗粒状,包括星形细胞(stellate cell)、水平细胞(horizontal cell)和篮状细胞(basket cell)等几种。星形细胞最多,它们的轴突多数很短,终止于附近的锥体细胞或梭形细胞。有些星形细胞的轴突较长,上行走向皮质表面,与锥体细胞顶树突或水平细胞相联系。水平细胞的树突和轴突与皮质表面平行分布,与锥体细胞顶树突联系。所以,颗粒细胞是大脑皮质区的局部神经元,构成皮质内信息传递的复杂微环路。梭形细胞(fusiform cell)数量较少,大小不一。大梭形细胞也属投射神经元,主要分布在皮质深层,胞体梭形,树突自细胞的上、下两端发出,上端树突多达皮质表面。轴突自下端树突的主干发出,进入髓质,组成投射纤维或联合纤维。

对大脑皮质结构与功能的研究发现,皮质细胞是呈纵向柱状排列的,称为垂直柱(vertical column)。垂直柱可能是构成大脑皮质的基本功能单位,如感觉皮质区的一个垂直柱内的神经元。具有相同或近于相同的周围感受野,即这些神经元都对同一类型的周围刺激起反应。同垂直柱贯穿皮质全厚,大小不等,直径约350~450 μm,它包括传入纤维,传出神经元和中间神经元,传入纤维直接或间接通过柱内各层细胞构成复杂的反复回路,然后作用于相同的传出神经元。皮质垂直柱内除垂直方向的反复回路外,还可通过星形细胞和锥体细胞的基底树突使兴奋横向扩布,影响更多垂直柱的神经元活动。

大脑皮质的这些神经元是以分层方式排列的,除大脑的个别区域外,一般可分为6层,从表面至深层分别是分子层、外颗粒层、外锥体细胞层、内颗粒层、内锥体细胞层和多形细胞层。分子层(molecular layer)神经元小而少,主要是水平细胞和星形细胞,还有许多与皮质表面平行的神经纤维。外颗粒层(external granular layer)主要由许多星形细胞和少量小型锥体细胞构成。外锥体细胞层(external pyramidal layer)此层较厚,由许多中、小型锥体细胞和星形细胞组成。内颗粒层(internal granular layer)细胞密集,多数是星形细胞。内锥体细胞层(internal pyramiddal layer)主要由中型和大型锥体细胞组成。在中央前回运动区,此层有巨大锥体细胞,胞体高120 μm,宽80 μm,称为Betz细胞,其顶树突伸到分子层,轴突下行到脑干和脊髓。多形细胞层(polymorphic layer)以梭形细胞为主,还有锥体细胞和颗粒细胞。

大脑皮质的1~4层主要接受传入冲动。从丘脑来的特异传入纤维主要进入第4层与星形细胞形成突触,星形细胞的轴突又与其他细胞建立广泛的联系,从而对传入皮质的各种信息进行分析,做出反应。起自大脑半球同侧或对侧的联合传入纤维则进入第2、3层,与锥体细胞形成突触。大脑皮质的传出纤维分投射纤维和联合纤维两种。投射纤维主要起自第5层的锥体细胞和第6层的大梭形细胞,下行至脑干及脊髓。联合纤维起自第3、5、6层的锥体细胞和梭形细胞,分布于皮质的同侧及对侧脑区。皮质的第2、3、4层细胞主要与各层细胞相互联系,构成复杂的神经微环路对信息进行分析、整合和贮存。大脑的高级神经活动可能与其复杂的微环路有密切关系。

大脑皮质的6层结构因不同脑区而有差异。例如中央前回的第4层不明显,第5层较发达,有巨大锥体细胞;视皮质第4层特别发达,第5层的细胞较小。有些学者对大脑皮质进行了组织学普查,根据细胞的排列和类型以及有髓神经纤维的配布形式等的差异,做出了人脑皮质的分区图。不同的学者有不同的分区法,较常用的是Brodmann的分区法,把大脑皮质分为52区,并以数字表示(如图1-26)。

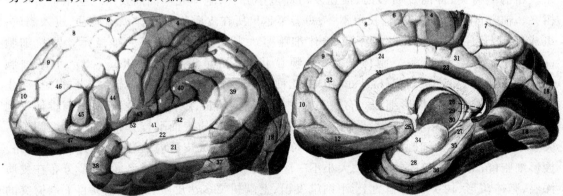

图1-26 大脑皮质细胞的构筑模式图

大脑皮质的主要功能就是交换产出样本,样本点亮丘脑的丘觉产生意识。大脑皮质有着极其强悍的样本操作功能,包括样本的分析、存储、产出,这都是通过交换实现的。大脑皮质不同的脑叶或功能区参与不同的功能系统,每个功能系统的脑叶或功能区都能独立交换产出样本,进而点亮丘觉产生多个独立的意识。各个意识相互作用导致心理活动。

(二)边缘系统

边缘系统(limbic system)的"边缘"一词源于拉丁语"limbus"。1878年法国解剖学家P.布罗卡提出"大边缘叶"的概念,用以指扣带回、海马回及其附近与嗅觉功能有关的大脑皮层。1937年J.W.帕佩茨提出,在组织学上从海马到乳头体,经丘脑前核、扣带回再返回海马构成了"边缘环路",这个环路与协调情绪等高级功能有关。帕佩茨的理论引起了学者们的重视,也推动了以后的研究工作。由于环路内的联系复杂而且密切,P.D.麦克莱恩与1952年进一步提出"边缘系统"这个概念。根据纤维之间的联系与功能特征,在边缘叶基础上增添了:第一额叶眶回、脑岛和颞极;第二皮质下核团:杏仁核、隔核、上丘脑、下丘脑、丘脑前核及背内侧核一部分;第三边缘中脑,指中脑被盖区的一些核团,中央上核、脚间核等新结构,称为边缘系统。目前对此已加以修正并扩充,大致分为三个部分:第一颞叶内侧边缘系统结构,包括海马结构、杏仁体、扣带回和嗅周皮质,而嗅周皮质则指大脑半球中接受与整合嗅觉冲动的皮质部分,主要包括嗅球、嗅束、嗅三角、前穿质、杏仁体和海马旁回前部等;第二丘脑内侧核团,有内侧背核和前部核团;第三额叶的腹内侧部分,包括眶额皮质、前额叶内侧。

大脑半球内侧面由扣带回、海马旁回及海马回钩等在大脑与间脑交接处的边缘连接成一体,故称边缘叶。边缘叶与邻近皮质包括额叶眶部、岛叶、颞极、海马及齿状回等,以及与它联系密切的皮质下结构包括与扣带回前端相连的隔区、杏仁复合体、下丘脑、上丘脑、丘脑前核、部分丘脑背侧核以及中脑内侧被盖区等,在结构与功能上相互间都有密切的联系,从而构成一个功能系统,称为边缘系统。

边缘系统所包括的大脑部位相当广泛,如梨状皮层、内嗅区、眶回、扣带回、胼胝体下回、海马回、脑岛、颞极、杏仁核群、隔区、视前区、下丘脑、海马以及乳头体都属于边缘系统。边缘系统的主要部分环绕大脑两半球内侧形成一个闭合的环,故此得名。边缘系统内部互相连接与神经系统其他部分也有广泛的联系。它参与感觉、内脏活动的调节并与情绪、行为、学习和记忆等心理活动密切相关。

(三)基底节及内囊

基底节又叫基底核(如图1-27),是埋藏在两侧大脑半球深部的一些灰质团块,是组成锥体外系的主要结构。它主要包括尾状核、豆状核(壳核和苍白球)、屏状核以及杏仁复合体。豆状核是由壳核和苍白球组合而成的,因其外形近似板栗板,故称豆状核。苍白球在豆状核的内侧部,借外髓板与豆状核外侧的壳核分开,而其自身又被内髓板分为外侧与内侧部。其宽阔的底凸向外侧,尖指向内侧。豆状核的外侧借薄薄的一层外囊纤维与屏状核相隔。豆状的内侧邻接内囊,其尖部构成内

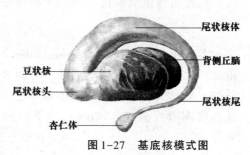

图1-27 基底核模式图

囊膝部的外界。内囊后肢分隔着豆状核与丘脑,内囊前肢介于壳核与尾状核头部之间。故豆状核的前缘、上缘和后缘都与放射冠(进出大脑皮质的重要传导束所在处)相邻。内囊由传入大脑和由大脑向外传出的神经纤维组成,是人体运动、感觉神经传导束最为集中的部位。尾状核外形侧面略呈豆点状,头部膨大,突入侧脑室前角内,构成侧脑室前角的下外侧壁。全长与侧脑室的前角、中央部和后角伴行,分为头、体和尾3部分。在前穿质的上方,尾状核与壳核融合。尾状头借内囊膝部与后方的丘脑前端相隔;自头端向后逐渐变细称为体;沿丘脑背侧缘并与丘脑背侧之间以终纹为界,至丘脑后端转向腹侧形成尾部。尾部深入颞叶构成侧脑室下角的上壁,并向前终于尾状核头的下外侧、杏仁核的后方。进入中脑的大脑脚的内囊纤维,把尾状核与丘脑分割开;内囊的豆状核下部和外囊把尾状核与豆状核分开。

内囊是大脑皮层与脑干、脊髓联系的神经纤维通过的一个部位的名称(如图1-28),位

于基底神经节与丘脑之间。通往大脑皮层的运动神经纤维和感觉神经纤维,均经内囊向上呈扇形放射状分布。在脑皮层的水平切面上,为一横置的"V"字形,其尖端向内侧,左右各一,分前支、膝部和后支三部分。位于丘脑、尾状核和豆状核之间的白质区,是由上、下行的传导束密集而成,可分三部:前脚(豆状核与尾状核之间)、后脚(豆状核与丘脑之间)、前后脚汇合处为膝。内囊膝有皮质脑干束,后脚有皮质脊髓束、丘脑皮质束、听辐射和视辐射。 当内囊损伤广泛时,患

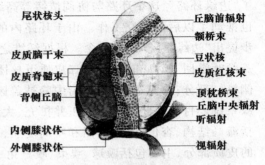

图1-28 内囊结构模式图

者会出现对侧偏身感觉丧失(丘脑中央辐射受损),对侧偏瘫(皮质脊髓束、皮质核束 受损)和对侧偏盲(视辐射受损)的"三偏"症状。内囊前支和膝部有运动神经纤维通过,后支有感觉神经纤维及视、听辐射纤维通过,也就是说,我们所感知的各种外界刺激及大脑皮层下达的各种命令,上上下下的信息交流,绝大部分都是从内囊通过的,所以内囊是一个关键的交通道口、重要的解剖部位,如果一旦这个部位出血,就会出现典型的"三偏征"。内囊的血液供应来自豆纹动脉,是大脑中动脉的一个分支。大脑中动脉是颈内动脉的直接延续,血流量大。而豆纹动脉从大脑中动脉垂直分出,管腔纤细,管腔压力较高,极易形成微动脉瘤,当血压突然升高时就会破裂出血,所以,内囊是脑出血的一个好发部位。

【脑血管】

脑的血液供应由延续于颈内动脉的大脑中动脉和两侧椎动脉合并而成的基底动脉完成。基底动脉供应脑桥、小脑、大脑后部及内耳,其余由大脑中动脉或二者双重供应。

一、大脑中动脉

大脑中动脉(middle cerebral artery)是颈内动脉的直接延续,在颈内动脉的分支中最为粗大。大脑中动脉在视交叉外下方向外横过前穿质进入大脑外侧沟,再向后外,在岛阈附近分支。分支前的一段称大脑中动脉主干,呈S形、弓形或平直形,长15 mm,外径3 mm。此动脉在岛阈附近呈双干(76%)、单干(13%)及三干(11%)。大脑中动脉分皮质支和中央支两部分。

(一)皮质支

眶额动脉:1～3支,行向前上,布于额叶眶面的外侧部、额下回及额中回的下部。中央前沟动脉:多为2支,沿中央前沟或其前方上行,布于中央前回前部、额中后回部及额下回岛盖部的后部。中央沟动脉:主要沿中央沟或其前、后缘行进,发小支布于中央前、后回的3/4。中央后沟动脉:沿中央后沟走行,布于中央后沟下部及缘上回。顶后动脉:越缘上回至顶间沟或其附近,布于缘上回及顶上小叶下部。角回动脉:全为单支,发出后有一凸向下的弓形弯曲,布于角回及枕叶外面大部。颞后动脉:自大脑外侧沟浅出下行,布于颞上回、颞中回后部。颞中动脉:布于颞上回、颞中回中部。前动脉:布于颞上回、颞中回前部。颞极动脉:起源常有变异,可发自大脑中动脉主干、脉络丛前动脉,或与颞前动脉共干,分2~3支布于颞极。

（二）中央支

大脑中动脉的中央支称为外侧豆纹动脉,可分内、外穿动脉两组。它们穿前穿质布于豆状核壳、尾状核头与体内内囊前肢、后肢的2/3。大脑中动脉的中央支是供应纹状体和内囊的主要动脉（如图1-29）,易破裂出血,故又名"出血动脉"。

（三）大脑动脉环

大脑动脉环（cerebral arterial circle）又称Willis环,位于脑底下方、蝶鞍上方,环绕视交叉、灰结节、乳头体周围,由前交通动脉、两侧大脑前动脉始段、两侧颈内动脉末段、两侧后交通动脉和两侧大脑后动脉始段吻合而成。此环使两侧颈内动脉系与椎-基底动脉系相交通。在正常情况下,大脑动脉环两侧的血液不相混合,而是作为一种代偿的潜在装置。当构成此环的某一动脉发育不良或被阻断时,可在一定程度上通过环调节,血液重新分配和代偿,以供缺血部分,维持脑的营养和机能活动。

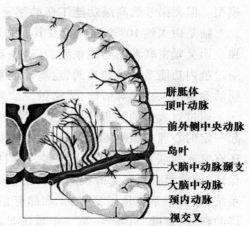

脉络丛
顶叶动脉
前外侧中央动脉
岛叶
大脑中动脉颞支
大脑中动脉
颈内动脉
视交叉

图1-29 内囊供血模式图

二、基底动脉

基底动脉（basilararytery）由二侧椎动脉合并而成的不成对的动脉,它在颅内走在脑桥下面,分为二支大脑后动脉,供应脑桥、小脑和大脑后部以及内耳。基底动脉指脑的血流量是由4根动脉,即2根颈内动脉和2根椎动脉构成,供应前者常称为前循环,而后者则称为后循环。基底动脉系统由椎动脉主干、基底动脉主干以及它们的分支组成。椎动脉大多数起源于锁骨下动脉而少数可由主动脉发出,在C6—C1颈椎横突孔中上升,从后绕过寰椎经枕骨大孔入颅,在颅内椎动脉位于延髓下部腹侧表面,两根椎动脉在脑桥尾侧汇成基底动脉。椎动脉分支有脊髓后动脉、脊髓前动脉及小脑后下动脉,此外还有脑膜支供应后颅窝的脑膜（包括小脑幕）。椎动脉一般分为3段,即椎骨内段、寰椎轴段及颅内段。

第四节　脑的高级功能

人脑除基本的感觉和运动功能之外,还存在诸如感知、运动控制、学习记忆、情绪、语言、意识等功能,这些统称为脑的高级功能。脑的高级功能很复杂,其研究工作往往存在很大的困难。脑高级功能得以实现的物质基础就是亿万个功能健全的脑细胞,对于以细胞、分子为基础的局部神经网络如何组装起来构成庞大的复杂的脑来实现高级功能,既缺少有成效的研究手段,在理论上也只有很模糊的想法。感觉信息如何整合起来用以认知外部世界?意识如何被控制?意识的整体性怎样被保持?突触可塑性与学习和记忆形成、记忆检索是怎样的关系?语言的中枢表象是什么?对于这些问题,我们的了解才刚刚开始。近年来,人们创立了一系列新方法,把离子通道、突触、神经元的兴奋和抑制等概念与脑高级功能之间连接起来。现有的脑成像技术的时间、空间分辨能力大幅度提高,新的无创伤检测脑活动的技术进一步发展。多电极同时记录不同脑区神经元的技术将出现突破,更紧密地把神经元群体的活动和高级功能联系起来。计算神经科学的发展将进一步揭示脑执行各种高级功能的算法。基于神经生物学的实验资料,得到具有透彻的数学和物理上的分析的脑高级功能模型。但要揭开脑高级功能工作的秘密还需脑科学家的睿智和不懈努力。

脑是由大约10^{10}个神经元及其突触联结所组成的复杂的网络组织。脑内存在一些相对独立而又紧密联系的功能系统,在这些功能系统之间存在复杂的联系通路;脑的复杂活动是通过脑内功能系统来实现的,这些功能系统既有分工又有整合;心理活动是脑内功能系统协同活动的结果。现对估计、情绪做一简要说明。

通过对大量的脑损伤病人进行临床观察和康复训练,观察到脑的一定部位的损伤会引起一定的心理功能的障碍;但脑的一种功能并不仅仅和某一部位相联系,脑的各个部位之间还有紧密的联系。依据以上事实,我们把脑分成三个紧密联系的功能系统。第一个系统是保证、调节紧张度和觉醒状态的功能系统,这个功能系统的相关脑区是脑干网状结构和边缘系统;第二个系统是接受、加工和储存信息的功能系统,这个功能系统的相关脑区是大脑皮层的枕叶、颞叶、顶叶等;第三个系统是制定程序、调节和控制心理活动与行为的功能系统,这个功能系统的相关脑区是大脑皮层的额叶等。人的行为和心理活动是这三个功能系统协同活动的结果。脑的三个功能系统的学说对了解脑的整体功能有重要意义。

除了这三个功能系统外,评估情绪等心理活动对于脑的整体功能同样是必不可少的。评估功能是在许多心理活动中普遍存在的。机体在进化过程中形成了适应个体和种系生存和发展要求的、对外界环境输入信息的意义进行评估的系统。在个体脑内在先天的评估结构基础上,根据过去的经验和当前的需要形成评估的标准;评估系统将输入信息的意义与评估的标准进行比较,从而给出评估结果;个体由评估的结果对信息按重要程度决定取舍及处理,对可能做出的反应做出抉择;经评估和抉择做出的决定,通过调节、控制的功能系统对机体状态进行调控,并对外界环境做出反应。

脑内信息处理过程的每一步都需要对信息进行评估,因此脑内评估是在心理活动中不断进行的。脑内评估系统具有可塑性,脑内评估系统的评估标准随着个体学习过程而形成和发展,并且不断发生变化。脑内的评估—情绪功能系统与第二、第三功能系统有类似的组织结构,它也是一个多层次的系统。情绪系统是评估—情绪功能系统比较基础的一部分,它对情境的整体信息进行评估,并产生强烈的主观体验和反应。在脑的高级部位,评估系统能够对特殊的信息,甚至对具体思维结果做精确的评估。脑内对外界信息进行评估的结果,还会引起个体的情绪体验:符合个体需要或愿望的信息,有肯定性的评估结果,并可能产生正的情绪体验;不符合个体需要或愿望的信息,有否定性的评估结果,并可能产生负的情绪体验。脑内杏仁核对奖惩相关的事件记忆起重要作用,所以杏仁核是与评估功能相关的脑区。中脑侧背盖区、黑质等处的多巴胺神经元能对预测的奖励与实际奖励的误差做出反应,这也可能是评估系统的部分。边缘系统等与情绪功能有关的脑区也是评估—情绪功能系统的一部分。此外,前额叶的一部分可能是评估—情绪功能系统的高级部位。因此,在三个功能系统的基础上,把评估—情绪功能系统列为脑的第四个功能系统。因为对信息意义进行评估以及由此产生情绪体验,是脑的基本功能,而前面提到的调节紧张度和觉醒状态的功能系统,接受、加工和储存信息的功能系统以及编制程序和调节控制行为的功能系统,都没有包括评估和情绪的功能。评估—情绪系统有别于其他几个功能系统,所以有必要把它专门列为另一个功能系统。脑内存在四个相对独立而又紧密联系的功能系统,即第一功能系统——保证、调节紧张度和觉醒状态;第二功能系统——接受、加工和储存信息;第三功能系统——

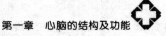

制定程序、调节控制心理活动和行为;第四功能系统——评估信息和产生情绪体验。人的各种行为和心理活动,都是这四个功能系统相互作用和协同活动的结果。

评估—情绪功能系统和第一功能系统之间的相互作用表现为:保证、调节紧张度和觉醒状态的功能系统为评估信息意义和产生情绪体验的功能系统提供基础,而信息评估的结果和据此做出的抉择以及由此产生的情绪体验和做出的反应,则会影响调节紧张度和觉醒状态的功能系统的活动。

评估—情绪功能系统和第二功能系统之间的相互作用表现为:接受、加工和储存信息的功能系统,为评估—情绪功能系统提供资料,而在接受、加工和储存信息的过程中又不断进行着评估。评估过程涉及对客观事件的感知、对事件意义的解释、对个体过去经验的提取和事件信息与储存信息之间的比较等。评估—情绪系统的评估结果和情绪体验会影响接受、加工和储存信息的过程。

评估—情绪功能系统和第三功能系统之间的相互作用表现为:评估功能系统的评估结果是编制程序、调节和控制的功能活动的前提。评估功能系统对信息的意义进行评估,选择其中对个体有重要意义的信息,送到编制程序、调节和控制的功能系统,指导它完成调控任务,使后者起调节和控制心理活动与行为的作用,达到期望的最终目标。而第三功能系统则影响评估过程的进行,并且进一步改变情绪体验。

参考文献:

[1]凌东风,林奇.心脏临床解剖学 [M].西安:陕西科学技术出版社,1996,17.

[2]柏树令,应大君,丁文龙,等.系统解剖学 [M].北京:人民卫生出版社,2010,8.

[3]朴今淑,陈华勇.升主动脉根部及其邻近结构的观察 [J].延边大学医学院学报,1997(03).

[4]杨平珍,吴书林,陈纯波.起源于主动脉窦内反复单形室性心动过速和/或频发室性早搏的心电图特征及射频治疗 [J].中国心脏起搏与心电生理杂志,2005(05).

[5]张祖志,吴鹏,申国明.主动脉窦与心包横窦的应用解剖研究 [J].解剖与临床,2007,12(1).

[6]范少光,汤浩,潘伟丰.人体生理学 [M].北京:北京大学出版社,2000,8.

[7]Ito S,Tada H,Naito S. Development and validmion of an ECG algorithm for identifying the optimal ablation site for idiopathic ventricular outflow tract tachycardia [J]. J Cardiovasc Electrophysiol,2003 Dec,14(12):1280-6.

[8]Chen C C,Tai C T,Chiang C E. Atrial tachyeardia origination form the atrial septum:electophysiologic characteristics and radiofrequency ablation [J]. J Cardiovasc Electrophysiol,2000 Jul,11(7):744-9.

[9]Grines C L,Bashore T M,Boudoulas H,etal. Functional abnormalities in isohted left bundle branch block. The effect of interventrieular asynchmny [J]. Circulation,1989,79:845.

[10]Resenqvist M,Isaaz K,Botvinick EH,etal. Relative importance of ventricular activation sequence compared to A-V synchrony in left ventricular function [J]. Am J eardiol,1991,67:148.

[11]钱向新.急性海洛因中毒心电机械分离13例分析[J].中华急诊医学杂志,2001,

10(4).

[12]王莹,李璧如,赵醴,等. 小儿院外心跳停止的病因及预后分析[J]. 小儿急救医学,2005,12(2).

[13]胡大一,王吉云. 奈特心脏病学图谱[M]. 北京:人民卫生出版社,2007,12.

[14]Despopoulos A,Silbernagl S. Color Atlas of Physiology[M]. 5th ed. Beijing:China Science and Technology Press,2006,1.

[15]Macins A,Gavira J J,Alegria E,etal. Effect of the left ventricular pacing site on eehoeardiographie parameters of ventficular dyssynchrony in patients receiving cardiac resynchronization therapy[J]. Bev Esp Cardiol,2004,57(2):138.

[16]CIerico A,Larvasi G,Mariani G. Pathophysiologic relevance of measuring the plasnua levels of cardiac natrlurellc peptide hormones in humans[J]. Homl Metab Res,1999,31:487-498.

[17]Riehards A M,Nicholls M G,Yandle T G,etal. Plasma N-temfilml pre-braln natriuretic peptide and adrenomedulin:New neurobomlonal predictor of left ventficuhr function and progosis after myocardial infarction[J]. Circulalion,1998,97:1921-1929.

[18]Friedl W,Mair J,Thomas S,etal. Natriuretic peptides and cyclic gunanosine 3'5'monophosphate in asymptomatic left ventricular dysfunction[J]. Heart,1996,76:129-136.

[19]Sohn D W,Chai I H,Lee D J,etal. Assessment of mitral annulus velocity by Doppler tissue imaging in the evaluation of left ventricular diastolic function[J]. J Am Coil Cardiol,1997,30:474-480.

[20]sudoh T,Minamino N,Kangawa K,etal. C-type natritic peptlde(CNP):a new mcmber of natriuretic peptide family identified in porcine brain[J]. Biochem Biophys Res commun,1999,1 68(2):863-870.

[21]Casco V H,Veinot J P,Kuroski D E,etal. Natriuretic peptide system gene expression in human coronary arteries[J]. J Histochem Cytochem,2002,50(6):799-809.

[22]Parsonage W A,Galbraith A J,Koerbin GL,etal. Value of type natriuretic peptide for inentfying significantly elevated pulconary artery wedge. Pressure in patients treated for established chronic heart faiure secondary to ischemic or idiopathic dilated? cardionryopathy[J]. Am J Cardiol,2005,95(7):883-885.

[23]Mayer O,Simon J,Pláskavá M,etal. N-tenninal pro B-type natriuretic peptide as prognostic marker for mortality in coronary patients without clinically manifest heart failure[J]. European Journal of Epidemiology,2009,24(7):363-368.

[24]Wright R S,Wei C M,Kim C H,etal. C-type natriuretic peptide mediated coronary vasodilation;role of the coronary nitric oxide and particular guanylate cyclase system[J]. J Am Coll Cardiol,1996 Oct,28(4):1031-8.

[25]Richard W T,Chridtopher M F,Timothy G Y. Treatment of heart failure guided by plasma aminoterminal brain natriuretic peptide(NBNP) concentrations[J]. Lancet,2000(08):1126-1130.

[26]Dhein S,Tudyka T. Therapeutic potential of antiarrhythmic peptides. Cellular couplling as a new antiarrhythmic larger[J]. Drugs,1995 Jun,49(6):851-5.

[27] Aonuma S, Kohama Y, Gakino T. Studies of heart. XXI. Amino acid sequence of antiarrhythmic peptide(AAP) isolated from atria [J]. J Pharmacobiodyn. 1982 Jan,5(1):40-8.

[28] 郭萍, 吕风华. 正常男性抗心律失常肽的含量 [J]. 中国心脏起搏与心电生理杂志, 2001(01).

[29] Buckalew V M. Endogenous digitalis- like factors.An historical overview[J]. Front Biosci. 2005 Sep 1,10:2325-34.

[30] 张振鹏, 毛静远, 王恒和. 内源性洋地黄样物质与心力衰竭关系的研究进展 [J]. 中国心血管病研究, 2006(09).

[31] Dell Italial L J, Meng Q, Balcells E, etal. Increased ACE and chymase-like activity in cardiac tissue of dogs with chronic mitral regurgitation [J]. Am J Physiol. 1995 Dec,269:2065-2073.

[32] van der Merwe L, Cloete R, Revere M, etal. Genetic variation in angiotensin-converting enzyme 2 gene is associated with extent of left ventricular hypertrophy in hypertrophic cardiomyopathy [J]. Hum Genet, 2008 Aug,124(1):57-61.

[33] Yamamoto K, Ohishi M, Katsuya T, etal. Deletion of angiotensinconverting enzyme 2 accelerates pressure overload-induced cardiac dysfunction by increasing local angiotonsin II [J]. Hypertension, 2006 Apr,47(4):718-26.

[34] Weber M A, Black H, Bakris G, etal. A selective endothelin-receptor antagonist to reduce blood pressure in patients with treatment- resistant hypertension: a randomised, double-blind, placebo- controlled trial [J]. Lancet, 2009 Oct 24,374(9699):1423-31.

[35] Iglarz M, Clozel M. Mechanisms of ET-1induced endothelial dysfunction [J]. J Cardiovasc Pharmacol, 2007 Dec,50(6):621-8.

[36] Stow L R, Jacobs M E, Wingo C S, Cain D B. Endothelin-1 gene regulation [J]. FASEB, 2011 Jan,25(1):16-28.

[37] Goel A, Su B, Flavahan S, etal. Increased endothelial exocytosis and generation of endothelin-1 contributes to constriction of aged arteries[J]. Circ Res, 2010 Jul 23,107(2):242-51.

[38] Simeone S M, Li M W, Paradis P. Vascular gene expression in mice over expressing human endothelin-1 targeted to the endothelium [J]. Physiol Genomics, 2011 Feb 11,43(3):148-60.

[39] Tonnessen T, Christensen G, Oie E, etal. Increased cardiac expression of endothelin-1 mRNA in ischemic heart failure in rats [J]. Cardiovasc Res. 1997 Mar;33(3):601-10.

[40] Watanuki M, Horie M, Tsuchiya K, etal. Endothelin-1 inhibition of cardiac ATP-sensitive K^+ channels via pertussis-toxin-sensitive G-proteins [J]. Cardiovasc Res, 1997 Jan,33(1):123-30.

[41] Luria A. The working brain: An introduction to neuropsychology [M]. Penguin Books Ltd 1973.

[42] 杨雄里. 脑科学的现代进展[M]. 上海:上海科技教育出版社,1999,12.

[43] Marshall L H, Magoun H W. Discoveries in the Human Brain: Neuroscience Prehistory, Brain Structure, and Function [M]. Humana Press Inc, 2010,11.

[44] Frank Henry Netter. Atlas of Human Anatomy [M]. People's Medical Publishing House, 2005, 3.

[45] Jan Koolman, Klaus-Heinrich Roehm. Color Atlas of Biochemistry [M]. 2nd edition. revised and enlarged, Thieme Stuttgart, New York, 2005.

第二章　平衡与心脑血管病的关系

缺血性心脑血管疾病是由于供应心脏或脑的血液减少或阻断,使心或脑发生一系列病理生理变化,从而产生不同临床结果的疾病。血流减少或阻断发生速度快而超出机体代偿能力者,将出现不稳定型心绞痛、急性心肌梗死、短暂性脑缺血发作、脑梗死等,而且侵犯血管不同,临床症状和预后有所差异。大面积急性心肌梗死和主要生命中枢的梗死可以危及生命,预后差,死亡率很高;小的心肌梗死和高级生命中枢的梗死可能因临床症状缺乏而不易被察觉。缺血性心脑血管疾病的最主要的血管病变是动脉粥样硬化。缺血性心脑血管疾病的产生到发病需要经历一个漫长的过程,大多在毫无临床症状的情况下悄悄产生和发展,病变发展到一定程度后,呈急性或慢性发病。缺血性心脑血管疾病的产生和发展与个体自身的遗传倾向、生存的自然环境和社会环境存在密切的关系,而且各因素对疾病的作用大小也不尽相同(见图 2-1)。遗传倾向是人类个体在适应自然和发展进化的过程中形成的较为固定的因素,受环境的影响并固定地遗传到下一代个体。自然环境是地球生命诞生进化发展的温床,是人类生存的家园。社会环境包括了人类一切文化现象、行为习惯等。这些造成缺血性心脑血管疾病的诸多因素和疾病本身以及因素之间关系复杂,既有相互促进,也存在相互制约,有些目前还不清楚,但从宏观的角度来看,都涉及"平衡"问题,特别是能量摄入和消耗的平衡显得较为突出(见图 2-2)。平衡是描述物质或体系总体变化归于相等的状态,贯穿于缺血性心脑血管疾病的产生和发展甚至治疗过程中。

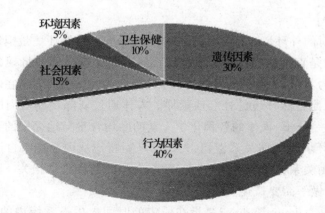

图 2-1　健康决定因素

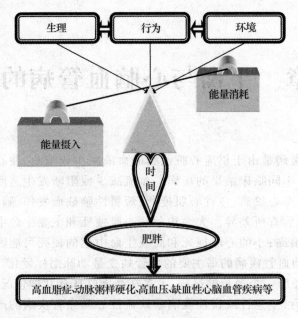

图 2-2 致病因素和缺血性心脑血管疾病的关系示意图

第一节 平衡概述

平衡是指系统内部的变化趋于相等而出现的稳定状态。平衡这一概念引入医学,主要指的是人体内环境和个体生存的外环境的平衡。这种平衡稳定的内外环境是人体健康、发展的前提和特点。《素问·生气通天论》中所载的"阴平阳秘"就是对机体内环境平衡的描述。现就外环境和内环境平衡做一简述。

【外环境平衡】

人群个体所面对的外环境包括自然环境和社会环境。自然环境是围绕在人类周围的各种自然因素的总和,是直接或间接影响人类的自然形成的物质和能量现象的总体。社会环境是人群个体的行为习惯、人群的行为准则等社会精神文明的总和,是在一定自然环境下的人群社会性的表现,是自然环境的社会性延伸。人体通过新陈代谢与周围环境进行着物质交换,人是自然界的一分子,人体的各种化学元素的平均含量与地壳中的各种化学元素的含量是相适应的。外环境与人体关系密切,人体总是不断地从内部调节自己的适应性来与外环境保持基本的平衡关系,外环境的平衡稳定,与人类的健康息息相关。因此在这里对外环境平衡,即生态平衡做一简要概述。

生态平衡(ecological equilibrium)是指在一定的时间内生态系统内的个体、种群和环境之间的物质、能量流动趋于相等,结构和功能基本稳定的状态。生态系统(ecosystem)的概念由英国植物学家 Tansley 在 1935 年提出,是指在一定的空间内,生物与环境构成了统一整体,在这个统一整体内,生物与环境之间相互影响、相互制约、不断演变,并在一定的时间内处于相对平衡稳定状态的总体。在生态系统内部,各种生物之间以及生物和环境之间不断地进行着物质循环、能量流动和信息传递。生态系统对环境具有一定的抵御破坏和自我调节的恢复能力,而且系统内物种越多,结构越复杂,自我调节能力越强。生态系统由生物和非生物成分组成,生物成分包括对人类及其他生物群落食物和能源的提供者,绿色植物、光合细菌和化能细菌等和食物和能源的消费者,草食性动物、肉食性动物和杂食性动物以及一些将食物和能源提供者和消费者的残体分解的真菌和细菌。绿色植物和光合细菌等通过光合作用将空气中的二氧化碳转化为有机物($6CO_2+6H_2O \rightarrow C_6H_{12}O_6+6O_2$),同时将太阳能转化为化学能,储存在有机物中。绿色植物作为草食性动物的食物将其体内贮存的能量传递到动物,动物和植物的残体又通过细菌和真菌分解,将能量传递到分解者,分解产物又回归到大气和土壤。从以上过程可以看出,整个生态系统是通过系统内的物质循环将太阳能不断地利用,供生命活动持续存在的循环平衡过程。

生态系统的平衡是一个相对的平衡稳定状态,其内不断地进行着能量流动和物质循环,并且能量的流动和物质循环是在生物生理功能的控制下合理地运转着。如果能量流动和物质循环的某一部分超出了生物生理功能的控制范围,那么这个生态系统的平衡体系就会被破坏。破坏生态平衡的因素有自然因素和人为因素两种。

自然因素包括太阳黑子、火山喷发、地震、海啸、雷击等地壳的造山运动以及较大的地外天体对地球的碰撞等。自然因素可以短时间内使生态系统遭受破坏,甚至是毁灭。如白垩纪大型爬行动物的大灭绝与地外天体撞击地球以及大规模的火山爆发有关。

人为因素是指人类活动导致的局部或整个生态结构和功能失衡从而威胁到人类生存的所有破坏要素。人为因素中目前对生态系统破坏较大的是盲目扩张高耗能高污染工业、过度开采煤等化石类资源、过量砍伐林木等使空气中的二氧化碳以及$PM_{2.5}$等含量增加,雾霾天气增多,温室效应(greenhouse effect)增强,气温升高。温室效应是目前全球变暖的一个重要原因。地球适当的温室效应是气温保持基本恒定的重要因素,温室效应太强地球就会变成金星,温室效应太弱地球就会变为火星,金星地表温度太高,火星地表温度太低,它们地表都无海洋,不适合生命诞生或生物居住。如今由于人类的活动向大气中排入了过多的二氧化碳等温室气体,使地球的环境逐渐"金星化"。如果环境真正的变化到金星的程度时,那么我们人类也就灭绝了,所以我们应该保护我们的家园。由于人类的活动使生态系统中的种群发生改变,从而使生态平衡遭受破坏。近100年来人类的数量增加了50亿,其种群数量增加迅速。为了解决增加人口吃饭问题,大量森林被砍伐,林地被开垦为田地,过量的放牧和饲养大型反刍类家畜,从而使林木面积缩小,草场退化,农业生产过程中由于施肥而产生的一氧化氮增多,反刍类家畜产生二氧化碳和沼气等温室气体增多,利用二氧化碳产生氧气的能力降低,气候变得干燥,草原出现荒漠化,暴雨、洪灾等出现频率增加,从而导致生态平衡严重破坏。人类的活动也有可能破坏生态系统中的信息系统。如有些雌性昆虫在繁殖时释放一些体外激素,以召唤雄性昆虫。如果向大气中排放某种化学物质和雌性昆虫释放的性激素发生化学反应,性激素失去了召唤雄性昆虫的作用,其繁殖就会受到影响,种群数量下降,甚至消失。

随着对生态问题认识的加深和一些环境破坏结果的展现,人们的生态保护意识开始觉醒。1972年由联合国发起,在瑞典斯德哥尔摩召开了第一届联合国人类环境会议,提出了著名的《人类环境宣言》,是政治上各国重视环境保护的开端。1979年我国通过了第一部环境保护法律,即《中华人民共和国环境保护法(试行)》。大力提倡植树造林、退耕还林,一些高耗能、高污染的工业进行技术升级改造和关闭的措施使环境污染有了一定的控制。在学术研究上,国家加大对资源环境保护研究和新型能源开发的投资,并取得了一定的成果。如今生态学的内涵已经渗透到了当代人文社会科学的方方面面,并为其研究提供了一些有益的启示和研究方法。如果将一个民族和国家的精神风貌看成一个生态平衡体系的话,那么引进、学习和消化吸收积极、乐观、向上的精神面貌和生活态度以及可持续发展的方法和理念,废弃消沉、贪婪和道德迷失等恶习,无疑对这个民族和国家的健康发展是有益的。医学上已经研究证明:具有乐观向上精神状态的缺血性心脑血管疾病患者的病情更能有效地治疗和预防。所以保持自然生态平衡稳定和社会生态平衡稳定对人类自身的健康有益。

【人体内环境平衡】

人体内环境即细胞外液,细胞外液是细胞生存和活动的液体环境,称为机体的内环境。细胞外液约占体重的20%,其中约3/4为组织液,分布在全身的各种组织间隙中,是血液与细胞进行物质交换的场所。细胞外液的1/4为血浆,分布于心血管系统,血浆与血细胞共同构成血液,在全身循环流动。内环境是细胞直接生活的液体环境,为细胞提供必要的物理和化学条件、营养物质,并接受来自细胞的代谢产物。在正常生理情况下,内环境的各种物理、化学性质是保持相对稳定的,这种平衡稳定的状态简称稳态(homeosstasis)。稳态是内环境处于相对稳定的一种状态,是内环境理化因素、各种物质浓度的相对恒定,维持各种生理功能的必要条件。内环境的稳态不是固定不变的静止状态,而是处于动态平衡状态。表现为内环境的理化性质只在很小的范围发生变动,例如体温维持在37℃左右,每天的波动幅度不超过1℃,血浆 pH 维持在7.35~7.45左右,血糖3.9~6.1 mmol/l,各种离子的波动范围也很小,钾离子的波动范围为3.5~5.5 mmol/l,钙离子在2.25~2.75 mmol/l 的狭小范围内波动等。维持内环境稳态是人体器官发挥正常生理功能和机体生命活动正常的必要条件,如果内环境稳态失去平衡机体就会产生疾病。

维持内环境的稳态有赖于机体各个器官,尤其是内脏器官功能状态的稳定、机体各种调节机制的正常和血液的纽带作用。这种维持稳态的调节包括器官水平、细胞水平和分子水平甚至基因水平的调节,如肺和肾对水盐酸碱代谢的调节、细胞凋亡、酶活性的增强和减弱以及酶等的诱导生成,基本的调节方式就是反馈(feedback)和前馈(feed-forward)机制。反馈表示在某种变化过程中的结果或终产物反过来影响这一过程的进展速度,即被调节的器官在功能活动发生改变时,这一变化信息可以通过回路反映到调节系统,改变调节的强度。如果回路信息加强了调节强度则称为正反馈(positive feedback),相反则为负反馈(negative feedback)。前馈表示调节系统在接收反馈信息之前就受到纠正信息的影响,及时纠正指令可能出现的偏差。前馈调节方式很多,如运动员到达运动场在尚未开赛之前,呼吸、心跳就开始加快。

维持内环境乃至各种生理功能的平衡稳定状态必须要及时对内外环境的变化做出实时恰当的调节,适时对环境的变化做出相应的反应。机体的主要调节方式有神经调节(nervous regulation)、体液调节(humoral regulation)和自调节(autoregulation)。神经调节基本调节方式就是反射(reflex)。反射由感受器、传入神经、中枢、传出神经和效应器五部分组成,是一个闭合的回路。神经调节对全身各种功能活动具有调节作用。体液调节是由某一器官或组织分泌出某种化学物质,通过血液循环,到达另一器官,调节其功能活动。很多体液调节并不独立于神经系统,它们直接或间接地受到神经系统的影响,因此将体液调节可以看作神经调节的一个环节,成为神经-体液调节。自调节是指机体不依赖于神经或体液因素,自身对环境做出的一种适应性反应,如肾动脉灌注压在80~180 mmHg的范围内变动时,肾血流量基本保持稳定。一般来说,神经调节比较迅速、精确和短暂,体液调节相对缓慢、持久和弥散,自身调节的调节幅度和范围较小。人体是一个有机的整体,各种调节是相互有机配合的,从而保证了机体的稳态。

机体的主要功能是调节器官和组织包括下丘脑、垂体和靶腺体与靶器官以及肾素-血管紧张素醛固酮系统等。下丘脑(hypothalamus)存在多种由内分泌神经元组成的核团,其分泌的激素(hormone)调节垂体(hypophysis)激素的分泌,垂体激素作用于全身的包括肾上腺(adrenal gland)、甲状腺(thyroid)、性腺在内的靶腺体调节机体的基础代谢、水盐代谢、生长发育等生理功能。肾素主要由球旁细胞(juxtaglomerular cell)分泌,是一种蛋白水解酶,能够激活血管紧张素原。肾素血管经张素醛固酮系统存在于肾脏和循环系统,主要调节血压和水盐代谢平衡稳定等。现以水盐代谢为例来对内环境稳态的调节过程做一简要说明。

当缺水时,机体内环境渗透压升高,下丘脑渗透压感受器激活,垂体分泌抗利尿激素增多,抗利尿激素作用于肾集合管使其通透性增高,水重吸收增加,尿量减少;同时使中枢产生渴感,促使饮水。如果缺水引起血容量减低,则通过肾小球Na^+浓度的减少,激活肾素-血管紧张素-醛固酮系统,Na^+重吸收增加,尿量减少;饮水增多时则相反。

【人体营养平衡】

人体由蛋白质、脂类、糖类以及水和一些无机盐构成,其主要的元素为C、H、O、N等无机离子,时刻进行着能量流动和化学反应。人体就是一个完美的耗散性生态平衡体系,不断地向外界呼出二氧化碳、排出食物残渣和水分,时刻散失着热量,同时从外界不断地摄入食物和吸入氧气以维持机体的正常生理功能。机体摄取食物的多少或摄取食物含营养素的多小以及与机体消耗能量的大小都可以打破人体内部系统的平衡,出现消瘦或肥胖以及营养相关性疾病。目前食物供应比较充足,营养过剩者多见,缺血性心脑血管疾病与摄入过多的营养素关系密切。现就基本的营养平衡问题做一简述。

摄取的食物中可产生能量的主要营养素有糖类、脂类和蛋白质。糖类在体内消化吸收后氧化分解产生的能量为16.88 kJ/g,脂肪在体内氧化分解后产生的能量为37.5 kJ/g,蛋白质氧化分解生成的能量为16.75 kJ/g。其中脂肪是体内主要储存能量的形式;糖类提供了人体所需的75%的能量;蛋白质在体内的主要功能是构成体蛋白,氧化供能是次要生理功能。

人体代谢所需的能量主要来源于食物的消化吸收。机体能量的消耗主要为代谢产热。机体的能量消耗主要为基础和静息时的能量消耗、体力活动时的能量消耗、食物的热效应和适应性生热作用。基础代谢是维持细胞、组织代谢活动、血液循环和呼吸所消耗的能量,年龄越小单位时间内的基础代谢越高。静息代谢是维持机体正常活动和稳态所消耗的能量,静息能量消耗约占能量总消耗的60%~75%。体力活动能量消耗是肌肉活动所需的能量消耗,体力活动能量消耗约占总能量消耗的30%,对于体内热量贮存较丰富的个体来说,适当的加强肌肉运动耗能,对减轻体重有意义。食物的热效应就是消化、吸收、代谢和储存食物以及进食时引发的神经调节所消耗的能量,食物成分不同,食物的热效应也相异,脂类食物的热效应最低而蛋白质的最高。适应性生热作用是指由环境应激引起的安静代谢率的改变,约占每日总能量消耗的15%。

营养平衡就是机体摄入食物所含的能量能够维持消耗的能量。每日摄入的能量包括吸收的能量、粪便丢失的能量、尿中丢失的能量。如果摄入能量高于消耗能量，机体就会将多余能量以糖原、可动用蛋白质和脂肪的形式储存起来，其中脂肪是最主要的储存方式。营养失衡包括摄入食物的能量大于或小于机体消耗的能量。长期摄入能量小于消耗能量，机体的正常功能难以维持，将出现体重减轻、消瘦、浮肿等临床表现。长期摄入能量大于机体消耗能量，多余的能量将被储存，体重增加，腹部饱满或膨隆。对个体而言，在能量消耗中可以改变的就是体力活动的能量消耗和饮食结构不同的食物的热效应。因此一定的体力活动的能量消耗是保持合适体重的有效方法，高脂饮食的食物热效应最低不适合超重或肥胖者食用。

人体在不同的生长阶段对能量的需求也不尽相同。在幼年时期合成功能大于代谢，各种器官不断完善发育，如身体不断成长、强壮；中年时期合成代谢趋于平衡，各种器官已经成熟，不再增大增强，如身高不再增高；老年时期合成慢于代谢，如肌肉不再强壮，骨质逐渐疏松。幼年时期能量的需求较大，补充需求较高，表现为进食较大。无论在哪一时期，合成和代谢始终保持动态平衡的状态，代谢较快、消耗量大、补充能量不足时，体质就会变得虚弱、消瘦、发育延迟；合成较快时机体发育成长较快，但能量补充过多，消耗量不足时，机体就会将能量以脂肪的形式储存起来，机体就会变得丰满、肥胖，甚至变得臃肿。所以人体的平衡健康状态要求能量的补充依机体的需求量为准，不能过量补充。

【人体-宇宙的电磁平衡】

宇宙中普遍存在着电磁波，地球周围有电磁场保护，避免了太阳风对地球的影响。人体是由C、H、O、N等元素构成的有机体，各个脏器、细胞时刻进行着化学反应和物质的运转，这些分子往往带有电荷并且不断地进行着周期性运动。从电动力学的原理来看，这些运动着的分子、细胞是电磁波的发射源，因此人体内还存在着电磁效应，应该说电磁效应是人体生命的本质属性。人体的新陈代谢存在周期性变化，也就是说一天或一月之内，人体内元素发生化学反应的速度存在变化，体内分子、细胞的带电荷运动存在变化，因此人体的电磁效应随着人体机能和时间有一定的变化，生命终止时电磁效应消失。体内的电磁波在体腔和体表界面发生反射，形成相对稳定的电磁驻波。机体电磁驻波由存在生理机能的活体器官和细胞等产生，体表电磁驻波的形态可以反映体内脏器的生理功能，生理机能正常时电磁驻波高度协调。研究发现，机体电磁驻波与我国医学的经络有很好的对应关系，电磁驻波的脊就是经脉，驻波的节点就是腧穴，由不难理解中医针灸治疗脑血管疾病有良好的疗效。人体电磁驻波存在于宇宙电磁场的大背景下，不免要受到其影响，体内电磁驻波发生了变化，从而影响到器官的生理功能。人体受到电磁干扰时，纤维蛋白的溶解活性减低，血栓形成概率增高，缺血性心脑血管疾病的发病率增高。因此避免人为的电磁污染也可以维护机体健康。机体电磁与宇宙电磁协调适应时，宇宙电磁场对人体生理机能影响最小，即达到了人体宇宙的电磁协调平衡态。

总之，一定时间内的动态的相对稳定平衡在人类的内外环境之间普遍存在，并对人类自身的健康关系密切。人类是地球生态系统中的一员，在和环境斗争适应的过程中发展了自身的适应能力，面对一定范围内的环境因素的变化，总能调动其内部调节系统来适应这种环境的变化。人体的这种调节，不仅有神经、内分泌参与，而且还有基因分子层面上的精密调节。这种调节不但维护了内环境的平衡，也保证了人体正常生理功能。生态系统的平衡是人类生存的前提，人体内环境的平衡是机体生理机能正常的基本表现，营养平衡是人类保持基本生存和健康的一种生活需求。人体外环境、内环境和营养平衡是三种基本的宏观领域内的平衡，除此之外人体宇宙的电磁协调状态也是一种重要的平衡，其与人体健康息息相关。

第二节　缺血性心脑血管病与机体内外环境平衡

缺血性心脑血管疾病主要为冠状动脉粥样硬化心脏病、急性心肌梗死、缺血性脑血管病和出血性脑血管病等。在缺血性心脑血管疾病发生和发展的过程中，高血压病也与它们有着某种关系，所以高血压病也应在重点叙述之列。缺血性心脑血管疾病是在多种致病危险因素的作用下缓慢产生并发展，出现临床症状往往需要数年到数十年时间。致病危险因素作用有遗传和环境两方面，目前对心脑血管病影响较为常见的就是机体的能量代谢的失衡和自然环境导致极端天气以及环境污染对人类的影响。

【机体营养失衡与心脑血管病的发生】

机体摄入营养素参与能量流动的热量大于或小于消耗的热量能量称为营养失衡（nutritional imbalance），也称为营养失调。当摄入食物被消化吸收的营养素不能满足机体的能量消耗时，机体营养不足（undernutrition）。临床表现为学习工作效率低下、运动缺乏兴趣、消瘦、皮下脂肪萎缩、乏力、浮肿等，其主要由于摄入食物减少或食物营养素缺乏等因素引起。食物缺乏时，机体糖原、脂肪、氨基酸动员以维持主要脏器的生理功能。目前社会安定，生产力较高，食物来源充足，因此食物或营养素缺乏而引起的营养不足非常少见，而营养过剩（hypernutrition）比较多见。营养过剩就是摄入营养素能量大于机体消耗的能量，从而使过多的能量以脂肪的形式储存起来，引发超重甚至肥胖等。营养素缺乏或过剩时，机体的自由基增多，其平衡被打破，对机体损害增强，机体免疫力降低。动脉粥样硬化病变的形成就是由于活性氧介入脂质氧化而引起的，动脉粥样硬化是缺血性心脑血管疾病的主要病变。

超重或肥胖时，机体的脂肪过剩，过剩的脂肪细胞产生大量的瘦素、脂联素、α肿瘤坏死因子等，激活交感神经系统、肾素血管张紧素醛固酮系统，促使胰岛素抵抗，使血管内皮功能紊乱，肾脏钠吸收增多，使血压增高。其机制关系见图2-3。长期的能量过剩，使血脂增高，血液黏度增加，加之血压较高，使血管内皮损伤增加，血脂外渗入血管壁的机会增加，最终导致动脉粥样硬化形成。如果多种危险因素持续存在，最终导致血管腔狭窄甚至血栓形成血管腔堵塞，形成心肌梗死和缺血性脑血管病。因此，在食物相对充足，体力劳动强度降低的情况下应保持营养平衡，减少脂类和蛋白质等高密度饮食的摄入，提倡增加一定强度的体育锻炼，维持合适的体重，减少肥胖或超重。

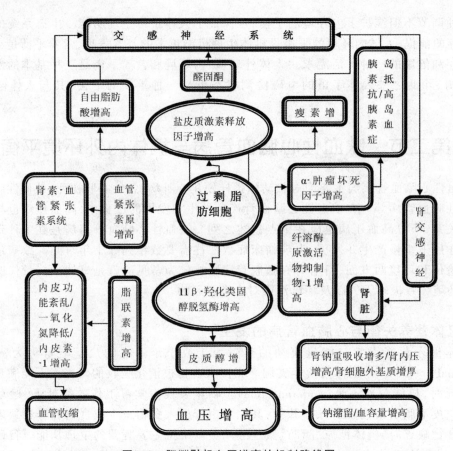

图2-3　肥胖引起血压增高的机制路线图

【极端天气和空气污染与心脑血管疾病】

随着工业化水平和人民生活水平的提高,空气中排入的烟尘增加;又因人类对森林的过度砍伐和过度开垦与放牧,使得森林面积减少,荒漠化面积增加,从而使植物对空气中烟尘的净化能力减低。最终导致空气污染加重,雾霾天气增多。由于空气中二氧化碳等浓度增加,引起温室效应使全球气温增高,导致极端气象增多。研究表明极端天气和空气污染与心脑血管病关系密切,在极端天气如寒潮、副热带高压下和空气污染严重时,心脑血管病的发病率和死亡率增加(详见第三章第二节)。

总之,"平衡稳定"规律不但体现于人类的生活环境,而且还表现在人类个体之内,是人类个体健康的基本体现。缺血性心脑血管疾病的发病与自然环境的平衡和人体内部平衡关系密切,在对其治疗过程中也体现了平衡原则,治疗药物不多不少才能保持疗效。人类的过度活动加剧了环境污染和气候变暖,所以应在人类活动中保持平衡原则,恢复生态平衡;维持人体内环境与营养平衡体系可以保持机体健康。古人告诉我们"过犹不及""阴阳和,而生万物矣""人与天地相应也""应之以治则吉",而"贪食肥甘美味",贪食者就会变"肥",而"肥者"多"痰",痰多会出现"胸痹心痛、中风",故我们应深以为诫。

参考文献：

[1]McGinnis M J, Williams-Russo P, Knickman J R. The case for more active policy attention to health promotion [J]. Health Affairs, 2002, 21:78-93.

[2]A.A. Marakushev. Origin of the earth and moon in evolution of the solar system [J]. Earth Science Frontiers, 2002, 9(3).

[3]A. G. Tansley. The use and abuse of vegetational concepts and terms [J]. Ecology, 1935 July, 16 (3):284-307.

[4]Baudouin-Cornu P, Thomas D. Oxygen at life's boundaries [J]. Nature, 2007, 445 (7123):35—36.

[5]丁一汇,任国玉,石广玉,等. 气候变化国家评估报告(I):中国气候变化的历史和未来趋势[J]. 气候研究变化进展, 2006, 2(1):3-8.

[6]姚泰,乔建天. 生理学[M]. 5版. 北京:人民卫生出版社, 2000.

[7]顾景范,杜寿玢,郭长江. 现代临床营养学[M]. 2版. 北京:科学技术出版社, 2009.

[8]Frankel, Charles. The End of the Dinosaurs:Chicxulub Crater and Mass Extinctions [M]. Cambridge University Press, 1999.

[9]Stewart S. A, Allen P. J. A 20-km-diameter multi-ringed impact structure in the North Sea [J]. Nature, 2002, 418 (6897):520‐3.

[10]Zhang J Z, Popp F A, Yu W D. Communication between Dinoflagellates by means of phot on emission [M]. In:Beloussov LV, Popp A. Biophotonics. Moscow:Bioinform Services, 1995, 317-330.

[11]E. A. Francischetti, V. A. Genelhu. Obesity‐hypertension: an ongoing pandemic [J]. J Clin Pract, February 2007, 61 (2):269‐280.

[12]Timonen KL, Vanninen E, de Hartog J, etal. Effects of ultrafine and fine particulate and gaseous air pollution on cardiac autonomic control in subjects with coronary artery disease: the ULTRA study [J]. J Expo Sci Environ Epidemiol, 2006, 16(4):332-341.

第三章 心脑血管病的危险因素

心脑血管疾病是一种慢性进行性的非传染疾病,可直接引起心、脑、肾等主要器官的严重损害,是当今威胁人类健康的最重要的公共卫生问题。其受到遗传和环境因素的共同作用,是基因与基因、基因与环境相互作用的产物,各种环境危险因素可以通过影响基因的表达或作用于基因的产物而发挥作用。有些心脑血管病的危险因素可以通过干预手段调节和控制,如吸烟、饮酒、膳食及生存环境等;有些危险因素是不能够干预或者短时间内不能够干预的,如年龄、性别、遗传等。现就对已经明确的危险因素进行逐一叙述。

第一节 心脑血管病的遗传性危险因素

遗传因素是人的内在因素,是相对固定不变的。但在一些特殊的环境中,如在强辐射场中,人的基因会发生变化,基因或染色体的结构功能出现异常,从而导致疾病的产生。在基因发生变化的过程中,环境因素起着十分重要的作用。在当今社会,随着人民生活水平的提高,心脑血管病的发病率逐年提高,并成为危及人类健康的主要因素。在心脑血管病中,以高血压病和动脉粥样硬化为基础病变的心脑血管病最为常见。下面就以高血压病和动脉粥样硬化简述遗传因素在心脑血管病中的重要作用。

【高血压病】

高血压病是一种多基因(相关基因如表3-1所示)遗传基础并且与环境因素相互作用的慢性疾病,其中遗传因素的影响约占30%~50%,呈遗传易感性与环境因素相结合的发病形式出现,而且嗜盐、肥胖等与高血压发病有关的因素亦与遗传有关。有证据表明,遗传因素在高血压病的发病过程中起重要作用。孪生子研究结果说明,单卵双生子间的血压相关系数为0.55,而双卵双生子间的则为0.25;家系研究发现,双亲血压正常者,其子女患高血压的概率为3%,而双亲均为高血压病者其概率为45%;人群研究表明,不同种族间高血压的患病率不同;动物研究证明,遗传性高血压大鼠的后代几乎都患高血压。随着分子生物学的飞速发展,近年来关于高血压相关基因的研究十分活跃,目前国内外研究者所涉及的高血压病的候选基因近50余种。现将其按血压的调节机制分类说明。

表3-1　原发性高血压部分候选基因的基本信息

血压调节机制	候选基因编码	染色体定位	基因长度(kb)	外显子(个)	内含子(个)	基因的多态性
RAS/RAAS	肾素	1q21-32	12.5	10	9	G1051A,G2646A,VNTR, HindIII
	血管紧张素原	1q42-43	12	5	4	M235T,T174M,G(-6)A,A(-20)C,C(-18)T
	血管紧张素转化酶	17q23	21	26	25	I/D,T5941C,A240T,193C,T1237C
	血管紧张素II1型受体	3q21-25	60	5	4	A1166C,T573C,A1062G,G1517T,A(-810)T
	血管紧张素II2型受体	Xq23-24	5	3	2	A1675G,A1223G,C1334T,C4599A
交感神经系统	β_1肾上腺素能受体	10q24-26	2.4	1	0	Ser49Gly,Gly389Arg
	β_2肾上腺素能受体	5q32-34	1.239	1	0	Arg19Cys,Gln27Glu,Arg16Gly
	β_3肾上腺素能受体	8p11-12	1.025	2	1	Trp64Arg
水盐代谢	α-内收蛋白	4p16.3	85	16	15	Gly640Trp
	醛固酮合酶	8q22	8	9	8	-344C/T
内皮细胞功能	一氧化氮合酶	7p35-36	21	26	25	T-786C,27bpVNPR,Glu298Asp
G蛋白信号传导	G蛋白β3亚单位	12p13	7.5	11	10	C825T

一、肾素-血管紧张素-醛固酮系统

肾素-血管紧张素系统(renin-angiotensinsystem, RAS)或肾素-血管紧张素-醛固酮系统(renin-angiotensin-aldosteronesystem, RAAS)是人体内重要的体液调节系统。肾素-血管紧张素-醛固酮系统既存在于循环系统中,也存在于血管壁、心脏、中枢、肾脏和肾上腺等组织中,共同参与对靶器官的调节。肾素(rennin)是肾小球旁器的球旁细胞释放的一种蛋白水解酶,催化肝脏分泌进入血浆中的血管紧张素原,使其分解为10肽的血管紧张素Ⅰ。血管紧张素Ⅰ在血管紧张素转化酶的作用下分解为8肽的血管紧张素Ⅱ和7肽的血管紧张素Ⅲ。这三种血管紧张素均有生物活性,其中血管紧张素Ⅱ、Ⅲ的生物活性较强,但血管紧张素Ⅲ在血中的浓度较低,故以血管紧张素Ⅱ的生物活性最强。血管紧张素Ⅱ可直接促进全身微动脉收缩,使血压升高,也可促进静脉收缩,使回心血量增多。血管紧张素Ⅱ可作用于交感缩血管纤维末梢上的突触前血管紧张素Ⅱ受体,使交感神经末梢释放递质增多。血管紧张素Ⅱ还可作用于中枢神经系统内的一些神经元,使中枢对压力感受性反射的敏感度降低,交感缩血管中枢紧张加强;并促进神经垂体释放血管升压素和缩宫素;增强肾上腺皮质激素释放激素的作用。因此,血管紧张素Ⅱ可通过中枢和外周机制,使外周血管阻力增大,血压升高。血管紧张素Ⅱ可强烈刺激肾上腺皮质球状带细胞合成和释放醛固酮,后者可促进肾小管对Na^+的重吸收,并使细胞外液数量增加。血管紧张素Ⅱ还可引起或增强渴觉,并导致饮水行为。

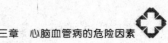

（一）肾素基因

人类肾素基因位于染色体1q21-32区，长12.5 kb，含10个外显子和9个内含子，转录的mRNA包含多个顺式和反式调节元件。已发现其存在BgIl、HindIII、TaqI、Mbol等多个限制性片段长度多态性（restriction fragment length polymorphism，RFLP）。近些年的研究多集中在这些位点，大部分支持该基因多态性与高血压有相关性。Frossard应用聚合酶链式反应（polymerase chain reaction，PCR）扩增肾素基因1号内含子的核苷酸序列，然后用BgIl对扩增产物进行酶切，结果发现，BgIl酶切位点的存在使得阿拉伯人和患高胆固醇血症的高加索人对原发性高血压的遗传易感性增高。Barley在研究欧洲白人和加勒比黑人人群中肾素基因BgIl和Bgl II的特定RFLP发现，只有加勒比黑人人群的BgIl多态性与原发性高血压相关，提示肾素基因BgIl多态性可能存在种族差异。Chiang在中国人群中应用HindIII-RFLP方法检出了8.7 kb和6.2 kb两种酶切片段，高血压组8.7 kb等位基因频率显著高于正常血压组。3种基因型（8.7/8.7，8.7/6.2，6.2/6.2）频率在两组之间存在显著差异，且肾素HindIII的多态性与中国人群的高血压相关。研究认为9号外显子G1051A错义突变可能影响肾素的酶活性，从而与原发性高血压有关。有研究说明Mbd(+)等位基因与高血压显著相关，是高血压的危险因素。但也有不同的观点，造成这种不同观点的原因可能与现阶段对肾素基因的认识和研究水平有关。

（二）血管紧张素原基因

人血管紧张素原基因位于染色体lq42-43，该基因全长12 kb，有5个外显子，4个内含子。其基因上共发现了16处分子变异，其中一个是在第二个外显子的+704位置上，它的胸腺嘧啶核苷酸（T）变成了胞嘧啶核苷酸（C），导致第235个密码子编码的甲硫氨酸（Met）变成了苏氨酸（Thr），即M235T；还有+521位的核苷酸胞嘧啶（C）被胸腺嘧啶（T）所取代，使编码第174位的苏氨酸（T）变为蛋氨酸（M），即T174M。由于第235个密码子编码的氨基酸不同，就形成了M235和T235两种等位基因。研究证明，血管紧张素原基因T704C等位基因是高血压病的独立危险因素，并且结果说明携带T704C等位基因者血浆血管紧张素原浓度较不携带者高10%-20%，而血浆血管紧张素原是血管紧张素II合成的限速因子，因而升高的血浆血管紧张素原是通过肾素血管紧张素醛固酮系统的级联反应使血管紧张素I和血管紧张素II生成增加，血管紧张素I和血管紧张素II生成增加引起血管强烈的收缩，从而血压升高。

（三）血管紧张素转化酶基因

血管紧张素转化酶（angiotensin converting enzyme，ACE）基因定位于染色体17q23，全长21kb，包含26个外显子和25个内含子。在16内含子处存在插入型（insertion，I）或缺失型（delection，D）多态性，这种多态性显著影响着血浆血管紧张素转化酶活性，活性依次为DD＞DI＞II。有研究证明，男性血管紧张素转化酶基因与高血压和血压存在连锁关系，而女性中没有这种关系，并且表明血管紧张素转化酶基因缺失多态性与多种原发性高血压并发症有关，如动脉粥样硬化、左心室肥厚和心肌梗死等，而且老年心肌梗死患者中II型出现频率较高。研究发现人体内血管紧张素II水平升高可促进LDL在血管壁滞留，氧化和被吞噬细胞吞噬，这些可能对冠心病的发生发展起着直接的促进作用。

（四）血管紧张素受体II基因

血管紧张素II是肾素血管紧张素醛固酮系统的核心产物，其生理学效应通过1型受体

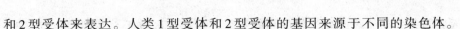

和2型受体来表达。人类1型受体和2型受体的基因来源于不同的染色体。

人类的血管紧张素Ⅱ1型受体基因长度为60kb,有5个外显子和4个内含子。已经发现编码区和非编码区至少存在50多处变异。位于3′端非翻译区+1166A/C是目前研究得较为深入且与临床关系密切的多态位点,A突变为C虽不影响该基因的开放阅读框架,但可以参与转录和翻译的调控。研究发现1166C等位基因可能是通过增加靶器官对血管紧张素Ⅱ的反应性而参与了高血压的形成,并显示携有C等位基因的高血压患者更易发生左室肥厚。但对不同性别、地域和种族的研究结果不尽相同,这说明血管紧张素Ⅱ1型受体基因+1166A/C的基因多态性与高血压的关系是存在性别、种族和地区差异的。

人类的血管紧张素Ⅱ2型受体基因位于Xq23-24,包括3个外显子和2个内含子,并且所有的编码区均位于外显子3。随着分子生物学的进展,近年来人们发现人类的血管紧张素Ⅱ2型受体基因的多态性位点与高血压关系密切,已经有报道的包括+3123A/C和+4599C/A、1334T/C和+1675A/G等。研究得较多的是A1675G,它位于第1内含子套索分支点。有研究表明携有G等位基因的个体可能表达较多的血管紧张素Ⅱ2型受体蛋白质,这或许在高血压左心室肥厚及冠心病缺血中能起到保护作用。

二、交感神经系统

交感神经系统(sympathetic nervous system)是自主神经系统的重要组成部分,由脊髓发出的神经纤维到交感神经节,再由此发出纤维分布到内脏、心血管和腺体等。交感神经对心脏活动具有兴奋作用,能加速心搏频率和加速心搏力量。对血管主要是促进微动脉收缩,从而增加血流外周阻力,提高动脉血压。交感神经节后神经元的经典递质为去甲肾上腺素,其功能效应通过肾上腺素能α、β受体来表达。α受体广泛分布在人体的不同器官和组织。心脏中也存在3个α_1受体亚型,其对心肌细胞有直接保护作用,功能减退时可引起心肌细胞凋亡、发生扩张性心肌病。β受体分为β_1、β_2和β_3受体。β_1受体主要分布于心脏、脂肪组织及肾血管、血小板、唾液腺和胃肠道、肠系膜动脉。β_1受体激活时,使传导加速,心率加快,心脏收缩力增加,肾素分泌增加,血管收缩,外周阻力增加,血压升高,肠管张力松弛以及脂肪分解增加,血小板聚集和唾液腺分泌淀粉酶。β_2受体主要分布于支气管平滑肌、血管平滑肌、胃肠道、骨骼肌肉、肝脏和肥大细胞、子宫、脂肪细胞以及肾脏组织。在心脏传导系统、窦房结、心房内、房室结、希氏束和心室内传导系统均有β_2受体分布。β_2受体兴奋时表现为支气管扩张、血管舒张、胰岛素分泌增加、胃肠道松弛、肝糖原分解增强、骨骼肌震颤和肥大细胞释放组胺受抑制。在人的肌肉、脑、心脏、血管、胃、小肠、大肠、胆囊、膀胱和前列腺中都可检出β_3受体,其具有负性变力作用。心衰时β3受体含量明显增加,致使心功能进一步恶化。

(一)β_1肾上腺素能受体基因

人类β_1肾上腺素能受体基因位于10q24-26。β_1肾上腺素能受体基因无内含子,全长2.4kb,其中1434kb的连续开放阅读框编码β_1肾上腺素能受体的477个氨基酸残基。普遍认为β_1肾上腺素能受体基因存在2个多态性位点。一个位点在DNA的145位,它的A变为了G,其编码的49位氨基酸由Ser变成了Gly,即Ser49Gly;另一个位点是1165,它的G变成了C,相应的389位氨基酸由Gly变成了Arg,即Gly389Arg。分析结果显示Gly389Arg的多态性对亚洲和欧洲人群高血压易患危险性有增高的趋势,且存在种族差异。

(二)β_2肾上腺素能受体基因

β_2肾上腺素能受体基因位于5q32-34,全长1239bp,所编码的氨基酸序列包括413个氨基酸,该基因小区域的突变能显著改变受体的功能特征。其启动区位于5'端起始位点200～300碱基处,启动子含2个功能性TATA框、一个CAAT框、一个mRNA帽结合部位、3个GC富集区组成信号蛋白1结合位点。通过对基因组定位分析研究,发现位于5号染色体上的$β_2$肾上腺素能受体基因是高血压的一个易感基因。在$β_2$肾上腺素能受体基因编码区及启动子区已经发现了67个多态性位点,其中以Argl6Gly、Gln27Glu最常见,它们与受体敏感性和血管紧张性有关,其次是Thr164Ile较多见。由于164位氨基酸位于$β_2$肾上腺素能受体第四跨膜结构域,靠近165位的丝氨酸,可能与肾上腺素能配基β碳的羟基基团相互作用而影响受体功能。有学者证实,Ile表型与G蛋白的亲和力下降,杂合子的血管对血管舒张剂的敏感性显著降低、对血管收缩剂的敏感性增高。但也有结果不同者,这可能提示在不同种族、不同人群该基因在高血压病的发病机制中所起的作用存在差异。

（三）$β_3$肾上腺素能受体基因

人类$β_3$肾上腺素能受体基因位于染色体8p11-12,含有2个外显子和1个内含子,其内含子为1025 bp,起始端为GTAG,外显子1长约1.4 kp,由5'端非翻译区和编码区组成;外显子2长约660bp,由编码区以及整个3'端非翻译区组成。1995年Walston首次发现了$β_3$肾上腺素能受体基因多态性,即Trp64Arg。有多项研究证明其与高血压病相关,而且还会增加血压对去甲肾上腺素的敏感性。但有些研究得出了相反的结果,这表明不同种族、不同人群该基因的多态性在高血压病发病机制中所起的作用有所不同。

三、水盐代谢

水盐代谢也可以称为体液平衡。肾小管对钠的重吸收功能是实现体液平衡的重要调节机制之一。高血压,特别是低肾素型高血压与钠潴留及细胞外液容量过多密切相关。因此,与钠盐代谢相关的基因也被看作高血压病的候选基因。它们包括醛固酮合酶基因GYP11B2、α-内收蛋白基因及心房利钠肽基因等。

（一）醛固酮合酶基因

醛固酮合酶基因（GYP11B2）位于8q22,与CYP11B1位点邻近,基因全长8kb,含有9个外显子和8个内含子。基因常见的多态性有两种,即在5'增强子区域的C-344T和内含子2部分被CYP11B1的相应区域替换,这两种多态性存在连锁不平衡。C-344T多态性与高血压关联,尤其是高醛固酮低肾素的高血压患者,并且高血压人群中T等位基因占有更高的比例。

（二）α-内收蛋白基因

内收蛋白是细胞膜骨架蛋白,由密切相关的α、β、γ3种亚单位组成异二聚体,可刺激Na^+-K^+-三磷腺苷酶的活性,增加钠的重吸收。α-内收蛋白基因位于染色体4p16.3,全长85kb,包含16个外显子和15个内含子。研究表明,α-内收蛋白基因第10外显子614位存在鸟嘌呤（G）被胸腺嘧啶（T）核苷酸替代的错义点突变,这一突变使其氨基酸序列第460位的甘氨酸（Gly）被色氨酸（Trp）所取代,在高血压病患者中460Trp的突变频率明显高于血压正常者,同时还发现α-内收蛋白基因位点与盐敏感型原发性高血压相关,也进一步证实了α-内收蛋白基因是一种盐敏感基因,是通过改变肾脏离子转运而引起机体钠水潴留,从而使血压升高。但在不同民族和种族中,上述研究结果不能或不完全重复,这说明α-内收蛋白基因多态性对高血压的作用存在种族差异。

（三）心房利钠肽基因

心房利钠肽（atrial natriuretic peptide，ANP）现统称心钠素，具有强大的利钠利尿，扩张血管的作用。心房利钠肽基因位于1p36.21，由3个外显子和2个内含子组成。外显子1编码信号肽和心房利钠肽分子前20个氨基酸，外显子2、3分别编码心房利钠肽的大部分氨基酸和最后的酪氨酸残基。敲除大鼠ANP基因的研究发现，其不仅血压升高，而且会加重心衰和心肌硬化。2000年日本专家Kato筛选了3368bp的心房利钠肽基因片段，研究了5个位点基因多态性与血浆心房利钠肽的水平以及高血压的关系，发现在5′非翻译区的C-664G与高血压显著相关。Nkeh等对南非黑人家系心房利钠肽基因和心钠素C型受体基因多态性与高血压关系的研究表明，心房利钠肽基因多态性与高血压相关，而心钠素C型受体基因多态性与高血压无关。

四、内皮细胞功能

血管内皮细胞（vascular endothelial cell，VEC）衬于血管壁的内表面，其表面积可达1000平方米以上。除了作为渗透屏障外，还分泌多种活性物质，调节着血管张力、血液流动性与粘附性，被认为是一巨大的内分泌器官。其分泌的多种生物活性物质，其中内皮依赖性血管舒张因子一氧化氮（nitric oxide，NO）、内皮素及前列环素等对血压的调节十分重要。

（一）内皮型一氧化氮合成酶基因

内皮型一氧化氮合成酶存在于血管内皮细胞中，是一种特异的氧化L精氨酸生成L瓜氨酸和一氧化氮的酶，由两个亚基组成一个二聚体结构。内皮型一氧化氮合成酶基因定位于染色体7p35-36，长度为21kb，含有26个外显子和25个内含子。一些研究发现，内皮型一氧化氮合成酶基因Glu298Asp影响运动时血压的变化，同时影响内皮功能，内皮型一氧化氮合成酶基因Asp298的携带者如果暴露于内皮功能受损的情况下，发生脑血管病和动脉粥样硬化的风险大大增加。

（二）内皮素-1基因

内皮素是日本学者Yanagisawa发现的一种活性多肽，由血管内皮细胞合成，对循环、中枢神经等系统的生理功能调节具有重要作用。内皮素-1（endothelin-1，ET-1）是内皮素家族中生物活性最大的一员，也是迄今为止发现的最强有力的缩血管因子。编码内皮素-1的基因为EDNl，人类EDNl基因位于染色体6p23-24，是6号染色体末端，靠近HLA-A、B和DRB$_1$，与D$_6$S$_{89}$密切连锁，全长5.5 kb，由5个外显子和4个内含子组成，编码成熟的内皮素-1肽序列是在外显子2处。已发现内皮素-1基因存在6个多态性。在转录起始部位1370位点有T/G颠换；外显子1的+138位点A的插入或缺失；内含子1的+1932位点的G/A转换；内含子2的+3539位点的T/C转换；外显子5的+5665位点G/T的颠换，影响其第61个核苷酸，导致第198个密码子的赖氨酸与天冬氨酸转变，即Lys198Asn；内含子4的8000位点T/C转换。在与血压的关联性研究中发现，T等位基因的携带者较GG纯合体对体重的增加更敏感，且在肥胖人群中，T等位基因的携带者较GG纯合体具有更高的静息收缩压和舒张压。

（三）前列环素合成酶基因

前列环素是较强的内皮源性血管舒张因子。前列环素合成酶基因定位于20q13.11-13.13。研究者在4971例日本人中进行了关联研究，发现收缩压、脉压、高血压的似然比都与该多态性SS基因型相关。

五、G蛋白信号传导

G蛋白是细胞内信号传导途径中起着重要作用的GTP结合蛋白,由α、β、γ三个不同亚基组成。激素与激素受体结合诱导GTP跟G蛋白结合的GDP进行交换结果激活位于信号传导途径中下游的腺苷酸环化酶。G蛋白将细胞外的第一信使肾上腺素等激素和细胞内的腺苷酸环化酶催化的腺苷酸环化生成的第二信使cAMP联系起来。G蛋白具有内源GTP酶活性。

G-蛋白β3亚单位基因定位于染色体12p13,全长7.5 kb,含有11个外显子和10个内含子。Siffert于1998年首先在G-蛋白β3亚单位基因的第10外显子处检出了C825T突变,这种突变使编码的蛋白质缺失了41个氨基酸残基,出现G蛋白活性增强,可能促进了平滑肌细胞和心肌细胞的增殖,并与高血压显著相关。在日本人群中进行的研究显示,男性人群中G-蛋白β3亚单位基因C825T与高血压显著相关,但中国北方人群中没有得出相同或相近的结果。

高血压病是多基因影响的疾病,已经报道的高血压相关基因不下150种。每个基因与高血压的结果往往出现不同的结果,这说明每个基因对血压的贡献不尽相同,并且存在地域、民族和种族的差异。高血压相关基因存在基因与基因、基因与环境的相互影响、作用和制约,这些有待于更深入的研究。

【动脉粥样硬化】

动脉粥样硬化的发生发展是一个复杂的过程,受多种遗传(相关基因见表3-2)及环境因素的影响,如高脂血症、高血压、糖尿病、吸烟、肥胖、年龄性别及遗传因素等。动脉粥样硬化的早期病变是动脉内膜中有脂质沉积,继而内膜纤维结缔组织增生,引起内膜局限性增厚,形成斑块,之后斑块深部发生崩溃、软化而形成粥样物。胆固醇是动脉粥样硬化斑块中主要脂质成分。在动脉粥样硬化发生、发展的过程中,遗传因素起了很重要的作用。

表3-2 动脉粥样硬化部分候选基因的基本信息

动脉硬化调节机制	候选基因编码	染色体定位	基因长度(kb)	外显子(个)	内含子(个)	基因的多态性
脂质代谢	载脂蛋白B	2p23-24	43	29	28	RFLP,VNTR,Ins/Del,SSCP,
	载脂蛋白E	19q13.2	3.7	4	3	ε4, ε3, ε2
	载脂蛋白AV	11q23	1.889	4	3	SNP1,SNP2,SNP3,SNP4
	脂蛋白酯酶	8p22	36	10	9	A291S,Asp9Asn,Gly188Glu, Ser447Ter
	胆固醇酯转运蛋白	16q12-21	25	16	15	TaqIB,I405A,R451Q,D442G, A373P,I14A,629A/C
白三烯	FLAP	13q12-13	31	5	4	Rs9579646,Rs10507391
	LTA4H	12q23.1	35	19	18	Rs6538697, rs2247570
	LTC4S	5q35	2.5	6	5	Rs730012
甲基化相关基因	雌激素受体(ER)α	6q24-27	140	8	7	RFLP,
	ER-β	14q22-24	40	8	7	-1082G/A,rs1256049
细胞凋亡	Fas基因	10q33	25	9	8	
	P53基因	17p13	20	11	10	
Rb基因	Rb蛋白	13q14	200	27	26	
生长因子	内皮细胞生长因子	6p21.3	28	8	7	
	TGF-β1	19q13	2.5	7	6	L10P,R25P,+868T/C

一、脂质代谢

脂质的代谢包括脂类在小肠内消化、吸收，由淋巴系统进入血循环，通过脂蛋白转运，经肝脏转化，储存于脂肪组织，需要时被组织利用。血浆脂质如甘油三酯(TG)、游离胆固醇(FC)、胆固醇脂(CE)和磷脂等很少溶于水，只有与载脂蛋白(APO)组成巨分子复合物(脂蛋白)才能在血中溶解、运转和代谢。载脂蛋白结构缺陷或功能低下时，会出现脂质转运功能低下，血液中脂蛋白增高。血中脂蛋白过高即形成高脂蛋白血症，高脂蛋白血症在动脉粥样硬化的疾病中占重要地位。因此载脂蛋白基因可作为动脉粥样硬化的遗传因子。

（一）载脂蛋白 B 基因

载脂蛋白 B(apolipoprotein, Apo)由肝脏合成，是低密度脂蛋白胆固醇(LDL-CHOL)的主要结构蛋白，约占低密度脂蛋白胆固醇总蛋白含量的97%。其可以根据氨基酸组成不同分为两个亚类，即 ApoB48 和 ApoB100。ApoB48 是乳糜微粒(CM)的载脂蛋白之一；ApoB100 是极低密度脂蛋白(VLDL)和低密度脂蛋白(LDL)的载脂蛋白之一。ApoB100 是凝血激活物组织因子的主要抑制物。

载脂蛋白 B 基因位于人类2号染色体短臂上，由29个外显子和28个内含子组成，全长43kb。载脂蛋白 B 基因存在多态性，共75处核苷酸变异，其中导致氨基酸改变有54处，碱基的部分缺失或插入是导致基因多态性的基础。载脂蛋白 B 基因 MspI 多态性是由第26外显子 MspI 酶切位点的限制性片段长度多态性，由于核苷酸第11039位碱基突变，而引起限制性内切酶 MspI 的酶切位点消失。载脂蛋白 B 基因 EcoRI 多态性的产生是因为载脂蛋白 B 基因在第29外显子4154位密码子突变，导致 GAA 突变为 AAA，产生的氨基酸序列上由赖氨酸取代了谷氨酸。XbaI 酶切位点多态性是第26个外显子上2488密码子 ACC-ACT 的变异。Ins/Del 位于载脂蛋白 B 基因5′端第1个外显子上。数目可变的串联重复序列位于载脂蛋白 B 基因3′末端，长14~16bp，富含 AT 二核苷酸的重复序列并串联而成，也称为高变区或小卫星区。目前发现的这类等位基因已有22种，长度在400~1200bp之间。国外有研究认为 EcoRI 酶切位点的消失可引起低密度脂蛋白胆固醇的升高。有人分析得出 XbaI 的变异与颈动脉粥样硬化有关。在对我国北方地区汉族人的研究中发现，载脂蛋白 B 基因 EcoRI、MspI 多态性对人群血脂水平有一定影响，但在广西壮族人群的研究中发现，XbaI、EcoRI 酶切位点等位基因的分布与冠心病、脑梗死的发病无明显关系。

（二）载脂蛋白 E 基因

载脂蛋白 E(apolipoprotein E, ApoE)是一种富含精氨酸的碱性蛋白，人载脂蛋白 E 由299个氨基酸残基组成，分子量为34145D，含32个 Arg 和12个 Lys 存在于血浆的 CM、VLDL及其残粒和β-VLDL中均含有载脂蛋白 E。载脂蛋白 E 是 LDL 受体的配体，也是肝细胞 CM残粒受体的配体。

载脂蛋白 E 基因定位于染色体19q13.2，长3.7kb，含有4个外显子和3个内含子。一些学者发现，在冠心病发病率低的日本人群中，ε2频率高于其他人群，ε4频率低于其他人群，而在心肌梗死发病率高的芬兰，ε2、ε4频率正好相反。Scuteri 将200例有 ε4 等位基因者与530例无 ε4 等位基因的非冠心病个体进行了20年的随访观察，发现有 ε4 等位基因者心血管事件发生率达20%，而无 ε4 者只有12%。文献荟萃分析发现，携带 ε4 等位基因者较携带 ε2、ε3 者患冠心病的风险要高42%。有研究发现，ε4 等位基因是脑梗死的遗传标志，ε2 等位基因在老年人群中可增加脑出血的风险。

(三)载脂蛋白AV基因

载脂蛋白AV由366个编码氨基酸组成,分子量为39KD。其二级结构有32%的α螺旋,33%的β折叠,16%的β转角和18%的无规则卷曲。由肝脏合成后,分泌入血液。主要分布于高密度脂蛋白,少量分布于极低密度脂蛋白和乳糜微粒。载脂蛋白AV功能主要是阻碍肝脏中极低密度脂蛋白的装配、激活脂蛋白酶以及增强极低密度脂蛋白和低密度脂蛋白受体的亲和力。

2001年Pennacchio发现了载脂蛋白AV基因,并将其定位于11q23全长1889pb,由4个外显子和3个内含子构成。载脂蛋白AV基因有16个单核苷酸多态性位点,并发现血浆甘油三酯水平同极低密度脂蛋白颗粒及载脂蛋白AV基因内部的3个相邻的单核苷酸多态性位点有关,而同基因上游距离较远的单核苷酸多态性位点无关,并且在高甘油三酯水平的人群中,杂合型基因型的比例明显较高。对日本和中国人群的研究也得出了相似的结果,即TT基因型个体血清甘油三酯水平显著低于TC/CC基因型个体。C等位基因在中国人群中的频率为26%-40%,而在高加索人群的出现频率则为8%,中国人群的C等位基因出现频率显著高于高加索人群,这说明中国人群该核苷酸多态性位点对群体甘油三酯水平的影响大于高加索人群。因此,载脂蛋白AV基因的多态在不同种族群体中对血清甘油三酯水平均有影响,是高甘油三酯血症的一种遗传风险因素。

(四)脂蛋白酯酶基因

脂蛋白酯酶(lipoprteinlipase,LPL)是脂肪细胞、心肌细胞、骨骼肌细胞、乳腺细胞以及巨噬细胞等实质细胞合成和分泌的一种糖蛋白,分子量为60KD,含3%~8%碳水化合物。活性脂蛋白酯酶以同源二聚体形式存在,通过静电引力与毛细血管内皮细胞表面的多聚糖结合,肝素可以促进此结合形式的脂蛋白酯酶释放入血,并可提高其活性。脂蛋白酯酶是甘油三酯(triglyceride,TG)降解的限速酶,催化乳糜微粒和极低密度脂蛋白核心的甘油三酯,将其分解为脂肪酸和单酸甘油酯。脂蛋白酯酶还参与极低密度脂蛋白和高密度脂蛋白之间的载脂蛋白和磷脂的转换。

人脂蛋白酯酶基因定位于染色体8p22上,其DNA序列能够编码448个氨基酸,包含10个外显子和9个内含子,其中外显子长30 kb,内含子长6 kb。其中外显子1能够编码mRNA5′非翻译区(untranslated regions,UTR)、信号肽及成熟蛋白质前两个氨基酸残基,外显子10是长达1948 bp的3′非翻译区,对基因的转录调控、蛋白的修饰表达及mRNA稳定性表达具有重要作用,剩余的8个外显子编码余下的446个氨基酸。外显子4~6是高度保守区,对保持脂蛋白酯酶的脂解活性至关重要。国内外研究最多的是第9外显子的Ser447Ter突变,它使合成的脂蛋白酯酶在C端提前终止于Ser477。大多数研究结果表明,突变后的脂蛋白酯酶活性增高,可产生有益的血浆脂质谱,即TG降低,HDL-C增高,使糖尿病发病率下降,对血压也有显著的有益影响,是冠心病的保护因素之一,而且还可能是脑梗死风险降低的基因标记物,因此是一种保护性突变。而对位于第5外显子的Gly188Gln突变的研究表明,其杂合子的携带者发生缺血性心脏病的发现显著增加。多数研究表明,HindIII突变能够导致糖尿病患者的心血管并发症增多,如糖尿病脂代谢紊乱和冠心病等;而且PvuII多态性还与冠状动脉病变的严重程度有关。

(五)胆固醇酯转运蛋白基因

血浆胆固醇酯转运蛋白(cholesterol esters transporter,CETP)是一种高度疏水、热稳定的酸性糖蛋白。胆固醇酯转运蛋白介导血浆脂蛋白之间脂质的交换和转运,血浆中中性脂质胆固醇酯和甘油三酯的转运,特别是促进高密度脂蛋白的中性脂质胆固醇酯向其他包含载脂蛋白B的脂蛋白转运来调节血浆高密度脂蛋白。胆固醇酯转运蛋白还参与调节血浆高密度脂蛋白胆固醇的体积和含量,被认为是胆固醇逆向转运的关键蛋白。

人类胆固醇酯转运蛋白基因定位于16号染色体长臂上,与卵磷脂胆固醇酰基转换酶基因和结合珠蛋白基因邻近。胆固醇酯转运蛋白基因长度为25 kb,含有16个外显子和15个内含子。胆固醇酯转运蛋白基因缺陷可引起胆固醇酯转运蛋白浓度和活性的改变,从而使得高密度脂蛋白和低密度脂蛋白的浓度、组分和功能发生异常。随着分子生物学技术的发展,不断有新的胆固醇酯转运蛋白基因突变被发现。第14内含子的首位发生G-A突变导致血浆中胆固醇酯转运蛋白的缺乏。第15外显子442密码子错义突变在中国、韩国和日本人群中发生率较高,但在白种人和印度人中未发现突变,这种变异能影响胆固醇酯转运蛋白的合成,降低胆固醇酯转运蛋白水平的同时,升高高密度脂蛋白胆固醇和载脂蛋白AI的浓度,并增加低密度脂蛋白的颗粒大小。胆固醇酯转运蛋白基因第15外显子Ile405Val突变最早在在日本被发现,随后在欧洲人群中也被检测出,研究发现Ile405Val变异与低胆固醇酯转运蛋白活性和高密度脂蛋白水平有关。第1内含子227位核苷酸受累的Taq1B多态性可影响胆固醇酯转运蛋白的水平,这种影响关系还受到吸烟、性别以及体重指数等因素的影响。还有家系调查结果也支持Taq1B基因Taq1B位点多态性B2B2基因型能降低Taq1B活性,从而提高血浆高密度脂蛋白水平。有研究表明这种Taq1B位点变异而引起的高密度脂蛋白升高并不能降低心肌梗死的风险。

二、白三烯及炎症通路

白三烯(leukotriene, LT)是一种重要的促炎因子,由炎症细胞分泌产生。5-脂氧合酶(5-lipoxygenase, 5-LO)及其激活蛋白(5-lipoxygenase activating protein, FLAP)催化未酯化的花生四烯酸生成白三烯A4,白三烯A4不稳定,在白三烯A4水解酶和白三烯C4合成酶的作用下,分别进一步转化为白三烯B4和白三烯C4,白三烯C4随后转化为白三烯D4、白三烯E4。白三烯B4与受体结合,激活中性粒细胞,产生趋化作用,增强白细胞与血管内皮的黏附。白三烯C4及其代谢产物D4和E4与受体半胱氨酰白三烯受体1和受体2(Cysteinyl leukotriene receptor, CYS-LTR1/2)结合,可增加血管通透性,促进血管平滑肌细胞发生迁移,使动脉发生强有力的收缩。病理研究发现,在动脉粥样硬化发展的不同阶段,人的主动脉、冠状动脉和颈动脉粥样斑块损伤部位5-脂氧合酶及其激活蛋白含量增加。白三烯在动脉粥样硬化等慢性炎症疾病的发生发展过程中发挥着重要作用,5-脂氧合酶及其激活蛋白基因等变异可增加动脉粥样硬化导致发生缺血性脑病和心肌梗死的风险。

(一)ALOX5AP基因

5-脂氧合酶激活蛋白基因ALOX5AP是白三烯合成通路中第一个被识别的与缺血性脑病有关的基因。ALOX5AP基因定位于13q12-13,长度为31kb,和白三烯C4合酶基因同源,含有5个外显子和4个内含子。ALOX5AP基因变异的直接结果就是增加5-脂氧合酶激活蛋白的活性,活化5-脂氧合酶,导致动脉血管壁脂肪沉淀中白三烯聚集增多,缺血性卒中风险增加。这种风险的增加与ALOX5AP基因的4个单倍型位点有关,即SG13S25等位基因G、SG13S32等位基因A、SG13S89等位基因G和SG13S114等位基因T。已经发现的ALOX5AP基因多态性位点不少于131种。一项中国人群的ALOX5AP基因多态性位点SG13S114T/A

增加缺血性卒中风险性的研究结果显示,SG13S114T/A 等位基因频率在男性动脉粥样硬化性脑梗死患者中明显增高,可增加男性 1.62 倍动脉粥样硬化性脑梗死的患病风险。但并没有发现 ALOX5AP 单倍型和缺血性卒中的相关性。多项研究显示,无论是等位基因型还是单倍体型多态性位点的变异均增加缺血性脑卒中和心肌梗死的风险,并存在种族差异。

(二)ALOX5 基因

花生四烯酸 5-脂氧合酶是炎症介质白三烯和脂氧素(1ipoxins, LXs)生成旁路的一个起始催化酶,由 ALOX5 基因编码产生。ALOX5 基因定位于染色体 10q11.2,含 14 个外显子和 13 个内含子,由 71937 个碱基对组成。目前发现的 ALOX5 基因的单核苷酸多态性不少于为 391 处,大部分位于内含子中,多数报道是针对启动子区域 spl 结合位点突变的研究。有研究表明,ALOX5 启动子单核苷酸多态性等位基因变异的患者颈动脉内膜厚度明显高于非变异人群,提示基因变异可导致 ALOX5 转录活性增加,增加了动脉硬化症风险。对非西班牙裔白种人急性冠状动脉综合征患者的研究也得出了相似的结果。但也有研究表明 ALOX5 启动子 spl 结合区域基因突变与冠心病无关。这说明对 ALOX5 基因与动脉粥样硬化的详细关系和机制有待于进一步研究。

(三)磷酸二酯酶 4D 基因

磷酸二酯酶 4D(phosphodiesterase 4D, PDE4D)是降解细胞内第二信使环磷酸腺苷(cyclic adenosine monophosphate, cAMP)和环磷酸鸟苷(cyclic guanosine monophosphate, cGMP)的关键酶,使 cAMP 和 cGMP 变为无活性单核苷酸,从而使血管内皮失去保护。PDF4D 基因突变后,长链构型的 PDF4D 发挥磷酸化作用,进一步降低 cAMP 和 cGMP 的活性,通过对 cAMP 信号传导通路及表达调控机制,促进血管内皮细胞增殖,加重血管炎症反应,降低斑块稳定性,从而加速动脉粥样硬化。PDF4D 基因定位于染色体 5q12,长约 1.6 Mb,包含 24 个外显子和 22 个内含子。目前发现的 PDF4D 基因单核苷酸多态性有 16 种。多项研究显示,PDFAD 基因 SNP83 和 SNP56 与北美白人的脑梗死相关,SNP83T 等位基因与巴基斯坦人和亚洲人的脑梗死相关,并且 SNP56 可使缺血性卒中风险增高 2.26 倍。而澳大利亚人的 SNP56、SNP45、SNP41 及其单元型则与缺血性卒中相关。这说明 PDF4D 基因多态性存在地域差异性。同时研究也证实了 PDF4D 基因发生突变后产生的磷酸耳酯酶 4D 可选择性降解第二信使 cAMP,促进平滑肌细胞的增殖、迁移以及受损血管的炎症反应,促进动脉粥样硬化发生。

三、DNA 甲基化

DNA 甲基化是指由甲基转移酶(DNA methyl- transferase, DNMT)催化介导的,以 S-腺苷甲硫氨酸(S-adenosyl methionine)为供体,在胞嘧啶 C 的 5 号碳原子上加入一个甲基,使之成为 5-甲基胞嘧啶,同时 S-腺苷甲硫氨酸转变为 S-腺苷同型半胱氨酸的过程,是表观遗传学上对基因表达进行调控的一种常见机制,常常导致基因表达抑制。在人体中发生甲基化的胞嘧啶 C 常位于 CpG 二核苷酸中。正常情况下,成年人中有 70% 的 CpG 二核苷酸是被甲基化的。5-胞嘧啶被修饰成 5-甲基胞嘧啶后,DNA 结合蛋白与 DNA 主螺旋沟的结合能力降低,从而抑制基因的转录。近年来的研究发现,相关基因的 DNA 甲基化可影响动脉粥样硬化的发生发展过程。与动脉粥样硬化相关的 DNA 甲基化相关基因主要有 ER 基因等。

ER 基因。雌激素可调节血脂水平、凝血纤溶系统、抗氧化系统以及其他作用于血管的小分子的产生,如一氧化氮和前列腺素等,正常表达的雌激素对人体有重要的保护作用。人

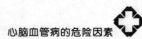

类雌激素受体(estrogen receptor，ER)基因有2个亚型，即ERα基因和ERβ基因。ERα基因定位于染色体6q24-27，全长140kb，含有8个外显子和7个内含子。ERβ基因定位于14q22-24，长40kb，也含有8个外显子和7个内含子。ERα和ERβ同属于类固醇激素受体超家族，两者有显著的同源性，但在组织学分布上有一定的差异。有研究发现，绝经前患有动脉粥样硬化的妇女的ERα受体的水平明显降低。用Southern印迹杂交技术分析人不同部位血管的甲基化情况，发现随年龄的增加，动脉粥样硬化区域的ERα基因甲基化水平显著升高，因此认为因甲基化而失活的ERα基因在动脉粥样硬化的发生和血管老化的过程中起重要作用。后来Kim等的研究也发现了在动脉粥样硬化区域的ERβ基因甲基化水平也显著增高，mRNA水平降低，抑制了甲基转移酶后，ERβ基因的表达明显激活。由此可见，ERα基因和ERβ基因的甲基化状态在动脉粥样硬化的发生、发展中起着重要作用。

四、细胞凋亡

细胞凋亡(apoptosis)是指为维持内环境稳定，机体细胞在正常生理或病理状态下由基因控制的细胞自主的有序死亡。其表现为细胞缩小而丧失与周围细胞接触，染色质凝缩在核膜附近，细胞骨架崩解，核膜消失，DNA断裂成片段，细胞膜起泡，最终细胞解体为许多由细胞膜包裹的凋亡小体，并被周围的健康细胞或吞噬细胞吞噬。随着分子心血管学的研究深入，越来越多的文献报道了细胞凋亡参与了动脉粥样硬化的发生发展过程。在动脉粥样硬化的斑块中存在着多种细胞的凋亡与坏死，如内皮细胞、平滑肌细胞、巨噬细胞，而凋亡占其主导地位，在组成动脉粥样硬化斑块的不同种类细胞中，单核细胞和巨噬细胞与平滑肌细胞和内皮细胞相比更易于发生细胞凋亡。细胞凋亡直接影响粥样硬化动脉的形态和结构以及斑块的稳定性，并且研究证明血管内皮细胞凋亡是动脉粥样硬化发生的一个始动因素，可引发血管调节功能失衡，促进血管平滑肌细胞的增殖、迁移；血管平滑肌细胞的凋亡是影响动脉粥样硬化斑块稳定性的重要因素；巨噬细胞凋亡可导致细胞外脂质核的发生和扩大，对斑块破裂及血栓形成有重要影响，由此可见细胞凋亡参与了动脉粥样硬化的形成过程。

(一)P53基因

P53蛋白是一种磷酸化核蛋白，对细胞周期的进程有调节作用，能促进心肌细胞凋亡，促进心肌病的发生发展。人类P53基因位于17p13.1，长20kb，含11个外显子，成熟P53蛋白由393个氨基酸构成。P53蛋白通过诱导P21转录，抑制细胞周期调节蛋白的活性，阻止细胞分裂；还可诱导Bax蛋白表达，促进细胞凋亡。由此可见，P53蛋白同时具有抑制细胞增殖和诱导细胞凋亡的作用。在分别对小鼠转入P53-/-、P53+/+的骨髓后，喂养高脂饮食12周，发现前者的动脉粥样硬化损伤区域比后者显著增多，这表明P53基因对抑制动脉粥样硬化有重要作用。所以P53基因缺乏或功能低下，可减低细胞凋亡，促进动脉粥样硬化的发展。

(二)Fas基因

1989年Yonehara发现了一株单克隆抗体，这株抗体可以识别一种表达于髓样细胞、T淋巴细胞和成纤维细胞表面的未知分子，诱导多种细胞系发生凋亡，这种新的跨膜分子被称为Fas。同年，Trauth也发现了一株可以诱导活化或恶性变淋巴细胞凋亡的单克隆抗体，他们将这株抗体所识别的蛋白称为凋亡蛋白-1(apotin-1，Apo-1)。基因克隆证明，Fas和Apo-1是同一种蛋白，属于肿瘤坏死因子受体与神经生长因子受体超家族成员。它广泛地分布于多种类型的细胞，包括胸腺细胞、外周活化T、B淋巴细胞、单核细胞、成纤维细胞、内皮细胞、上皮细胞等。人类Fas基因定位于染色体10q23，全长约2534bp，由8个内含子和9个外显子组成,可编码含 319 个氨基酸、分子量为 45KD 的 I 型跨膜糖蛋白。胞质区有一段约由 80 个氨基酸组成的传导凋亡信号的区域,称为"死亡结构域"。Fas 配体(FasL)是细胞表面的一种 II 型膜蛋白,具有 218 个氨基酸,其基因位于人体第 1 号染色体,主要表达于激活的 T 淋巴细胞和自然杀伤细胞。金属蛋白酶类裂解膜结合 Fas 配体可形成一种 sFas 配体。抗 Fas 抗体、细胞膜表面的 Fas 配体或血浆 sFas 配体均可与靶细胞表面的 Fas 结合,向携带 Fas 的靶细胞内部传递死亡信号,触发靶细胞的凋亡程序,造成细胞凋亡。在人颈动脉、主动脉、冠状动脉中发现巨噬细胞能够诱导血管平滑肌细胞凋亡,在粥样斑块中单核细胞膜表面增多的 Fas 配体与平滑肌表面的 Fas 结合,可启动相应的凋亡转导系统,从而导致血管平滑肌细胞的凋亡,这表明由 Fas 抗原表达增高介导的平滑肌细胞凋亡是动脉粥样斑块不稳定而易于破裂的直接原因。Fas 系统还可调节 T 淋巴细胞的凋亡,与自身免疫性炎性反应有关。冠心病患者血清中升高的 sEas 抑制了 sFas 配体与 Fas 之间的结合,激活的 T 淋巴细胞凋亡受到抑制造成 T 淋巴细胞自身持久、过度活化,加速血管平滑肌细胞的增殖和迁移,促使粥样斑块形成。

五、生长因子

生长因子(growth factor)是一类通过与特异的、高亲和的细胞膜受体结合,调节细胞生长与其他细胞功能等多效应的多肽类物质,存在于血小板和各种成体与胚胎组织及大多数培养细胞中,对不同种类细胞具有一定的专一性。已证实,血管内皮生长因子是唯一的血管形成具有特异性的重要生长因子,其他生长因子如成纤维细胞生长因子、转化生长因子、血小板衍生生长因子等虽然能作用于包括血管内皮细胞在内的多种细胞,但不具有特异性。

人血管内皮生长因子(vascular endothelial growth factor,VEGF)基因位于染色体 6p21.3,由 8 个外显子和 7 个内含子构成,基因全长 28kb,编码基因长 14kb,相对分子质量约 34~45kD。其编码产物为同源二聚体糖蛋白,由相对分子质量为 17~22kD 的相同亚基通过二硫键相连而成。血管内皮生长因子的不同亚型由该基因的不同剪接方式形成,分别为 VEGF121、VEGF165、VEGF145、VEGF189 和 VEGF206。异构体之间的功能差异主要取决于其与细胞表面和细胞外基质中肝素结合活性的不同。VEGF121 由外显子 1-5 和 8 编码,是一种可溶性分泌蛋白,不与肝素或细胞外基质结合。VEGF165 增加了外显子 7 编码的多肽链,具有肝素结合活性,约 50% 以可溶性形式分泌至外胞外,其余部分与细胞膜或基底膜上含有肝素或硫酸乙酰肝素的蛋白多糖紧密结合,其 cDNA 扩增丰度最高,研究应用也最广泛。VEGF145 含有外显子 6 编码的多肽链,能与细胞外基质结合,其表达局限于生殖器官来源的细胞。VEGF189 和 VEGF206 均含有外显子 6、7 编码的多肽链,活性相同,与肝素结合活性很高,几乎完全与细胞和细胞外基质结合,在细胞外液中测不到游离形式。

动脉粥样硬化是一个复杂的炎症过程,包括炎症细胞聚集、纤维细胞增生、细胞外基质沉积、血管生成、纤维化和钙化,最终出现管腔狭窄。单核(巨噬)细胞浸润是动脉粥样硬化的早期过程,已经发现多种炎症介质如 TNF、也-1 和 IL-6 等在粥样斑块内表达,这些细胞因子均能够上调 VEGF 的表达。另外氧化型低密度脂蛋白也可上调巨噬细胞和内皮细胞中 VEGF 的表达,与动脉粥样硬化的进展有关。在高胆固醇兔模型中检测了人重组 VEGF165 对动脉粥样硬化进展的影响,发现 VEGF165 处理组的粥样硬化斑块平均面积、周径、厚度、内皮密度和巨噬细胞密度均明显高于对照组,提示 VEGF 可促进粥样硬化斑块进展的速度和程度。又有研究发现,脑缺血早期的 VEGF 表达增加有神经保护作用,能减少梗死灶体积和改善神经功能,3 天达到高峰。第 3 天至第 28 天能提高未成熟神经元的存活率,促进缺血半暗带脑血管新生。因此,VEGF的直接神经保护作用可减轻急性期缺血损伤,而神经元发生和血管生成则有助于脑损伤的长期修复。这说明在动脉粥样硬化的发生发展过程中血管内皮生长因子高表达具有双重作用,控制其高表达的时期可以最大地控制动脉粥样硬化的转归。

由此可见,动脉粥样硬化的发生、发展受多种因素制约。动脉粥样硬化是一种多基因并受环境因素影响的疾病,单一基因对其作用有限,并且因种族地域的不同基因对动脉粥样硬化的贡献也存在差异。而且只有基因变异发展到一定程度才能表现出疾病状态。

第二节　心脑血管病的自然环境危险因素

人类的生活环境是指与人类生活密切相关的各种自然条件和社会条件的总体,它由自然环境和社会环境所组成。自然环境(the natural environment)就是环绕着人群的空间中可以直接、间接影响到人类生活、生产的一切自然形成的物质、能量的总体。现代研究证明自然环境中的空气污染和极端气象等与心脑血管病存在密切的关系。

【自然环境概述】

人类赖以生存和发展的环境地球保持相对的稳定是人类自身及其共存生物诞生和繁衍生息的前体和基础。自然环境包括空气、土壤和水。空气也就是地球的大气(atmosphere),也叫大气圈,主要由78%的氮气、21%的氧气、0.94%的稀有气体,0.03%的二氧化碳,0.03%的其他气体和水蒸气、杂质、杂质气体共同组成,密度为1.293 g/l,其中稀有气体为氦(He)、氖(Ne)、氩(Ar)、氪(Kr)、氙(Xe)、氡(Rn)以及不久前发现的Uuo7种元素,杂质气体由一氧化碳、二氧化硫、二氧化氮、臭氧等组成。空气成分的浓度是相对稳定的。大气层的空气密度随高度而减小,越高空气越稀薄。大气层的厚度大约在1000 km以上,但没有明显的界线。整个大气层随高度不同表现出不同的特点,分为对流层、平流层、中间层、暖层和散逸层。除此之外,还有两个特殊的层,即臭氧层和电离层。其中臭氧层距地面20~30 km,主要是由于氧分子受太阳光的紫外线的光化作用使氧分子变成了臭氧。在地球的历史进程中,大气层不断发生着变化,其组成成分曾经出现了巨大的变化。现在大气层的组成是大约在3.5亿年前形成的。在人类形成和发展的这段时间里大气组成的变化是很小的,保持着一种平衡稳定的状态。土壤是岩石圈表面的疏松表层,由固体、液体和气体三类物质组成的。固体物质包括土壤矿物质、有机质和微生物等。液体物质主要指土壤水分。气体是存在于土壤孔隙中的空气。土壤中这三类物质构成了一个整体,是植物和一些软体动物、节肢动物以及细菌、真菌藻类等生活的基质。水(H_2O)是由氢、氧两种元素组成的无机物,在常温常压下为无色无味的透明液体。地球上的水分布在海洋、湖泊、沼泽、河流、冰川、雪山以及大气、生物体、土壤和地层。水的总量约为$1.4×10^{13}$ m³,其中96.5%在海洋中,约覆盖地球总面积的70%。陆地上、大气和生物体中的水只占很少一部分。是包括人类在内所有生命生存的重要资源,也是生物体最重要的组成部分。水在生命演化中起到了重要的作用,它是氧气在地球上的早期来源之一。

大约在50亿年前,也就是在地球诞生之初,地球周围就有原始大气存在,其主要为H和He,但在太阳风的作用下很快消失。现在的大气是在强烈的短波光的作用下由次生大气演化而来,其主要的特点就是产生了氧。有了氧,就为生命的诞生提供了温床,经过亿万年的演化,才成为现在的以人类为主体的多种生物共存的家园。既然地球的大气圈内孕育了今天的生命,那么地球这种生命环境的改变必然会影响到生命的本身。随着人类活动能力的加强和对自然改造的深入,加之对自然与人类的共生关系认识的肤浅和私欲,人类对自然的破坏日趋严重,包括工业废污的排放,汽车尾气的快速增加,滥伐树木森林而导致的森林面积减少和植被的破坏等。

【环境污染与心脑血管病】

环境污染(environment pollution)是指人类直接或间接地向生活环境中排放超过环境自净能力的物质或能量,从而使环境的质量降低,对人类的生存与发展乃至整个生态系统造成不利影响的现象。环境污染包括大气污染、土壤污染以及水污染等。目前,越来越多的研究发现环境因素,比如空气污染、接触某种化学物质或金属、饮水污染等均在心血管疾病的发生中发挥了重要作用,增加了公共健康风险。

一、空气污染与心血管疾病

空气污染是指大气中污染物浓度达到有害程度,破坏生态系统和人类正常生活条件,对人和人类共生的生物造成了危害的现象。凡是能使空气质量变坏的物质都是空气污染物。目前,已知的空气污染物不少于100种,尤其是人类过度的生成活动中产生的工业废气、汽车尾气以及生活燃料排放的气体等。流行病学调查研究表明,空气污染物水平的增加与心脑血管疾病的发病率和死亡率密切相关,即随着空气污染水平的上升,心脑血管疾病的发病率和死亡率增高。吸入的空气污染物能影响心率、心率变异性、血压、血管紧张性、血凝及动脉粥样硬化的发生,已有心血管基础疾病、糖尿病的人群及老年人对空气污染引起的心血管疾病更易感。2004年美国心脏病协会(the American Heart Association,AHA)提出主要环境暴露源之一的空气污染对心脑血管病的影响已经成为一个严重的公共卫生问题。而且在2010年5月,美国心脏协会(AHA)更新了2004年公布的有关空气污染与心血管疾病相关性的声明,并提出细颗粒物暴露与心血管疾病发病率和死亡率存在明确的因果关系,细颗粒物暴露应被视为心血管疾病发病和死亡的一种可改变的危险因素,而且颗粒物暴露与动脉粥样硬化、系统炎症、氧化应激、血栓形成倾向、动脉血压、血管功能状态、心率变异性、心肌缺血或复极异常等密切相关。

空气污染物分为颗粒物(particulate matter,PM)和气态污染物,气态污染物包括氮氧化物、二氧化硫、一氧化碳和臭氧等。颗粒物包括空气动力学直径(aerodynamic diameter,AD)在2.5~10 μm的粗颗粒(PM10)、动力学直径小于2.5 μm的细颗粒(PM2.5)和动力学直径小于0.1 μm的极细颗粒(ultrafine particle,UFPs)。颗粒物成分极其复杂,含有机成分如多环芳烃等,无机成分如臭氧、二氧化硫等,金属离子如铅、锌等。颗粒物在呼吸道的沉积部位及沉积量与颗粒直径大小有关,大于5 μm颗粒物多沉积在上呼吸道,小于5 μm颗粒物多沉积在细支气管和肺泡,2.5 μm以下颗粒物75%在肺泡内沉积,甚至可以穿过肺泡间质进入循环系统。

(一)颗粒物污染对机体的效应

空气污染对人体接触时间的长短不同,其对机体的危害程度和预后也存在差异。依据空气污染物对机体作用时间的长短,分为长期效应和短期效应。Dockey等指出,与轻度污染的城市相比,重度污染城市的死亡率是其死亡率的1.26倍。这项研究首次给出了长期接触颗粒物将会导致死亡率的长期上升的证据。通过对意大利8个城市16989个体调查所收集到的数据显示,PM10每增加10 μg/m³,冠心病死亡率会增加1.46%。一项对日本静冈市14001个体长达7年的跟踪研究发现,交通污染引起的颗粒物每增加10 μg/m³,各种原因引起的总死亡率增加1.02%,心肺疾病引起的死亡率增加1.16%,缺血性疾病死亡率增加1.27%。对载脂蛋白E基因敲除小鼠的研究表明,长期接触低于规定范围下限的PM2.5能引起血管的张力改变和炎性反应,促进动脉粥样硬化的形成。数周到数月暴露在空气污染物之中也与心血管疾病的发病率呈高度正相关。从芝加哥地区医院1988年至1993年的入院统计数据显示,空气中PM10每增加10 μg/m³,心脏病、慢阻肺和肺炎的入院率就分别增加1.27%、1.45%和2.00%。最新的一项对于PM2.5的研究还发现,短期接触PM2.5与心力衰竭的关系最大,PM2.5每增加10 μg/m³,患心力衰竭的风险增长1.28%。同样,对于因缺血性心脏病、脑血管疾病和心律失常而住院的风险也会有所增加。另一方面,随着空气污染下降,短期死亡率和长期死亡率均有所降低。例如,在犹他谷一个钢厂罢工13个月期间,PM10的浓度每降低15 μg/m³,相应的死亡率也下降了3.2%。同样,都柏林城市由于对煤炭销售的禁令使黑烟平均浓度降低了35 μg/m³,该城市的非创伤性死亡率在禁令颁布后的72周内下降了5.7%。最新的一项"哈佛六城市研究"的后续报告中指出,PM2.5的减排量与当地的死亡率的降低是相关的。在这项研究中,PM2.5每减少1 μg/m³,整体死亡率就会相应地减少3%。这说明空气污染的影响是可以在部分范围内回转的。

(二)颗粒物污染对心脑血管的毒性机制

研究表明,吸入颗粒污染物可引起气道产生活性氧自由基(reactive oxygen species,ROS)增加,刺激局部肺泡产生炎症反应。活性氧自由基和炎症细胞因子释放入血可影响心脏自主神经功能、血压、血管紧张度及反应性、血凝及促进动脉粥样硬化发生。极微小的粒子还能直接进入脉管系统,引起心肌和血管产生氧化应激和前炎症反应。这种由肺和脉管系统共同介导的病理生理反应可加重心肌缺血、增加心血管疾病死亡率。

空气颗粒污染物的暴露会增加机体血液循环中C反应蛋白、白介素-6、白介素-8以及肿瘤坏死因子等炎性标志物的水平,可加速血凝,引起内皮细胞功能障碍及急性的血管收缩进而引起心肌缺血。C反应蛋白被认为是全身性炎症的生物标志物,也是冠状动脉粥样硬化心脏病的独立危险因素。空气污染介导的全身炎症反应还能促进动脉粥样硬化的形成,导致斑块的不稳定性,在短期内诱发急性心血管事件。

动物实验研究表明,长期吸入浓缩的UFPs和PM2.5能加重载脂蛋白E基因缺陷型小鼠和高脂血症家兔的动脉粥样硬化损伤,这表明空气污染能加重动脉粥样硬化的发展。对美国洛杉矶798名居民的研究发现,外周PM2.5每增加10 μg/m³,动脉内膜及中膜厚度增厚的发生率增加5.6%。PM能动员骨髓里的单核细胞、杆状核细胞、中性粒细胞,升高血清中的白细胞介素-1和白细胞介素-6,上调内皮黏附分子,将粒细胞趋化至粥样硬化斑处并使其加重。

一项对波士顿某地区居民的研究表明,平均浓度为15.5 μg/m³的PM2.5的暴露与心率的下降有关。相反,外周PM10浓度增加为100 μg/m³能使心率增加5～10次/min。研究表明,空气污染能影响心脏自主神经系统,并且粒子的类型和浓度不同,其效应也不同。细颗粒激发自主神经系统,导致心脏自主神经控制的失衡,其特点为交感神经兴奋而副交感神经抑制。这种失衡会增加致死性心律失常和急性心血管事件发生的危险度,尤其是老年高危人群。心率的变异性通常作为反映心脏自主神经活动的重要指标。在老年人和具有明显心脏疾病的病人中,心率变异性的下降预示心血管疾病发病率和死亡率危险度上升。研究表明,当短期(1~2h)暴露于污染颗粒物质后,心率的变异性下降。慢性暴露于污染物也可能会破坏心脏自主神经功能。又有研究发现,PM2.5的慢性暴露与心率的变异性下降有关,特别是有基础代谢综合征的患者。目前研究认为,自主神经平衡破坏的可能机制包括污染物直接作用于心肌离子通道、肺神经反射弧激活、炎症反应等。

(三)气态污染物对心脑血管系统的影响

几种气体如氮氧化合物、一氧化碳、二氧化硫和臭氧都有心血管毒性。特别是急性心肌梗死和1-2天的短期臭氧接触有很紧密的关系。臭氧能削弱肺部气体的交换从而加重心肌的负担。而二氧化硫能抑制迷走神经对心脏的支配,从而增加室性心律失常的风险。慢性一氧化碳暴露能显著改变体外培养的心肌细胞的收缩、舒张,引起心室肌细胞Ca^{2+}超载而诱发心律失常。

(四)二手烟对心脑血管病的影响

二手烟,也称为环境烟草(environmental tobacco smoke,ETS),既包括吸烟者吐出的主流烟雾,也包括从纸烟、雪茄或烟斗中直接冒出的侧流烟。值得注意的是,侧流烟中的一些有害物质比主流烟含量更高,如一氧化碳,分流烟是主流烟的5倍;焦油和烟碱是3倍;氨是46倍;亚硝胺是50倍。世界卫生组织的报告表明,吸烟对人类的危害是多方面的,主要导致哮喘、肺炎、肺癌、高血压、心脏病和生殖发育不良等。二手烟对被动吸烟者的危害一点也不比主动吸烟者轻,特别是对少年儿童的危害尤其严重。二手烟中的尼古丁,进入人体后会引起四肢末梢血管收缩、心跳加快、血压上升、呼吸变快、精神状况改变,并促进血小板凝集,这是造成心脏血管阻塞、高血压、中风等心血管疾病的主要原因。2006年英国《柳叶刀》杂志发表一项关于吸烟与心肌梗死风险的大规模病例对照研究。研究表明,从全球范围来看,吸烟是心肌梗死重要的病因,各种形式的烟草使用,包括各种类型的吸烟、咀嚼烟草及二手烟的吸入与心肌梗死有明显关联。

(五)汽车尾气污染对心脑血管的影响

汽车尾气污染是指由汽车排放的废气造成的环境污染。可以说,汽车是一个流动的污染源。进入21世纪,汽车污染日益严重。随着汽车数量越来越多、使用范围越来越广,它对世界环境的负面效应也越来越大,尤其是危害城市环境,造成地表空气臭氧含量过高,加重城市热岛效应,使城市环境转向恶化。有关专家统计,到21世纪初,汽车排放的尾气占了大气污染的30%～60%。随着机动车的增加,尾气污染有愈演愈烈之势,由局部性转变成连续性和累积性,而各国城市市民则成为汽车尾气污染的直接受害者。目前在汽车尾气颗粒物及气体部分冷凝物中已分离鉴定出300多种。汽车尾气的主要成分有一氧化碳、氮氧化合物、碳氢化合物、醛以及含铅化合物等。其中氮氧化合物包括一氧化氮和二氧化氮,碳氢化合物包括甲烷、乙烯、丙烯、乙炔以及多环芳烃等,醛包括甲醛、乙醛、丙醛、丙烯醛、丁醛、丁烯醛和苯甲醛等,尾气中的铅主要为氧化铅,由抗爆剂四乙铅转化而来。汽车尾气中的氮氧化合物和碳氢化合物在短波光的作用下发生光化作用,产生臭氧(O_3)、醛、酮、酸、过氧乙酰硝酸酯等二次污染物,扩大和加深对环境的污染。

在唐山市进行的一项调查表明,唐山市1998—2000年的大气CO浓度值分别为3.20

mg/m³、3.08 mg/m³和3.93 mg/m³，在控制吸烟等混杂因素外，唐山市外勤交警的碳氧血红蛋白饱和度比内勤警明显增高，不同年龄段的外勤警的碳氧血红蛋白饱和度均高于内勤警。青岛市的调查研究发现，机动车尾气污染可导致交通警察红细胞、血红蛋白及血小板的代偿性增高，有实验说明，长期接触交通污染环境能引起交通警察血压的改变。有人在西安选择了4个有代表性的交警固定执勤位置，进行了环境污染物监测，测得结果显示，氮氧化物浓度为0.01～0.12 mg/m³，O₃浓度为0.09～1.08 mg/m³，CO浓度为2.6～2.7 mg/m³。对西安市630例交通警察的心电图测定后发现，窦性心律不齐、窦性心律过缓伴不齐以及左心室高电压等心电图异常的人数明显高于非交通警察人群。这说明长期暴露于机动车尾气污染可导致心血管系统异常改变。

二、水和土壤污染与心血管疾病

水污染（water pollution）是指水体因某种物质的介入，而导致其化学、物理、生物或者放射性等方面特性的改变，从而影响水的有效利用，危害人体健康或者破坏生态环境，造成水质恶化的现象。据统计水中的污染物超过2000多种，包括有机物：三氯甲烷、四氯化碳、农药等，无机物：铅、汞、锰、铬等，微生物：细菌、寄生虫等。土壤是指陆地表面具有肥力、能够生长植物的疏松表层，其厚度一般在2 m左右。当土壤中含有害物质过多，超过土壤的自净能力时，就会引起土壤的组成、结构和功能发生变化，其中的微生物活动受到抑制，这种造成土质恶化的现象就称为土壤污染（soil pollution）。有害物质或其分解产物在土壤中逐渐积累通过"土壤→植物→人体"，或通过"土壤→水→人体"间接被人体吸收，从而达到危害人体健康的程度。土壤污染大致可分为无机污染物和有机污染物两大类。无机污染物主要包括酸、碱、重金属，盐类，放射性元素铯、锶的化合物、含砷、硒、氟的化合物等。有机污染物主要包括有机农药、酚类、氰化物、石油、合成洗涤剂、3,4-苯并芘以及由城市污水、污泥及厩肥带来的有害微生物等。越来越多的实验证实持久土壤和水中的有机农药和重金属的超标与心脑血管病的发生和死亡率增高有关。

（一）有机农药等污染物与心血管疾病

越来越多的证据表明，农药等持久性有机污染物（persistent organic pollutants，pops）长期接触可促发动脉粥样硬化的发生，韩国学者Myung-Hwa Ha在美国全国的健康调查中，以40岁以上的889名成年人为对象，分析血清的有机污染物浓度与心血管疾病之间的相关性，结果发现血清二噁英、多氯联苯与有机氯农药和心血管疾病的患病率仅在女性中呈正相关，但血清多氯二苯以及二噁英的浓度则不仅与女性，而且也与男性心血管疾病的患病率之间呈正相关。

（二）重金属的水污染与心血管疾病

Houston认为汞镉和其他重金属对人体的硫氢基团(-SH)有很大的亲和力，汞镉等重金属在体内常替代锌铜和微量元素的作用，降低类金属酶的效能，引起细胞线粒体的功能障碍，增加脂质的过氧化减少ATP的合成，并可使人体内多种抗氧化物质灭能，降低免疫功能促进衰老的进程；汞镉等重金属还可明显增加人体的氧化应激反应，促进炎症的应答，损伤血管平滑肌内皮细胞，增加血清尔茶酚胺的释放。因此，重金属的河水污染，海鲜品污染以及生产生活用品的污染可增加慢性汞镉等重金属的中毒，可促使动脉粥样硬化。冠心病、高血压甚至急性心肌梗死的患者中必须慎防汞镉等慢性重金属中毒的促发作用。

（三）慢性砷中毒与心脑血管病

经常进食砷污染的水和食品,接触砷污染的生产和生活用品,吸入含砷较多煤的燃烧产物的煤气,可引起慢性砷中毒,慢性砷中毒对于心血管疾病的发生是一个独立的危险因素,并呈剂量依赖性,可促使心血管疾病的发生和死亡率的增加。研究者发现,慢性砷中毒损害动脉内皮细胞,引起微循环障碍,因此可促发动脉粥样硬化、冠心病、高血压和周围心血管;并可延长 QT 间期,增加 QT 的离散度（QTc）,促发心律失常。在东南亚一些国家及美国都存在由于砷导致的动脉硬化、高血压而引起死亡率的增加。台湾西南部常见的黑足病就是与慢性砷中毒有关的一种心血管疾病,是环境污染与遗传因素综合作用的结果。砷中毒的暴露途径是通过饮用污染的井水和河水,水中砷的浓度大于 50 μg/l 就可引起不良后果。此外,室内炉子使用含砷浓度过大的煤燃烧,长期使用可引起慢性砷中毒。

砷引起血管疾病的原因尚未十分清楚,但动物实验表明砷可与体内多种酶活性中心的必需基团巯基结合抑制其活性,包括内皮一氧化氮合成酶（endothelial nitric oxide synthase, eNOS）。动脉离体实验表明,砷能抑制乙酰胆碱诱导的血管松弛,增加过氧亚硝酸盐的产生。结果与体内实验一致,表明砷能增加外周的抵抗,用砷预处理能抑制乙酰胆碱引起的血压下降。另外,砷能降低血浆一氧化氮（nitric oxide, NO）及四氢蝶呤（tetrahydro-L-biopterin, BH4）水平,从而使 eNOS 解耦联,引起活性氧簇增加。值得注意的是,动物实验和人体试验均显示砷不会影响血脂,表明低水平的血管炎症及轻度血脂异常并不是砷血管毒性的主要方面,而一氧化碳失衡才是主要方面。

（四）铅暴露与心脑血管病

研究表明,血铅水平与绝经后妇女收缩压和舒张压的升高有正相关。动物实验、离体组织实验和体外细胞培养实验研究都表明慢性低水平铅暴露可引起高血压及心血管疾病。其机制包括氧化应激、降低一氧化碳的生物利用度、提高肾上腺素活性、增加内皮素的产生、改变肾素-血管紧张素系统、提高缩血管前列腺素而降低舒张血管前列腺素、炎症反应、干扰血管平滑肌细胞 Ca^{2+} 信号、降低内皮依赖性血管舒张、引起内皮细胞损伤妨碍内皮修复、刺激平滑肌细胞增殖和转型以及减少组织纤溶酶原激活剂而提高纤溶酶激活剂抑制因子-1 的产生等。通过这些机制,铅可引起高血压,促进动脉粥样硬化,促进血栓形成及心血管疾病的发生。

一项研究报道证明铅的暴露与心血管疾病的发生和死亡率的上升有关,并评估了人体的骨铅和血铅浓度与发生缺血性心脏病的风险之间的联系。作者在一组男性的患者研究中对该组男性进行血铅和骨铅基线水平的测量,并与引起缺血性心脏病的发生之间的联系进行了随访,结果发现凡是血铅和骨铅的基线水平增高的男性,其未来发生缺血性心脏病的风险也随之显著上升,在矫正了其他危险因素的影响以后,铅暴露仍然是一个重要的危险因素。作者发现由慢性铅暴露使血铅浓度大于 5 μg/dl 之后,长时间不降低就可使心率变异性显著下降,缺血性心脏病的发生和死亡率有明显的增加。因此,在职业环境的检测中,血铅浓度必须保持在允许范围之内。此外,在不同的人群中发现慢性铅暴露可使高血压的发生率增加,尤其在承受心理应激较大的白领人群中,高血压的发生率更有显著的上升。

【气象与心脑血管病】

气象（meteorology）是指发生在大气层中的大气运动规律,对流层内发生的天气现象和地面上旱涝冷暖,如云、雾、雨、雪、冰雹、雷电、台风、寒潮等。早在2000年前人类就已经开始观察天气、气候的变化对人体健康与疾病的影响。如今由于气候变化和频繁的灾害性天气,人们越来越关注生活环境和自身健康之间的关系,大气环境对人类健康产生的影响也受到了更多的关注。

一、冷锋、冷高压和暖锋与心脑血管疾病

气团(airmass)是指气象要素温度和湿度水平分布而且比较均匀的大范围的空气团。气团的水平范围可达几千公里,垂直高度可达几公里到十几公里,常常从地面伸展到对流层顶。按气团的热力性质不同,划分为冷气团和暖气团。活动在我国的冷气团多在极地和西伯利亚大陆上形成。冷气团主动向暖气团移动形成的锋面称为冷锋(cold front),相反暖气团向冷气团移动的锋面称为暖锋(warm front)。冷锋冬季最强,常能直驱华南及南海,而造成寒潮天气。夏季冷锋较弱,主要活动在北方,夏季的冷锋常带来雷阵雨天气。一般情况下冷锋过境以后,当地将转受冷高压控制。暖锋过境时,温暖湿润,气温上升,气压下降,天气多转云雨天气。

冷锋和冷高压都是由冷气团控制的天气形势,冷锋、冷高压经过时气象要素会发生剧变,会导致大幅度降温,湿度骤降,气压升高,常常带来较强的风,也有众多的研究表明冷空气的活动会影响到心脑血管疾病的发病率和死亡率。

高血压主要发生在强冷空气来临之前的低气压暖气团控制至强冷空气冷锋通过时气压上升、温度下降为止这段时间内。当冷锋通过后,气压迅速升高,气温骤降,急剧的冷暖变化,使肾上腺髓质释放肾上腺素、去甲腺素到血液中去的数量急剧增加;另外气温急剧下降,可使交感神经兴奋,也使肾上腺髓质分泌的肾上腺素增加。肾上腺素的增加可提高心脏排血量,去甲肾上腺素的增加可使细小动脉痉挛,血管阻力增加,因而使血压上升。

冷锋过境除影响血压值外,还影响血压波动幅度。有研究表明,气温下降使得昼间血压升高而夜间血压下降,血压波动增加。血压升高、波动性增加,加强了对血管壁的剪切力,使血管内皮细胞损伤加重。内皮细胞损伤降低了一氧化氮合酶活性,产生氧自由基增多而影响内皮细胞功能,使血管内皮依赖性舒张功能减弱;同时激活凝血系统使血小板聚集,形成血栓。实验观察发现急性低温低氧后,肠系膜微血管口径明显变小,血流速度明显减慢,这说明气温降低时,机体微循环减低,血液发生淤滞,为凝血创造了有利条件。另外气温下降可以增加红细胞和血小板计数以及血浆胆固醇、纤维蛋白原和α巨球蛋白的含量,大大提高了血液黏度及凝固性。因此,冷锋过后心脑血管病的发病率和死亡率显著增高。

暖锋过境后,气温会上升,气压下降,天气转晴。暖锋天气特点就是降水强度较小、范围较广、时间较长,在这样的天气形势下容易导致心脑血管疾病的易患人群发病,此时的心脑血管发病入院人数最多。有研究表明,在伦敦,当温度高于19℃时,气温每升高1℃,心脑血管疾病的发病率将会增加3.01%;在荷兰,当温度高于16.5℃时,心脑血管疾病就会增加1.86%。国内研究证实,夏季高温、气压偏低易引起冠心病发病;当气温骤降、气压剧升时容易造成脑溢血的发病;而当气温剧升、气压下降时,脑梗死的发病率将升高。由此可见,高温高湿、低气压天气极易诱发心脑血管疾病。

暖锋对心脑血管疾病的影响主要是由于高温可以引起交感神经兴奋,使肾上腺分泌的肾上腺素先增多,后减少,机体起先因受热而导致血管扩张,继而血管又收缩;气温较高又使人体排汗增加,大量的钠随之排泄,导致细胞的电解质紊乱和酸碱平衡失调而出现心律失

常,水分的过多丢失会引起血液黏稠度增加和循环障碍,容易使心脑血管疾病患者发病,心肌梗死和脑梗死发病率增加,死亡率升高。

二、副热带高压与心脑血管病

副热带高压(subtropical anticyclone)是指位于亚热带地区的暖性高压系统。位于南北纬30°附近。中国东部夏季江淮流域的大雨与西太平洋副热带高压有密切相关,盛夏时海洋上的暖湿空气流动到大陆上,容易造成酷热无雨的伏旱天气,在副热带高压控制下的高压中心,高温、高湿是最显著的特点。受到高温、高湿天气的影响,心脑血管疾病的发病率逐年上升,形成了继冬季以后的第2个高峰期。

众多副热带高压对心脑血管疾病的研究表明,高温、高湿,同时气压偏低易引起冠心病和脑卒中的发病。在气温最高点的当天或后1~2天内,气压下降达到最低点的当天或后一天冠心病和脑卒中发病的人数就增多。在气压达到低谷后急速上升,气温达到峰值后急速下降时,高血压发病人数均较多。短期的气压变化与高血压病的关系也很密切,即气压减低高血压发病率最高,这与低海拔地区的人到高海拔地区时血压升高的现象是一致的。

副热带高压对心脑血管疾病的作用主要是由于高温、高湿和低气压的环境引起人体发热,排汗增加,全身皮肤血管扩张,血流重新分布,心脏负荷加重,电解质紊乱和血液黏稠度增加。研究证实当环境温度达到30℃时,人体便开始发热,人体散热只能通过出汗以及皮肤和肺泡表面蒸发来完成,此时皮肤血管扩张,血液重新分配,同时心排出量增加,心脏负荷加重,最终导致心功能衰减,心排血量降低。另外高温出汗会使人体内盐分丢失,导致电解质紊乱和酸碱平衡失调,出现心律失常,此时患有心脑血管疾病的患者的病情容易恶化。

三、台风和焚风与心脑血管病

台风是热带气旋的一个类别,热带气旋(tropical cyclone)是发生在热带或副热带洋面上的低压涡旋,是一种强大而深厚的热带天气系统。台风最大风速12~13级,即32.7~41.4 m/s。台风眼附近为漩涡风雨区,风大雨大,台风中心附近最大风力一般为8级以上。台风经过时常伴随大风和暴雨或特大暴雨等强对流天气。而且台风是最强的暴雨天气系统之一,在经过的地区一般能产生150~300 mm降水,少数台风能导致1000 mm以上的特大暴雨。焚风(foehn)是出现在山脉背面,由山地引发的一种局部范围内的空气运动形式,即过山的湿润气流在背风坡下沉而变得干热的一种地方性气象。焚风所经之地湿度明显下降,气温也会迅速升高。白天温度可突然升高20℃以上,气温大于30℃,初春的天气会变得像盛夏一样,相对湿度小于30%,日照强,风速大于3 m/s。

(一)台风对心脑血管病的影响

有关台风对心脑血管疾病的影响研究比较少,有人在其研究中指出,一次台风过程后,确诊为脑出血与脑梗死分别各占总数的10%与6%,脑出血、脑梗死发病概率比平时高。另外有研究表明,风速的大小与冠心病的发作有关,风速大或等于4 m/s的天气,冠心病的日平均发病数是风速小于4 m/s天气的1.44倍。台风是最强的暴雨天气系统之一,但是针对台风对心脑血管疾病的影响的研究比较少,应该做进一步的流行病学和毒理实验的研究,以探明台风对心脑血管疾病的影响。

(二)焚风对心脑血管病的影响

有关焚风对人体心脑血管疾病的影响的研究比较少见,根据以往的数据显示,强的焚风

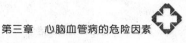

可以在 1～2 h 内骤然升温,石家庄曾有在几个小时内升温 10.9 ℃的记录。1966 年在加拿大产生了 4 min 升温 21 ℃的记录;在意大利西西里岛的首府巴勒莫曾出现 3 min 升温 17 ℃的记录。也有研究指出,骤然升温会使人体感到不适,心跳加快,心悸,血压升高,年老体弱和有心血管疾病的人病情会加重。

有资料系统总结了焚风对心脑血管疾病的影响机理,表明干热的焚风可以引起交感神经兴奋,使肾上腺分泌的肾上腺素先增多后减少,机体起先因受热而导致血管扩张,继而血管又收缩。焚风导致的天气不仅热,而且十分干燥,使人体排汗增加,大量的钠随之排泄,为了补充电解质不足,血钾浓度增高,而高血钾对心肌有毒性作用,同时糖皮质激素分泌增加,促进血钾排泄,但会引起 17-酮分泌减少,这会引起心律减慢,肌肉较弱,精神不集中。由于干热的风引起了正离子增多,正离子作用于人体,使人体 5-羟色胺释放增多,进而出现鼻塞、呼吸困难等症状,同时栓塞、中风、心血管疾病将增加。

【高原气候环境与心脑血管病】

高原海拔在 500 m 以上、面积较大、顶面起伏较小、外围又较陡的高地。它是在长期连续的大面积的地壳抬升运动中形成的。有的高原表面宽广平坦,地势起伏不大;有的高原则山峦起伏,地势变化很大。中国有四大高原,集中分布在地势第一、第二阶梯上。青藏高原地势高,平均海拔 4000 m 以上,多雪山冰川。内蒙古高原是蒙古高原的一部分,海拔 1000～1400 m。黄土高原是世界著名的大面积黄土覆盖的高原,由西北向东南倾斜,海拔 800～2500 m,沟壑纵横,植被少。云贵高原地形崎岖不平,海拔 1000～2000 m,多峡谷及典型的喀斯特地貌。

高原气候(plateau climate)的特点就是缺氧低气压、寒冷干燥、日照时间长和太阳辐射强。大气压随高度增加而递减。高原地区大气压降低。大气中的含氧量和氧分压也随之降低,从而人体肺泡内氧分压和弥散入肺毛细血管血液中的氧也降低,因此动脉血氧分压和饱和度也随之降低。当血氧饱和度降低到一定程度,即可引起各器官组织供氧不足,从而产生功能或器质性变化,进而出现缺氧症状,如头痛、头晕、记忆力下降、心慌、气短、发绀、恶心、呕吐、食欲下降、腹胀、疲乏、失眠、血压改变等。由于高原大气压低,水蒸气气压亦低,空气中水分随着海拔高度的增加而递减,故海拔愈高气候愈干燥。高原风速大,体表散失的水分明显高于平原,尤以劳动或剧烈活动时呼吸加深加快及出汗水份散出更甚。同时由于高原缺氧及寒冷等利尿因素的影响,使机体水分含量减少,致使呼吸道黏膜和全身皮肤异常干燥,防御能力降低。高原空气稀薄清洁,尘埃和水蒸气含量少,大气透明度比平原地带高,太阳辐射透过率随海拔高度增加而增大,强紫外线和太阳辐射的影响主要是暴露的皮肤、眼睛容易发生损伤,皮肤损伤表现为晒斑、水肿、色素沉着,皮肤增厚及皱纹增多形成等。

由于低氧分压和低氧含量的刺激,进入高原特别是进入青藏高原的人的心率、血压和血象会出现相应的适应性变化。进入高原后由于缺氧,机体为了保证心脑等重要器官的血氧供应,激活化学感受器,使心率增快、血流重新分布、红细胞计数和血红蛋白含量增高。心率增快,一般为 80～90 次/min,部分人可以达到 100 次/min 以上,居住一段时间后多可恢复。血流的再分布即皮肤和胃肠血管收缩,外周血管阻力增大,血压升高。多数在适应后血压可恢复正常。如果缺氧时间较长,则红细胞和血红蛋白生成增多,出现红细胞计数和血红蛋白含量增高。如果红细胞计数和血红蛋白含量超过一定的限度,则会出现血液动力改变。高原地区气压和湿度低,人体对水的蒸发量较低,因此血液的黏稠度较高,血小板聚集能力增强,血液流动的阻力较大。因此居住在高原地区的人群的心脑血管病的发病率较高。

对于居住于高海拔地区的急性脑栓塞患者的血管内皮功能研究表明,不同海拔的高原地区急性脑栓塞患者血清中肿瘤坏死因子-α、白细胞介素-1β和可溶性细胞间黏附分子-1含量均显著高,且增高程度与海拔梯度密切相关,即海拔越高肿瘤坏死因子-α、白细胞介素-1β和可溶性细胞间黏附分子-1含量越高。这说明引起和加速高血压病和动脉粥样硬化进程的炎性因素在高海拔地区所起的作用比低海拔人群的要大,因此炎症因素可能是高海拔地区的心脑血管病发病率高的一个因素之一。

高原地区气候与心脑血管病之间的联系的研究较少,还需要进行大样本流行病学调查和深入系统病理毒理学的研究。

今天的人类是地球稳定适宜的自然环境的产物,早期人类物种和一些远古生物的灭绝与地球气候的突变有关。小行星对地球的碰撞、气温的升高与降低等改变了地球的自然环境,使远古生物的食物缺乏,疾病蔓延以致最终灭绝。人类在地球上生存的条件就是环境的稳定和动态平衡,这种稳定和动态平衡包括自然环境内部和人与自然之间。近200年来随着工业的发展,人类向自然不断索取,并且将大量的废物无节制地排入环境,包括工业的废气和废物,不断增长的机动车辆排出的尾气,无节制的森林砍伐、放牧和垦荒等,破坏了植被,弱化了植物通过光合作用等的自净能力。极端天气增多,人和自然失去了和谐。人与自然之间的不平衡状态,往往导致了人体内部的不平衡。所以保护环境就是维护人类自身的健康。

第三节　心脑血管病与社会环境危险因素

社会环境是指在自然环境的基础上,人类通过长期的有意识的社会劳动,加工和改造了自然物质,创造了物质生产体系,积累了物质文化等所形成的环境体系,是与自然环境相对的概念。社会环境一方面是人类精神文明和物质文明发展的标志,另一方面又随着人类文明的演进而不断地丰富和发展,所以也有人把社会环境称为文化-社会环境。社会环境是自然环境人性化的发展。一些社会文化现象如吸烟、饮酒以及饮食习惯与脑血管病密切相关。

【吸烟与心脑血管病】

烟草是茄科一年生草本植物。烟草属有67个种,64个为野生种,1个是作为观赏用的"花烟草",但真正用于制造卷烟和烟丝的,基本只有红花烟草,此外还有少部分黄花烟草。红花烟草也就是普通烟草,诞生于玻利维亚至阿根廷最北部的安第斯山脉东麓,其生长区域的海拔大约为1500 m。普通烟草是经由巴西、委内瑞拉及哥伦比亚等地传播到西印度群岛,再向全世界传播的。古代中国没有烟草,其大约在明朝万历年间(1573—1620)经菲律宾传入,逐渐在民间普及、兴旺。吸烟始于祭祀,并因其存在一定的抗疲劳和提神等作用,曾经被视为"万能药"。这种夸大了的药用价值被广泛流传,成为推销并流行的一种说辞。自清代以来,很多知名人士将吸食烟草加上了文化的烙印,使其成为一种文化现象,并渗透到民间的每一个角落。

中国是世界上最大的烟草生产和消费国家。2011年,全国烟叶种植面积达到1858万

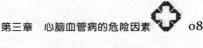

亩,累计生产内销卷烟24245亿支。全国烟民超过3.5亿,被动吸烟的人数约为7亿3800万。烟草烟雾是一种气、液、固并存的复杂多相的气溶胶,其中已知的化学物质超过七千种之多,其中至少有250种是有害物质,近60种致癌物。烟雾中的一氧化碳主要影响红细胞与氧的结合能力,使机体输氧能力降低;尼古丁可促使末梢血管收缩,使血液循环发生障碍,导致心跳加快,血压上升,促进血小板凝聚,诱发高血压、血栓性闭塞性脉管炎等多种疾病;焦油、氨、亚硝胺、苯、砷、丙烯等具有致癌作用。烟雾中还含有较多的放射性元素,吸入后可在体内积蓄,不断释放α射线,损害机体组织细胞,破坏人体免疫力。研究已经证明,吸烟是动脉粥样硬化的主要危险因素,对于人类在心血管方面的危害超过了吸烟导致的肺癌。

一、吸烟与动脉粥样硬化

燃烧的烟草产生了气体和焦油微粒毒素,由主动吸烟者和被动吸烟者吸入,均可对心血管系统造成严重后果。吸烟产生的心血管疾病包括心绞痛、心肌梗死、猝死和中风,且能使主动脉和周围动脉粥样硬化增加。吸烟影响了从血管内皮功能紊乱到急性临床事件发生的各个阶段,但吸烟导致心血管疾病的作用机制有待深入研究。

(一)血管内皮功能紊乱

血管内皮细胞(endothelial cells)是一层连续覆盖整个血管腔的扁平细胞。血管内皮为血管壁与血流之间的屏障,具有选择性通透功能,并通过膜受体感知血流动力学的变化,合成分泌多种生物活性物质,从而传递信号在机体的表达。血管内皮功能紊乱(dysfunction of vascular endothelium)是指血管内皮在血流增加时其舒张功能减退的现象,是动脉粥样硬化最早期的改变。多项研究证实主动和被动吸烟均可引起血管舒张功能降低。人类烟草损害内皮依赖性的血管舒张功能可发生在大、中动脉及微血管。应用烟草提取物或类尼古丁样物质在体外的多个研究表明烟草对血管内皮舒张功能的抑制作用与一氧化氮的合成减少及活性降低有关,并证明这种一氧化氮减少与一氧化氮合成酶活性降低有关。一氧化氮不仅是一个调节分子,它还有调节炎症、白细胞黏附、血小板激活和血栓等的功能。因此,一氧化氮生物成的减少及一氧化氮生物活性的降低对动脉粥样硬化的发生、发展以及血栓形成起着主要的作用。

(二)炎症反应

炎症反应是动脉粥样硬化发生和发展中的一个重要过程。研究表明,烟草导致外周血白细胞计数增加20%~25%。在男女吸烟者的体内,吸烟与多个炎症标志物有关,这些标志物包括C反应蛋白、白细胞介素-6、肿瘤坏死因子α等。在动脉粥样硬化的早期,各种促炎细胞素的升高引起白细胞在内皮细胞表面聚集。可溶性血管细胞黏附分子1、细胞间黏附分子1和E选择蛋白的水平在吸烟者中较高。吸烟导致促动脉粥样硬化分子的活化,这种促动脉粥样硬化分子导致细胞与细胞间相互作用的改变。烟草提取物使培养基中单核细胞和人脐静脉内皮细胞间的黏附性增长70%~90%,使单核细胞穿过内皮细胞迁移的速率增长200%。吸烟者中分离出来的单核细胞增加整合素CD116/CD18的表达,从而进一步增加单核细胞黏附到人脐静脉内皮细胞的能力。

(三)吸烟与血脂代谢

血脂(Lipids)是指血浆中所含的脂类,包括三酰甘油(triacylglycerol)、胆固醇(cholesterol)、胆固醇酯(cholesteryl ester)、磷脂(phospholipid)和游离脂酸(free fatty acid)等。血脂来源于食物与肝、脂肪细胞等合成并释放入血的。脂类不溶于水,由血浆载脂蛋白转运。载脂蛋白种类很多,已发现的有18种,主要有apoA、B、C、D、E等。高密度脂蛋白主要含apoAI和apoAII;低密度脂蛋白几乎只含有apoB100;极低密度脂蛋白除含有apoB100外,还含有apoC和E;乳糜微粒含apoB48。载脂蛋白减少、活性降低或组成发生变化,打破保持血脂在正常范围的平衡状态时,就会出现下载代谢异常。

吸烟通过对脂质代谢的影响促进动脉粥样硬化的进展。吸烟者较非吸烟者血浆中胆固醇、甘油三酯和低密度脂蛋白水平明显升高,高密度脂蛋白降低。这种血脂异常与胰岛素抵抗有关,烟草烟雾中的尼古丁导致了胰岛素的抵抗,由此可见胰岛素抵抗可能是吸烟与动脉粥样硬化之间的关键环节之一。烟草烟雾中的尼古丁还加速了脂溶解,从而使游离脂肪酸增加。吸烟还增加了低密度脂蛋白的氧化修饰,在吸烟者中,脂质过氧化物和氧化的低密度脂蛋白的自身抗体效价明显增加。从吸烟者分离出来的人脐静脉内皮细胞与从非吸烟者中分离出来的比较发现,前者明显增加了低密度脂蛋白的氧化修饰作用。烟草提取物降低了血浆中二异基对硝基苯磷酸酯酶的活性,此酶是一种保护低密度脂蛋白免受氧化的酶。在高脂血症兔模型中发现,烟草提取物通过低密度脂蛋白的氧化修饰可增加动脉粥样硬化的发生。

(四)吸烟与血栓形成

血栓形成(thrombosis)是指在活体的心脏或血管腔内,血液发生凝固或血液中的某些有形成分互相粘集,形成固体质块的过程。血栓形成是急性心脑血管事件的重要因素。流行病学研究资料显示吸烟导致的急性心肌梗死和心源性猝死的风险远高于心绞痛所致的风险。其机制可能与吸烟者内皮细胞分泌一氧化氮减少致使血小板激活;内皮细胞组织型纤溶酶原激活剂生成增加,纤溶酶原激活剂抑制物 I 生成增加;动脉粥样硬化斑块内部的组织因子、血管细胞间黏附分子生成增加,单核巨噬细胞聚集增加;活化的血小板释放大量的血栓素A2,促进了血小板黏附聚集;动脉粥样硬化斑块中基质金属蛋白酶活性增强,导致斑块不稳定。在吸烟者吸两支烟后 2 h,检测显示其血浆循环中组织因子活性是增高的。另外,高红细胞计数、血细胞比容、血细胞黏滞性及进展性炎症过程均加强了与吸烟有关的促血栓过程。

(五)吸烟与基质金属蛋白酶

基质金属蛋白酶(matrix metalloproteinases,MMPs)是一个大家族,因其需要 Ca^{2+}、Zn^{2+} 等金属离子作为辅助因子而得名,能降解细胞外基质中的各种蛋白成分。吸烟导致的炎症和氧化应激可能在多个水平诱导和抑制基质金属蛋白酶的活性,活性氧和一氧化氮活性降低可诱导基质金属蛋白酶转录。吸烟使巨噬细胞、肥大细胞和 T 淋巴细胞通过炎性转录因子激活增加金属蛋白酶表达,通过白细胞介素 1β 减少组织金属蛋白酶抑制剂表达。激活蛋白 1 转录因子复合物的表达和基质金属蛋白酶的表达呈正相关,并且吸烟引起人的细胞活化是通过激活蛋白 1 途径,而不是核因子κB。吸烟可通过增加转化生长因子β水平抑制金属蛋白酶基因表达和诱导组织金属蛋白酶抑制剂表达。吸烟对基质金属蛋白酶活性的影响是复杂的,且受基质金属蛋白酶和组织金属蛋白酶抑制剂活性平衡的影响。基质金属蛋白酶可以通过基质降解及血管源肽的增生刺激新生血管使粥样斑块破裂。吸烟可致脑血管内皮细胞基质金属蛋白酶9表达增加,且随着吸烟量和吸烟时间的增加表达增多,戒烟后表达下降。

二、吸烟与高血压

在高血压常见的危险因素中,吸烟是较受关注的因素之一。有研究指出吸烟是高血压的危险因素,但也有研究认为吸烟与高血压之间的关系尚不明确。有实验证实吸烟可以引起短暂的血压升高,而且血压正常者吸烟升高血压的效应持续的时间比高血压病患者的持续时间要长,同时被动吸烟者也存在这种短暂的血压升高效应。大多数研究支持吸烟是高血压的危险因素。动物实验结果表明,烟草暴露可引起小鼠血压升高,增强氧化应激,使一氧化氮生物利用度降低,并引起血管内皮功能障碍和心脏重构。美国的一项关于女性吸烟与高血压发病率的前瞻性研究表明,吸烟与高血压发病率之间的关系强度为中度,当吸烟每天大于15支时联系强度为高度。我国多项研究也提示吸烟与高血压有关,且吸烟剂量与高血压患病概率存在剂量-反应关系。

【饮酒与心脑血管病】

酒是人类饮用历史最长的一种植物发酵酒精饮料,其主要成分为乙醇。人类饮酒的历史最早可追溯到公元前10000年前的新石器时代的美索不达米亚,中国河南舞阳县的贾湖文化遗址出土的陶器内吸收和封存的液体残迹经化学分析表明,9000年前人们就通过混合稻米、蜂蜜和水果的发酵液来制酒。《战国策·魏策》有"仪狄作酒,禹饮而甘之"的记载,说明禹可能是第一个喝上酒的君王。晋人江统在《酒诰》中写道:"有饭不尽,委余空桑,郁积成味,久蓄气芳。"这可能就是酿酒的开始,它是农业生产发展到一定阶段的必然产物。据考证中国最早的酒产生于以洛阳为中心的河洛地区。酒自诞生以来,随历代王朝的发展和完善,便和礼仪与文化联系在了一起,倍受王公贵族、文人墨客甚至平民百姓的喜爱。每与朋友相聚则"推杯换盏、觥筹交错",说的就是一种酒的交流文化,以表达对朋友的尊重和热情。

古往今来,饮酒一直是饮食文化的一部分,它对健康的影响不可一概而论。一方面,每周少于100 ml乙醇的轻度或适度饮酒与动脉粥样硬化等的发生风险降低有关;另一方面,每周300 ml乙醇以上的大量或者过度饮酒却对身体有害。大量研究观察到饮酒量与冠心病的发病率、死亡率及全因死亡率呈"U"或"J"形曲线关系,即在适量饮酒范围内,冠心病的发病率、死亡率及全因死亡率与饮酒量呈负相关,这表明适量饮酒有明显的心血管保护作用。

一、饮酒与动脉粥样硬化

(一)适量饮酒对动脉粥样硬化的影响

所谓适量是指酒精量不超过15~30 g,相当于啤酒360 mL、葡萄酒150 mL、白酒(60°)25~50 mL。酒中的乙醇在体内主要在肝脏内代谢。乙醇进入肝细胞后,在胞质中乙醇脱氢酶和乙醛脱氢酶的作用下转化为乙醛与乙酸,乙酸进入血液循环,进入三羧酸循环生成二氧化碳和能量。乙醇脱氢酶(alcohol dehydrogenase, ADH)是一种含锌金属酶,全酶由两个亚基组成,具有广泛的底物特异性,大量存在于人和动物肝脏,是乙醇代谢的限速酶。目前发现的乙醇脱氢酶的同工酶有20余种,常见的有ADH1、ADH2、ADH3、ADH4及ADH5。ADH1、ADH2、ADH3、ADH4及ADH5的基因编码5种亚基,分别是α、β、γ、π和χ。乙醛脱氢酶(acetaldehyde dehydrogenase, ALDH)是醛脱氢酶的一种,是一种含锌的酶类,其分子由两个亚基组成,主要催化乙醛转化为乙酸的反应。乙醛脱氢酶存在19种同工酶,最常见的为ALDH1和ALDH2。ALDH1与ALDH2在催化速率存在明显差异,ALDH2对乙醛的催化效率低于 ALDH1,约后者的十分之一。

乙醇脱氢酶和乙醛脱氢酶的基因多态性影响着体内乙醇代谢。人类 ADH2、ADH3 基因位于 4q21-24。ADH2 基因有 3 个等位基因,分别是 ADH2*1、ADH2*2 和 ADH2*3。ADH2*1 在第 3 外显子处发生 G143A 点突变形成 ADH2*2,在 ADH2*1 第 9 外显子处发生 T1107C 点突变形成 ADH2*3。其中 ADH2*1 表达的产物缺乏乙醇脱氢酶的活性。多项研究表明饮酒量与血压和高密度脂蛋白相关,而高密度脂蛋白与 ADH2 基因型无关。ADH3 基因存在快代谢型 ADH3*1 和慢代谢型 ADH3*2 两个等位基因,分别编码 γ1 和 γ2 亚基,γ1γ1 的催化速度是 γ2γ2 的 2.5 倍。快代谢型 ADH3*1 在亚洲人群中的出现频率是 95%,黑人中的出现频率是 80%,而欧美白人的则为 50%～60%。美国哈佛医学院的研究显示,适量饮酒可使各基因型 ADH 的饮酒人群均获益,然而 ADH3*2 基因型较 ADH3*1 基因型心肌梗死的发病率进一步下降,进一步证实纯合型 ADH3*2 饮酒者不仅心肌梗死发病率下降更为明显,而且含有最高的血浆 HDL-C 浓度。ALDH2 基因位于 12q24.12,它的主要多态性是 rs671。正常的等位基因记为 ALDH2*1,单碱基突变的等位基因记为 ALDH2*2,突变基因翻译出的酶中,残基 487 的谷氨酸变为赖氨酸,造成催化活性基本丧失。ALDH2*2 基本全部出现于在亚洲人,以广东汉族人最多。多项研究结果表明 ALDH2 基因突变与亚洲人群患冠心病风险增加有关,但这一效应是否依赖于高密度脂蛋白浓度的变化目前还存在争议。

适量饮酒对心血管的保护效应主要源于酒精本身,主要通过提高血浆高密度脂蛋白水平、抗凝及抗血小板聚集、增强胰岛素敏感性、抗炎等机制发挥心血管保护作用。

饮酒升高血浆高密度脂蛋白水平,从而加快胆固醇逆向转运速度,并抑制低密度脂蛋白的氧化,促进病变部位脂质和胆固醇溢出,减少黏附分子表达;通过减少基质金属蛋白酶和组织因子的释放抑制巨噬细胞的凋亡,抑制炎症细胞迁徙进入血管内皮,在动脉粥样硬化早期即发挥着抑制效应。而饮酒主要通过升高载脂蛋白 AI 和载脂蛋白 AII 浓度,并增快其输送速率,从而提高高密度脂蛋白浓度。饮酒同时通过降低肝脂酶浓度和升高脂肪蛋白酶浓度改变内皮细胞脂酶的活性。并改善着脂代谢过程中的各种酶和蛋白的活性,如磷脂转运蛋白、胆固醇酯转运蛋白、卵磷脂胆固醇酯酰转移酶、磷脂酶等。正是这些蛋白和酶活性的整体改善,使饮酒发挥着抗动脉粥样硬化效用。

饮酒可通过调节凝血及纤溶活性而产生抗凝效应。适量饮酒可使纤维蛋白原、血浆黏稠度、von Willebrand 因子、凝血因子 Ⅶ 水平下降,同时使纤溶酶原激活物抑制剂-1 及组织型纤溶酶原激活物水平升高,并可抑制血小板的聚集。饮酒还可以抑制脂肪组织释放脂肪酸,减少骨骼肌三羧酸循环中底物的竞争从而改善葡萄糖代谢,提高胰岛素敏感性,改善胰岛素抵抗,使非糖尿病患者空腹胰岛素及餐后胰岛素水平明显降低,并降低糖尿病患者餐后血糖的升高水平。

饮酒具有明显的抗炎作用。适量饮酒可使炎症标志物下降。C 反应蛋白与饮酒量呈"U"形曲线关系,研究表明每日饮酒 2～4 单位时,C 反应蛋白最低。饮酒还可以减少肿瘤坏死因子 α 及白细胞介素-1 的产生,同时增加抗炎因子白细胞介素 10 的产生。研究还发现葡萄酒中的镓酸通过抑制 P 选择素介导的炎症过程而发挥心血管保护作用。

(二)酗酒对动脉粥样硬化的影响

酗酒是指长期大量过度并产生一定程度的酒精依赖性饮酒,通常血液中酒精浓度高于 0.08%。大量饮酒后,血液中酒精浓度半小时可达到高峰。酒精不但可以直接刺激血管壁,使血管失去弹性,而且还能刺激肝脏,促进胆固醇和甘油三酯合成,导致动脉硬化,脑血管弹性减弱,管腔狭窄,易形成脑血栓。长期过度饮酒导致收缩压和舒张压明显升高,酒精可使皮质醇、肾素-血管紧张素-醛固酮活性增加,从而引起高血压。而高血压是脑血管病的易发因素。长期大量饮酒影响肝脏功能,使肝脏合成蛋白质功能减退,进而引起某些凝血因子缺乏,如第Ⅱ、Ⅶ、Ⅸ、Ⅹ因子,纤维蛋白质溶解活动增加,血小板生成减少,使出血时间延长而发生出血性脑血管病。乙醇可抑制垂体抗利尿激素分泌而致脱水。血液浓缩,有效的血容量和脑血流量减少,血液黏稠度增加,易促发脑血栓形成。另外,乙醇可通过刺激脑血管平滑肌收缩,或改变脑代谢而降低脑血流量。研究揭示,大量乙醇摄入与冠状动脉的钙化有关,具有促进动脉粥样硬化的作用。酗酒与动脉粥样硬化的具体机制报道较少,有待进一步研究。

二、饮酒与高血压

过量饮酒是指平均每日所饮的酒内含的乙醇量大于 15～30 g,多项大样本流行病学研究表明,女性所饮酒的乙醇量大于 15 g,男性大于 30 g 时,血压随乙醇量的增加显著升高。过量饮酒可使心率加快血压升高,常饮酒者高血压患病率明显高于不饮或偶尔饮酒者,饮酒量越多,高血压患病率就越高,长期过量饮酒是高血压的重要危险因素。对原发性高血压患者的研究中发现,负荷量饮酒后当日血压轻度下降,次日血压升高,增加了血压波动的幅度。高血压病人应戒酒,至少应限制饮酒。减少饮酒后 SBP 与 DBP 可分别下降 3.3 mmHg 和 2.0 mmHg,高血压患者和非高血压个体的结果相似,饮酒量减少的百分数和血压下降呈现量效关系。

饮酒对血压的机制目前还不清楚,根据现有资料,可能与酒精影响了细胞膜的结构和机能,细胞膜 Na^+-K^+ATP 活性减低,干扰离子的转运,使血管平滑肌细胞内 Ca^{2+} 浓度增高,血管平滑肌处于收缩状态。长期饮酒减低了血管压力感受器的敏感性,这种效应在小鼠的饮酒引起高血压的模型中得到了证实,由此可推测人类中也存在此种效应。虽然研究发现适量饮酒可以使一氧化氮合成增加和炎症细胞因子如 C 反应蛋白等减低,但长期大量饮酒可以明显减弱一氧化氮对血管内皮细胞舒张作用,并且炎症因子如白细胞介素 1β、白细胞介素 6、白细胞介素 12 和肿瘤坏死因子 α 等明显升高,血管内皮屏障功能遭到破坏。长期大量饮酒使肾素-血管紧张素-醛固酮系统和交感神经系统的活化,血液中血管紧张素Ⅱ、去甲肾上腺素的含量升高,血管阻力增加,血压升高。

研究还发现长期大量饮酒的高血压患者,不论是白天或夜间的血压变异性以及 24 h 血压变异性,均高于不饮酒者,尤其收缩压变异性增高更为明显。血压变异增大时,血流和对血管壁的切应力变异相应增大,使血管收缩和痉挛,从而触发不稳定的粥样板块破裂,使卒中发生率增多,故应在男性高血压患者中加强宣教,使饮酒量减少或戒酒,从而减轻靶器官的损害。

【茶与心脑血管疾病】

茶属双子叶植物,约 30 属,500 种,分布于热带和亚热带地区。我国有 14 属,397 种,主产长江以南各地,乔木或灌木。统计数据显示,2011 年中国茶饮料产量已超过 900 万吨。根据茶的加工方式和发酵程度的不同分为红茶、绿茶、黑茶、黄茶、青茶和白茶六类。茶叶中所含的成分很多,将近 500 种。主要有咖啡因、茶碱、可可碱、胆碱、黄嘌呤、黄酮类及甙类化合物、茶鞣质、儿茶素、萜烯类、酚类、醇类、醛类、酸类、酯类、芳香油化合物、碳水化合物、多种维生素、蛋白质和氨基酸。氨基酸有半胱氨酸、蛋氨酸、谷氨酸、精氨酸等。茶中还含有钙、磷、铁、氟、碘、锰、钼、锌、硒、铜、锗、镁等多种矿物质。多项研究发现,饮茶具有降血脂、降血压、降低血黏度、抗血小板凝集、减轻动脉粥样硬化等功效。

多项流行病学调查研究说明,适量饮茶可以预防或降低血压。我国传统医学中就有不少以茶为主的治疗高血压和冠心病的复配药方,如绿茶山楂汤、绿茶柿叶汤、绿茶柿饼汤、绿茶川芎汤、绿茶番茄汤、绿茶钩藤汤、绿茶蚕豆花汤、绿茶大黄汤等。用儿茶素作为降血压的药物在苏联已经得到临床应用。2003年,澳大利亚医学研究所对218名70岁以上的妇女进行了饮茶影响人体血压的调查。结果表明,饮茶多的妇女血压低,每天饮茶525 mL以上的妇女,舒张压和收缩压都有明显下降,舒张压平均下降0.9 mmHg,收缩压平均下降2.2 mmHg。研究表明,茶中的多种化合物对血管紧张素转化酶有明显的抑制作用,尤其是表没食子儿茶素没食子酸酯(EGCG)、表没食子儿茶素酸酯(epicatechin gallate,ECG)和游离茶黄素,从而使收缩血管平滑肌效应较强的血管紧张素Ⅱ浓度降低,血压下降。

研究表明饮茶具有降血脂的作用,特别是茶叶中的表没食子儿茶素没食子酸酯可抑制胆固醇的合成,具有降低血液中低密度脂蛋白和提高高密度脂蛋白的功效,但不同的茶类具有不同的效果。在对降甘油三酯的效果上,乌龙茶和普洱茶优于红茶和绿茶;但降总胆固醇的效果,则普洱茶和绿茶优于乌龙茶和红茶。日本曾对1371名男性公民进行了饮绿茶和血液中总胆固醇和甘油三酯含量间关系的调查表明,喝茶愈多,血液中总胆固醇和甘油三酯的含量愈低,而高密度脂蛋白增高在饮茶较多的人群出现频率较高。研究发现表没食子儿茶素没食子酸酯通过趋化泛素化蛋白和P27、Bax以及核抑制因子,有效地抑制蛋白酶体的糜蛋白酶活性;同时时间和浓度依赖的升高活化胆固醇调节元件结合蛋白2。胆固醇调节元件结合蛋白2是调节低密度脂蛋白受体的转录的重要因子,因此饮茶后低密度脂蛋白受体增高,从而起到了降低胆固醇的作用。

国内外的研究和流行病学调查都证明,无论是绿茶、红茶、乌龙茶、普洱茶还是茶叶的提取物都具有降血脂、降低血液黏度、抗血小板凝集、增加高密度脂蛋白固醇含量等功效,从而减少动脉粥样硬化、冠心病、脑血栓的发生。在各种儿茶素化合物中,以表儿茶素没食子酸酯的抑制活性最强,其50%抑制浓度为57.5 μmol/l;表没食子儿茶素没食子酸酯次之,50%抑制浓度为71.4 μmol/l;两者的抑制活性较阿司匹林强4～5倍;表没食子儿茶素、表儿茶素和茶儿茶素的抑制活性均低于阿司匹林。研究发现,饮用绿茶及红茶对动脉硬化症均具有良好的疗效,中等剂量饮茶和饮茶量多的消费者发生心血管疾病的危险性分别降低31%和39%。另一项对3454名受试者跟踪调查2～3年的结果表明。每天喝1～2杯的受试者出现严重动脉粥样硬化的危险性降低46%,每天喝4杯茶的受试者出现严重动脉粥样硬化的危险性降低69%。因此长期坚持饮茶或服用茶多酚片可以起到预防心血管疾病的功效。

【饮食与心脑血管病】

食物是指能被食用并经消化吸收后满足机体的正常生理和生化需求,并能维持正常寿命的物质,通常由碳水化合物、脂肪、蛋白质或水构成。食物大多来源于植物和动物,通过农业、畜牧业和渔业生产获得,是人类文明发展的产物。食物一般要经过蒸、煮、卤、炒、炸等烹饪手段处理后食用。合理的食物结构向人体提供了充足而且平衡的营养素,是维持人体生命和健康的重要物质基础。人体是一个耗散体系,它不断地补充营养来补偿机体的代谢消耗。如果营养要素补偿不能满足机体的最小代谢消耗,则生命不能正常维持;如果营养要素补偿超过机体的最大代谢消耗,则营养要素过剩,会出现某些疾病。随着现代工业的发展,现代农业也相应地得到了发展,食物的供给逐渐充足,人们的饮食结构也相应地发生了变化。饮食中的谷类减少,而肉蛋奶等快速增多,饮食中的动物蛋白和脂肪含量增加。同时伴随着工农业科技的实用,人们的体力工作逐渐减少,运动减少,摄入的能量消耗不足,入量大于消耗量。如果人体长期处于这种正能量状态,则一些代谢性疾病和心脑血管病的发病率会逐年增高,严重威胁人类自身的健康。

一、高脂饮食与心脑血管病

高脂饮食就是指食物中脂肪高的膳食。脂肪是甘油和三分子脂肪酸合成的甘油三酯,其中甘油的分子比较简单,而脂肪酸的种类和长短却不相同。脂肪酸一般由4个到24个碳原子组成,分为不饱和脂肪酸与饱和脂肪酸两种。动物脂肪中饱和脂肪酸含量较多,在室温下呈固态;而植物脂肪中不饱和脂肪酸含量较多,室温下呈液态。饮食中的脂肪来源于烹饪时的油脂和含脂肪丰富的食物,如油炸食物、动物源性食物和坚果类等。动物性食物以畜肉类含脂肪最丰富,且多为饱和脂肪酸;禽肉次之,大多在10%以下;鱼肉含量最少,在5%左右。高脂饮食摄入过量会导致超重和肥胖的发生。大量流行病学研究表明,高脂饮食相关的脂肪过量摄入对超重和肥胖的影响不仅仅因为脂肪含量本身,而是高能量的联合作用,从而引入能量密度的概念。能量密度(energy density)就是指单位质量和体积的食物内所含能量。能量密度与食物的水分、脂肪、蛋白质、糖类以及纤维素等的含量密切相关。其中脂溶性维生素和胆固醇与脂肪摄入相关,而水溶性的钙、钾和维生素 C 与水的摄入量相关。并且食物的水分含量高时能量密度低,而脂肪含量高时则能量密度高。在调整食物总的消费量后,能量密度能够很好地预测体重,即摄入食物的能量密度高,则体重也相应较重。研究发现,摄入高能量密度饮食后,体重增加,肥胖人群增高,代谢性疾病和心脑血管疾病的发病率显著增加。

饮食中的脂类主要为脂肪,还含有少量的磷脂和胆固醇等,在十二指肠下端及空肠上端吸收。肠道中的脂肪在多种酶的作用下水解为脂肪酸和甘油,并经门静脉进入血液循环。人体内合成脂肪的场所包括小肠、脂肪组织和肝脏,其中肝脏合成能力最强。甘油三酯在肝脏合成后,依极低密度脂蛋白的形式转运于脂肪组织。脂肪组织利用乳糜微粒和极低密度脂蛋白中的脂肪酸合成甘油三酯并储存,成为机体的"能量库",在能量缺乏时氧化分解供能。如果机体长期摄入的能量大于分解消耗的能量时,则机体内甘油三酯积累并逐渐增多,最终体重增加、超重甚至肥胖。在肥胖的过程中,甘油三酯不仅沉积于脂肪组织,而且还会在器官周围和内部沉积。

甘油三酯在骨骼肌细胞的过多沉积可以导致骨骼肌的胰岛素抵抗;在心脏的周围和内部可以同时降低心肌的收缩力和舒张力,导致心力衰竭;血管周围脂肪细胞能够分泌血管舒张因子、动脉粥样硬化前炎症因子和平滑肌细胞生长因子,通过旁分泌的方式影响血管的功能,此外过多的脂肪沉积还能增加血管硬化;脂肪沉积在肾窦部可以阻碍肾脏血液和淋巴流出,导致肾内力学改变,促进钠的重吸收和动脉血压升高。目前认为肥胖是一种慢性、亚临床性炎症,通过分泌炎症因子参与胰岛素抵抗、糖尿病以及心血管疾病的发生。脂肪组织的局部炎症主要表现为巨噬细胞浸润和炎症因子分泌。巨噬细胞来源于从血液中趋化而来的

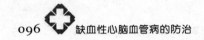

单核细胞和脂肪前体细胞。

研究表明脂肪组织亦是重要的内分泌器官,脂肪组织可分泌释放多种具有生物活性的蛋白质分子进入血循环。这些细胞因子包括瘦素、脂联素、血管紧张素、肿瘤坏死因子-α和白细胞介素-6等。

瘦素(leptin)是由肥胖基因编码的产物,由167个氨基酸残基构成。肥胖基因的表达具有脂肪组织特异性,并与分化程度密切相关,在皮下脂肪、大网膜、后腹膜表达较高。瘦素主要由白色脂肪组织合成和分泌,具有调节体内脂肪储存量和维持能量平衡的作用,可直接作用于脂肪细胞抑制脂肪的合成,促进分解,避免肥胖发生,也可以作用于下丘脑的代谢调节中枢,发挥抑制食欲,减少能量摄取,增加能量消耗,抑制脂肪合成的作用。在肥胖、胰岛素抵抗、高血压等病理状态下,瘦素受体敏感性下降,引起胰岛素分泌和脂肪堆积增加,从而使血管内皮增殖,血管舒张功能受限,氧自由基生成增多。

脂联素(adiponectin)是脂肪细胞分泌的一种内源性生物活性多肽,是apM1基因编码产物,由244个氨基酸残基组成。脂联素是一种胰岛素增敏激素,能改善胰岛素抗性。脂联素的结构与肿瘤坏死因子的结构高度相似,两者可以与对方受体相结合,从而相互抑制在脂肪组织中的表达。脂联素通过特异性地抑制TNF-α诱导IκB-α-NF-κB通路的激活而降低VCAM-1、ICAM-1、选择素-E等在血管内皮细胞的表达。脂联素还可以抑制肿瘤坏死因子的分泌研究血管平滑肌细胞的增殖和迁移。因此脂联素可以抑制动脉粥样硬化的发生和发展。而在肥胖人群血中脂联素浓度明显下降,从而其血管保护作用减弱。

脂肪组织几乎可以分泌肾素-血管紧张素-醛固酮系统的所有成分,在人体的脂肪细胞内可以检测到包括肾素、血管紧张素原、血管紧张素原转换酶及血管紧张素受体mRNA。人类的脂肪组织可分泌血管紧张素Ⅱ,而后者可以促进脂肪组织的分泌与增殖,并可诱导瘦素的合成。脂肪组织分泌的肾素-血管紧张素-醛固酮系统成分不仅在局部发生作用,还影响全身血管内皮细胞功能。血管紧张素水平增高可诱导内皮细胞超氧阴离子产生。细胞内超氧阴离子生成增多,抑制一氧化氮合成,降低一氧化氮生物活性,增加内皮素-1生成,从而导致内皮细胞损伤和功能紊乱。血管紧张素Ⅱ可增加动脉内皮细胞组织型纤溶酶原激活物抑制剂-1 mRNA及其蛋白表达,而增加血栓形成的机会,并且通过内皮细胞血管紧张素受体激活核因子κB,调节促炎症因子如血管细胞黏附分子-1、细胞间黏附分子-1和P选择素的表达,促进了单核细胞的黏附性。因此脂肪细胞堆积增多导致了血压的升高和动脉粥样硬化的发展,从而使心脑血管病的发病率增加。

脂肪组织巨噬细胞是脂肪组织TNF-α的主要来源。脂肪组织巨噬细胞炎症反应是伴随肥胖发生的普遍现象,脂肪组织巨噬细胞的含量与脂肪细胞体积、体重指数关系密切,即随着体内脂肪组织体积的增大,血中TNF-α水平相应升高。其促炎症及促凝血、抗纤溶等作用加速了动脉粥样硬化斑的形成及破裂。

研究发现,正常人脂肪细胞可分泌IL-6。肥胖病人的脂肪组织IL 6分泌量显著增多,可达血浆总IL-6含量的25%。IL-6与其可溶性受体结合可诱导内皮单核细胞趋化蛋白和黏附分子的表达,刺激白细胞凝集,损伤内皮细胞。IL-6还可以通过促进脂肪分解和游离脂肪酸释放间接损伤内皮细胞。IL-6浓度升高时可对瘦素信号传导产生竞争性抑制,从而使瘦素抵抗,导致瘦素分泌增加。IL-6浓度升高还促进巨噬细胞释放TNF-α。分泌增多的瘦素和TNF-α加重了血管内皮细胞的损伤。

总之,含有高脂的高能量密度的饮食增加了机体脂肪堆积以及脂肪细胞体积的增大,脂肪细胞释放的多种细胞因子的水平逐渐变化,这些细胞因子共同作用于血管内皮细胞,导致内皮细胞结构功能改变,从而使动脉粥样硬化和高血压逐渐形成和发展。

二、高蛋白质饮食与心脑血管病

高蛋白质饮食中蛋白质含量较高,蛋白质比例达到食物总热量的30%~50%,其主要来源于动物和植物。动物源性的包括畜肉、禽肉、鱼肉、禽蛋和奶制品;在植物中,以黄豆的营养价值最高。蛋白质由α-氨基酸按一定顺序结合形成一条多肽链,再由一条或一条以上的多肽链按照其特定方式结合而成的高分子化合物。蛋白质是生命的物质基础,是构成人体组织器官的支架,维持着组织、细胞的生长、更新、修补、催化、运转以及代谢调节等功能。食物中的蛋白质进入消化道后,在胃蛋白酶、胰蛋白酶、糜蛋白酶、弹性蛋白酶、羧肽酶、氨肽酶等的作用下分解为氨基酸和小肽。氨基酸和小肽通过特异性氨基酸、小肽转运体进入肠黏膜上皮细胞,小肽再被氨肽酶、羧肽酶和二肽酶彻底水解为氨基酸进入血液。消化吸收的氨基酸用以合成机体自身所特有的蛋白质、多肽及其他含氮物质,也可以通过脱氨作用,转氨作用,联合脱氨或脱羧作用,分解成α-酮酸、胺类及二氧化碳。氨基酸分解所生成的α-酮酸可以转变成糖、脂类或再合成某些非必需氨基酸,还可以经过三羧酸循环氧化成二氧化碳和水,并放出能量。

人在进食之后的一段时间内,即从进食后1 h左右开始,延续7~8 h,虽然同样处于安静状态,但所产生的热量要比未进食时有所增加。可见这种额外的能量消耗是由进食所引起的。食物的这种刺激机体产生额外能量消耗的作用,称为食物的特殊动力效应(specific dynamic effect)。食物特殊动力效应与进食的总热量无关,而与食物的种类有关。进食糖与脂肪对代谢的影响较小,大约只是基础代谢的4%,持续时间亦只1 h左右。但进食蛋白质对代谢的影响则较大,可达基础代谢的30%,持续时间也较长,可达10~12 h。并且食物中蛋白质含量越高食物的特殊动力效应就越强。有研究还发现含有30%蛋白质的高蛋白饮食比含有10%蛋白质的低蛋白饮在用餐和餐后都有更高的饱腹感,因此进食高蛋白饮食的人进食量较少。

饮食摄入的蛋白质在体内分解成氨基酸,蛋白质对胰岛素分泌的影响是通过氨基酸来实现的,并且不同的氨基酸对胰岛β细胞的作用方式可能不完全相同,因而不同种类的氨基酸促进胰岛素分泌的能力有很大不同,精氨酸的作用最强,赖氨酸、亮氨酸、丙氨酸的作用依次减弱,组氨酸则几乎无作用。不同的氨基酸合用对胰岛素的分泌有协同作用,两种氨基酸同时刺激胰岛素产生的分泌量大于两者分别应用时分泌量的总和。全部必需氨基酸一起使用时刺激能力最强。氨基酸与葡萄糖也有协同作用,血糖正常时给予氨基酸,其能使胰岛素分泌少量增加,血糖升高时则胰岛素分泌成倍增加。氨基酸口服强于静脉注射对胰岛素分泌的刺激,这可能与口服途径能够刺激胃肠道激素有关。

国际上推荐成年人蛋白质推荐摄入量为0.8~1.2 g/kg·d,而根据我国的膳食结构,成人的蛋白质推荐摄入量为1.16 g/kg·d。有研究发现,当机体摄入的蛋白质达到每日推荐的膳食蛋白质1.6倍及以上时会产生不良影响,长期的高蛋白饮食不仅不会对机体产生有利作用,甚至会导致胰岛素抵抗、骨质疏松等不良影响。美国心脏学会营养委员会声称:"高蛋白饮食可能会有罹患潜在的心脏疾病的风险。"然而有人在长达14年的跟踪研究中,并未发现高蛋白饮食存在较高的心血管风险,同时还发现摄入饮食中蛋白质为24%的高蛋白饮食比蛋白质为15%的饮食的冠心病发病率降低。多项研究证实,高蛋白饮食者的血浆甘油三酯和低密度脂蛋白水平比普通饮食者的要低。这说明冠心病风险降低与饮食蛋白质含量相关,即高蛋白饮食者冠心病的风险较低。

总之,蛋白质是一种重要的营养物质,目前的观点是高蛋白饮食能够促进胰岛素的分泌,有利于降低体重,但对心脑血管病风险并没有定论,还有待进一步地大样本、长时期的深入研究。

三、食盐的摄入与心脑血管病

食盐是人们生活中不可缺少的餐桌上的必备品,为"百味之将"。盐的繁体字为"鹽",本意是在器皿中煮卤,说明了盐的基本制作方法。我国盐的生产可以追溯到5000年前的炎黄时期,相传为夙沙氏发明。食盐的主要成分为NaCl,其在食盐中的含量为99%。成人体内所含钠离子的总量约为60 g,其中80%存在于细胞外液。人体对食盐的需要量一般为每人每天3~5 g。由于生活习惯和口味不同,实际食盐的摄入量因人因地有较大差别,2002年调查显示,我国居民平均每人每天消费食盐12.0 g,其中城市居民10.9 g,农村居民12.4 g,其中汾渭(河)谷地、太行山和大别山农村食盐消费量最高,平均为14.7 g。大量研究发现,高盐饮食与高血压等心脑血管病的关系密切,是心脑血管病的一种危险因素。

(一)高盐饮食与高血压病

人体中的钠主要通过肾脏排泄,生理状态下肾脏可以根据机体钠负荷的情况,极其灵敏而又精确地调节机体钠平衡。当体内Na^+过多时,尿中排Na^+增加;反之则排Na^+减少。肾脏一方面通过改变肾小球滤过率而影响滤过的Na^+量来完成;另一方面则通过肾小管和集合管中钠通道的调节来实现。长期大量地摄入盐分,超过了肾脏有限的排钠能力,将导致钠的潴留,为维持人体的水钠平衡,必然使血容量增加,使得血管平滑肌肿胀,管腔变窄,外周阻力上升,血压升高。加重心脏和肾脏负担,进一步引起排钠障碍,形成恶性循环。

内源性毒毛花苷(endogenous ouabain, EO)是一种由下丘脑和肾上腺皮质分泌的类固醇激素,能和心脏、血管壁、中枢神经系统及肾小管上皮等细胞膜上钠泵的α亚基结合,抑制钠泵的活性,具有调节水、盐代谢和血管壁张力等生理作用。长期的高盐饮食,会导致过多的EO合成和释放,从而抑制了钠泵,使细胞内Na^+浓度增加,增强Na^+-Ca^{2+}交换及增加细胞内Ca^{2+},通过改变血管平滑肌收缩性使外周血管收缩,并使血管内皮细胞发生凋亡或坏死从而导致内皮细胞间隙增加,细胞结构发生变化,内皮损伤,最后导致血压升高。高盐饮食使钠泵活性减低,钠离子与去甲肾上腺素的协同转运受到抑制,残留的去甲肾上腺素增多,使得交感神经末梢的游离钙增加,去甲肾上腺素释放增高,交感神经兴奋,心率增快,心输出量增加,血管收缩,血压升高。

正常生理状态下,钠摄入增加时肾素分泌受抑,循环中的血管紧张素Ⅰ、血管紧张素Ⅱ减少,从而维持血压在正常水平;当肾灌注压或钠负荷降低时,刺激肾脏球旁细胞释放肾素,导致循环中的血管紧张素Ⅰ、血管紧张素Ⅱ增加,通过刺激肾上腺皮质释放醛固酮,引起水钠潴留,从而升高动脉血压。长期的高盐摄入使得肾素-血管紧张素-醛固酮系统的调节机制发生障碍,醛固酮对高钠的反应性抑制不足,肾血流量相对减少,导致钠潴留和血压升高。高盐摄入也可通过口渴并刺激垂体后叶释放精氨酸血管加压素,促进水钠的重吸收,导致血压升高。另有研究表明,食盐中氯离子可能对肾素血管紧张素系统产生影响,氯离子可与血管紧张素转化酶结合,促进其构象改变并与受体结合,使其发挥更强的催化作用,从而生成更多的血管紧张素Ⅱ,起到了促使血压升高的作用。

流行病学调查研究发现,高盐摄入者缓激肽释放酶-激肽激肽系统失衡和心房利钠肽水平较低,而胰岛素水平往往较高。高胰岛素水平增加、心房利钠肽水平降低和缓激肽释放酶-激肽激肽系统失衡可加强肾近曲小管对钠和水的重吸收,引起水钠潴留,外周血管阻力增高,从而血压升高。大量研究发现高盐饮食还与雄激素、前列环素以及基因调控有关。总而言之,高盐饮食与高血压密切相关,阿拉斯加的爱斯基摩人的食盐量很低,基本上没有患高血压的,而每天食盐量高达20g左右的日本北部居民,高血压发病率高得惊人。所以低盐饮食必须大力提倡。

(二)高盐饮食与动脉粥样硬化

长期的高盐饮食导致水钠潴留,容量负荷增高、血管内皮功能紊乱、肾素-血管紧张素-醛固酮系统激活,加之胰岛素抵抗、血压升高、血管平滑肌细胞增殖、局部慢性低梯度的炎症等,这些也是引起或者促进动脉粥样硬化产生和发展的因素。动物和人的实验都说明高盐饮食可促使大动脉硬化。在一项187名高血压患者随机双盲的横断面研究表明,高盐饮食者的颈-股动脉脉搏波速率明显高于低盐饮食者。有研究发现高盐饮食使大鼠的血管内皮素mRNA表达增加,使得促进内皮细胞生长的丝裂原升高,调节新生内膜增生,从而使血管壁增厚,促进血管重构。有时候血管重构甚至早于高血压的产生。还有高盐饮食提高了平滑肌和内皮细胞的氧化压力,而促进血管重构的形成。基本上可以肯定,高盐饮食是动脉硬化的独立影响因素。对减少摄盐的随机试验的降压结果进行meta分析表明,摄盐每天减少6g将减少18%的冠心病和24%的脑卒中发病。因此限盐可以降低动脉粥样硬化的风险。

(三)高盐饮食与心肌病变

有人研究了不同量的食盐摄入对大鼠血流动力学及心脏的影响后发现,高盐除了引发高血压外,会进一步引起高血压大鼠的左心室肥厚,即使不影响血压,也会导致心脏重量出现增加。因此高盐饮食是左室肥厚的独立危险因素。高血压盐敏感者左心室质量指数及左室肥厚发生率均会明显较高于不敏感者。左心室质量与红细胞钠含量呈正相关,且红细胞内钠值增加是高血压左室肥厚的一个独立危险因素。钠异常介导左室肥厚的机制尚不清楚,但可能与存在于心肌上的c-fos基因被异常激活从而激活,肾素-血管紧张素-醛固酮系统和使细胞内钙离子增加,或是交感神经系统活性及肾上腺素受体反应性的增强与出现胰岛素抵抗有关。另外有研究发现高盐摄入导致的大鼠左室肥厚严重程度与心肌ET-1过度表达相关。通过体外实验发现ET-1可诱导新生心肌细胞增生肥大,且ET-1拮抗剂可减轻高盐饮食喂养大鼠的左室肥厚。故ET-1的生成可能也是高盐摄入导致左室肥厚的机制。

高盐饮食不仅引起脏器肥大,也可导致组织纤维化。通过动物实验已经发现高盐饮食可引起心肌胶原沉积增加,大鼠心肌纤维化增加。左心室和心肌内动脉管周区域的胶原容积分数在一定意义可代表了心肌纤维化程度。有关研究发现低盐饮食较高盐饮食可降低细胞内钙水平,使胶原容积分数明显降低,缓解心肌纤维化程度。众所周知,心肌间质纤维化导致心脏舒缩功能障碍,最终发展为心力衰竭。而心肌内小动脉的纤维化则直接作用于冠状动脉系统,妨碍其灌注,从而加重心脏的缺血。

(四)高盐饮食与脑动脉粥样硬化

食盐摄入过量参与了对血管结构和功能的损害,特别表现在脑血管疾病中。我国10万自然人口中监测心脑血管疾病发病情况后发现,食盐摄入过量可直接增加脑卒中急性期死亡率。高盐饮食导致卒中的途径除了我们非常熟悉的因诱导血压升高后，通过进行性动脉粥样硬化、脂肪变性及相关的心脏疾病导致之外，还有单独的脑血管疾病的危险因素，其机制为高盐饮食促使炎症因子水平显著升高，加强了炎症反应，最终诱导大量的动脉壁中层平滑肌细胞凋亡，加速了脑动脉瘤形成。另外高盐饮食使细胞内钠、钙离子增加，钾离子降低，这种电解质失衡导致降低了机体的防御基因表达下调，当发生脑卒中时，细胞防御系统的功能下降更明显且迅速，甚至达到耗竭程度，抗氧化能力大幅降低，食盐摄入过量可使体内自由基增加，损伤脑细胞线粒体膜，导致线粒体功能紊乱，供能水平下降，在脑卒中发生时较一般情况更早地无法向脑细胞供能，最终引起细胞凋亡。高盐作为高血压脑卒中的重要的危险因素，如对其适当干预，就可减少脑卒中发生的风险。

四、镁与心脑血管病

镁（magnesium，Mg）是细胞内最多的二价阳离子，是多数酶促反应的必需辅助因子，这些酶促反应对ATP转化为能量非常重要，镁离子对包括神经肌肉功能和心血管状况维持等在内的生理过程也很重要。镁的血清浓度严格控制在0.7~1.1 mmol/l的一个窄小的范围内，这是由于小肠对饮食中镁的有效吸收和肾脏对镁保存的结果。饮食摄入镁含量中30%在小肠吸收，当摄入量减少时吸收比例可有较大的增长。几乎96%被滤过的镁在肾单位重吸收，只有4%随着尿排出。血钙过多和尿钙过多会降低镁的经管壁重吸收。镁的缺乏在一些心血管疾病包括心律失常、缺血性心脏病、充血性心衰、糖尿病的脉管并发症、高血压和中风的发病机理中有重要作用。为了降低心血管疾病的发病危险。当前推荐的膳食标准包括要维持足够的镁的摄入量。多项研究一致说明镁与脂质过氧化关系密切，高镁抑制了脂质的氧化过程。镁缺乏时，机体对氧化应激比较敏感。

细胞外 Mg^{2+} 减少时，Mg^{2+} 依赖型花生四烯酸CoA合成酶的活性降低，减少了花生四烯酸嵌入膜磷脂的量；同时 Mg^{2+} 依赖型磷脂酸磷酸水解酶也被抑制，花生四烯酸和棕榈酸不能合成甘油二酯和甘油三酯，造成了细胞膜上花生四烯酸堆积。花生四烯酸堆积增加了环氧酶对花生四烯酸的利用，同时磷脂酶A被激活，引发花生四烯酸代谢瀑布，产生大量自由基，导致膜的脂质过氧化并使其结构和功能破坏。适量增加 Mg^{2+} 能减少由此产生的自由基，防止脂质过氧化反应引起的细胞膜损害和离子内环境改变。

研究发现，缺镁导致红细胞膜流动性和脆性增加。这可能与膜上 Mg^{2+} 丢失和膜脂质双层固缺镁某些脂质成分发生改变有关。Mg^{2+} 与磷脂头端带负电荷的磷酸根结合，起到了稳定脂质双层结构的作用，而缺镁时膜脂质双层的稳定性降低；另外红细胞在缺镁的培养基中培养时膜胆固醇、磷脂和鞘磷脂、卵磷脂的比值下降，而胆固醇和鞘磷脂均与膜脆性有关，在镁充足时则未观察到这一现象。缺镁时细胞膜结构不稳定，脆性增加，使细胞膜易受自由基攻击，而且红细胞破裂增多，Fe^{2+} 释放到细胞外液催化各种依赖 Fe^{2+} 的自由基连锁反应。补充足够的镁可改善这种情况。

镁为谷胱甘肽合成所需ATP酶的必需辅助因子，镁的缺乏抑制了巯基前体合成谷胱甘肽的速度和数量。还有在基础状态下 Mg^{2+} 能增强谷胱甘肽过氧化物酶（glutathione peroxidase，GSH-Px）、细胞外超氧化物歧化酶（extracellular superoxide dismutase，EC-SOD）和过氧化氢酶（catalase）的活性，并能逆转或对抗过氧化氢对强谷胱甘肽过氧化物酶、细胞外超氧化物歧化酶以及过氧化氢酶的灭活。镁缺乏时细胞膜脂质过氧化进程显著加强。在大鼠的实验研究发现，镁缺乏者的心脏中超氧化物歧化酶活性下降了17%，血浆中的过氧化氢酶活性降低了 37%。

线粒体是细胞内生物氧化和能量代谢的场所,也是细胞内产生氧自由基的部位。线粒体内膜与外膜之间,呼吸链的底物端电子漏出引起氧分子进行单电子还原产生 O_2^- 和过氧化氢,清除这二者的酶分布在线粒体基质中。60%～80%的细胞内镁存在于线粒体中,维持线粒体的完整性,并与 ATP 形成复合物,激活多种重要的酶系。缺镁时,造成线粒体肿胀、线粒体嵴结构破坏以及钙在线粒体集聚等,从而改变了线粒体酶活性,造成了 ATP 的氧化磷酸化过程发生障碍,自由基产生增多。

镁是一种天然的生理性钙拮抗剂,细胞外镁通过与钙竞争载体抑制钙内流;通过 Mg^{2+}-Na^+ 交换抑制 Ca^{2+}-Na^+ 交换阻遏钙内流;通过 Mg^{2+}-Ca^{2+} 交换促进钙外流;细胞内的镁可增加细胞膜、肌浆网钙泵的活性,增加 Ca^{2+} 排出或摄取,从而降低细胞内 Ca^{2+} 含量。镁还可在肾小管与钙拮抗而增加钙的排泄。因此补充镁能通过改善钙超载间接减少氧自由基的产生,减轻膜脂质过氧化反应。所以高镁饮食能使血管内皮细胞保持较好舒张状态和完整性。膜性结构的完整抑制了血小板的活化,同时使血管内皮细胞分泌一氧化氮的功能维持一个常态水平,从而血小板不易激活形成血栓。

胰岛素对脂蛋白的代谢存在广泛影响。糖尿病病人或去胰脏动物血浆极低密度脂蛋白水平显著增高,血浆清除速度下降。Ⅱ型糖尿病患者血浆 LDL 水平明显增高,经胰岛素治疗后可恢复正常。这可能是胰岛素加速了脂质代谢进程。有研究表明,细胞内 Mg^{2+} 增加或 Ca^{2+} 耗竭均可诱导细胞胰岛素抵抗和血管收缩。一项对饮食血清镁与Ⅱ型糖尿病的发生关系的研究说明,血清镁水平与Ⅱ型糖尿病和动脉粥样硬化的发生成明显负相关,这说明低血镁是Ⅱ型糖尿病的独立危险因素。血镁过低时,影响了胰岛素的合成,或者是低血镁引起信号转导障碍,从而降低了组织对胰岛素的敏感性,间接引起了血脂升高。

镁是人体必需的微量元素,但人们对镁的认识远不如钾、钠、钙等其他元素。许多疾病的发生都与镁缺乏密切相关,尤其是动脉粥样硬化。所以我们的膳食中应该增加含镁丰富的食物。含镁丰富的食物有小米、荞麦、燕麦、小麦以及绿叶菜等,此外肉、蛋、鱼和动物内脏等镁含量也很丰富。

五、钾与心脑血管病

钾(Potassium)是一种有光泽的 1A 族碱金属元素,化学符号为 K。正常人体内约含钾175 克,其中 98%的钾贮存于细胞液内,是细胞内最主要的阳离子。人体血清中钾浓度 3.5～5.5 mmol/l,约为细胞内钾浓度的 1/30。饮食中的钾离子在小肠中很容易被吸收。人体钾离子主要流失途径有 80%～90%是由肾脏经尿液排出,其余 10%～20%是由粪便排出。肾脏对于钾离子存在调控作用,以维持钾离子浓度在体内的分布平衡。为了弥补身体钾的流失量,成人每日钾的最小需要量为 200 mg。含钾丰富的水果有猕猴桃、香蕉、草莓、柑橘、葡萄、柚子、西瓜等,菠菜、山药、毛豆、苋菜、大葱等蔬菜中含钾也比较丰富,黄豆、绿豆、蚕豆、海带、紫菜、黄鱼、鸡肉、牛奶、玉米面等也含有一定量的钾。钾能够调节细胞内适宜的渗透压和体液的酸碱平衡,参与细胞内糖和蛋白质的代谢。有助于维持神经健康、心跳规律正常,可以预防中风,并协助肌肉正常收缩。在摄入高钠而导致高血压时,钾存在降血压作用。对于急性心肌梗死后的室颤有研究表明,血清钾低于 3.5 mmol/l 时,室颤的发生率为 8%;血钾在3.5～3.8 mmol/l 时,发生率为 4%;血钾在 3.9～4.2 mmol/l 时,发生率为 2%;血钾在4.3～4.6 mmol/l 时,发生率为 1%;血钾大于 4.6 mmol/l 时,无室颤发生。

K^+是常见的酶的辅助因子,与细胞的新陈代谢关系密切。如糖酵解过程中的丙酮酸激酶必须在K^+和Mg^{2+}参与下才有活性。参与糖原和蛋白质的合成、能量的释放和ATP的生成等。合成1g糖原约需要$0.36\sim0.45$ mmol钾,合成1g蛋白质约需要$2.7\sim3.0$ mmol钾。线粒体的氧化磷酸化作用以及有些酶活动也需要钾的参与才能正常进行。当细胞内钠增加时,将对抗钾的催化作用,使细胞代谢尤其是蛋白质的合成受到干扰。

细胞内外K^+之所以存在很大的浓度梯度,是因为K^+不能自由穿过磷脂双分子层形成的细胞膜(如图3-1所示),而只能通过蛋白质形成的门控通道。Na^+-K^+ATP酶是细胞膜存在离子Na^+、K^+浓度梯度的主要原因。Na^+-K^+ATP酶也称为钠钾泵,钠钾泵由α、β两亚基组成。α亚基为分子量约120KD的跨膜蛋白,既有Na^+、K^+结合位点,又具ATP酶活性。β亚基为小亚基,是分子量约50KD的糖蛋白。胰岛素、儿茶酚胺、醛固酮以及甲状腺素等影响着Na^+-K^+ATP酶的活性,即激素水平升高时酶的活性增强,K^+流行向细胞内。

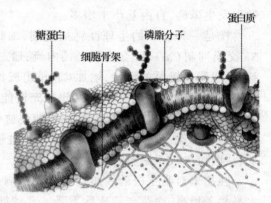

图3-1 细胞膜示意图

血管平滑肌细胞膜上的K^+通道包括电压激活性钾通道(voltage activate K^+,Kv)、大电导钙激活性钾通道(big conductance Ca^{2+} activated K^+ channel,BK_{Ca}^{2+})、内向整流性钾通道(inward rectifier K^+,K_{IR})以及ATP敏感性钾通道(ATP-sensitive K^+,K_{ATP})等。它们的激活方式和对细胞的功能各不相同。电压激活钾通道在膜电位去极化时被激活开放,K^+外流。此通道在心肌细胞复极化和平滑肌细胞超极化过程中起着重要作用。内向整流钾通道在平滑肌细胞以外的生理功能是调节静息电位、防止由于Na^+-K^+ATP酶的作用而使膜超极化大于K^+平衡电位和减少K^+的丢失,同时也减少持久的膜去极化的能量耗竭。但K_{IR}在平滑肌细胞的作用还不太清楚,可能参与了静息电位的调节。

大电导钙激活钾通道广泛分布在血管、脑、肾脏及免疫细胞中,在调节血管张力、细胞增殖、炎症免疫等生理、病理生理过程中具有重要作用。大电导钙激活钾通道是由4个孔道α亚基及至少1个辅助β亚基构成,α亚基有不同剪接变异体,β亚基有$\beta1$、$\beta2$、$\beta3$、$\beta4$共4种。大电导钙激活钾通道受胞内钙离子和膜电位的双重激活。微血管内压力增高,血管平滑肌细胞受刺激,细胞膜去极化,膜上的电压依赖性钙通道开放,钙离子内流,使局部产生高强度的钙脉冲,作用于细胞内钙库上的Ryanodine受体,钙库内的钙离子释放到细胞内,导致细胞膜的大电导钙激活钾通道开放,产生瞬时外向钾电流,使细胞膜超极化,反馈性抑制钙通道,从而钙离子内流减少,细胞内钙离子浓度降低,对抗平滑肌的收缩,使血管舒张。很多内源性因子可以通过大电导钙激活钾通道参与高血压的调节,如一氧化氮、前列腺素、血管紧张素Ⅱ等血管活性物质是通过大电导钙激活钾通道的作用而发挥其生理作用的。一氧化氮是血管内皮释放的主要舒血管物质,可以直接激活大电导钙激活钾通道。正常情况下,血管内皮可以不断产生少量一氧化氮,调节血管的舒缩;当血压升高超过血管自身调节时,血管内皮受损,生成的一氧化氮减少,对大电导钙激活钾通道的调节作用减弱,血管平滑肌舒张作用减弱,平滑肌细胞缺氧,致血管内皮损伤加重,形成正反馈调节,导致高血压的发病。

ATP敏感性钾通道是电压非依赖性的、配体门控通道,受ATP/ADP比值变化调节其开放和关闭。其分为细胞膜上的ATP敏感性钾通道和线粒体膜上的ATP敏感性钾通道两类,存在于血管、胰腺、骨骼肌、神经元等其他组织。通道开放可产生血管扩张和心肌及神经细胞保护作用,而关闭则促进胰岛素分泌。细胞膜上的ATP敏感性钾通道是由4个内向整流钾通道亚单位和4个调节性磺脲类受体组成的八聚体。内向整流钾通道亚单位由390个氨基酸组成的多肽,含有2个疏水跨膜区段,跨膜区分别由1个孔环和胞质侧氨基、羧基末端相连接。调节性磺脲类受体有17个分为3组排列的跨膜区段,细胞内的2个区段各含有1个核苷酸结合区。线粒体膜上的ATP敏感性钾通的结构目前还不清楚。其生理功能是维持线粒体内钾稳态,进而调节线体的体积以及在线粒体能量化过程中维持一定的跨膜电位。

动脉平滑肌细胞膜电位是动脉张力及动脉直径的主要调节因素,而且细胞膜电位主要由K$^+$通道控制。动脉平滑肌细胞膜

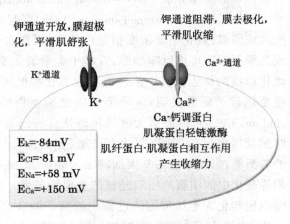

图 3-2 平滑肌细胞不同极化状态下收缩和舒张机制示意图

钾通道开放,膜超极化,平滑肌舒张

钾通道阻滞,膜去极化,平滑肌收缩

K$^+$通道 Ca^{2+}通道

K$^+$ Ca^{2+}

Ca-钙调蛋白
肌凝蛋白轻链激酶
肌纤蛋白·肌凝蛋白相互作用
产生收缩力

$E_k=-84mV$
$E_{Cl}=-81mV$
$E_{Na}=+58mV$
$E_{Ca}=+150mV$

K$^+$通道开放可促进钾离子外流,并导致膜电位超收化,使膜上电压依赖性钙通道关闭,Ca^{2+}内流减少。从而导致血管平滑肌舒张(如图3-2)。膜电位只要有几毫伏的变化,血管的直径就会发生明显的变化。膜电位的变化影响电压依赖性钙通道的活性和细胞内Ca^{2+}的浓度,从而影响血管的舒缩活性。实验证明,只要膜电位有3 mV的去极化或超极化,则就有增加或减少2倍的Ca^{2+}内流。K$^+$通道激活而开放时,K$^+$外流导致膜超极化而使电压依赖性Ca^{2+}通道关闭,Ca^{2+}内流减少,平滑肌张力下降,血管舒张。多种内源血管扩张剂如降钙素基因相关肽和腺苷等主要是通过激活ATP敏感性钾通道使平滑肌细胞超极化,降低血管壁张力,维持血管的舒张状态。有实验发现细胞外K$^+$浓度在1~5 mmol/l的范围内增加时,动脉的扩血管作用被毒毛花苷取消,而不能被Ba^{2+}取消。这说明血钾在1~5 mmol/l的区间变动时,血管的扩张和收缩与Na$^+$-K$^+$ATP酶关系更为密切。

长期的摄入低钾饮食时,体内钾的总量相对较少,细胞内的钾相对较少。可以推测当细胞内钾少到一定量时,以K$^+$作为辅助因子的金属酶的活性就有可能减低,相应的底物合成就会减少。在体和离体动物实验证明,低钾可抑制糖原和蛋白质的合成,对葡萄糖的能量降低。低钾培养液可使兔脑片的有氧代谢转化为无氧代谢。低钾可以抑制肾素、醛固酮、胰岛素和生长素的分泌。钾总量的降低,也可以引起钾在细胞内外的分布的不同。一般来说,虽然细胞内的K$^+$总量减低较细胞外严重,但细胞外K$^+$浓度的变化大于细胞内浓度的变化,即细胞内K$^+$浓度下降更为显著。因此细胞膜内外K$^+$浓度比值增大,使细胞膜静息膜电位负值增大,出现超极化阻滞。细胞外K$^+$浓度降低时,钾电导减低;相反K$^+$浓度升高,则电导增大。K$^+$电导降低时,则Ca^{2+}的电导增加、通透性增强。因此细胞内Ca^{2+}内流增加,浓度升高,收缩性增加,血管腔缩小,血压升高。研究已经明确,肾远曲小管和集合小管中Na$^+$含量增加时,通过Na$^+$-K$^+$交换使尿中排K$^+$量也增加;摄入钾较多时肾钾分泌量增加,摄入钾减少时尿中的分

泌量减少;因此增加 K^+ 摄入能促进 Na^+ 的排泄,减轻因钠潴留而引起的血压增高。

低钾饮食对正常人群不会引起严重的低钾血症,除非严重偏食者,所以低钾饮食对正常人的 K^+ 通道的活性影响有限。但大量临床试验证明增加 K^+ 的摄入对血压正常者和高血压患者都有降压效应。有报道称一日补充钾的量如果大或等于 60 mmol,可使高血压患者的平均收缩压和舒张压分别下降 4.4 mmHg 和 2.5 mmHg。

活性氧(reactive oxygen species, ROS)引起的氧化型低密度脂蛋白是动脉粥样硬化的强烈致病因素,氧化型低密度脂蛋白升高,损伤血管内皮细胞,单核细胞黏附于内皮细胞,并侵入黏膜下间隙形成巨噬细胞,吞噬了大量氧化型低密度脂蛋白变为泡沫细胞,成为动脉粥样硬化形成的标志。其中活性氧导致氧化型低密度脂蛋白大量生成,是造成内皮细胞损害的重要因素。研究表明,氧化型低密度脂蛋白的主要成分溶血磷脂酰胆碱(lysophosphatidyl choline, LPC)可以激活大电导钙激活性钾通道,使细胞内的 K^+ 外流,细胞膜出现超极化,瞬时感受器电位 Ca^{2+} 通道驱动力增加,容量性 Ca^{2+} 内流增加,胞内游离 Ca^{2+} 增加,激活 Ca^{2+} 依赖的激酶等,影响细胞内基因的转录与表达,最终导致细胞增殖与功能障碍。巨噬细胞是动脉粥样硬化中的细胞增殖和迁移的主要调节者。研究表明大电导钙激活性钾通道的激活在巨噬细胞转化为泡沫细胞的过程中起到了调节作用,而且还启动了平滑肌细胞从收缩表型向合成表型的转变,促进了动脉粥样硬化的过程。

大电导钙激活钾通道与动脉粥样硬化关系密切,但低钾饮食以及低钾血症本身与动脉粥样硬化关系目前还没有报道。高血压是动脉粥样硬化的危险因素,摄入较高的 K^+ 可以降低血压。因此高钾饮食对抑制动脉粥样硬化的发生发展有益。总之,高钾饮食有益于心脑血管病,应该提倡多食含钾高的食物,如猕猴桃、香蕉、草莓、柑橘以及黄豆、绿豆、蚕豆等。

六、钙与心脑血管病

钙(calcium)是一种银白色的碱土金属,它的化学符号为 Ca。钙的化学活动性很活泼,在自然界多以离子状态或化合物形式存在。钙在地壳的含量也很高,占壳总质量3%。钙为人体内含量最多的一种无机盐。成人体内钙的含量为 $1.0\sim2.0$ kg,约占人体重量的 $1.5\%\sim2.2\%$,其中99%以磷酸钙 $[Ca_3(PO_4)_2]$ 或羟磷灰石 $[Ca_3(PO_4)_6(OH)_2]$ 的形式存在于骨骼和牙齿之中。另外 1% 的钙多呈离子状态存在于软组织、细胞外液和血液中,与骨钙保持着动态平衡,其中肌肉中的含量为 0.3%。

钙主要在十二指肠和空肠吸收,其吸收方式包括饱和的跨细胞途径与不饱和的旁细胞途径两种。跨细胞途径是一种主动吸收途径,主要发生在小肠近端肠腔,当 Ca^{2+} 进入小肠后,维生素 D 作用于腔面细胞膜,使 Ca^{2+} 通道开放,Ca^{2+} 进入细胞液并扩散,然后在钙结合蛋白(Calcium binding protein, CaBP)参与下被线粒体摄取以储存,也可由基底侧面膜泵入血浆。钙结合蛋白为柱状细胞中由维生素 D 诱导合成并与钙特异性结合的蛋白质,存在于细胞液中,近基底膜处尤多,它与钙的亲和力大于线粒体内膜钙泵,故可以促进钙从线粒体转移到基底侧面膜的钙泵上去。这种以主动吸收途径的钙摄入方式受血液中流通的钙离子浓度调控。若血钙浓度降至 1.1 mmol/l 以下,钙吸收将增加;相反,若其浓度升至 1.3 mmol/l 以上,钙吸收将减少。细胞旁路途径是被动吸收途径,其吸收部位主要在回肠,当肠腔中 Ca^{2+} 浓度较高时,Ca^{2+} 就会通过细胞旁路进入血液,维生素 D 对这一被动吸收过程具有促进作用。维生素 D 是促进钙吸收最重要的因素。维生素 D 在肝肾中经羟化酶作用转化为活性形式 $1,25-(OH)_2D_3$,$1,25-(OH)_2D_3$ 可通过维生素 D 受体介导的基因组诱导合成小肠黏膜上的

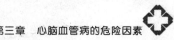

肠道钙结合蛋白9k,增加小肠对钙的吸收;还可以作用于肾脏远曲小管,促进钙的重吸收。血清25-(OH)D的水平大于80nmol/l时维生素D促进钙吸收的能力较强,低于这个水平钙的吸收就会不足。

甲状旁腺素与降钙素既互相拮抗又相辅相成,共同维持人体钙平衡。雌激素通过增强肝、肾羟化酶活性,提高1,25-(OH)$_2$D$_3$水平来促进小肠细胞对钙的吸收。膳食中乳糖或氨基酸可与钙螯合,形成可溶性低分子量络合物,有利于钙的吸收。植酸盐、草酸盐与钙结合形成难溶性盐,妨碍钙的吸收。膳食中磷含量较为丰富,当磷含量过多时,易与钙形成难溶性磷酸钙,不利于钙磷吸收,只有钙磷比例为1/2～1时,对钙的吸收最有利。脂肪中的脂肪酸与钙形成难溶的钙皂,也影响钙的吸收。酪蛋白磷酸肽能促进钙的吸收和利用。

研究表明钙可以作用于胆汁酸,增加胆汁酸的排泄量,从而起到降低胆固醇浓度的作用。胆固醇向胆汁酸转化是机体胆固醇代谢的一个重要途径,每天可消除接近50%的胆固醇。肠腔内的钙与磷形成不溶性的钙磷复合物。胆汁酸可同这些不溶性的钙磷复合物以离子交换的方式结合在一起随粪便排出体外。由于胆汁酸是胆固醇代谢的终产物,故肠道内胆汁酸的损失可导致血浆胆固醇水平的下降。大豆蛋白属非磷酸化蛋白,不能结合钙,因此有更多的磷酸钙沉淀沉积在小肠内,这些沉淀可以结合胆汁酸,使参加脂肪的消化过程胆汁酸减少,所以出现了大豆蛋白可以降低脂肪消化而增加排泄的情况。有人进一步研究指出,由于胆汁酸是胆固醇代谢的终产物,由于肠道内胆汁酸的损失可以引起肝脏内胆汁酸合成的限速酶胆固醇7α-羟化酶(cholesterol 7α-hydroxylase)的基因表达上调,使该酶的合成增加,导致由胆固醇合成胆汁酸的量增加;而肝脏内合成胆固醇的限速酶羟甲基戊二酸单酰辅酶A还原酶(3-hydroxy-3-methylglutaryl CoA reductase)的基因表达可能下调,使羟甲基戊二酸单酰辅酶A还原酶合成减少,从而减少了内源性胆固醇的合成,最终导致血浆胆固醇浓度的下降。

膳食中的饱和脂肪酸是升高血浆总胆固醇(total cholesterol, TC)含量的主要物质之一,而且这种升高发生在的低密度脂蛋白胆固醇部分。当用单不饱和脂肪酸或多不饱和脂肪酸或是碳水化合物来取代饱和脂肪酸时,可以明显降低血浆中低密度脂蛋白胆固醇的含量。因此,降低膳食中总脂肪尤其是饱和脂肪酸的含量可以更好地降低血浆中对的总胆固醇水平。实验证明减少饱和脂肪酸的摄入可以降低血浆总胆固醇和低密度脂蛋白。食物中的钙和饱和脂肪酸形成不溶性的钙皂,增加了粪便中的脂肪含量,减少了机体对饱和脂肪酸的吸收,因此起到了降血浆低胆固醇的作用。肝脏和小肠是高密度脂蛋白主要合成场所,主要功能是将胆固醇从周围组织转运到肝脏进行分解代谢,具有抗动脉粥样硬化形成的生理功能,因此对机体具有保护作用。研究显示高钙摄入可以增加血浆高密度脂蛋白的含量。

高血压发病机制复杂,水盐代谢异常特别是钙代谢异常在其发生及维持机制中发挥重要作用。高血压患者体内普遍存在着"三高一低"现象,即细胞内钙增高、肾脏排泄钙增高、甲状旁腺激素增高和机体缺钙。高血压患者群体饮食中的钙含量较低,但细胞内Ca^{2+}水平却呈现了一种"超载"状态。研究发现,低钙可能通过促使血管平滑肌细胞内Na$^+$水平增高而导致细胞内Ca^{2+}浓度升高,同时低钙又促使血清甲状旁腺素的升高,它们共同作用于外周血管,使血管收缩反应增强,外周血管阻力增加,促进高血压形成。

正常生理情况下,细胞内外Ca^{2+}浓度相差很大,细胞外Ca^{2+}浓度约为细胞内的10000倍。Ca^{2+}作为一种重要的细胞内信使物质,只有进入细胞内方可参与调控多种生理过程。细

胞内游离 Ca^{2+} 主要来自细胞内肌浆网等储库和细胞外内流的。血管平滑肌细胞为可兴奋细胞,当兴奋使细胞膜去极化时,引起电压依赖性钙通道构象发生改变,门控开放,使 Ca^{2+} 迅速内流。内流的 Ca^{2+} 激活肌质网上的 Ryanodine 敏感的钙释放通道,肌质网内的 Ca^{2+} 释放到细胞内,使细胞内 Ca^{2+} 进一步增高,启动肌丝蛋白滑动,引起血管平滑肌收缩,血压升高。

高血压患者除 Ca^{2+} 代谢异常直接导致血压升高外,与甲状旁腺功能异常密切相关。血清 Ca^{2+} 浓度降低时,会产生继发性甲状旁腺功能亢进,导致血清甲状旁腺素升高。在低钙情况下,甲状旁腺产生一种可引起血压升高的蛋白质称为甲状旁腺素相关蛋白,目前认为该蛋白可以引起血压升高,并与动脉粥样硬化、心力衰竭形成有关,高钙饮食则可抑制其产生。研究证明,当机体钙摄入不足引起血钙降低时,可使细胞膜对钙离子通透性增加,血钙离子跨膜内流,甲状旁腺激素分泌增加,激活腺苷酸环化酶,增加细胞内环磷酸腺苷,致使线粒体释放钙离子到胞质内。平滑肌细胞质内钙离子浓度增高可启动平滑肌肌球蛋白与肌动蛋白结合,引起血管收缩,血压升高。

总而言之,高钙饮食可以降低血清总胆固醇和低密度脂蛋白以及升高高密度脂蛋白,从而可以减轻体重和防止动脉粥样硬化的发生和发展。有实验证明,每天补钙 800mg,可以使收缩压下降 2.63 mmHg,舒张压下降 1.30 mmHg,所以多食含钙高的饮食如奶制品、豆腐、芝麻酱等可以防止高血压病的发生。

七、维生素 D 与心脑血管病

维生素 D 是环戊烷多氢菲类化合物(如图 3-3)。维生素 D 主要有两种形式,即维生素 D2 和维生素 D3。维生素 D2 主要分布在植物中,是麦角固醇在紫外线作用下的产物。在机体内,胆固醇转变为 7-脱氢胆固醇储存于皮下,在紫外线的作用下转变为维生素 D3。维生素 D3 可以来源于饮食,也可以由皮肤的 7-脱氢胆固醇经紫外线照射转化而来。经皮肤转化及肠道吸收的维生素 D3 进入血液后,与维生素 D 结合蛋白结合后被运输至肝,在 25-羟化酶的作用下转变为 $25-(OH)D_3$。最后经肾小管上皮细胞线粒体内的 1α-羟化酶作用,转变为维生素 D 的生物活性形式 $1,25-(OH)_2D_3$。

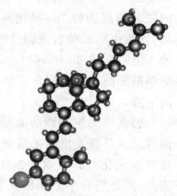

图 3-3 维生素 D_3 结构示意图

维生素 D 受体(vitamin D receptor, VDR)基因位于人的 12 号染色体长臂,包含 11 个外显子,总长为 75 Kb。维生素 D 受体包含 427 个氨基酸残基,功能上主要分为五个结构域,即 A/B 区(1-24)、DBD(DNA bindi ng domain)区(24-91)、铰链区(91-115)、LBD(1igand bindi ng domain)区(115-409)和 AF-2 区(409-427)。维生素 D 受体是类固醇激素与甲状腺激素受体超家族成员。维生素 D 受体分布于心、脑、肝脏、肾脏、骨、泌尿生殖器、甲状旁腺以及各种免疫细胞中。维生素 D 缺乏直接或间接调节多种基因,包括肾脏肾素,胰腺 β 细胞胰岛素,血管平滑肌和心肌细胞的生长增殖的基因,同时还具有淋巴细胞、巨噬细胞的一些功能,其中很多参与了心血管疾病的发生发展。

维生素 D 受体在没有配体存在的情况下,与共抑制子作用,结合在靶 DNA 的维生素 D 应答元件上,抑制基因转录。维生素 D 受体与 $1,25-(OH)_2D_3$ 结合后,可引起构象改变和磷酸化,使其与共抑制子解离,随后与共激活子形成复合物,发挥激活目的基因转录的作用。维生素 D 受体构象的改变使共抑制子解离,促进维生素 D 受体活性区 AF-2 与共激活因子结合。维生素 D 受体与 1,25-$(OH)_2D_3$ 结合后,其第 51 位丝氨酸被蛋白激酶 C 磷酸化,208 位丝氨酸被酪蛋白激酶 II 磷酸化,再通过位于 LBD 区的氨基酸残基与维生素 X 受体结合形成三聚体,该复合物能够通过 DNA 连接区识别 DNA 上的维生素 D 受体应答元件,在共激活子、转录因子 IIB、IID 及 RNA 聚合酶的共同作用下,形成转录复合物,调节至少 913 种基因的表达。

维生素 D 对心血管系统的作用机制尚未得到明确论证,但有关实验表明,维生素 D 可能通过影响肾素-血管紧张素系统、调节血糖水平、减轻脉管系统炎症反应、抗心肌肥大和增生及预防继发性甲状旁腺功能亢进等发挥心血管保护作用。

肾素-血管紧张素-醛固酮系统在心血管疾病发生中发挥重要作用。高血压动物实验发现,维生素 D 信号传导系统受损可导致肾素-血管紧张素-醛固酮系统激活,引起高血压和心肌肥厚。研究发现维生素 D 受体基因敲除小鼠出现血压升高、心肌肥厚以及肾素-血管紧张素-醛固酮系统活性增强现象,但此过程可被血管紧张素转换酶抑制药逆转。对野生型小鼠体内注射维生素 D_3 后,肾素 mRNA 表达受到抑制,而通过饮食抑制小鼠体内维生素 D_3 合成后发现肾素 mRNA 表达明显上调,提示维生素 D_3 确为肾素生物合成的负性调节因子。一些针对人体维生素 D 与肾素-血管紧张素-醛固酮系统关系的研究亦能得出类似结论。注射维生素 D_3 不仅降压,还可逆转胰岛素抵抗。人类的 1,25-$(OH)_2D_3$ 可以抑制肾素-血管紧张素-醛固酮系统,降低血压。在美国国家健康与营养调查研究中,维生素 D 水平位于平均四分位数 75% 以上的人群的收缩压比平均四分位数 25% 以下的人群低 3 mmHg。研究显示,一周进行 3 次日光照射,连续 3 个月,维生素 D 水平可以升高近 200%,收缩压、舒张压同时下降 6 mmHg。根据以上这些研究成果我们可以知道,维生素 D 可以抑制血浆肾素活性,通过调节肾素-血管紧张素-醛固酮系统活性而发挥对心血管的保护作用,降低血压、改善心肌肥厚。

慢性维生素 D 缺乏可导致继发性甲状旁腺功能亢进,而其可对心血管系统产生严重不良影响。维生素 D 缺乏导致肠道钙吸收下降超过 50%,从而触发甲状旁腺激素(parathyrroid hormone, PTH)的释放。维生素 D 缺乏时更易发生血清离子钙降低,刺激甲状旁腺的 Ca^{2+} 感受器,导致甲状旁腺激素分泌量增加,甲状旁腺激素可通过加强肾脏 1α-羟化酶的活性使 25$(OH)D_3$ 向 1,25$(OH)_2D_3$ 转化,提高 Ca^{2+} 水平。有研究表明,继发性甲状旁腺功能亢进可能部分参与了低维生素 D 状态导致高血压的过程。升高的甲状旁腺激素可以导致心肌细胞凋亡、纤维化、血管平滑肌细胞增生、左室肥厚,增加动脉压和心肌收缩力。

研究发现维生素 D 在糖尿病发生、发展中起重要作用。维生素 D 通过激活维生素 D 受体或通过影响钙离子稳态平衡而直接或间接损伤胰岛 B 细胞功能,导致胰岛素抵抗,影响胰岛素的分泌。研究结果表明,空腹血糖随血 1,25-$(OH)_2D_3$ 水平的下降而升高。每天摄入大于 800IU 维生素 D 与小于 400IU 维生素 D 相比,2 型糖尿病风险降低 30%。每天摄入维生素 D1000 IU 后,空腹胰岛素水平下降,胰岛素敏感性增加。我们知道胰岛素抵抗可能通过增加钠潴留和肾素-血管紧张素-醛固酮系统活性等机制导致血压升高,血浆胰岛素水平升高使内皮细胞一氧化氮减少从而增加血管损伤概率。因此维生素 D 在调节血糖方面有重要作用,与心血管病的发生也存在一定的关系。

炎症是动脉粥样硬化的关键病理机制,其中巨噬细胞和 T 细胞在炎症过程中发挥重要作用,使动脉血管壁出现粥样硬化损害。造成这一损伤的分子基础包括上述两种细胞释放的各种细胞因子,如白细胞介素-1、IL-4、IL-6、干扰素-γ 以及肿瘤坏死因子-α 等。维生素 D 具有免疫调节活性,可通过影响机体获得性免疫和自然免疫抑制炎症反应。研究发现,维生素 D 的免疫调节作用通过维生素 D 受体介导,抑制抗原递呈细胞如 CD4⁺和 CD8⁺增殖,抑制 Th1 细胞因子如 IFN-γ、IL-2 和 IL-12 等转录,加强 Th2 细胞因子如 IL-10、IL-4 和 IL-5 等转录,由此减少血管壁的炎症损伤。在对动脉粥样硬化发展机制的研究中发现,维生素 D 可调节基质金属蛋白酶的表达。多元线性回归分析表明维生素 D 状态是 C 反应蛋白和金属蛋白酶-9 水平唯一的独立影响因素。有人对维生素 D 缺乏的患者进行了为期 3 个月的维生素 D₃ 注射治疗后 1 年,测其血浆金属蛋白酶-9、金属蛋白酶组织抑制因子-1 和 C 反应蛋白平均值均较治疗前有显著下降。因此增加体内的维生素 D 含量对抑制炎症反应、避免粥样硬化发生具有积极意义。

【运动与心脑血管病】

一、运动概述

运动是指以身体练习为基本手段,结合日光、空气、水等自然因素和卫生措施,达到增强体能、增进健康、丰富社会文化娱乐生活为目的的一种社会活动。"生命在于运动"是 18 世纪法国哲学家伏尔泰提出的著名论断,它说明了运动是物质的基本存在方式,生命的产生在于运动,运动是生命诞生的前提条件,运动是生命存在、发展的动力和源泉。人类以及人类的祖先为了生存,利用自身敏捷、灵活的体魄和不断总结并利用在同自然界斗争的经验获得了生存发展的机会,并取得了辉煌的成就。人类的活动基本可以分为脑力活动和体力活动两种方式。脑力活动主要是指包括大脑神经系统为主要器官的思维活动,它反映了人类对世界的认识水平和成果。从人的个体水平而言,脑力活动是静态的。人类进化程度和思维水平发展越高,工业化水平越先进,人类的脑力活动就越频繁,体力活动就越来越少。体力活动是动态的,运动属于体力活的范畴。人类对自身运动的特点和形式不断地进行总结,并根据运动的不同用途和实践进行完善,逐渐形成了不同的运动形式,如跑步、武术、体操和各类球类运动等。不论何种运动,人在运动的过程当中,身体的结构会随着运动而发生变化,可以加强自身的体质,促进新陈代谢,运动是人类离不开的一种生活方式,甚至可以说是一种运动的生活理念。

有氧运动(aerobic exercise)就是以糖和脂肪的有氧代谢方式提供能量的运动。运动时心率在 120～150 次/min,大强度的有氧运动心率也会超过 150 次/min,而且会有无氧代谢参与部分供能。有氧代谢时,充分氧化 1 个分子葡萄糖,能产生 38 个 ATP 的能量。而在无氧酵解时,1 个分子的葡萄糖仅产生 2 个 ATP。有氧运动时葡萄糖代谢后生成水和二氧化碳,可以通过呼吸很容易被排出体外,对人体无害。然而在酵解时产生大量乳酸等中间代谢产物,不能通过呼吸排除。这些酸性产物堆积在细胞和血液中,就形成了"疲劳毒素",会让人感到疲乏无力、肌肉酸痛,还会出现呼吸、心跳加快和心律失常,严重时会出现酸中毒和增加肝肾负担。所以无氧运动后,人总会疲惫不堪,肌肉酸痛要持续几天才能消失。人体预存的 ATP 能量只能维持极限强度运动大约 2 s,随后由磷酸肌酸(creatine phosphate, CP)合成 ATP,大约能维持 6 s,合计 8 s 左右。也就是说,全速跑步不到 100 m 即体内储存的 ATP 就已经耗尽,跑 200 m 时后面的 100 m 必须在无氧状态下,由血糖迅速合成新的 ATP 来提供能量,同时产生大量乳酸。因此跑 200 m 或 400 m、网球或足球等运动,是利用肌糖原无氧分解来提供的能量,故运动后肌肉里累积了大量乳酸,乳酸堆积是运动后引起肌肉痛的原因之一。

有氧运动,又称有氧代谢运动,是指以增加体内氧气的吸入、输送及利用为主要目的的耐久性运动。在运动中,人体的代谢水平增高,对血和氧的需求相应增高。机体通过加快心率和呼吸频率来增加血氧供应,从而实现运动中血氧供需的平衡。有氧运动的目的在于增强心肺耐力,它要求呼吸、循环和肌肉新陈代谢的持续增长,并使有关系统和肌肉产生适应性变化。它的特点是强度低、有节奏、不中断、持续时间较长。一般来讲,有氧运动对技巧的要求不高,具有代表性的有氧运动包括快走、慢跑、游泳、骑自行车、跳绳、滑雪、健身操、健美操、太极拳等。而平时的散步、做家务等轻微的运动由于达不到一定强度,不属于有氧运动。赛跑、举重、拳击、散打、拔河、肌力训练等高强度的剧烈运动,因运动过程中氧气的摄入量不能满足身体的需要,人体处于缺氧状态,则被归入"无氧运动"。有氧运动强度分级见表3-3。

表3-3　有氧运动的强度分级

运动强度	运动方式	代谢方式	功能物质	心率(次/min)	呼吸情况
低	步行	有氧	糖和脂肪	小于120	容易
中	慢跑	有氧	糖和脂肪	120～150	轻松交谈
高	跑	有氧/无氧	糖和脂肪	大于150	讲话困难

有氧运动对脂肪代谢的影响　儿茶酚胺是人体促进脂肪分解的主要激素。儿茶酚胺通过与其相应的肾上腺素受体(adrenergic receptor,$\beta 1$-AR、$\beta 2$-AR、$\beta 3$-AR、$\alpha 2$AR)结合来调节脂肪分解,这些受体与三磷酸鸟苷结合调节G蛋白耦联。β肾上腺受体与Gs耦联,可激活腺苷酸环化酶,促进cAMP合成,激活PKA,使细胞内的甘油三酯脂肪酶磷酸化而活化。在人类脂肪细胞,$\beta 1$-AR和$\beta 2$-AR可刺激cAMP生成,促使脂解。而$\alpha 2$肾上腺受体与Gi耦联,儿茶酚胺和其结合后,抑制腺苷酸环化酶活性,导致PKA活性下降,抑制脂肪分解。研究发现,长期有氧运动训练可导致机体在基础状态或运动状态的脂肪分解能力增强,表现为基础状态或相同强度运动状态的脂肪氧化供能比例增加。这种适应性变化,一方面与β肾上腺素受体敏感度增强,促脂肪分解效果增强有关,另一方面也可能与$\alpha 2$肾上腺素受体调节的抗脂解作用不变或减弱有关。近年来的研究发现,训练导致的机体脂解能力增强还与心钠素及皮下脂肪组织血流改善有密切关系。研究不仅发现耐力运动过程中心钠素的释放具有促进脂解的作用,还发现脂肪组织尿利钠肽受体-A的表达与脂肪组织血流调节有关。长期运动训练导致的可的松和生长素长时间升高,对脂肪动员也有一定作用,但相比较而言,肾上腺素和心钠素以及胰岛素的作用更加重要。另外有氧运动还可降低脂质过氧化反应,增加自由基清除能力,减小自由基对人体的危害。

在最大摄氧量小于30%的低强度长时间运动过程中,来自脂肪组织的游离脂肪酸是肌肉燃料的主要来源。这可能与运动强度较低,机体能量需求较小,氧供应充足、脂肪氧化供能能力增强等因素有关。虽然低强度运动不会引起主要的代谢激素发生显著改变,但是随着运动时间延长,血糖浓度下降,胰岛素下降,胰岛素对脂解的抑制减弱,脂肪动员增强。最大摄氧量在40%～65%之间的中等强度长时间运动时,机体仍然主要利用脂肪来供能。在中等强度运动过程中儿茶酚胺升高,脂肪甘油三酯酶(adipose triglyceride lipase,ATGL)和激素敏感性脂肪酶(hormone sensitive lipase,HSL)激活,脂解增强,而且随着运动时间延长,血糖水平下降,胰岛素下降,脂解抑制减弱,脂解将进一步增强。最近也有研究也发现,在最大摄氧量从30%向50%的强度运动过程中腹部皮下脂肪组织动员对β肾上腺素受体的依赖性较低,而血浆心钠素浓度升高,胰岛素下降,这似乎提示我们,在中低强度运动过程中钠尿肽对脂肪动员具有重要作用。最大摄氧量大于或等于70%的高强度运动时,机体能量需求速率急剧增加,葡萄糖和糖原成为主要的供能底物,同时,随着运动强度的增加,乳酸增加,可激活GPR81受体,进而通过抑制性G蛋白耦联受体,抑制脂肪分解。另外,高强度运动时脂肪组织血流减少,影响脂肪酸转运,导致长链脂肪酸进入线粒体减少,这也会对运动时脂肪的动员和氧化利用产生影响。因此中、低强度的长时间运动更有利于脂肪的分解。

二、有氧运动对心血管的影响

原发性高血压以及动脉粥样硬化的始动因素目前认为是内皮功能的异常,生理状态下内皮细胞分泌多种血管活性物质调节血管舒缩、细胞生长等。当内皮受损时,许多活性物质如一氧化氮、内皮素等的合成和分泌发生改变,进而导致血管收缩、血管重塑等内皮功能紊乱。高血压是内皮受损的危险因素,而内皮功能紊乱促进了高血压的发生发展,两者形成恶性循环。研究发现,有氧运动可以改变健康人和原发性高血压及冠心病患者的内皮功能。大量研究证实,原发性高血压患者经过长期运动训练后其血浆内皮素水平明显下降,血压随之下降,两者下降趋势呈平行关系,而一氧化氮水平增高。

有氧运动首先作用于大脑皮质和皮质下血管运动中枢,改变中枢反应性过高的状态,从而引起降压效应;运动训练使血管扩张,毛细血管密度或数量增加,血液循环和代谢改善,降低外周阻力,特别降低舒张压。长期耐力训练或有氧训练可降低交感神经系统兴奋性,使交感神经传导速度减慢,血浆儿茶酚胺含量下降。还可以提高迷走神经兴奋性,促进外周血管扩张,改善血管内皮功能,使内皮细胞的一氧化氮合酶的mRNA表达和磷酸化增多,进而增加一氧化氮合成与分泌,并且增加前列环素而降低血栓素A_2的水平,从而使动脉弹性改善、血压降低。另外运动后多巴胺、前列腺素E含量增加,这些激素具有利尿、扩血管作用,促进尿钠的排泄,减少血容量,进一步降压。由此可见神经代谢因素的改善是运动降低血压的主要原因。

心脏的泵血功能的优劣是人体健康水平的重要标志。心泵功能的强弱是人体体能和运动能力的重要基础。运动能使心脏泵血功能改善,即心肌收缩性能和前负荷、后负荷及心率发生改变。长期运动会使心肌收缩力量增强、心壁厚度变化幅度加大、射血分数保持不变或轻度加大以达到最适宜的前负荷。这时的心脏表现为安静时每搏量增大、心率减慢从而降低心肌耗氧量,改善心脏功能。此外长期运动还可以使机体氧利用率提高、血液循环的效率提高,心率储备增加。实验表明,老年人和年轻人一样,在经过长时间的耐力训练后,最大摄氧量可增加10%~30%。有研究表明坚持练习太极拳的老年人,其心率在安静状态下与不进行太极拳练习的老年人没有差异,但是在运动后恢复期内,心率低于不进行太极拳练习的老年人,说明在完成定量负荷运动时长年进行太极拳练习者机能反应低,出现节省化现象。而且心耗氧量、心耗氧指教、动脉血压、左心室收缩末期内径和左心室收缩末期容积低于不进行太极拳练习者,反映了太极拳锻炼对老年人心功能改善和提高的作用。对老年心力衰竭患者进行6个月的有氧运动训练后,患者的血压、心率有不同程度的下降,运动耐力提高,左心功能指数改善。有研究显示,冠心病患者在有氧运动后左室收缩功能指标明显优于运动前,可能与有氧运动提高外周骨骼肌对氧的摄取能力,增强骨骼肌的氧利用率,提高肌纤维收缩效率,相对减少能量消耗,使动脉血管弹性提高,血运能力加强等作用有关。

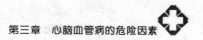

三、有氧运动对血糖的影响

有氧运动可以增加肝释放和肌肉摄取葡萄糖,增加肌细胞膜上胰岛素受体的数量,提高肝脏、骨骼肌细胞和脂肪组织对胰岛素作用的敏感性及胰岛素对受体的亲和力,改善胰岛素抵抗,有益于健康人维持正常的血糖和胰岛素敏感性。骨骼肌摄取葡萄糖是一种耗能的主动吸收。葡萄糖进入肌细胞内需通过细胞膜上的葡萄糖载体。葡萄糖载体4仅表达于胰岛素敏感的脂肪细胞和肌肉细胞,它是骨骼肌利用葡萄糖的主要限速步骤。当葡萄糖载体4发生改变时,可导致葡萄糖跨膜转运障碍。基础状态下,绝大多数葡萄糖载体4位于胞质内,在运动或胰岛素的刺激下,可从细胞膜内转移到细胞膜上,促进细胞葡萄糖的吸收和利用,同时降低血糖。

糖尿病的发生往往与运动不足有关。实验证明,运动可以有效地消耗血糖,如运动10 min就可以使肌肉组织从血液摄取的血糖量增加15倍,因而可以有效地降低空腹及餐后2 h的血糖浓度,提高血胰岛素浓度。因此,有氧运动是有效的预防糖尿病的方法。研究表明,有氧运动对糖尿病的疗效与其增加肌细胞膜葡萄糖运载体4;增加肌肉糖摄取对胰岛素的敏感性;提高血胰岛素和瘦素水平,降低下丘脑NPY蛋白浓度和基因表达水平,改善糖尿病的食欲亢进、多食等症状的作用有关。

总而言之,当今社会流行的慢性心脑血管病的致病因素非常复杂,是遗传和环境因素相互影响、相互作用的结果。虽然在各个方面取得了一些成绩,但还有很多问题需要更进一步深入、跨区域的大样本研究。

参考文献:

[1]Agarwal A,Williams G H,Fisher N D. Genetics of human hypertension [J]. TRENDS in Endocrinology and Metabolism,2005,16:127-133.

[2]Frossard P M,Lestringant G G,Malloy M J,etal. Human renin gene BgII dimorphism associated with hypertension in two independent populations [J]. Clin Genet,1999,56:428-433.

[3]Barley J,Carter ND,Crljckshank JK,etal. Renin and atrial mtriuretic peptide restriction fragment length polymorphisms:association with ethnicity and blood pressure [J]. Hypertens,1991,9:993-996.

[4]Bruck H,Leineweber K,Park J,etal. Human beta2-adrenergic receptor gene haplotypes and venodilation in vivo [J]. Clin Pharmacol Ther,2005,78(3):232-238.

[5]Masuo K,etal. Beta2-and beta3-adrenergic receptor polymorphisms are related to the onset of weight gain and blood pressure elevation over 5 years[J]. Circulation,2005,111:3429-3434.

[6]Kato N,Sugiyama T,Morita H,etal. Genetic analysis of the atrial natriuretic peptide gene in essential hypertension[J]. Clin Sci (Lond),2000,98 (3):251-258.

[7]Nkeh B,Tiago A,etal. Association between an atrial natriuretic peptide gene polymorphism and normal blood pressure in Subjects of Af rican ancestry[J]. Cardiovasc J S Af r,2002,13 (3):97-101.

[8]Hingorani A D. Endothelial nitric oxide synthase polymorphisms and hypertension[J]. Curr Hypertens Rep,2003,5:19-25.

［9］Yanagisawa M,Tomizawa T. A novel potent vasoconstrictor peptide produced by vascular endothelial cells [J]. Nature,1988,332(6163):411-415.

［10］Stiffert W,Rosskopf D,Siffert G,etal. Association of a human G-proteinβ3 subunit variant with hypertension [J]. Nature Genetics,1998,18:45-48.

［11］杜秦川,白向东. 载脂蛋白B基因XbaI位点多态性与中青年人颈动脉粥样硬化的关系[J]. 临床内科杂志,2004,21(10):687-689.

［12］李莎,雷兆文,陈子立,等. 冠心病家族史青少年载脂蛋白E、B的基因多态性[J]. 中华医学遗传学杂志,2003,20(3):241-243.

［13］Scuteri A,Bos A,Zonderman A. Is the ApoE4 allele an independent predictor of coronary events?[J]. Am J Med,2001,110(1):28.

［14］Chowdhury AH,Yokoyama T,Kokubo Y,etal. Apolipoprotein E genetic polymorphism and stroke subtypes in a Bangladeshi hospital-based study [J]. J Epidemiol,2001(3):131.

［15］Pennacchio L A,Oliver M,etal. An apopliprotein influencing triglycerides in humans and mice revealed by comparative sequencing [J]. Science,2001,294:33.

［16］Endo K,etal. Association found between the promoter region polymorphism in the apolipoprotein AV gene and the serum triglycerid level in Japanese Schoolchildren [J]. Hum Genet,2002,111:570-572.

［17］Baum L,etal. ApoA5-1131 T＞C polymorphism is associated with triglycerid levels in Chinese man [J]. Clin Genet,2003,63:377-379.

［18］Nierman MC,etal. Enhanced conversion of triglyceride-rich lipoproteins and increased low-density lipoprotein removal in LPLS447X carriers [J]. Arterioscler Thromb Vasc Biol,2005,25:2410-2415.

［19］Agellon LB,Quinet EM,etal. Organization of the human cholesteryl ester transfer protein gene [J]. Biochemistry,1990,29(6):1372-1376.

［20］Brousseau ME,etal. Cholesteryl ester transfer protein TaqI B2B2 genotype is associated with higher HDL cholesterol levels and lower risk of coronary heart disease end points in men with HDL deficiency: Veterans Affairs HDL Cholesterol Intervention Trial[J]. Arterioscler Thromb Vasc Biol,2002,22(7):1148-1154.

［21］Helgadottir A,Manolescu A,Thorleifsson G,etal. The gene encoding 5-lipoxygenase activating protein confers risk of myocardial infarction and stroke[J]. Nat Genet,2004,36:233-239.

［22］张伟丽,石佳,杨晓敏,等. ALOX5AP基因多态2354T/A和MTHFR基因多态677C/T的协同作用显著增加脑梗塞的易患性[J]. 中国分子心脏病学杂志,2005,5:395-400.

［23］Owyer J H,Allayee H,Dwyer K M,etal. Arachidonate 5-lipoxygenase promoter genotype,dietary arachidonicacid,and atherosclerosis[J]. N Engl J Med,2004,350(1):29-37.

［24］Nakayama T,Asai S,Sato N,etal. Genotype and haplotype association study of the STRKl region on 5q12 among Janpanese:a casecontrol study[J]. Sroke,2006,37:69-76.

［25］Xu X,Li X,etal. Meda-mlalvsis of association between variation in the PDE4D gene with ischemic cerebal infarction risk in Asian populations[J]. Neurogenetics,2010,11:327-333.

［26］Post W S. Methylation of the estrogen receptor gene is associated with aging and atherosclerosis in the cardiovascular system[J]. Cardiovasc Res,1999,43(4):985-91.

［27］Kiln J,Kim JY. Epigenetic changes in estrogen receptor beta gene in atherosclerelic cardiovascular tissues and in-vitro vascular senescence[J]. Biochim Biophys Acta,2007,1772(1):72-80.

［28］Zeini M,López-Fontal R,Través P G. Differential sensitivity to apoptesis among the cells that contribute to the atherosclerotic disease [J]. Biochem Biophys Res Commun,2007,363(2):444-450.

［29］Kimura R. Vascular endothelial growth factor antagonist reduces brain edema formation and venous infarction[J]. Stroke,2005,36:1259-1263.

［30］Bhatnagar A. Environmental cardiology:studying mechanistic links between pollution and heart disease[J]. Circ Res,2006,99(7):692-705.

［31］Pope CA. Cardiovascular mortalityand long-term exposure to particulate air pollution:epidemiological evidence of general pathophysiological pathways of disease[J]. Circulation,2004,109(1):71-77.

［32］Dockery DW,Pope CA. An association between air pollution and mortality in six US cities[J]. N Engl J Med,1993,329(24):1753-1759.

［33］Yorifuji T. Long-term exposure to trafficrelated air pollution and mortality in Shizuoka,Japan[J]. Occup Environ Med,2010,67(2):111-117.

［34］Sun Q,Wang A. Long-term air pollution exposure and acceleration of atherosclerosis and vascular inflammation in an animal model[J]. JAMA,2005,294(23):3003-3010.

［35］Timonen KL,Vanninen E,de Hartog J,etal. Effects of ultrafine and fine particulate and gaseous air pollution on cardiac autonomic control in subjects with coronary artery disease:the ULTRA study[J]. J Expo Sci Environ Epidemiol,2006,16(4):332-341.

［36］邓芙蓉,郭新彪. 我国机动车尾气污染及其健康影响研究进展[J]. 环境与健康杂志,2008,2:174-176.

［37］Ha M H. Association between serum concentrations of persistent organic pollutants and self-reported cardiovascular disease prevalence [J]. Environ Health Perspect,2007,115(8):1204-1209.

［38］Houston M C. The role of mercury and cadmium heavy met als in cardiovascular disease and hypertension[J]. Altern Ther Health Med,2007,13(2):128-133.

［39］Wang C H,Chen C L,Hsiao C K,etal. A review of the epidemiologic literature on the role of environmental arsenic exposure and cardiovascular diseas [J]. Toxical App. Pharmacology,2007,30(2):321-326.

［40］Jain N B. Lead levels and ischemic heart disease in a prospective study[J]. Environ Health perspect,2007,115(6):871-875.

［41］Khaleghi M. Haemostatic markers are associated with measures of vascular disease in adults with hypertension [J]. J Hum Hypertens,2009,23:530-537.

［42］Talukder M A,Johnson W M,Varadharaj S,etal. Chronic cigarette smoking causes hypertension, increased oxidative stress, impaired NO bioavailability, endothelial dysfunction, and cardiac remodeling in mice[J]. Am J Physiol Heart Circ Physiol,2011,300(1):388-398.

[43]Bowman T S, Gaziano J M, Buring J E, etal. A prospective study of cigarette smoking and risk of incident hypertension in women[J]. J Am Coll Cardiol,2007,50(21):2085-2092.

[44]De Oliveira E Silva ER, Fester D, McGee Harper M, etal. Alcohol oonsumption raises HDL cholesterol leveh by increasing the transport rote of apolipoprotiens A-I and A-II[J]. Circulation,2000, 102:2347-2352.

[45]N Khan, H Mukhtar. Tea polyphenols for health promotion[J]. Life Sciences, 2007 (81):519-533.

[46]Cook N R, Cutler J A, Obarzanek E, etal. Long term effects of dietary sodium reduction on cardiovascular disease outcomes: observational follow-up of the trials of hypertension prevention (TOHP) [J]. BMJ,2007 4 28,334 (7599):885-8.

[47]Krishna G G. Effects of potassium intake on blood pressure[J]. J Am Soc Nephrol, 1990,1:43-52.

[48]Whelton P K, He J, Curler J A, etal. Effects of oral potassium on blood pressure: meta-analysis of randomized controlled clinical trials[J]. JAMA,1997,277:1624-32.

[49]Na K J, Lee H J. Role of chloride ion as an allosteric activator of angiotensin-converting enzyme[J]. Arch Biochem Biophys,1983,227(02):580-586.

[50]徐超. 钙摄入对血浆胆固醇浓度的影响及作用机制[J]. 沈阳医学院学报,2005,7 (3):145-146.

[51]Shahkhalili Y, Murset C, Meirim I, etal. Calcium supplementation of chocolate:effect on cocoa butter digestibility and blood lipids in humans[J]. Am J Clin Nutr,2001,73(2):246-252.

[52]Ueshima H, Stamler J. Food omega-3 fatty acid intake of individuals (total, linolenic acid,long-chain) and their blood pressure:INTERMAP study[J]. Hypertension,2007,50:313-319.

[53]Wasse H, Cardarelli F, De Staercke C, etal. 25-hydroxyvitamin D concentration is inversely associated with serum MMP-9 in a crosssectional study of African American ESRD patients [J]. BMC Nephrol,2011,12:24.

[54]Hambrecht R, Adams V, Erbs S, etal. Regular physical activity improves endothelial function in patients with coronary artery disease by increasing phosphorylation of endothelial nitric oxide synthase [J]. Circulation,2003,107(25):3152-3158.

第四章　现代缺血性心脑血管病的
预防策略

近30年来,随着我国经济发展和科学技术的进步,人民的生活和医疗条件有了很大改善。从总体看,人民的健康水平明显提高,人均寿命逐年延长。但研究表明,我国人群心脑血管病的发病率和死亡率逐年上升,发病年龄提前。人群心脑血管病危险因素水平上升和人口老龄化程度逐年提高。由于心脑血管病的高致残率和死亡率,心脑血管病已成为我国最重要的公共卫生问题之一。如何应对和阻止我国心脑血管病的上升势头是摆在政府、医务工作者甚至每一个国民面前的严峻挑战。大量研究证明,心脑血管病的致病危险因素已十分明确,其中最重要的是高血压、血脂异常、糖代谢异常、吸烟、肥胖、缺少运动和心理压力。最有效的减少和推迟心脑血管病发病的手段就是"预防",即古人说的"治病于初萌,防患于未然"。但如何预防,采取怎样的手段更有效是必须面对的问题和所迎接的挑战。

第一节　心脑血管病流行现状及发展趋势

20世纪初,全球心脑血管疾病引起的死亡率不超过10%,而在21世纪初这一比例发生了很大的变化。在发达国家死亡病人中将近有一半的患者应归因于心脑血管疾病,在发展中国家也有近四分之一的病人因心脏病而发生死亡。预计到2020年,每年将有超过2.5亿人患有心脑血管疾病,并且成为致死和致残的首位病因。

心脑血管疾病在全球范围的急剧增加与近100年来个体健康状态的剧烈变化相关。其原因是社会文化生活、科技水平、人们对资源的占有量发生了很大的变化,生活在社会中的个体因生存环境的改变而促使个体行为习惯发生变化,从而使影响个体健康的因素发生变化,最终使个体的患病谱发生了变化。中国在1840年之前,虽然社会相对稳定,但科学技术落后、社会生产力低下、资源相对缺乏,大多数人为吃饱饭而奋斗,在这一时期心脑血管疾病多发于贵族和富人中间,如唐朝的李世民和李治。在20世纪50年之前,我国经历了一系列战争,是民族矛盾和社会矛盾爆发、整合和形成的时期,在这段时期大多数人仍然为吃饭问题而苦恼。人群的死亡原因主要是饥饿、瘟疫和战争,即营养不良和战争等非疾病伤害性死亡。在这一时期,人群心脑血管疾病的发病率和死亡率仍然较低。20世纪50年代到20世纪70年代末,国内大规模战争已经结束,国家进入全面建设时期。经历了多年的混乱和战争的洗礼,国家百废待兴,个人占有的生活资料还是较少,温饱还是一个比较迫切的问题,加之当时科学技术比较落后、生产机械化程度较低,因此从事体力劳动的人较多而且劳动强度较大,所以在当时条件下人群总的能量摄入不大于能量消耗。在这个时期内,心脑血管疾病的发病率和死亡率仍然不高,1979年统计的我国高血压患病率为4.85%,临界高血压患病率为2.85%。从20世纪80年代开始,我国实行改革开放和市场经济,科学技术较快发展,工农业机械化、自动化水平显著提高,使从事体力劳动的强度和数量明显减低。由于科学技术在生产中应用,农业产量大幅度提高,如袁隆平的超级杂交水稻、李振声的小偃6号和王一航的陇薯3号等,不但产量高而且品质好,因此人们的"吃饭"问题已经从"吃饱"向"吃好"迈进,由于个体在"吃饱时代"的进食量不可能在进入"吃好时期"立即就减少,所以能量摄入增高,加之体力活动较少,最终使总的能量摄入大于能量消耗,人群体重超重、肥胖人口增加。在此时期内,心脑血管疾病的患病率和死亡率显著增加。

【高血压的流行概况】

自20世纪50年代末到现在,我国进行了4次大规模的高血压流行病学调查,包括1958—1959年约50万15岁以上人群的调查、1979—1980年400万人群的调查、1991年95万人群调查和2002年的营养与健康调查。根据数学模型计算目前高血压患者超过2.0亿。

1958—1959年在我国13个省市对739204人进行了血压调查,这次普查是我国第一次高血压调查。其结果显示:我国高血压患病率最高的地区为7.44%,最低地区为2.24%,平均为5.11%。其中男性高血压患病率为5.02%,女性为5.24%;农民的患病率最低,为3.24%。

1979—1980年我国对15岁以上的4012128人进行了血压测量,并以收缩压大于140 mmHg和(或)舒张压大于90 mmHg作为高血压诊断标准。其结果显示:我国高血压的患病率为7.74%,其中男性为6.96%,女性为8.43%。其中发病率最高的是西藏,为17.76%,其次是北京、天津、内蒙古、吉林、辽宁和黑龙江,最低的是广东,为2.44%。

1991年在卫生部的直接领导下,全国对15岁以上950356人进行了血压测量。其统计结果显示:高血压粗患病率为13.58%。用1990年我国标准人口进行年龄调整后的患病率为11.26%,其中男性为12.15%,女性为10.03%。西藏仍然最高,为19.54%,最低的是海南,为6.75%。

2002年,在全国31个省市、自治区抽取了71971户共153259人进行了血压测量。统计结果显示:18岁以上居民高血压的患病率为18.8%,其中男性和女性的患病率分别为20.2%和18.0%。

2002年以后,没有全国大规模的血压调查报告,但在不同地区不同时期有不同样本量的高血压报告出现。2009年山西省右玉县城区3502人测血压显示,高血压患病率为25.4%。其中60岁以上居民的高血压患病率为41.6%,70岁以上的患病率为50.6%,而且这组调查中40岁以上的居民高血压患病率女性高于男性。2009年长沙街道15岁以上居民1323人的抽样调查结构表明,高血压患病率为30.91%,其中60岁和70岁以上居民高血压患病率分别为50.92%和58.75%。2010年大理市西电小区17岁以上的居民1843人的血压调查显示,高血压患病率为32.4%,其中60岁以上居民的高血压患病率为65.0%。2010年全国31个省市、自治区的162个监测点对19891名60岁以上的居民进行的血压测量表明,高血压的患病率为66.9%;其中60～64岁居民中高血压的患病率为60.7%,65～69岁居民中的高血压患病率为67.2%,70～74岁居民中的患病率为70.4%,75～79岁居民中的患病率为72.9%,80岁以上的居民的高血压患病率为72.6%,而且男性的患病率小于女性的高血压患病率,男性为65.0%,女性为68.6%。2011年河北鸡泽县35岁以上11260人的血压调查表明,高血压的患病率为33.7%。2011—2012年西藏边坝镇30岁以上1146名藏族人的血压测量显示,患病率为61.0%,其中男性患病率为50.9%,女性为72.6%。

我国4次大规模的高血压流行病学调查和全国2002年以后不同时间不同地区的高血压

调查研究结果表明：我国高血压患病率有明显增加，而且存在年龄、性别、地区和城乡差别。

高血压的患病率随着年龄的增加而逐渐增高（如表4-1所示），而且45岁之后高血压患病率增加速度较快，并且增长速度较快的年龄段出现在55～65岁之间。我国1991年和2002年度调查研究表明，在45岁之前，女性高血压患病率低于男性的患病率，而在60岁之后女性高血压的患病率高于男性的患病率，而且60岁以上人群女性高血压患病率高于男性的结果在2002年以后的调查中多有体现。

表4-1 不同时期高血压患病率比较

年 龄 分 组（岁）	高血压患病率（%）			
	1979年	1991年	2002年	2010年
60 ~	23.26	32.97	44.84	60.97
65 ~	29.20	39.62	51.73	66.49
70 ~	34.82	45.07	55.72	69.56
≥70	39.71	51.19	58.52	71.89

我国的高血压调查表明，高血压患病率北方较高，南方较低。其中高血压患病率最高的是西藏，其次是北京、天津、内蒙古和辽宁。1979年调查高血压患病率最低的是广东，1991年调查患病率最低的是海南。2010年中国疾病预防控制中心慢性非传染性疾病预防控制中心的60岁以上居民高血压调查报告显示，中部地区的高血压患病率最高为69.4%，西部地区为62.5%，东部地区是67.9%。

1979年调查显示：城市高血压患病率为10.8%，农村的患病率为6.2%。在调查的90个城市中，有54个城市属于高血压的高发区或较高发区。而在农村的208个调查地区中只有20个高发区或较高发区。1991年的调查显示：城市和农村的高血压患病率仍存在差异，城市的患病率为16.30%，而农村的是11.12%。2002年的调查结果发现，农村患病率上升迅速，城乡差距已不明显。大城市、中小城市、一至四类农村高血压患病率依次为20.4%、18.8%、21.0%、19.0%、20.2%和12.6%。因此从1991年到2002年是农村高血压患者快速增长的时期。2010年中国疾病预防控制中心慢性非传染性疾病预防控制中心的60岁以上居民高血压调查报告显示，农村的高血压患病率为66.5%，城市的为67.7%，差别不显著。第六次人口普查显示居住乡村人口为50.32%，所以农村人口的高血压患者并不比城市少。

【血脂异常的流行概况】

一些长期、大规模多中心研究显示，20世纪80年代我国不同地区、不同类型人群血脂水平存在较大差异，血清总胆固醇水平最低3.57±0.15 mmol/l，最高5.26±0.02 mmol/l。高总胆固醇患病率在男性由20世纪80年代初的17.6%上升到20世纪90年代初的24.0%，在1998年继续上升到33.1%；在女性由80年代初的19.2%上升到90年代初的27.1%，1998年继续上升到31.7%。

2000—2001年，10省市城乡35～74岁人群血清总胆固醇临界增高（TC5.18～6.19 mmol/l）和增高（TC≥6.22 mmol/l）的患病率为23.8%和9.0%，高密度脂蛋白胆固醇降低（HDL-C<1.04 mmol/l）患病率19.2%。

2002年中国居民营养与健康调查结果表明，我国成人血脂异常患病率为18.6%，估计全国血脂异常的人数为1.6亿。不同类型的血脂异常现患率分别为：高胆固醇血症2.9%，高甘油三酯血症 11.9%,低高密度脂蛋白血症 7.4%。另有 3.9%的人血胆固醇边缘升高。值得注意的是,血脂异常患病率中、老年人相近,城乡差别不大。

2010 年中国疾病预防控制中心慢性非传染性疾病预防控制中心的 60 岁以上居民高血脂调查报告显示:甘油三酯升高的发病率最高,为 10.8%,而总胆固醇和低密度脂蛋白升高的发病率为 4.9%和 3.6%。而且甘油三酯增高的在 60～65 岁之间的患病率最高为 12.7%,大于 80 岁是甘油三酯升高的患病率减低,为 7.4%。血清总胆固醇和低密度脂蛋白增高在各年龄段之间差异不明显。正常调查还表明,血脂异常存在性别、城乡和地域差别。其结果就是女性血脂异常的发病率高于男性,城市的发病率高于农村,甘油三酯增高的发病率中部地区最高,而总胆固醇和低密度脂蛋白增高的发病率在东西部地区更为常见。这与 2002 年的调查结果略有不同,可能与样本的差异有关。

1987—2007 年,北京、广东等地分别报告了儿童青少年人群中血脂异常患病率。TC≥5.17 mmol/l 患病率 1.2%～2.1%,TG≥1.70 mmol/l 患病率约 2.2%～8.8%。肥胖儿童血脂异常患病率明显增高,北京市抽样调查显示肥胖儿童中血脂异常检出率约 30%。

2002 年中国居民营养与健康状况调查中,我国儿童青少年(3～17.9 岁)人群,高胆固醇血症(TC≥5.72 mmol/l)患病率为 0.8%,男性 0.4%,女性 0.9%;城市为 1.4%,农村人群为 0.6%。高甘油三酯血症(TG≥1.70 mmol/l)患病率为 2.8%,男性 2.4%,女性 3.4%。城市居民为 2.5%,农村人群为 2.9%。

2010 年北京、天津、杭州、上海、重庆和南宁 6 市在校 7～16 岁中小学生共 20191 名为调查对象的血脂调查显示:7～16 岁儿童青少年每岁年龄组的 TG 为 1.26～1.88 mmol/l,TC 为 4.80～5.46 mmol/l,LDL-C 为 2.67～3.27 mmol/l,non-HDL-C 为 3.36～3.91 mmol/l,与年龄无明显相关性。HDL-C 随着年龄增长波动于 1.08～0.83 mmol/l 之间,并且肥胖组单项及多项血脂异常发生率显著高于非肥胖组。而且血脂异常存在地区差异。甘油三酯和 LDL-C 的异常率在北部地区较高,而总胆固醇、non-HDL-C 和 HDL-C 的异常率在中西部地区多见。

【高血压和血脂的知晓率、治疗率和控制率】

知晓率就是检测时检测对象了解自己血压或血脂异常的人数与查出血压或血脂异常总人数的比率。治疗率是指经过本次调查检测出血压或血脂异常者去就医治疗的人数与本次测出总的异常者人数的比率。控制率就是经本次测出的异常者去就医后达到目标血压或血脂的人数与总异常人数的比率。

一、高血压的知晓率、治疗率和控制率

2002 年调查显示,我国人群高血压的知晓率为 30.6%,治疗率为 24.7%,控制率为 6.1%。2005—2007 年对 45925 例辽宁省 35 岁以上农村居民调查的高血压患者的知晓率为 29.5%,服药率为 20.2%,而控制率更是仅有 0.9%。2007—2008 年河南省新安县 18 岁及以上常住居民 20194 人调查显示,该人群高血压知晓率为 65.0%,治疗率为 62.2%,控制率为 19.4%。2007 年对重庆市中梁山地区 7 个社区 12 301 例居民进行调查,知晓率、治疗率、控制率分别为 46.5%、29.3%、7.2%。2008 年徐州市共调查 20～75 岁常住人口 17500 人,在高血压患者中,42.19%知道自己患有高血压,34.12%的患者服用降压药,9.27%的患者得到控制。多项研究表明,高血压的知晓率、治疗率和控制率随着年龄的增长而增高,而且城市的高于农村,如表 4-2 所示。以上 2007—2008 年的几个调查报告与 2002 年全国营养与健康调

查的结果比较,高血压知晓率、治疗率和控制率明显增高。

表4-2　高血压患者的知晓率、治疗率和控制率(%)

	年龄组	城市	乡村	合计
	18~	17.8	11.6	13.6
知晓率	45~	40.8	25.1	31.0
	60~	48.5	26.8	37.6
	18~	11.8	7.9	9.1
治疗率	45~	34.1	19.4	25.0
	60~	43.1	21.3	32.2
	18~	4.2	2.1	2.7
控制率	45~	10.0	3.8	6.2
	60~	11.3	3.9	7.2

·数据来源于2002年中国居民营养与健康状况调查报告

二、血脂的知晓率、治疗率和控制率

2000—2001年吉林、北京、青海、陕西、山东和湖北、上海、四川、福建、广西10省市城乡35~74岁15540人的调查显示:在血清TC水平≥5.17 mmol/l的人群中男性的知晓率、治疗率和控制率是8.8%、3.5%与1.9%,而女性的则为7.5%、3.4%和1.5%。在TC≥6.22 mmol/l的人群中,血脂异常知晓率、治疗率和控制率在男性分别为21.3%、18.1%和14.0%,而女性的则分别为11.6%、11.3%和9.5%。在LDL-C≥3.37 mmol/l的人群中男性和女性的血脂异常知晓率、治疗率、控制率分别依次为10.2%和8.9%、4.7%和4.6%、3.0%和2.5%;而在LDL-C≥4.15 mmol/l的人群中的知晓率、治疗率、控制率则为21.8%和19.8%、15.6%和13.9%、12.1%和11.0%。这说明知晓率、治疗率和控制率伴随着血脂异常加深而增高,并且女性低于男性。

2002年的营养与健康调查显示:我国成人的血脂异常知晓率为3.2%。其中男性3.4%,女性2.7%;城市人群为7.0%,乡村为1.5%。青年、中年和老年的血脂异常知晓率分别为1.5%、5.6%和6.8%,随着年龄的增长而增高。我国血脂异常的治疗类较低,为2.5%。其中男性为2.6%,女性为2.2%,男女差别不大。但血脂的治疗率城乡差别较大,城市的为5.3%,农村的为1.3%。青年、中年和老年的血脂异常治疗率分别为1.0%、4.5%和5.9%,其随年龄增长而升高。

2007年北京市4个区县抽样调查结果,3373例血脂异常患者中,血脂异常知晓率男女分别为25.3%和32.9%。并且年龄、受教育水平、婚姻状况、医保类型以及血脂增高者在家庭中的地位等因素均对患者的知晓率存在影响。

【超重和肥胖的流行概况】

我国超重是指体重指数(body mass index)在24~27.9 kg/m^{2}之间者,肥胖者的体重指数要大或等于28 kg/m^2。近30年来,随着经济的发展和生活方式的变化,我国超重和肥胖患病率呈持续上升趋势。预防和控制肥胖,是我国面临的重大公共卫生问题。

根据2002年中国营养与健康状况调查结果估计,我国居民中超重者率为22.8%,肥胖率为7.1%,如按2006年我国人口估计,18岁以上超重者和肥胖者分别达到2.4亿和7000万。

超重和肥胖呈明显增加趋势。2004年对天津260万18岁及以上的农村人群调查结果表明，超重和肥胖率均明显高于2002年全国营养与健康状况调查的结果，男女性超重和肥胖率分别达到31.3%和28.7%、7.0%和9.4%，平均超重和肥胖率为30.0%和8.4%。此项调查还表明：男性肥胖和超重的多发年龄早于女性；超重的最易出现的年龄段在45~55岁之间，肥胖在55~65岁之间最容易出现；在25岁之前，男性肥胖者多见，而在25岁之后，女性肥胖者多于男性，特别是35岁之后更为明显（见表4-3）。

表4-3 2004年天津农村健康调查的超重和肥胖率

年龄分组（岁）	超重（kg/m²）			肥胖（kg/m²）			超重或肥胖（kg/m²）		
	男	女	合计	男	女	合计	男	女	合计
15-24	16.5	13.8	15.2	3.3	2.9	3.1	19.8	16.8	18.3
25-34	32.6	27.1	29.7	6.8	7.0	6.9	39.4	34.1	36.6
35-49	37.0	35.6	36.3	8.2	12.0	10.2	45.2	47.5	46.5
45-54	37.8	37.2	37.5	8.6	15.5	12.3	46.4	52.7	49.7
55-64	36.9	36.3	36.6	9.6	16.8	13.5	46.6	53.1	50.1
65-74	33.0	31.9	32.4	8.1	12.3	10.3	41.0	44.2	42.7
75-84	29.1	27.0	28.0	6.1	7.6	6.9	35.2	34.6	34.9
85-	24.4	21.9	23.1	3.7	5.5	4.7	28.1	27.4	27.7
合计	32.1	30.5	31.3	7.2	9.7	9.1	39.3	38.4	40.3

·体重指数在24~27.9 kg/m²者为超重，体重指数大或等于28 kg/m²者为肥胖。

表4-4 1985—2010年全国7~18岁女性人群超重和肥胖的流行变化

人群	超重（%）					肥胖（%）				
	1985	1995	2000	2005	2010	1985	1995	2000	2005	2010
沿海大城市	2.5	7.5	9.2	10.4	11.2	0.51	3.7	5.2	5.9	7.9
大城市	1.1	4.2	6.1	7.5	9.1	0.11	1.1	2.5	3.3	5.0
中型城市	1.2	3.7	6.2	7.3	9.0	0.12	0.9	2.7	3.8	3.8
小城市	1.1	2.6	4.5	5.4	6.6	0.08	0.7	1.3	1.8	2.8
发达地区农村	1.8	4.5	5.5	8.4	9.4	0.11	1.1	2.0	3.9	5.1
中等发达地区农村	1.2	2.1	3.1	4.1	6.1	0.08	0.3	0.9	1.5	2.6
欠发达地区农村	1.6	2.0	3.7	4.6	6.3	0.05	0.2	1.1	1.5	2.3
西部贫穷地区农村	1.6	1.9	2.1	3.1	4.0	0.05	0.2	0.5	0.7	1.2
平均	1.5	3.6	5.1	6.4	7.7	0.14	1.0	2.0	2.8	3.8

·数据引自：Ji Cheng ye, Chen TianJiao, and Working Group on Obesity in China. Empirical Changes in the Prevalence of Overweight and Obesity among Chinese Students from 1985 to 2010 and Corresponding Preventive Strategies.

全国5次7~18岁中小学生健康与体质调研结果表明（如表4-4、4-5），从1985年到2010

年无论是农村还是城市中小学生超重和肥胖的人数明显增加,西部农村的学龄儿童和青少年在这25年女性肥胖人数增加了24倍(如图4-1),男性肥胖者增加了55倍。2010年全国学龄儿童和青少年的超重和肥胖率分别为9.9%和5.1%。2010年全国学龄儿童和青少年有202850000人,这样全国就有20080000和10350000超重和肥胖的学龄儿童和青少年,与2000年相比约增加了2倍。所以我国应加强包括青少年在内的肥胖预防和控制工作。

表4-5　1985—2010年全国7～18岁男性人群超重和肥胖的流行变化

人群	超重(%)					肥胖(%)				
	1985	1995	2000	2005	2010	1985	1995	2000	2005	2010
沿海大城市	3.10	12.2	15.5	18.2	18.9	0.70	6.3	9.6	12.0	13.7
大城市	0.71	6.4	11.1	13.7	15.8	0.10	1.8	4.5	7.0	10.2
中型城市	0.85	5.7	9.9	12.6	15.1	0.10	1.4	4.8	6.8	8.3
小城市	0.57	3.5	7.6	9.0	11.6	0.10	0.7	2.5	3.8	6.0
发达地区农村	0.84	4.7	7.6	11.5	15.1	0.10	1.9	3.9	6.2	8.6
中等发达地区农村	0.35	1.6	3.9	5.7	9.8	0.00	0.2	1.6	2.8	5.3
欠发达地区农村	0.32	1.9	4.0	6.6	9.4	0.05	0.2	1.5	2.6	4.0
西部贫穷地区农村	0.34	0.9	1.8	3.2	6.0	0.04	0.2	0.7	1.1	2.2
平均	0.90	4.0	7.7	10.1	12.7	0.15	1.5	3.6	5.3	7.3

·数据引自:Empirical Changes in the Prevalence of Overweight and Obesity among Chinese Students from 1985 to 2010 and Corresponding Preventive Strategies.

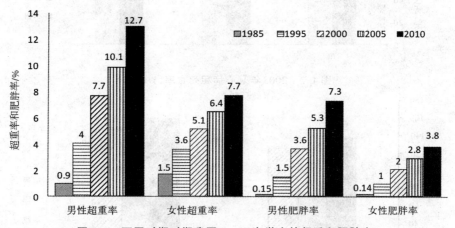

图4-1　不同时期时期我国7～18岁学生的超重和肥胖率

1992年对北京大学社区和首都钢铁公司地区35～64岁共4154人的前瞻性研究显示,其10年累计高血压的发病率为34.8%,基线体重指数水平与10年高血压累计发病率呈显著的正关联,基线肥胖者10年高血压累计发病率是体重正常者的3.57倍,并且体重指数水平每增加1 kg/m²,10年后发生高血压的危险增加17.5%。而且随年龄和体重指数增加,高血压发病率增高,详细比较见表4-6。体重指数的增加使由于冠心病和脑卒中而死亡的危险性增加,研究表明:体重指数小于18.5时,因冠心病和脑卒中而死亡的危险性是0.40,而体重指数大于24和28时,由于冠心病和脑卒中而死亡的危险性则增加为1.47和2.48,也就是说由于冠心病和脑卒中而死亡的风险肥胖者高出近2.5倍。

表4-6 不同年龄组基线体重指数与10年累积高血压的发病率

年龄组(岁)	BMI<24(kg/m²)	24≤BMI<28	28(kg/m²)≤BMI
	高血压发病率	高血压发病率	高血压发病率
35～44	29.9	44.8	57.6
45～54	43.4	58.0	74.7
55～64	51.7	69.2	89.5
合计	36.6	55.3	69.2

【冠心病和脑卒中的流行概况】

根据《2009年中国卫生统计年鉴》和《2011年中国卫生统计年鉴》提供的数据,2008年中国城市居民冠心病死亡粗率为91.41/10万。农村居民冠心病死亡粗率为51.89/10万。总体上看城市地区冠心病死亡粗率高于农村地区,男性高于女性(如图4-2、4-3)。2010年中国城市居民的脑血管病粗死亡率为125.15/10万,农村居民脑血管病的粗死亡率是145.7/10万。城市地区的脑血管病的粗死亡率低于农村地区,男性高于女性。

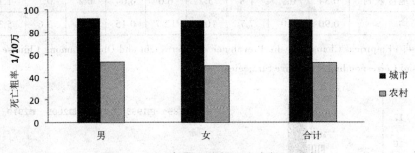

图4-2 2008年冠心病粗死亡率(1/10万)

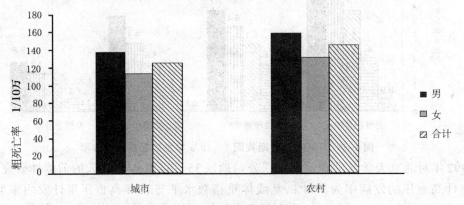

图4-3 2010年脑血管病粗死亡率(1/10万)

根据《2011年中国卫生统计年鉴》的数据,2010年大城市全因死亡率为622.93/10万,其中心脑血管疾病的死亡率是262.25/10万,位列全因死亡率的首位,而且冠心病男性和女性的死亡率分别为100.83/10万与90.86/10万,脑血管病男女死亡率分别是144.60/10万和119.18/10万,男性死亡率均高于女性。中小城市的全因死亡率为603.88/10万,其中心脑血管疾病死亡率为227.22/10万,高于恶性肿瘤的死亡率,位居全因死亡率的榜首。农村的全因死亡率为623.47/10万,心脑血管疾病的死亡率为257.05/10万,其中农村脑血管病的死亡率略高于肿瘤的死亡率,位列全因死亡率的首位。从以上数据可以看出,心脑血管疾病的死亡率大城市最高,农村次之,中小城市最低,其中冠心病的死亡率大城市最高,农村的脑血管病的死亡率最高,中小城市冠心病和脑血管疾病的死亡率都最低(见表4-7、4-8)。

表4-7　2010年居民心脑血管病死亡率(1/10万)

病名	大城市			中小城市			农村		
	男	女	合计	男	女	合计	男	女	合计
高血压性心脏病	7.99	11.17	8.29	20.47	20.05	20.26	9.36	9.76	9.55
心肌梗死	47.04	33.63	42.27	26.56	20.76	23.73	47.06	39.15	43.19
其他冠心病	53.79	47.98	53.65	30.61	28.85	29.75	26.09	26.01	26.05
脑血管病	144.60	112.56	132.09	112.51	89.67	101.36	159.27	131.54	145.71

城市地区心肌梗死、其他冠心病和脑血管病的死亡率随年龄的增加而增加,60岁之后增加幅度较高,其递增趋势近似于指数关系。其中男性脑血管病的死亡率最高,女性脑血管病次之,女性心肌梗死的死亡率最低。80岁之后心肌梗死、其他冠心病和脑血管病的死亡率增加速度加快,曲线的斜度变大(见图4-4)。

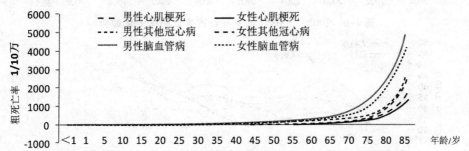

图4-4　2010年城市地区不同民生别和年龄冠心病和脑血管病死亡率比较

农村地区冠心病和脑血管病死亡粗率亦随年龄呈指数型递增,但总体水平低于城市。男性的冠心病和脑血管病的死亡率大于女性,80岁死亡率增加较快(见图4-5)。

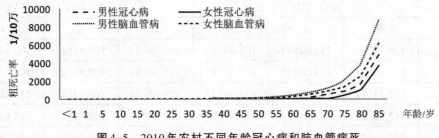

图4-5　2010年农村不同年龄冠心病和脑血管病死

表4-8　中国2010年农村冠心病和脑血管病不同年龄死亡率比较（1/10万）

性别	病名	35~	40~	45~	50~	55~	60~	65~	70~	75~	80~	85~
男	心肌梗死	8.88	14.32	29.33	36.65	64.79	90.35	141.41	266.87	445.2	1029.7	2686.4
	冠心病	1.79	3.91	9.09	12.3	20.46	45.98	70.2	166.8	301.2	639.4	2098.4
	脑血管病	10.85	28.64	53.09	96.63	172.6	321.2	551.6	1071.3	1908.7	3593.9	8636.9
女	心肌梗死	2.04	6.21	10.55	16.13	28.07	52.65	93.61	172.55	337.1	678.63	1996.3
	冠心病	0.93	1.77	2.90	6.74	11.39	33.09	46.81	117.25	219.73	485.79	1645.3
	脑血管病	4.63	11.88	30.38	54.09	101.2	178.0	322.8	669.5	1198.9	2336.2	6082.1

2002-2008年城市冠心病和急性心梗死亡粗率总体上高于农村地区（如图4-6、4-7）。变化趋势总体上呈现上升趋势，与2002年相比，2008年冠心病死亡粗率城市地区上升2.31倍，农村地区上升1.88倍，而急性心肌梗死粗率，城市上升2.40倍，农村地区上升2.84倍。

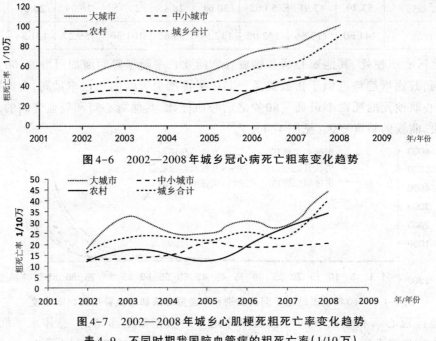

图4-6　2002—2008年城乡冠心病死亡粗率变化趋势

图4-7　2002—2008年城乡心肌梗死粗死亡率变化趋势

表4-9　不同时期我国脑血管病的粗死亡率（1/10万）

年份	城市（1/10万）			农村（1/10万）		
	男	女	合计	男	女	合计
1990	126.40(2)	117.02(1)	121.84(2)	104.04(3)	103.81(2)	103.93(3)
1995	136.66(2)	124.00(1)	130.48(1)	113.28(3)	102.58(2)	108.05(3)
2000	135.14(2)	120.47(1)	127.96(2)	124.05(2)	105.89(2)	115.20(2)
2007	115.18(2)	107.66(2)	111.47(2)	132.09(2)	107.09(1)	119.69(2)
2008	127.78(2)	113.6(3)	120.70(2)	140.76(2)	127.31(1)	134.16(2)
2010	137.15(2)	112.56(3)	125.15(3)	159.27(2)	131.54(1)	145.7(1)
2011	135.74(3)	114.85(3)	125.31(3)	150.69(2)	127.31(1)	138.68(2)

·表中括弧内数字为本年度全因死亡次序数。

从1990—2010年农村脑血管病的粗死亡率持续增加,在2010年达到了最高值,男性为159.27/10万,女性为131.54/10万;2011年的男女粗死亡率分别为150.69/10万和127.31/10万,开始有所下降,将来农村脑血管病的粗死亡率是否存在下降的趋势还是一个小的波动,有待于2012年以后的数据分析。城市脑血管病的粗死亡率在一定范围内波动,男性2007年最低为115.18/10万,2010年最高为137.15/10万;女性的脑血管病的粗死亡率的最低值也出现在2007年,而最高值出现在1995年,为124.00/10万。总的来看,脑血管病的粗死亡率女性低于男性,2007年之前脑血管病的粗死亡率城市高于农村,而在2007年之后农村高于城市(见表4-9)。

表4-10　不同年份调查地区心脑血管病患病率(‰)

病名	年份	合计	城市(‰)				农村(‰)				
			小计	大	中	小	小计	一类	二类	三类	四类
脑血管病	1993	4.0	9.8	10.1	10.3	8.9	2.0	2.7	1.8	2.2	0.9
	1998	5.9	13.1	15.1	10.9	12.8	3.4	5.0	2.9	2.8	1.1
	2003	6.6	13.0	14.0	13.1	11.8	4.4	4.6	4.6	5.6	1.2
	2008	9.7	13.6	14.1	12.4	14.1	8.4	10.1	8.5	9.6	2.1
心脏病	1993	13.1	33.8	42.0	37.5	22.6	6.1	7.0	4.8	5.7	8.4
	1998	14.2	34.5	45.5	33.5	23.1	7.4	8.7	6.4	6.9	8.5
	2003	14.3	32.8	43.9	29.6	23.1	7.9	9.4	6.6	8.1	8.0
	2008	17.6	34.4	43.3	32.6	24.9	11.7	16.6	10.6	11.1	7.5

·农村一类地区为东部沿海经济发达地区农村,二类地区为东部地区农村,三类为中部地区农村,四类为西部欠发达地区农村。

根据《2012年中国卫生统计年鉴》的数据,我国心脏病和脑血管疾病的患病率总体呈上升的趋势(如表4-10),心脏病主要为冠心病和心肌梗死。城市的心脏病和脑血管病的患病率高于农村;在城市中,大城市的患病率最高,中等城市次之,小城市患病率最低。农村的地域广阔,情况相对复杂。一类农村的心脏病患病率高于二类农村的患病率;四类农村的心脏病患病率高于其他三类农村的患病率,总体呈下降的趋势,可能与经济和医疗环境相对改善有关。1998年之后,三类农村的脑血管病患病率高于二类农村的患病率,其中2003年三类农村的脑血管病患病率高于了一类农村;四类农村的脑血管病患病率最低,增长幅度较小。

【糖尿病的流行概况】

糖尿病(diabetes mellitus)是一种由各种致病因子作用于机体导致胰岛功能减退、胰岛素抵抗而引发以血糖升高为特征并出现糖、蛋白质、脂肪、水和电解质等一系列代谢紊乱的常见疾病。血糖升高是糖尿病的临床特征,胰岛素生成和利用障碍是糖尿病的原因,血糖升高和胰岛素生成和利用障碍导致代谢紊乱和并发症的出现是糖尿病的结果。糖尿病常与肥胖伴行,是高血压、血脂紊乱和动脉粥样硬化等的危险因素。糖尿病患者心血管疾病风险增加2~4倍,高达50%的糖尿病患者合并心血管疾病。近40年来,随着我国经济的快速发展、生活水平的改善和人口寿命的延长,我国的糖尿病患病率迅速增长。流行病学调查显示,我国成人糖尿病患者已达9240万,居世界首位。

1978—2002年,我国共组织过4次大规模的糖尿病流行病学调查(如表4-11),为在全国范围内开展糖尿病综合防治工作提供了重要信息。在这20年中糖尿病患病率上升了近4倍。值得注意的是,这4次的调查方法和诊断标准并不一致,特别是《中国居民2002年营养与健康状况调查》糖尿病的诊断根据WHO1999标准,空腹血糖切点从≥7.8 mmol/l改为≥7.0 mmol/l。因此,前3次的调查结果低估了当时的患病率。

表4-11　1990—2002年4次糖尿病流行病学调查

时间	样本量	年龄(岁)	诊断标准	筛选方法	糖尿病患病率	IGT患病率
1980年	30万	全部	兰州会议暂行标准	尿糖+PBG2h筛选高危人群	0.67%	—
1994年	21万	25～64	WHO1985	PBG2h筛选高危人群	2.28%	2.09%
1996年	4.3万	20～75	WHO1985	—	3.21%	4.76%
2002年	10万	≥18	WHO1999	FBG筛选高危人群	城市4.5%　农村1.8%	

·兰州会议暂行标准:空腹血糖≥130 mg/dl和(或)餐后2h≥200 mg/dl和(或)100 g OGTT曲线上3点超过标准(0 min 125,30 min 190,60min 180,120 min 140,180 min 125 mg/dl;其中30 min或60 min为1点)。PBG2h:餐后2h血糖。FBG:空腹血糖。IGT:糖耐量降低。

2007年6月至2008年5月期间完成的中国成年人糖尿病患病率的调查。该项调查样本来自14个省市、年龄≥20岁的46239名成年人。结果如图4-8、4-9、4-10和4-11所示。所有的参与者都接受了口服葡萄糖耐量试验,测定了空腹和口服葡萄糖后2h血糖。根据患者的自我报告确定以往的糖尿病。年龄标化的总糖尿病患病率是9.7%,男性是10.6%,女性是8.8%;糖尿病前期也就是空腹血糖受损和糖耐量受损的检出率是15.5%。

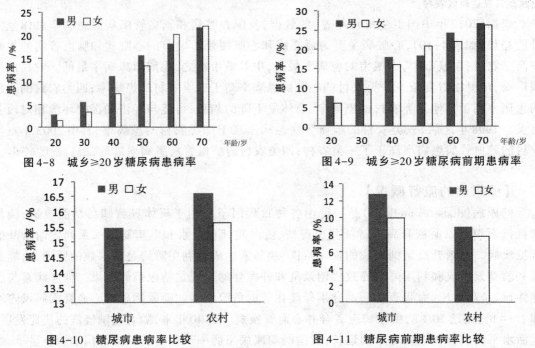

图4-8　城乡≥20岁糖尿病患病率

图4-9　城乡≥20岁糖尿病前期患病率

图4-10　糖尿病患病率比较

图4-11　糖尿病前期患病率比较

糖尿病患病率随着年龄的增长和体重的增加而增加,20～39岁、40～59岁和≥60岁的人群中糖尿病患病率分别是3.2%、11.5%和20.4%,体重指数小或等于18.5 kg/m²、18.5～24.9 kg/m²与25.0～29.9 kg/m²之间和大或等于30 kg/m²的人群中分别为4.5%、7.6%、12.8%和18.5%。城市居民中的糖尿病患病率是11.4%,农村居民中为8.2%。单纯糖耐量受损的患病率在男性中为11.0%,女性中为10.9%;单纯空腹血糖受损的患病率在男性中为3.2%,在女性中为2.2%。单纯糖耐量受损的患病率高于单纯空腹血糖受损的患病率。

　　青岛2001—2002年和2006年35～74岁人群的糖尿病流行病学调查显示(见表4-12),2001—2002年糖尿病的粗患病率为10.61%;4年之后的2006年,糖尿病调查的粗患病率变为15.6%。这次调查还显示:静态的生活方式在城市男性人群中由25.3%变为52.2%,女性中由21.5%变为54.8%;在农村人群中,这种静态的生活方式增加更为明显,男性中由18.2%变为77.1%,女性中则由20.3%变为77.8%。轻体力与中等和剧烈的体力活动在城市和农村人群中都有所下降,轻体力活动的下降更为明显。体重指数大于或等于28 kg/m²的人群有所下降。

表4-12　青岛城乡居民不同时间糖尿病患病率、肥胖及运动量比较

地区	性别	时间(年)	腰围(cm)	肥胖(%)	糖尿病患病率(%)			休息时间的体育活动(%)		
					IFG/IGT	诊断DM	未诊断DM	静态	轻度	中等剧烈
城市	男	01-02	89.9	27.0	17.9	4.8	6.5	25.3	57.9	16.7
		2006	89.2	23.8	33.7	5.4	13.8	52.2	34.9	12.9
	女	01-02	84.3	27.9	19.1	4.0	7.3	21.5	62.5	16.0
		2006	82.0	24.0	29.7	4.7	11.4	54.8	35.1	10.1
农村	男	01-02	83.7	11.8	—	2.1	3.2	18.2	56.3	25.5
		2006	87.1	23.9	21.1	4.6	9.6	77.1	17.2	5.7
	女	01-02	82.1	22.1	—	1.8	7.1	20.3	56.8	22.9
		2006	83.7	30.7	23.3	5.4	8.4	77.8	17.9	4.3

　　·调查糖尿病诊断标准为WHO2006,即空腹血糖≥7.0 mmol/l(126 mg/dl)或2h血糖≥11.1 mmol/l(200 mg/dl)为糖尿病,空腹血糖<7.0 mmol/l(126 mg/dl)且2h血糖≥7.8 mmol/l(140 mg/dl)并<11.1 mmol/l(200 mg/dl)为糖耐量受损(IGT),空腹血糖6.1~6.9 mmol/l(110~125 mg/dl)且2h血糖<7.8 mmol/l(140 mg/dl)则为空腹血糖受损(IFG)。

　　2011年5月至2011年8月,贵阳市云岩区40～78岁年龄段的10140名常驻居民的糖尿病调查显示,年龄标化后糖尿病患病率为21.2%,其中男性为23.6%,女性为18.8%,糖尿病前期患病率为32.5%,其中男性34.0%,女性31.1%。新诊断糖尿病患病率为60%。随着年龄和体重指数的增加,糖尿病和糖尿病前期的患病率显著增加,并且单纯糖耐量受损的患病率高于空腹血糖受损,男性糖尿病及糖尿病前期的患病率高于女性(见图4-12)。

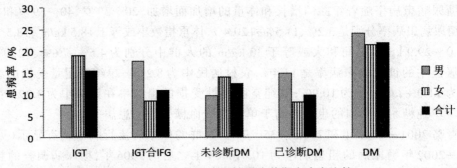

图 4-12　贵阳市男女糖尿病和糖尿病前期患病率比较

总之,从 1980 年到 2011 年的已经报道的几次不同样本量和地区的糖尿病患病率调查来看,虽然这几次调查所采用的诊断标准不尽相同,但它们也同样反映了糖尿病患病率增加的趋势。1980 年糖尿病的患病率为 0.67%,2011 年的贵阳市糖尿病的患病率达到了 21.2%,增长速度很快。同时糖尿病前期病变不低于糖尿病的患病率。2007—2008 年全国糖尿病患病率调查显示,糖尿病前期病变的患病率超过了 15%,青岛糖尿病调查则达到了 24.52%,贵阳糖尿病调查的患病率则更高,男性达到了 34.0%。由此可见,目前糖尿病前期病变的人群数量已经不在少数,是糖尿病发病的高危人群。如果对这类人群积极进行干预治疗,改变他们的不良生活方式,约半数可以不发展为糖尿病,多数发展为糖尿病的时间可以延缓。如果不加以干预,任其发展,每年会有 5%～15% 的人转变为糖尿病。

在我国,糖尿病具有低诊断率、低知晓率的特点。1994 年我国糖尿病未诊断率高达 70%,与 20 世纪 80 年代的大庆研究报道结果相近。2007—2008 年全国糖尿病调查研究显示,我国糖尿病总的未诊断率为 56%,其中城市为 52%,农村为 68%,农村明显高于城市。青岛城乡居民的糖尿病调查显示,新诊断的糖尿病病例在城市为 62.42%,而在农村则达到了 63.02%。2011 年贵阳的调查显示,糖尿病的未诊断病例为 56.49%。这说明我国有超过一半以上的糖尿病患者还不知道自己患有糖尿病,这将是我国公共卫生工作的一项挑战。

第二节　我国居民饮食和生活方式变迁

饮食是人类生存最基本的条件,人获取饮食的方式遵循着一定的生物学规律。人类进化的历程就是适者生存,为了生存,人类必须要有足够的适应环境和获取食物的手段。一项获取食物手段的进步,就是人类适应史上的一大进步。人类适应进化的动力是食物,而食物和进食方式的改变,又直接影响人类的进化和健康。人类发现了火,火是饮食烹饪之根本,有了火,才有了饮食文化。人开始自觉用火大约是在五十万年以前,火对于提高食物的香味和延长人类的生命来说,是一次革命,它引领人类由茹毛饮血的时代走向了文明。社会发展至今,饮食习惯及烹饪方法已发生诸多的变迁。在当今的生活中,人类主要的死亡原因,已由过去的传染性疾病转变为慢性疾病。导致慢性疾病的主要原因就是错误的饮食和生活方式形成的营养不良,从而导致人体内部免疫系统功能衰退或失调,进而导致疾病发生。

我国改革开放以来,社会经济的快速发展,一方面为消除营养缺乏和改善居民健康提供了经济、物质基础,另一方面也导致了膳食结构、生活方式和疾病谱的变化。2002 年中国居民营养与健康状况调查,纵览了我国居民的膳食结构变迁,对其进行特点分析发现,随着我国生活水平的提高,人民的膳食结构日趋合理,但也有其不利的一面,生活水平的提高使得慢性疾病包括心脑血管病、肥胖、糖尿病等的患病率有明显的上升。

【饮食的变迁】

在过去的30年里,中国城镇居民人均可支配收入增长了45倍,农村居民人均纯收入增长了36倍,穷困人口的比例由1978年的20%以上降低到1999年的5%以下,人均收入每天不足1美元的比例也由80%降到了12%。随着经济的发展,我国的文化教育等都发生了很大的变化,膳食营养也随之发生了深刻的变化。

一、谷类食物

谷类(cereals)包括小麦、稻谷、玉米、小米、高粱等,是人体最主要、最经济的能量来源。我国是以谷类食物为主的,人体所需热能约有80%,蛋白质约有50%都是由谷类提供的。谷类含有多种营养素,以碳水化合物的含量最高,而且消化利用率也很高。从1949年新中国成立以来,随着我国社会经济经历了不同的阶段,居民对谷类食物的消费数量和结构也随之发生了相应的变化。

第一个阶段是从1949年到1957年,当时国家本土大规模的战争已经结束,但举国满目疮痍,加之抗美援朝战争和农业生产技术落后,这个时期的谷类食物生产量不足谷物消耗量。第二个阶段从1957—1962年,这个时期没有谷类消费的数据,但当时由于大跃进而引起谷类的浪费和减产而引起的饥荒导致了食物消费的急剧下降。第三个时期为1962年到1979年,人均谷类的摄入量从165 kg增长到了195 kg,平均每年增加1.8 kg,在一些主要的产粮区实现了初步的农业机械化。第四个时期为1979年到1985年,这个时期在对外开放和对内搞活政策的指导下,农村实行了家庭联产承包责任制,私营经济有了一定的发展,每年经济增长率超过了10%,中国开始了谷类出口。6年人均谷类消费增加了60 kg,平均每年增加10 kg。经济的进一步发展导致了能量需求和饮食结构的变化,从1985年开始,谷类消费逐年下降,进入了第五个时期。

在过去的20多年里,农村和城市地区的各个年龄段和不同收入阶层的人群对谷类食物的消费都有所下降(见图4-13、4-14)。消费下降比较明显的就是粗粮,如大麦,高粱和玉米等。1989—2004年中国九省区居民营养与健康调查显示:成人饮食结构仍然以植物性食物为主,但是谷类和根茎类食物的消费量下降,造成植物性食物的消费量呈逐年下降的趋势,其中谷类食物的每天消费量约为125 g。根茎类食物在郊区和农村居民中平均每日的消费量减少了一半以上,到2004年根茎类食物在城市、郊区和县城居民中平均每日的消费量约20～30 g,农村为55 g。45岁以上的中老年人的饮食结构和变化趋势与成年居民非常相似。植物性食物中以谷类食物减少为主要特点,2004年和1991年比较,平均每天谷类食物的减少量为70 g,同时中老年人对根茎类食物的消费也呈下降的趋势,到2004年城市中老年人对根茎类食物的消费量仅仅是20 g,农村中老年人消费量较高,但也仅有46 g。在中国社会的各阶层,儿童和青少年是一个家庭的中心,因此学龄前儿童、学龄儿童和青少年的营养问题倍受家庭和社会的关注。经济的发展和食物供应的充足也为儿童和青少年的饮食结构改变提供了必要的物质基础。学龄前儿童谷类食物的消费呈下降的趋势,2004年的平均谷类食物的消费量和1989年的相比下降了76 g,而且县城和农村儿童每天的消费量下降幅度较大,约为30%。2004年城市和县城学龄前儿童对谷类食物的消费量为170～180 g/d,郊区和农村的消费量约为每天200 g。根茎类食物的消费量也呈下降的趋势。学龄儿童和青少年对谷类和根茎类食物的消费量变化趋势和学龄前儿童相似,同1991年相比,2004年学龄儿童和青少年对谷类食物的消费量每天减少了约90 g,根茎类食物每天减少了30 g。《中国统计年鉴》显示:1985年中国城镇居民人均年消费粮食134.72 kg,1990年人均年消费量130.72 kg,到2011年后则减少为80.71 kg。农村居民粮食的年消费量比城镇居民消费量要多,但也呈逐年递减的趋势。1990年农村居民粮食的消费量为262.08 kg,2011年则减少到170.74 kg。总之,我国居民1985年之后谷类食物的消费量呈逐年下降的趋势。

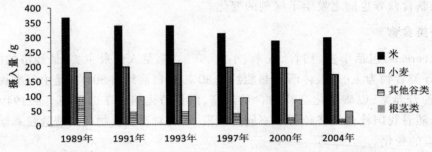

图4-13　1989—2004年中国农村居民每天谷类食物摄入量比较

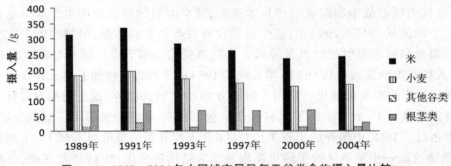

图4-14　1989—2004年中国城市居民每天谷类食物摄入量比较

二、水果蔬菜食物

水果是对部分可以食用的植物果实或其他器官的统称,一般甜美多汁。如葡萄、苹果、梨、桃、香蕉、荔枝等。水果中含有多种营养成分,如葡萄含葡萄糖、果糖,少量蔗糖、木糖,酒石酸、草酸、柠檬酸、苹果酸、红酒多酚,又含各种花色素的单葡萄糖甙和双葡萄糖甙。每100 g葡萄含蛋白质0.2g,钙4 mg,磷15 mg,铁0.6 mg,胡萝卜素0.04 mg,硫胺素0.04 mg,核黄素0.01 mg,烟酸0.1 mg,维生素C4 mg。苹果含丰富的糖类,主要是蔗糖、还原糖以及蛋白质、脂肪、磷、铁、钾等物质;还含有苹果酸、奎宁酸、柠檬酸、酒石酸、单宁酸、果胶、纤维素、B族维生素、维生素C及微量元素。据测定,每百克苹果含果糖6.5～11.2 g,葡萄糖2.5～3.5 g,蔗糖1.0～5.2 g,蛋白质0.2 g,脂肪0.1 g,粗纤维0.1 g,钾110 mg,钙0.11 mg,磷11 mg,还含有微量元素锌、铁及维生素B1、维生素B2、维生素C和胡萝卜素果胶及纤维素等。蔬菜是指可以做菜、烹饪成为食品的除了粮食以外的其他植物。蔬菜是人们日常饮食中必不可少的食物之一。蔬菜可提供人体所必需的多种维生素和矿物质。如菠菜、白菜、胡萝卜等。据国际粮农组织1990年统计,人体必需的维生素C的90%、维生素A的60%来自蔬菜。蔬菜中还有多种多样的植物化学物质,是人们公认的对健康有效的成分,如:类胡萝卜素、二丙烯化合物、甲基硫化合物等。

城市居民对蔬菜和水果的摄入量高于农村(见图4-15、4-16),从1983年到1997年逐年降低,以后有所上升。在农村居民中,对蔬菜水果的消费量在1992年有一个突降,1993—1995年小幅下降,以后轻微增加。中国营养与健康调查显示:1989—1993年间城市居民总的蔬菜摄入量人均每天减少8 g,从1997年到2004年蔬菜的摄入量逐年增加,到2004年蔬菜的摄入量增加到了每天消费313 g,和1997年相比摄入量增加了74 g/d;农村居民从1989年到2000年蔬菜总的消费量每天减少37 g,从2000年到2004年总的蔬菜摄入量开始增加,到2004年每天的消费量为377 g,与2000年比较2004年的每天蔬菜摄入量增加了100 g。这组调查数据还说明在这15年中农村对蔬菜的总消费量高于城市。水果的价格比蔬菜要贵,无论是城市还是农村水果的消费量比蔬菜要低。城市居民1989年的消费量是每天14 g,2004年的消费量为38 g/d,增加了近一倍;农村居民的每天水果的消费量1989年为14 g,1997年为6 g,2004年增加为25 g,在6~25 g之间波动。《中国统计年鉴》显示:城镇居民平均每人全年蔬菜的购买量1985年为144.36 kg,而后购买量减少,2000年的购买量是114.74 kg,2011年为114.52 kg,1990年的购买量较高,为130.72 kg;城镇居民鲜瓜果的平均年购买量,1990年为41.11 kg,2000年的购买量较高,为57.48 kg,以后略有降低,2011年的购买量为52.02 kg。农村居民平均每人全年蔬菜的消费量1990年为134.00 kg,2011年的人均年消费量为89.36 kg,2000年的人均年消费量稍有波动,但总的趋势是减低的;农村居民的瓜果人均年消费量较城市低,但逐年增加,1990年的人均瓜果年消费量为5.89 kg,到2010年后增加到21.30 kg。总之,随着经济的发展、收入的增加,蔬菜和水果的摄入量有所增加,城市水果的摄入量高于农村。

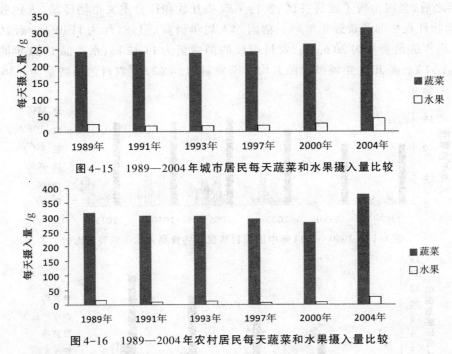

图4-15　1989—2004年城市居民每天蔬菜和水果摄入量比较

图4-16　1989—2004年农村居民每天蔬菜和水果摄入量比较

三、动物性食物

　　动物性食物(animal food)包括肉类、蛋类、水产品、奶及其制品等。肉类可分为畜肉和禽肉两种,前者包括猪肉、牛肉、羊肉等,后者包括鸡肉、鸭肉和鹅肉等。肉类食物中含有丰富的脂肪、蛋白质、矿物质和维生素。碳水化合物较植物性食物少,不含植物纤维素。肉的组分变化不仅取决于肥肉与瘦肉的相对数量,也因动物种类、年龄、育肥程度及所取部位等不同而呈显著差异。蛋类有鸡蛋、鸭蛋、鹅蛋等,各种禽蛋的营养成分大致相同,含有蛋白质、脂肪、胆固醇、维生素和矿物质等。蛋类蛋清中的蛋白质是天然食品中最优良的蛋白质,蛋白、蛋黄生理价值极高,氨基酸之间的比例与人体需要的模式相似,生物利用度很高。水产品包括各种鱼、虾、蟹、贝类等,其中以鱼类为最多。鱼、虾、蟹、贝类含蛋白质为10%~20%,为优质的营养密度较高的蛋白质;脂肪含量较低,但其中不饱和脂肪酸较多;水产品中的维生素、矿物质较一般肉类较高,特别是海产咸水鱼含有一定量的碘盐和钾盐等。奶类是一种营养丰富,容易消化吸收,食用价值很高的食物,不仅含有蛋白质和脂肪,而且含有乳糖、维生素和无机盐等。

在动物性食物中,中国人消费(见图4-17、4-18和4-19)最多的是猪肉,其次是水产品,家禽类食品消费较少。动物性食物的消费应该分为三个阶段。第一阶段就是1952—1957年,当时国内战争结束,人民安居而乐业,生活水平有了一定的提高,动物性食物的消费量有了一定的增加。在这一阶段全国居民牛羊肉人均年消费量从1952年的0.92 kg增加到1957年的1.11 kg,水产品的人均年消费量从1952年的2.67 kg增加到1957年的4.34 kg,家禽的人均年消费量增加了0.05 kg,鲜蛋的消费量增加了0.24 kg,猪肉的人均年消费量略有降低。1958—1961年为全国饥荒时期,没有动物性食物的消费数据。第二个阶段是1962—1980年,这个阶段动物性食物的人均年消费量有所增加。猪肉的人均年消费量从1962年的2.22 kg增加到1980年的11.16 kg,其中1962—1965年和1978—1980年的增长幅度较大。第三阶段为1980年之后,全国出现了经济特区,实行了改革开放和社会主义市场经济,人民收入逐年提高,对动物性食物的消费逐年增加。猪肉的人均年消费量1981年为11.08 kg,而2011年城镇居民人均年的消费量为20.63 kg,农村居民的消费量为14.42 kg;水产品1981年的人均年消费量为3.57 kg,而2011年城镇居民人均年消费量为14.62 kg,农村的消费量为5.36 kg。

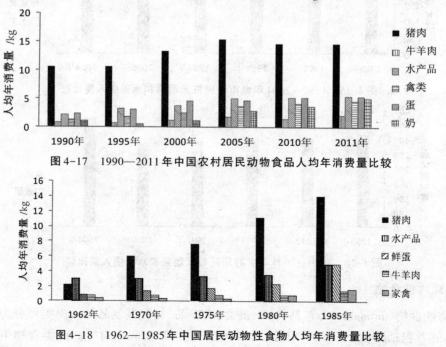

图4-17　1990—2011年中国农村居民动物食品人均年消费量比较

图4-18　1962—1985年中国居民动物性食物人均年消费量比较

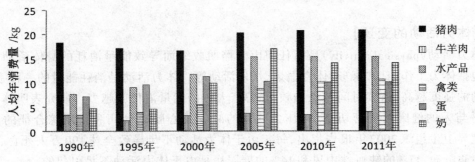

图4-19 1990—2011年中国城镇居民动物食品人均年消费量比较

1989—2004年中国营养与健康调查显示：从1991—2004年，45岁以上的中国居民的食物蛋白质来源发生了一些变化（见图4-20、4-21）。1991年，动物食品为蛋白质来源的17.6%，豆类为10.7%，谷类及其他植物性食物为71.6%；到2004年后动物食品的所占的比例增加为25.3%，谷类及其他植物性食物的比例减低为65.5%，豆类食物的比例减少到9.2%。2004年和1991年比较，城市男性居民摄入的蛋白质源于动物食品增加的幅度最大，为1.9倍；县城女性居民摄入的蛋白来源于谷类及其他植物性食物减少最多，为17.5 g，农村女性居民摄入蛋白质来源于动物食品的比例有所减低。调查还显示，45岁以上中老年居民能量的食物来源和蛋白质食物来源有相似的变化趋势（见图4-20、4-21），而且能量来源于糖类的比例有所下降，来源于脂肪的比例有所增加，来源于蛋白质的比例比较固定。

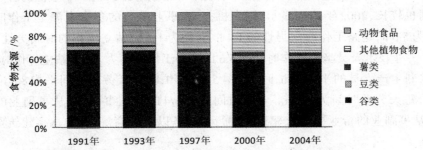

图4-20 1991—2004年中国中老年居民食笺能量来源比例变迁

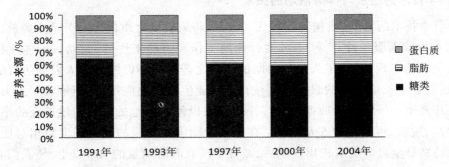

图4-21 1991—2004年中国中老年居民营养来源变迁

总而言之，中国居民随着经济收入的增加，动物食品、新鲜蔬菜和水果的摄入量增加，谷类食物特别是粗粮的摄入有所减少，与心脑血管疾病的发病率增高有很好的对应关系，即心脑血管疾病发病率伴随着动物食物摄入量的增加和蔬菜、水果和谷类食物摄入的减少而增高。

【体力活动的变迁】

体力活动(physical activity)是指任何由骨骼肌收缩而导致能量消耗的身体活动。体力活动包括体力工作、日常家务、体育锻炼、娱乐活动等。体力活动是消耗能量的一种手段,体力活动的强度越高、持续时间越长和频率越高,人体的能量消耗就越多。研究表明体力活动的水平与人的健康程度密切相关,体力活动的减少是心脑血管病和代谢综合征的危险因素。世界卫生组织2002年报告指出,每年由于体力活动不足导致全球190万人死亡,12%的缺血性心脏病、11%的缺血性中风和14%的糖尿病是由于体力活动不足引起的。

一、我国体力活动概况

体力活动一般可分为职业性体力活动和闲暇时间体力活动。职业性体力活动(occupational physical activity)是指在工作中进行的体力活动。2002年营养与健康调查显示我国每个学习日小学生上课4.7 h、初中生上课5.6 h,高中和中专学生上课5.8 h。随着年级的升高,课外作业逐渐增多,到高中阶段基本上除课外活动、体育课和吃饭睡觉外,全部时间都是在静坐学习。由于我国人口多,就业压力较大,父母们为了使自己的孩子能成为将来职业竞争的优胜者,在孩子的休息日和休息时增加了较多的课外学习班;孩子学习较累,家长普遍为孩子增加了高脂肪高蛋白的摄入,学生们的静坐学习时间增加,活动时间减少。体质调研结果显示学生的体能有所下降,肥胖个体增多。国家机关、企事业单位的管理人员的静坐工作时间也较长,2002年调查显示:国家机关、企事业单位的负责人静坐工作时间男性为4.8 h、女性为5.0 h,走路工作时间男性为1.4 h、女性为1.1 h,站立工作的时间男性为2.0 h、女性为1.9 h。专业技术人员坐着工作时间为4.6 h,走路工作时间为1.3 h,站立工作时间为2.3 h。农林牧渔水利生产人员的平均农忙时间为4.5月,农忙时每天劳动时间平均8.8 h;农闲时间平均7.0月,每天劳动时间为3.7 h。农闲时间约有1/4的人从事副业,从事副业的平均时间为6.1月。从事副业的行业主要有建筑业、搬运、服务以及经商等,其中从事建筑业的人群最多,为27.9%。

二、科学技术的进步与体力活动的关系

随着科学技术的发展,机械逐步替代了人工,将人类从繁重的体力劳动中解放出来。多余的劳动力将转入服务性行业,服务性行业的工作多为静坐性的,这助长了体重指数的增长。交通工具的出现,解除了人们长时间的步行之苦。它不但缩短了人们到达目的地的时间,而且还减少了长途跋涉的艰辛。机械在工农业生产中的应用,不但解放了人力,而且还提高了工作效率。一台联合收割机在半小时内可以使一亩地的麦田变成进仓的小麦,如果用人力收割、脱粒,可能需要5天以上。在家务劳动中洗衣服的劳动强度是相对比较大的,当洗衣机特别是全自动洗衣机出现之后,减轻了洗衣服劳动量的90%以上,使人们有了更多的闲暇时间。电视机的出现丰富了人们的闲暇时间的文化生活,开阔了人们的视野,足不出户就能享受到高水平的文艺节目和了解到世界各地的奇观轶闻。但是现代化的交通工具和工农业的机械化减少了人们体力活动的时间、强度和频率,电视机增加了人们静坐的时间,人们摄入的能量消耗减少,使人群平均体重指数升高,肥胖个体增加。1997年的家庭拥有交通工具情况的调查反映了这一结果(见表4-13)。

表4-13　1997年拥有交通工具情况和家庭、个人基本特征

基本特征	无交通工具	无机动交通工具	仅机动交通工具	机动和非机动交通工具
体重指数(kg/m^2)	21.7	22.3	22.2	23.1
腰围(cm)	75.5	76.7	75.2	78.6
重体力劳动(%)	62.9	55.9	44.7	30.9
每日能量摄入(kal)	2707	2579	2578	2470
每日脂肪摄入(kal)	696	695	739	778
拥有计算机(%)	1.3	1.6	1.9	4.8
拥有电视机(%)	76.2	93.4	97.2	98.8
高收入水平(%)	25.8	28.8	32.1	55.5

在一定程度上,家庭机械与机动车辆、洗衣机和电视机等的拥有可以反映体力活动的情况。在1952年每百人拥有的自行车有0.06辆,到1985年每百人拥有的自行车为3.0辆。在1995年自行车的家庭拥有量达到了高峰,以后其地位被其他机动车辆取代。洗衣机和电视机在1980年每百人的拥有量分别为0.03和0.9台,到2011年后农村每百户居民拥有洗衣机和电视机分别是62.57和117.1台,城镇每百户居民拥有洗衣机和电视机分别是97.05和135.15台。洗衣机的逐年增多使城乡居民有了更多的闲暇时间,2002年营养与健康调查显示,我国居民闲暇时间看电视的比例最高,为92.1%,其中男性为93.0%,女性为91.3%。机动车辆和电视机使城乡居民有了更多的静坐机会,从而使居民的体力活动的量和频率逐年减低。

中国营养与健康调查表明,体重指数和男性腰围与家庭拥有机动车辆相关,同时拥有机动车辆和非机动车辆的家庭,其体重指数明显比无机动车辆的居民的体重指数高,拥有机动车辆家庭男性居民的腰围更高。一项有61582名40~70岁上海市男性居民的肥胖与生活方式的调查研究表明,体重指数高者每天的活动量较少,而且摄入的脂肪、蛋白质和碳水化合物较多,特别是肉类摄入较多。

总之,随着科学技术的进步和经济收入的增加,我国居民出行越来越依赖于机动交通工具,闲暇时间越来越依赖于现代化的科技产品,尝试和参与能增加体力活动的锻炼和文化活动有所减少。如今,如何度过更多的闲暇时间而且要减少肥胖和心脑血管病的发生,将成为当今慢性病预防的一个切入点,并且这个问题不仅仅是从事医学和预防工作者一方的问题,它需要社会各方的协同。

第三节　心脑血管病的医疗费用

根据2012年《中国统计年鉴》显示:1978年总的卫生费用为110.21亿元,个人自付部分为22.52亿元,为总的卫生费用的20.43%。2001年个人自付部分费用为3013.88亿元,其比例达到了历史最高峰,为59.97%。此后个人支付比例逐年降低,2011年为34.96%,比1978年仍然较高;然而居民个人支付的绝对费用从来没有降低,2011年为8465.28亿元。

根据《中国卫生统计年鉴》统计,我国居民在综合医院由于急性心肌梗死、脑梗死、脑

出血和冠状动脉搭桥手术的住院次数逐年增加(见图4-22),住院费用逐年提高(见图4-23),其中2011年急性心肌梗死的住院费用是2007年的6.33倍,脑梗死的住院费用是2007年的6.86倍,脑出血的住院费用是2007年的5.26倍,冠状动脉搭桥手术的总的费用增长了4.91。2011年和2007年单次住院费用比较急性心肌梗死的住院费用平均增长了5191.4元,脑梗死的住院费用平均增长了1335.1元,脑出血的住院费用平均增长了3321.4元,冠状动脉搭桥术的住院费用平均增长了2373.3元。2011年和2007年相比较,住院次数显著增加。在这4种疾病中,脑梗死的住院次数增加最多,为5.61倍;脑出血的住院次数相对增加较低,为4.78倍。以急性心肌梗死为例,2011年一次住院的平均住院费用为16793.1元,2011年的平均个人支付比例为34.96%,那么我们就可以知道2011年急性心肌梗死一次住院费用个人支付的平均费用应不低于5870.86元,这与全国2010年农村居民的家庭人均纯收入相当。

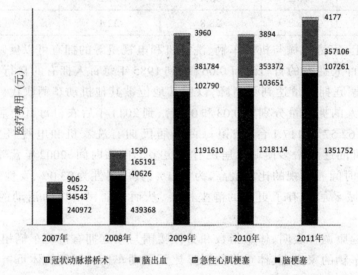

图4-22　2007—2011年部分心脑血管病住院次数比较

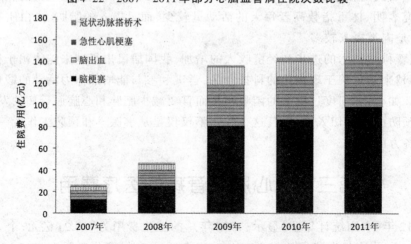

图4-23　2007—2011年部分心脑血管病总住院费用比较

心脑血管疾病具有较高的复发率和致残率。脑梗死即使应用目前最先进的治疗手段,仍然有大于50%的病人生活不能自理,20%～40%的病人复发。心脑血管病患者一般并存高血压、高血脂、高血凝、高半胱氨酸血症或高体重指数等多种危险因素,因此心脑血管病后预防复发的重要治疗手段就是消除或降低心脑血管疾病危险因素,消除或降低这些危险因素需要长期药物治疗,其费用也是比较高的。以一位高血压脑梗死后的病人为例来计算,口服氨氯地平、替米沙坦片、阿乐(或立普妥)、阿司匹林肠溶片(或波立维)和脑心通等,每天的药品费用约20～50元,每月的药费约600～1500元。如果病后生活不能自理,那么还要加上每天60～120元的护理费。药费加上护理费,每月的费用约2400～5100元;如果病程超过1年,那么其费用就大于2011年城镇居民的年可支配收入21810元和农村居民的年人均纯收入6977元,这些费用对于西部农村的家庭来说是难以承担的。

对于一个家庭,如果有一人患有了心脑血管病,那么这个家庭可以迅速致贫。心脑血管病的逐年增多对社会、政府和家庭的负担就会逐渐加重(见图4-24)。《中国统计年鉴》显示:2006年政府支付的在综合医院住院病人的费用为1778.86亿元,社会支付的住院费用为3210.92亿元,分别占住院总费用的18.07%和32.62%;2011年政府支付的在综合医院住院的费用为7378.95亿元,社会支付的住院费用为8424.55亿元,分别占住院总费用的30.41%和34.70%。2011年急性心肌梗死的住院费用为18.01亿元,总的住院费用分担比例粗略计算,政府和社会应支付11.73亿元;脑梗死的住院费用为99.02亿元,政府和社会应支付64.47亿元;脑出血的住院费用为42.15亿元,政府和社会应支付27.44亿元;冠状动脉搭桥术的住院费用为1.62亿元,政府和社会应支付1.05亿元。

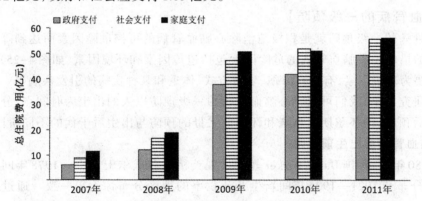

图4-24　2007—2011年综合医院部分心脑血管病住院费用支付比较

总之,伴随着心脑血管疾病发病率的逐年增高,政府、社会和个人的负担会越来越重。减轻心脑血管疾病负担的最好方法就是消除心脑血管疾病的可控危险因素,让心脑血管疾病的发病率降低,从而使人们能够认识预防可以带来切身经济利益,接受心脑血管疾病的预防措施。

第四节　心脑血管病的预防策略

预防(prevention)就是提前做好准备,阻止或推迟事件发生的措施。疾病的预防就是应运目前已经明确的某些疾病机理、成因以及转归等知识改变人的行为和生活方式,或借助于药物和一些必要的医疗手段阻止疾病向不利的方向发展的所有措施。疾病预防的目的就是减少国家、社会、家庭的负担,提高预防对象的生活质量,延长人们的寿命。

早在《黄帝内经》中就提出了"治未病"之说,并贯穿于历代医家的行医理念之中,强调未病先防、疾病的早期诊断和治疗以及病后康复、复发等,而且他们在医疗实践中总结了一些如"久卧伤气、久坐伤肉"、"饮食有节、起居有常、不妄作劳"等金玉良言和创造了一些行之有效的保健手段,如五禽戏、八段锦和气功等。唐代医家孙思邈把疾病分为:未病、欲病和已病三个阶段,并指出要"消未起之患,治未病之疾,医之于无事之前"。这与现代疾病预防的阶段划分吻合,即一级预防、二级预防和三级预防。一级预防(primary prevention)也称为病因预防,是在疾病尚未发生时针对危险因素采取措施,阻止或延缓疾病的发生,这是预防疾病和消灭疾病的最好措施。针对这一阶段所采取的措施WHO提出了"合理膳食、适量运动、戒烟限酒、心理平衡"的基本原则。二级预防(secondary prevention)也称"三早"预防,即早发现、早诊断、早治疗,这是防止或减缓疾病发展而采取的措施。三级预防(tertiary prevention)也称临床预防。三级预防可以防止伤残和促进功能恢复,提高生存质量,延长寿命,降低病死率,主要运用对症治疗和康复治疗措施。

心脑血管疾病属于慢性非传染性疾病,病程长,发病隐匿,从患病到出现临床症状经历数年和数十年不等。就高血压而言,血压升高是一个渐进的过程,起病隐匿临床症状很不典型,从祖国医学"风眩、头痛、阳亢、脉胀"等的不同病名就可以窥见一斑;自从1896年意大利科学家希皮奥内·里瓦·罗奇发明了球囊充气台式水银血压计之后,高血压病的诊断就变得简单、明确。

【心脑血管病的一级预防】

心脑血管病的一级预防就是积极地消除心脑血管病的可控危险因素而达到降低心脑血管病发病率的措施。心脑血管病的危险因素包括遗传因素和环境因素(如图4-25)。可控的危险因素主要为环境因素,有饮食习惯、生活方式、体重和某种疾病的引发疾病等。根据目前的流行病学研究成果,我们可以将心脑血管病的一级预防以人的出生为时间点,分为出生前预防和出生后预防,即怀孕期间母亲和怀孕前父母的预防与出生后子代的不同阶段的预防。

一、心脑血管病的出生前预防

20世纪80年代,英国David Barker教授发现英格兰和威尔士1968—1978年间冠心病死亡率的地区分布与1921—1925年间新生儿死亡率的地区分布惊人得一致。通过进一步研究发现,孕期营养缺乏与后代心血管疾病、高血压病、糖代谢异常、中心性肥胖和血脂异常等一系列疾病的发生均存在着密切联系。低体重出生儿2岁内体重增加缓慢,而其后11年迅速生长的成长方式与冠心病的发病关系密切,后天的代偿性生长过快是高血压、缺血性心脏病和胰岛素抵抗等的危险因素。国际上于2003年正式提出了健康与疾病的发育起源学说(developmental origins of health and disease)。此后,越来越多的学者在这一领域展开了深入研究,涉及的研究方向包括临床流行病学、组织和胚胎学、分子生物学甚至社会经济学等。随着研究的开展和深入,学者们发现,几乎所有的慢性疾病都与生命早期的环境存在一定的相关性,而且出生体重与大多数慢性代谢病的发生呈"U"形关系,即低出生体重或高出生体重的新生儿发生慢性代谢性疾病的风险都显著增加。英国对12756位1911—1930年出生的新生儿研究发现,新生儿体重小于2.5 kg者,成年后患糖尿病和冠心病的风险增加,同时体重过高也是成年后患糖尿病的高危因素,并且还发现小于胎龄儿成年后有更高的血压。我国协和医院的学者们对两千多位在1921—1954年出生的老年人进行了全面的体检。通过对这部分人群的研究,发现与国外研究一致,在中国人群中,低出生体重与成年后糖尿病、糖耐量减低等代谢性疾病及高血压疾病、颈动脉内膜中层厚度等都存在关系。

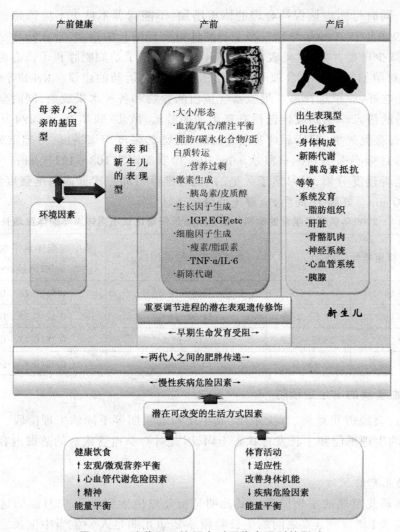

图 4-25　遗传和环境因素对子代表现型的影响

在健康与疾病的发育起源学说领域,最令人瞩目的研究就是它和表观遗传学的关系,表观遗传学是指不涉及 DNA 核苷酸序列改变而通过 DNA 甲基化和核心组蛋白的乙酰化、甲基化、磷酸化等共价修饰来调控基因活性,进而通过影响基因的表达,改变蛋白的合成和功能形成。表观遗传学的机制可以解释在基因序列没有发生改变的情况下,宫内环境如何影响到胎儿的发育,并将这种影响持续到成人期甚至是下一代。在多种动物实验中均发现,母体妊娠期间的各种环境改变,可导致影响胎儿发育的某些关键基因的甲基化水平改变,并因此通过调控基因的表达而导致功能的变化。在这个领域研究最早的是 Wolff 教授,他们发现孕鼠孕期食物中是否富含甲基化可以影响到后代基因的甲基化水平,进而影响到它们的毛色、体型、疾病易感性和寿命。其他动物实验陆续证实了孕期的饮食、应激状态等都可以改变后代甲基化的情况。如大鼠的后代在出生后 1 周内是否得到母鼠的舔舐,其糖皮质激素受体基因甲基化水平将有所不同,而且其甲基化的水平可持续终生。

因此,为了减少子代慢性疾病特别是心脑血管疾病的发生,父母应该远离引起 DNA 甲基化的因素,如忌喝浓茶、忌吸烟等;叶酸能防止 DNA 甲基化,所以母亲在怀孕前和孕期应该补充叶酸。同时母亲应该保持合理的体重增加,不能营养不良也不应该超重和肥胖。美国医学会在1990年和2009年分别发布了孕期体重合理增长的指南,旨在指导孕妇孕期正常的体重增长,减少母婴并发症(见表4-14)。Kristi等总结了孕妇肥胖和子代心血管病风险增加的关系,并对孕妇如何保持合理的体重给出了饮食和运动的建议。Kristi等建议:孕妇应该吃少并且要吃好,应该选择高纤维或富含蛋白的食物和各种水果蔬菜,同时要限制精制糖和饱和脂肪酸的摄入。孕妇应该选择有氧运动如游泳、散步、骑车等,每周约为4次,每次运动大于30 min;避免久坐,起床后应步行20 min;运动的强度应该适度,对超重或肥胖的20-29岁孕妇推荐目标心率是110～131次/min,30～39岁的则是108～127次/min。通过谈话可以了解孕妇是否过度劳累,对习惯于久坐的孕妇,推荐每周三次低或适度强度的体育运动,逐渐增加到30 min。妊娠16周后,应避免仰卧位运动。

表4-14 2009年美国医学会的孕期体重合理增长指南建议不同体重孕期体重增长范围

孕前体重指数(kg/m²)		总体体重增长范围(kg)	孕中晚期体重平均增长率及范围(kg/w)
体重不足	<18.5	12.5～18.0	0.51(0.44～0.58)
标准体重	18.5～24.9	11.5～16.0	0.42(0.35～0.50)
超重	25.0～29.9	7.0～11.5	0.28(0.23～0.33)
肥胖	≥30.0	5.0～9.0	0.22(0.17～0.27)

二、心脑血管病的出生后预防

人出生后,会经历儿童期、青少年期、成年期和老年期等不同的生理阶段。在不同的生理阶段,人体的生理机能和生长发育状态不同,因此对心脑血管疾病的防御内容也存在显著的差异。

(一)婴幼儿期的预防

婴幼儿期是儿童期的早期阶段。婴儿期是指儿童出生到小于12月龄的这段时期。幼儿期是指儿童满1周岁到3岁之间的生长阶段。婴幼儿期是人一生当中生长发育最快的阶段,特别是婴儿期不但生长发育速度最快,而且是神经完善和强化突触联系的最佳时期,因此在此阶段儿童的发育容易受到环境的干扰。良好的抚育会对儿童以后的一生当中产生深远的影响。

婴幼儿期的主要活动项目就是吃饭、睡觉和活动。饮食的方式、睡觉时间的长短和活动水平的高低与成年后的体重有一定的关系。研究表明,母乳喂养有助于保持婴幼儿的合理体重,能够降低儿童肥胖的风险,而且母乳喂养时程长对降低儿童肥胖的作用更为显著。那些在睡眠间隙得到父母及时安抚进入睡眠状态的儿童睡眠时间较长,而且体重较轻。在一个以915对母子为调查对象的研究说明,6个月到2岁的儿童睡眠少于12 h者,体重较睡眠时间大于12 h的儿童体重明显增高,并且在3岁时肥胖和超重者较多。这组研究还显示,儿童睡眠时间大于12 h的母亲在怀孕前体重指数明显较低,而且发现睡眠时间短的婴幼儿出生体重较轻,这一现象符合"健康与疾病的发育起源学说"。

气质是与遗传有关的个体对环境应答的行为倾向,婴儿出生后最早表现出来的一种较为明显而稳定的人格特征。根据母亲与孩子的相处感受将气质分为平易型、麻烦型、缓慢发动型、中间偏平易型和中间偏麻烦型。饮食、睡眠、便尿有规律,对新事物接近而不退缩,能适应环境的变化,心情愉快,反应适度,能集中注意力,活动度、应答阈、能分心度适当者为平易型,相反者为麻烦型。目前认为儿童气质与多巴胺 D_4 受体的第Ⅲ外显子48bp可变重复序列多态性有关。具有长重复片段的 D_4 受体等位基因的婴儿负性情绪较少,不易受环境的困扰。气质是非常稳定的并具有连续性,但在儿童心理的发展过程中由于环境的影响,气质特点也会发生改变。因为负性反应受到环境的影响较大,所以很容易受到抑制,从而易于改变。研究发现,麻烦型的婴幼儿的潜在特质与冠心病危险因子和胰岛素抵抗有关。在麻烦型孩子中,肥胖者更为多见。

预防婴幼儿肥胖是比较困难的,很多父母亲对孩子超重和肥胖的危害认知比较淡薄。预防婴幼儿肥胖等心脑血管疾病危险因素的过程中父母亲起到了关键作用。避免使婴幼儿进食过多的高能量密度饮食和静坐行为,避免看电视、电脑和视频游戏,要保持一定的活动量。墨尔本婴儿计划就是积极干预婴幼儿肥胖的实验,通过社交网络,募集初为人父母,在营养师的参与下,给他们提供3～18月龄儿童的育儿知识包括健康饮食,适度的活动量和限制静坐行为如看电视等。该实验结果表明了其具有良好的社会经济效应。

(二)学龄前期预防

学龄前期是指儿童在3～6岁的这段发育时期。此期生长发育变慢,动作和语言能力逐步提高,与同龄儿童和社会事物有了广泛的接触,知识面能够得以扩大,自理能力和初步社交能力能够得到锻炼。儿童在和同龄人和社会接触的过程中,会遇到个种难题和困惑,家长正确的引导会对孩子与社会的交流和自身良好行为习惯的形成产生积极的影响。

学龄前儿童一天的主要活动和年长幼儿一样,仍然为吃饭、睡觉和活动。学龄前儿童饮食摄入量和能量密度、睡觉时间的长短和体力活动水平决定了能量的平衡程度。学龄儿童摄入能量的消耗主要用于生长发育和体力活动,生长发育的能量消耗、个体间的差异不足以引起能量过剩,能量过剩紊乱的主要原因是摄入量过多和活动水平较低引起。研究发现,由于麻烦型气质的儿童在婴幼儿时期更容易得到食物的安抚,所以学龄儿童在情绪低落、焦虑时饮食摄入量增多,因而情绪自控和调节能力弱的儿童体重较重,例如看电视、电脑和一些视频游戏等会增加静坐状态,弱化摄入能量的消耗,增加肥胖个体数量。学龄前儿童的大部分时间在幼儿园度过,目前我国幼儿园数量不足,招生人数过多,大多数幼儿园为了安全和方便,教师多数时间让孩子坐下来听讲或坐着玩耍,体力活动特别是户外活动时间显著不足。这种教育的一个明显不足是孩子体育锻炼的习惯不足,静坐的耐心较强。

学龄前儿童将来患心脑血管疾病的危险因素主要是超载、肥胖等,其防御的主要内容就是保持孩子的能量平衡。通过医疗机构提供的培养孩子的知识,提高家长正确培养孩子的理念,引导孩子情绪的自我调节、疏导和控制能力;减少过多的摄入高密度饮食;培养孩子的运动意识和习惯,避免静坐看电视。家长不要轻信某些电视的广告,不要使孩子摄入过多的高热量低营养的电视广告食品。

(三)学龄期与青少年期的预防

学龄期和青少年期的这段时期时间跨度比较大,包括了小学和中学的整个上学时间。在这段时期,人经历了从儿童到青年的变化,生理、交际和人格等趋于成熟。青春期容易出现叛逆心理,家长应该正确交流、疏导。在这段时期内,求知、模仿的欲望比较强烈,但辨别是非的能力比较薄弱,因此容易受到社会不良习气的影响,沾染上抽烟、酗酒等社会恶习。在中小学期间,除了吃饭、睡觉和活动之外,还加上了学习任务,而且学习任务越来越重,体育活动越来越少。我国现阶段，人口多，就业压力大，为了能有个理想的工作，只有使自己拥有更多的知识和技能。所以从小学开始，家长不断地挤出时间让小孩参加各种各样的课外辅导班，这样使孩子静坐的机会增多，参加体力活动的时间变得越来越少，假以时日孩子就缺乏了运动的习惯，家长就会对孩子提供更多的高营养食物，这样的结果就是孩子摄入能量增加而消耗能量的手段缺乏，增加了能量过剩危险，超重和肥胖个体增多，埋下了心脑血管疾病的风险。因此，在这段时期预防心脑血管疾病的要点就是家长要正确与孩子交流、疏导，防止沾染吸烟、酗酒等社会恶习，培养孩子参加体育运动的习惯，避免过多摄入高营养密度饮食和静坐看电视等。

（四）成年期和老年期预防

成年期身体各个器官功能已经发育成熟，变化平缓、稳定，各种功能达到顶峰，以后逐渐缓慢衰退，慢性病的患病危险逐渐增高。老年期各个器官功能进一步衰退，慢性病患病危险性进一步提高。

心脑血管疾病的个体危险因素包括环境污染、寒冷低气压气候、冷热极端天气、静坐缺乏运动状态、负性应激状态、吸烟、酗酒、高脂高盐饮食、高血脂、糖尿病以及高血压等，它们和心脑血管疾病的关系在前文已经详细叙述。

环境污染的治理是政府和个人必须面对的问题。如今国家采用集约型经济发展方式，提倡低耗能环保型事物的发展和应用，限制高耗能高污染企业的立项和发展，使得城市污染得到了一定程度的控制。随着经济的发展和个人收入水平的提高以及机动车辆价格的相对降低，个人拥有的机动车辆迅速增多，这成为造成污染的重要因素。城市随着机动车辆的增加，道路拥堵现象比较普遍，个人出行在一定的范围内机动车辆显示不出快速和便捷。所以应该提倡乘坐非机动车辆特别是人力驱动的车辆出行，既便捷又经济，而且还能增加体力活动，起到了锻炼身体的作用。治理污染另一个重要方面就是要扩大绿化面积，植物通过光合作用能吸收空气中的 CO_2 排放出 O_2，起到了净化空气的作用。

预防静坐、负性应激状态、吸烟、酗酒、高脂高盐饮食、高血脂以及糖尿病等的意识和习惯应该从儿童时开始抓起。在这些危险因素中运动是性价比最高的一种预防措施，特别是户外有氧运动，它们不但能强身健体而且还可以使人身心愉快，情绪平稳。在有氧运动强健体魄防御疾病的过程中，所要面对的一个最大问题就是"坚持"的问题，要解决"坚持"这个问题，就必须将有氧运动内化成为一种习惯，成为生活的一个组成部分。这种良好的运动习惯不可有一日懈怠，否则功亏一篑。

大力宣传吸烟有害健康，提高人们吸烟有害的意识。这种宣传不要停留在空洞的文字和广告标语上，要有切实的措施。加强社区中心对烟民的劝诫和监督职能，提高吸烟成本和加大违反戒烟区吸烟的惩罚力度。

随着年龄的增长，年龄高者体检的频率应增高。通过体检，高血脂、糖尿病前期、糖尿病和高血压等可以及时发现。发现后通过改变不良饮食和习惯等非药物和药物治疗后，都可以使病情得到控制，使体能达到一个较好的状态，从而可以避免心脑血管疾病的发生和发展。

【心脑血管病的二级预防】

心脑血管的二级预防主要是指心脑血管病已经发病,尚处于早期阶段,治疗和改变危险因素,以防止疾病的进一步发展,从而提高了生活质量。二级预防和一级预防的危险因素相同,注意戒烟、饮食、体重、运动、血压、血脂、血糖等内容。

强烈要求戒烟。饮食要求与一级预防相同,应低盐低脂,食盐的每天摄入量应该控制在6g以下。研究显示每天增加1盘水果蔬菜可以使卒中的危险性降低6%。体重应该控制,理想的体重应该使体重指数保持在正常体重的范围内,即$18.5\sim23.9\ kg/m^2$,体重的波动范围应该控制在10%以内。成人每周至少有3～4次的适度体育运动,如慢跑、快走、骑自行车或其他有氧运动,每次活动的时间不应该少于30 min。冠状动脉疾病患者须在有人监督时或在家人陪伴下进行锻炼,老年人也应保持日常定时的、适当的体力活动。体力活动计划包括三个阶段:首先是5～10 min的轻度热身活动;其次为20～30 min的耐力活动或有氧运动;最后5 min是放松阶段,逐渐减少用力,使心脑血管系统的反应和身体产热功能逐渐稳定下来。体力活动应根据个人的身体状况而定。增加活动量一定要循序渐进。对于一些近期活动较少的人、心脑血管病患者或发病危险较高的人以及年龄超过40岁者,初期耐力训练的强度和持续时间应适当减少。适应一周后再根据耐力情况适当增加运动量。

当3次非同日诊室测量血压的平均水平收缩压≥140 mmHg及(或)舒张压≥90 mmHg时,即可诊断为高血压。高血压一经诊断应立即进行全面的诊断评估和危险分层,在此基础上,根据血压水平以及伴随疾病、靶器官损害以及其他危险因素的情况,进行生活方式干预。血压水平在160/100 mmHg以下,140/90 mmHg以上者,不伴有心血管疾病、靶器官损害以及危险因素的患者,可以在密切监测下先进行强有力的非药物治疗。如非药物治疗效果不明显,应立即开始药物治疗。降压药物有噻嗪类利尿剂、β受体阻滞剂、钙离子通道阻滞剂、血管紧张素转换酶抑制剂及血管紧张素受体拮抗剂等5大类药物,均可有效控制血压,显著降低心脑血管并发症的发生。这5大类药物可单独或联合使用,作为起始或维持治疗药物。应尽可能选择每天服用1次,能控制24 h血压的长效药物。应尽可能实现降压达标,将血压控制到140/90 mmHg以下。糖尿病患者,或伴有心血管疾病或明显靶器官损害的患者,应尽可能将血压控制在130/80 mmHg以下。对于高心血管病风险的患者,不仅要致力于降压达标,还必须注意降压达标的过程。应在数周内将血压控制到治疗目标,冠状动脉储备功能不良的老年患者应尽可能避免将血压降低到120/70 mmHg以下。老年人应当平稳降压,并注意监测。

早期发现血脂异常并采取干预措施十分重要。由于血脂异常一般没有症状,必须通过血液检验才能发现,故推荐20岁以上的成年人至少每5年测量1次空腹血脂。已患缺血性心血管病或心血管病高危人群应每3～6个月测定1次血脂。他汀类降脂药是目前降脂治疗的主流药物。应根据总胆固醇或低密度脂蛋白胆固醇水平与目标值间的差距,按不同他汀的特点和患者的具体条件选择合适的他汀类药物。如估计一种他汀的标准剂量不足以达到治疗要求,可以选择他汀与其他降脂药联合治疗。需要联合治疗的常见情况如低密度脂蛋白胆固醇不能达标、混合性高脂血症和合并严重高甘油三酯或低高密度脂蛋白胆固醇血症等。其他降脂药有:贝特类、烟酸、胆酸螯合剂、胆固醇吸收抑制剂、普罗布考、n-3脂肪酸。单纯性甘油三酯升高达11.29 mmol/l以上时应首先进行降低甘油三酯治疗。甘油三酯在

5.65～11.29 mmol/l 之间时可考虑降甘油三酯治疗,但这方面证据不足。甘油三酯小于 5.65 mmol/l 时仍应以降低低密度脂蛋白胆固醇为主要目标。单纯性低高密度脂蛋白胆固醇而无心血管风险时,是否要用升高高密度脂蛋白胆固醇的治疗目前没有定论。药物治疗开始后 4～8 周复查血脂及转氨酶和肌酸激酶。如血脂能达到目标值,逐步改为每 6～12 个月复查 1 次,如开始治疗 3～6 个月复查血脂仍未达到目标值,则调整剂量或药物种类,或联合药物治疗,再经 4～8 周后复查。达到目标值后延长为每 6～12 个月复查 1 次。

糖尿病是遗传因素和环境因素共同参与及相互作用所致的一种慢性、全身性代谢性疾病,主要特征是由于胰岛素分泌不足和(或)胰岛素作用障碍引起慢性高血糖,并伴有脂肪、蛋白质以及水、电解质甚至酸碱代谢紊乱。糖尿病并发症是糖尿病患者残疾和死亡的主要原因,主要包括微血管并发症和大血管并发症。与糖耐量正常者相比,糖尿病患者心血管病发病和死亡是糖耐量正常者的 2～4 倍。急性心血管事件合并严重高血糖是预后不良的重要标志,应尽快、安全、平稳地控制高血糖。糖尿病的治疗是个体化的综合治疗,强调多种危险因素的控制和治疗的达标。饮食调整是糖尿病患者的第一基本治疗,原则是控制总热卡,碳水化合物的热量应占总热量的 55%～65%;蛋白质不多于总热量的 15%;限制饮酒;尽可能使体重控制在正常范围内;在总热量不变的情况下尽可能少食多餐,这样更容易使血糖稳定。运动是第二基本治疗,原则是适量、经常性和个体化。对于绝大多数 2 型糖尿病患者,可首选二甲双胍。体重偏瘦的或单用二甲双胍不能有效控制血糖者,可以加用磺脲类或格列奈类降糖药。餐后高血糖者,可以选用或加用 a-糖苷酶抑制剂。合并高血压、血脂异常、肥胖的患者,可选用噻唑烷二酮类物作为一线用药。采用了两种以上足量降糖药而难以控制血糖者,可采用白天口服降糖药,睡前注射中效或超长效胰岛素的治疗往往能获得较为满意的效果。如这种治疗方法仍不能有效控制高血糖,则可采用一日多次胰岛素注射的方法。空腹血糖超过 9 mmol/l、餐后血糖超过 15 mmol/l,或糖化血红蛋白(HbAlc)超过 9% 的新发糖尿病患者,可以考虑采用短期的胰岛素强化治疗以尽快控制好血糖和更好地保留胰岛 β 细胞功能。药物治疗不当或过度治疗会引起低血糖,十分有害,应高度关注和预防。急性心脑血管事件时,患者可以合并应激性高血糖,测定 HbAlc 有助于鉴别应激性高血糖与糖尿病。如患者血糖高,HbAlc 正常,则支持应激性高血糖的诊断;如果 HbAlc 和血糖都明显高于正常值,则表明患者有未被发现的糖尿病。无论应激性高血糖还是原来有糖尿病基础上的高血糖,都应该得到积极有效的控制。

抗栓治疗是心脑血管病二级预防的临床常规治疗。过去最常用的方案是口服阿司匹林,近年来有不少临床试验证明与单用阿司匹林相比,联合应用抗栓药物可明显增加获益,如阿司匹林+氯吡格雷等。但在临床实践中还需根据患者具体情况决定抗栓治疗方案。进行抗栓治疗者应严密观察有无出血倾向和其他副作用,一旦发生应立即采取相应措施。如服用阿司匹林应首先筛查有无发生消化道副作用的高危因素,如消化道疾病病史,年龄大于 65 岁,同时服用皮质类固醇者,同时服用其他抗凝药或非类固醇抗炎药者,存在其他严重疾病等。有高危因素的患者应当采取预防措施,如筛查与治疗幽门螺杆菌(Hp)感染;预防性应用质子泵抑制剂(PPI);合理联合应用抗栓药物等。

【心脑血管病的三级预防】

心脑血管病的三级预防是指重病抢救,预防并发症发生和患者的死亡,其中也包括康复治疗。三级预防主要是指不稳定心绞痛和急性心肌梗死的治疗以及心脑血管病后的康复治疗。不稳定心绞痛的和急性心肌梗死的治疗主要为及时溶栓治疗以及经皮冠状动脉介入治疗（PCI）和冠状动脉旁路移植术（CABG），减轻并发症以利于最大限度的保护机体功能。心脑血管病后的康复治疗主要是医疗性运动配合心理治疗、作业治疗、行为治疗和危险因素的纠正等。康复治疗可分为三期。I期：患者病情稳定后可进行低水平的体力活动，加强健康教育，争取早日出院生活自理。II期：对于没有异常表现的患者可逐步增加体力活动，督促患者改变不良生活方式，逐步恢复正常生活。III期：巩固II期的康复成果，控制危险因素，改善和提高心脑血管功能和身体活动能力，最大限度地恢复生活和工作能力。

参考文献：

［1］Yao C，Wu Z，Wu Y．The changing parttern of cardiovascular diseases in chaina［J］．World Health Stat Q，1993，46(2)：113-118．

［2］王志会，王临虹，李镒冲，等．2010年中国60岁以上居民高血压和糖尿病及血脂异常状况调查［J］．中华预防医学杂志，2012，10：922-926．

［3］李立明．中国居民营养与健康状况调查报告之四 2002 高血压［M］．北京：人民卫生出版社，2008．

［4］温继兰．山西省右玉县城区人群高血压调查［J］．中华流行病学杂志，2010，4：472-473．

［5］黄艳萍，吴崇文．2009年长沙市某街道居民肥胖与高血压调查［J］．实用预防医学，2010，6：1220-1221．

［6］郭桂英，王敬旭，田磊．鸡泽县农村35岁以上人群高血压调查［J］．内蒙古中医，2011，5：60-61．

6.王丽娜，曹丽，张敬一，等．河北省成年居民高血压患病状况及相关危险因素分析［J］．中国慢性病预防与控制，2008，16(2)：125-130．

［7］李利华，姚超永，李雪艳，等．大理地区高血压患病率调查及影响因素分析［J］．中国全科医学，2011，14(15)：1687-1689．

［8］国家"九五"科技攻关课题协作组．我国中年人群心血管病主要危险因素的流行现状及从80年代初至90年代末的变化趋势［J］．中华心血管病杂志，2001，29(2)：74-79．

［9］朱建芳，梁黎，傅君芬，等．中国6市7-16岁中小学生血脂水平现状调查［J］．中华流行病学杂志，2012，33(10)：1005-1009．

［10］Dong GH，Sun ZQ，Zhang XZ，et a1．Prevalence，awareness，treatment & control of hypertension in rural Liaoning province［J］．China．Indian J Med Res，2008，128(2)：122-127．

［11］靖康宁，刘佳，罗世坤，等．重庆市中梁山地区社区高血压病患病情况及危险因素研究［J］．重庆医学，2009，38(12)：1510-1511，1514．

［12］韩冰，余大海，王重建，等．河南某农村人群高血压患病率、知晓率、治疗率和控制率调查［J］．郑州大学学报(医学版)，2009，44(2)：337-339．

［13］陈培培，娄培安，余加席，等．徐州市居民高血压患病率、知晓率、治疗率及控制情况调查［J］．中华保健医学杂志，2010，12(1)：9-11．

［14］He J，Gu D，Reynolds K，etal．Serum total and lipoprotein cholesterol levels and awareness, treatment, and control of hypercholesterolemia in China[J]. Circulation, 2004 July 27, 110 (4):405-411.

[15]傅媛媛,余金明,王家红,等. 北京社区血脂异常患病知晓率影响因素分析[J]. 中国实用内科医学杂志,2010,30(1):38-40.

[16]Tian H,Xie H,Song G,etal. Prevalence of overweight and obesity among 2.6 million rural Chinese adults[J]. Preventive Medicine,2009,48(1):59-63.

[17]马冠生,李艳平,武阳丰,等. 1992至2002年间中国居民超重率和肥胖率的变化[J]. 中华预防医学杂志,2005,39(5):311-315.

[18]Ji Cheng Ye,CHEN Tian Jiao,and Working Group on Obesity in China. Empirical Changes in the Prevalence of Overweight and Obesity among Chinese Students from 1985 to 2010 and Corresponding Preventive Strategies[J]. Biomed Environ Sci,2013,26(1):1-12.

[19]孙佳艺,赵冬,王微,等. 体重指数对10年累计高血压发病危险的预测作用[J]. 中华流行病学杂志,2009,30(5):435-438.

20.赵连成,周北凡,武阳丰,等. 体重指数与死亡的前瞻性研究[J]. 中华流行病学杂志,2002,2(23):24-27.

[21]中华人民共和国卫生部. 中国卫生统计年鉴-2009[M]. 北京:中国协和医科大学出版社,2009.

[22]中华人民共和国卫生部. 中国卫生统计年鉴-2011[M]. 北京:中国协和医科大学出版社,2011.

[23]中华人民共和国卫生部. 中国卫生统计年鉴-2012[M]. 北京:中国协和医科大学出版社,2012.

[24]Wenying Yang,Juming Lu,Jianping Weng,etal. Prevalence of diabetes among men and women in China[J]. N Eng J Med,2010,362(12):1090-1101.

[25]Ning F,Pang ZC,etal. Risk factors associated with the dramatic increase in the prevalence of diabetes in the adult Chinese population in Qingdao,China[J]. Diabet Med,2009,26:855-863.

[26]张巧,时立新,彭年春,等. 贵阳城区糖尿病、糖尿病前期流行病学调查及危险因素分析[J]. 中华内分泌代谢杂志,2013,29(2):144-147.

[27]Fengying Zhai,Huijun Wang,Shufa Du,et al. Prospective study on nutrition transition in China[J]. Nutrition Reviews,2009,67(1):556-561.

[28]周才琼,周玉林. 食品营养学[M]. 北京:中国计量出版社,2006.

[29]中华人民共和国统计局. 中国统计年鉴-2012[M]. 北京:中国统计出版社,2012.

[30]中华人民共和国统计局. 中国统计年鉴-1986[M]. 北京:中国统计出版社,1986.

[31]Sang-Ah Lee,Wanqing Wen,Wang Hong Xu,etal. Prevalence of Obesity and Correlations With Lifestyle and Dietary Factors in Chinese Men[J]. Obesity,2008,6(16):1440-1447.

[32]翟凤英. 中国居民膳食结构与运营状况变迁的追踪研究[M]. 北京:科学出版社,2008.

[33]Barker D J,Osmond C. Infant mortality, childhood nutrition, and ischaemic heart disease in England and Wales[J]. Lancet,1986,132(8489):1077-1081.

［34］Barker D J,Winter P D,Osmond C,etal. Weight in infancy and death from ischaemic heart disease[J]. Lancet,1989,148(8663):577-580.

［35］Hales C N,Barker D J,Clark P M,etal. Fet al and infant growth and impaired glucose tolerance at age 64[J]. BMJ,1991,303(6809):1019-1022.

［36］Xu T,Zhang Z X,Han S M,etal. Relationship between birth head circumference and adulthood quality of life in Chinese people[J]. J Paediatr Child Health,2010,46(11):642-646.

［37］Wolff G L,Kodell R L,Moore S R,etal. Maternal epigenetics and methyl supplements affect agouti gene expression in Avyla mice[J]. FASEB J,1998,12(11):949-957.

［38］Weaver I C,Cervoni N,etal. Epigenetic programming by maternal behavior[J]. Nat Neurosci,2004,7(8):847-854.

［39］Kristi B,Adamo PhD,Zachary M,etal. Pregnancy is a Critical Period for Prevention of Obesity and Cardiometabolic Risk[J]. Canadian Journal of Diabetes,2012 June,(3):133-141.

［40］K M Rasmussen,A L Yaktine. Weight gain during pregnancy:reexamining the guidelines[M]. Washington (DC):National Academies Press (US),2009,173-194.

［41］Bradley N Collins,Jennifer O Fisher,Adam Davey,etal. Do infants fed directly from the breast have improved appetite regulation and slower growth during early childhood compared with infants fed from a bottle? [J]. Int J Behav Nutr Phys Act,2011 August,8:89.

［42］Katherine Kaufer Christoffel,Xiaobin Wang,Helen J. Binns. Early Origins of Child Obesity:Bridging Disciplines and Phases of Development - September 30 - October 12010 [J]. IJERPH,2012,9:1227-1262.

［43］Carey W B. Temperament and increased weight gain in infants [J]. J Dev Behav Pediatr,1985 Jun,6:128-131.

［44］Darlington A S,Wright C M. The influence of temperament on weight gain in early infancy [J]. J Dev Behav Pediatr,2006,27:329-335.

［45］Niklas R. Perceived difficulty temperament,hostile maternal child-rearing attitudes aad insulin resistance syndrome precurors among children a 3-year follow-up study [J]. Psycbother Psychosore,2001,70:66-77.

［45］中华医学会心血管病学分会,中华心血管病杂志编辑委员会. 中国心血管病预防指南[J]. 中华心血管病杂志,2011,1(39):3-22.

［46］吴丽荣. 冠心病的三级预防[J]. 现代康复,2000,4(4).

［47］周书明. 干预心血管危险因素,我们还有很长的路要走[J]. 中华内科杂志,2009,48(9).

第五章 应激与心脑血管病的关系

第一节 应激

应激(stress)就是机体对内外环境变化的一种适应性反应,首先由加拿大病理生理学家 Hans Selye 于1936年提出这一概念。他发现动物在受到各种有害性刺激时,出现肾上腺皮质细胞、胸腺、淋巴结和胃肠道等器官的一系列变化,他认为应激是机体对外界或内部各种刺激所产生的非特异性应答反应的总和,他将这些与刺激原关系不大的非特异性变化称为全身适应综合征(general adaptation syndrome,GAS),后来改称为应激。应激发生时,不仅有神经系统的参与,而且还可见到脑内内分泌的变化,并发现存在出血性胃溃疡、肾上腺皮质肥大、胸腺和淋巴结萎缩。应激涉及神经、内分泌和免疫系统的协调反应,应激原作用与机体时,可引起神经内分泌和免疫的适应性变化(如图5-1所示)。应激反应可以提高机体的准备状态,有利于机体战斗或逃避,有利于在变动的环境中维持机体的自稳态,增强机体的适应能力。应激对生体的影响,因应激刺激程度的大小及机体固有的状态的不同而各异。应激是一切生命为了生存和发展所必需的,适度的应激可以保护机体,防御血压升高和心脑血管疾病的发生,过度或长期的应激,特别是长期的心理应激则对身体有害,可以诱发或加重高血压病和缺血性心脑血管疾病等。

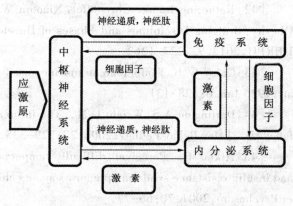

图5-1 各系统间应激反应机制示意图

【应激原】

凡是能够引起应激反应的各种因素皆可以称为应激原(stressor)。可以分为外界环境因素、机体的内环境因素和心理社会环境因素三种。

外界环境因素。如温度的剧变,射线、噪声、强光、点击、低压、低氧、中毒、创伤及病原微生物感染等。

机体的内环境因素。自稳态(homeostasis)失衡是一类重要的应激原,如内环境成分的改变、器官功能的紊乱、心功能的低下、心律失常、性的压抑等等。

心理社会环境因素。大量的事实说明,心理社会因素是现代社会中的重要应激原。职业的竞争、工作的压力、紧张的生活节奏、人际关系的复杂、拥挤、孤独、突发性的生活事件等

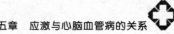

等皆可以引起应激反应。

应激原可引起良性应激（eustress）或劣性应激（distress）。前者一般为能使人愉快、高兴和兴奋的事件，如彩票中奖，职位升迁等等；后者一般为使人沮丧、失望和悲哀的事件，如老年丧子，幼年丧父，竞争的失利，遭人暗算、诽谤、陷害和遗弃等等。应激对健康具有双重作用，适度的应激可以动员机体的非特异性适应反应系统，增强机体的适应能力，适应机制失效则会出现不同程度的躯体、心理障碍。

一种因素要成为应激原，必须要有一定的强度。但对于不同的人，有些应激原的强度可以有明显的不同，在某些人已经有明显应激反应的因素可能对另外一些人并不起作用，即使是同一个人，在不同的时间、不同的条件下，引起应激反应的应激原的强度也可不同。如进入一个陌生的环境中或承担起一项新的工作，一些人可表现出明显的紧张和焦虑不安，出现明显的应激反应，而另一些人可能相当平静。

【应激反应】

应激反应是机体非特异性保护适应反应机制；它可引起机体自稳态的变动，反应强烈、严重者可导致疾病。对大多数应激反应，在撤出应激原后，机体很快趋于平静，恢复自稳态。但如果劣性应激原持续作用与机体，则应激表现为一个动态的连续过程，并最终导致内环境紊乱和疾病，其可分为警觉期（alarm stage）、抵抗期（resistance stage）和衰竭期（exhaustion）。

一、警觉期

此期在应激原作用于机体后迅速出现，为机体保护防御机制的快速动员期。以交感-肾上腺髓质系统的兴奋为主，并伴有肾上腺皮质激素的增多。警觉反应使机体处于最佳的动用状态，有利于机体的战斗或逃避，此期持续时间较短。

二、抵抗期

如果持续作用于机体，在产生过警觉反应之后，机体将进入抵抗或适应阶段。此时警觉期的交感-肾上腺髓质系统的兴奋已经消退，表现为肾上腺皮质激素增多为主的适应反应。机体的代谢率升高，炎症、免疫反应减弱，胸腺、淋巴组织缩小。机体表现出适应、抵抗力增高。但同时有防御贮备能力的消耗，对其他应激反应的抵抗能力下降。

三、衰竭期

持续强烈的有害刺激将耗竭具体的抵抗能力，警觉期的这种症状可再次出现，肾上腺皮质激素持续升高，但糖皮质激素受体的数量和亲和力下降，机体内环境明显失衡，应激反应的负效应陆续显现，与应激反应相关的疾病、器官功能的衰竭甚至休克、死亡都可出现在此期。

上述三个阶段并不一定依次出现，多数只引起第一、第二期的变化，只有少数严重的应激反应才进入第三期。

第二节　应激时机体的变化

应激反应是相当广泛的非特异性反应,从微观的分子水平到整体水平都会出现相应的变化。这些变化可分为应激的内分泌反应、应激的细胞体液反应和应激时机体功能代谢的变化三部分。

【应激的神经内分泌反应】

当机体受到应激原强烈的刺激时,应激反应的主要神经内分泌改变为蓝斑—交感—肾上腺髓质轴和下丘脑—垂体—肾上腺皮质轴的强烈兴奋,多数应激反应的生理变化与外部表现于这两个系统的过度兴奋有关。

一、蓝斑—交感—肾上腺髓质系统

该神经内分泌轴的主要组成单元为位于蓝斑的去甲肾上腺素能神经元及交感神经–肾上腺髓质系统。蓝斑作为该系统的中枢位点,上行纤维主要与边缘系统的杏仁复合体、海马结构、边缘中脑系统和边缘皮质层有密切的往返联系,成为应激时情绪、认知、行为功能变化的结构基础。下行纤维则主要至脊髓侧角,行使调节交感神经系统和肾上腺髓质系统的功能。脑干的去甲肾上腺素能神经元还与室旁核分泌促肾上腺皮质激素释放激素(CRH)的神经元有直接的纤维联系,该通路可能是应激启动下丘脑–垂体–肾上腺皮质(hypothalamic-pituitary-adrenocortical,HPA)轴的关键结构之一。

应激时该系统的外周效应主要表现为血浆肾上腺素、去甲肾上腺素的浓度迅速升高。交感神经兴奋主要释放去甲肾上腺素,肾上腺髓质兴奋主要释放肾上腺素。低温、缺氧可使去甲肾上腺素浓度升高10~20倍,肾上腺素浓度升高4~5倍。

交感–肾上腺髓质系统的强烈兴奋主要参与调控机体对应激的急性反应。介导一系列的代谢和心血管代偿机制以克服应激原对机体的威胁或内环境的扰乱作用。儿茶酚胺对心脏的兴奋和对外周阻力血管、容量血管的调整可以使应激的组织供血更充分、合理;α–受体激活抑制胰岛素的分泌,而β–受体激活则刺激胰高血糖素的分泌,进而升高血糖以增加组织的能源供应等。适度的作用促使机体紧急动员,使机体处于一种唤起状态,有利于应付各种变化环境。但过度的交感–肾上腺髓质系统兴奋也可引起明显的能量消耗和组织分解,甚至导致该血管痉挛,某些部位组织缺血坏死和心律失常等。

二、下丘脑—垂体—肾上腺皮质系统

下丘脑–垂体–肾上腺皮质系统(HPA)轴的基本组成单元为下丘脑的室旁核(PVN)、腺垂体和肾上腺皮质。室旁核为该神经内分泌轴的中枢位点,上行纤维主要与杏仁复合体、海马结构、边缘皮层存在广泛联系,下行纤维主要通过激素与腺垂体和肾上腺皮质进行往返联系和调控。

下丘脑—垂体—肾上腺皮质系统轴兴奋释放的中枢介质为促肾上腺皮质激素释放激素(corticotrophin releasing hormone,CRH)和促肾上腺皮质激素(adrenocorticotropin,ATCH),特别是CRH,它可能是应激是反应的最核心的神经内分泌激素。CRH神经元散布于从大脑皮层到脊髓的广泛区域,但主要分布于下丘脑室旁核。在下丘脑以外部位,如杏仁核、海马、中

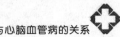

脑以及松果体、胃肠、胰腺、肾上腺、胎盘等处组织中,均发现有CRH存在。下丘脑CRH以脉冲式释放,并呈现昼夜周期节律,其释放量在6-8点钟达高峰,在0点最低。这与ACTH及皮质醇的分泌节律同步。机体遇到的应激刺激,如低血糖、失血、剧痛以及精神紧张等,作用于神经系统不同部位,最后将信息汇集于下丘脑CRH神经元,然后通过CRH引起垂体-肾上腺皮质系统反应。

促肾上腺皮质激素释放激素是一具有41个氨基酸残基的多肽,其主要作用是促进腺垂体合成与释放促肾上腺皮质激素和β-内啡肽(β-endorphin)等。腺垂体中存在大分子的促阿片-黑素细胞皮质素原(proopiomelanocortin, POMC),简称阿黑皮素原。阿黑皮素原不仅具有种属特异性,而且还具有组织细胞特异性,在长期进化中不同的组织细胞形成了不同的表达调控机制,决定了不同的阿黑皮素原基因表达及加工,如垂体前叶促肾上腺皮质激素细胞将阿黑皮素原处理成ACTH和β-促脂素(lipotropin, β-LPH);垂体中叶的促黑素细胞将阿黑皮素原加工处理成α-促黑素(α-MSH),类促肾上腺皮质激素中叶肽(CLIP),β-促脂素及β-内啡肽。CRH与腺垂体促肾上腺皮质激素细胞的膜上CRH受体结合,活化cAMP-PKA系统和Ca^{2+}系统,以促进促肾上腺皮质激素mRNA的转录;通过增加细胞内cAMP与Ca^{2+}促进ACTH的释放。

促肾上腺皮质激素释放激素是下丘脑-垂体-肾上腺素皮质激素系统的关键环节,无论是从躯体直接来的应激信号,如颈动脉体的低血氧信号或颈动脉窦的低血压信号,经孤束核或延髓外侧核团的单突触换元进入室旁核;或是经边缘系统整合的下行应激信号,皆可以引起室旁核的促肾上腺皮质激素释放激素神经元,将神经信号转换成激素信号。使CRH分泌增多,经轴突运输,或经垂体门脉系统进入垂体前叶使ACTH分泌增加,进而使肾上腺皮质激素分泌增多。

促肾上腺皮质激素释放激素的另一个主要作用是调控应激时的情绪行为反应,CRH调控的情绪纤维反应存在剂量依赖性。大鼠脑室内注射CRH可引起行为情绪反应,静脉注射不能引起。切除垂体和地塞米松预处理不能阻断CRH引起的行为情绪反应。CRH引起的应激行为情绪反应的神经通路与杏仁体密切相关。杏仁体是机体情绪反应的关键脑区之一,杏仁体中心核团损伤可以阻断CRH的情绪行为反应,研究显示应激时,杏仁体中心核团CHR的浓度增高,该核团的神经元也具有CRH受体。

在平静状态下,成人每日糖皮质激素的分泌量为25～37 mg。应激时,糖皮质激素分泌迅速增加,达到正常分泌的3～5倍,每日分泌量可超过100 mg。如果应激原解除,则糖皮质激素通常于24 h回复正常水平;应激原持续存在,则糖皮质激素将维持在较高水平。

糖皮质激素分泌增多是应激最重要的一个反应,对抵抗有害刺激起着极为重要的作用。实验表明,对于切除双侧肾上腺的动物,极小的刺激都可引起死亡。糖皮质激素的生物学作用十分广泛。糖皮质激素促进蛋白质的糖异生,并对儿茶酚胺、胰高血糖素等的脂肪动员起着允许作用,因而糖皮质激素增高时血糖升高。糖皮质激素对许多炎症介质、细胞因子的生成、释放和激活存在明显的抑制作用,并能稳定溶酶体膜,减少这些因子和溶酶体对细胞膜的损伤。糖皮质激素是维持循环系统对儿茶酚胺正常反应性的必要因素其不足时,可出现心肌收缩力减低、心电图显示低电压、心输出量降低、外周血管扩张和血压下降等。

应激原持续存在时,将发生慢性应激。慢性应激时,机体内糖皮质激素持续升高,这将对机体带来不利影响。胸腺、淋巴结缩小,多种细胞因子、炎症介质的生成抑制,机体抵抗力降低,易发生感染。应激时体内激素的变化如表5-1所示。CRH持续增高时,生长激素(growthhormone,GR)受到抑制;而且肾上腺皮质激素升高使靶细胞对胰岛素样生长因子Ⅰ(insuline-like growth factor-I,IGF-I)产生抵抗,因此慢性应激时常常出现生长发育迟缓,并且合并一些行为异常,如抑郁等。糖皮质激素持续升高还造成性腺轴的抑制。糖皮质激素对下丘脑的促性腺素释放激素(gonadotrophin releasing hormone,GnRH)和垂体的黄体生成素(luteotropin)的分泌存在抑制效应,并使这些激素产生抵抗,引起性功能减退、月经失调等。糖皮质激素的持续升高还使TRH、TSH的分泌抑制,并阻碍T4在外周组织转化成活性更强的T3。此外,糖皮质激素持续升高还造成了胰岛素抵抗及代谢的改变,如血脂升高、血糖升高等。

表5-1　应激时内分泌激素的变化

名　　称	分　泌　部　位	变　　化
β-内啡肽	腺垂体等	升高
抗利尿激素	下丘脑(室旁核)	升高
促性腺素释放激素	下丘脑	降低
生长素	腺垂体	急性升高、慢性降低
催乳素	腺垂体	升高
促甲状腺素释放激素	下丘脑	降低
促甲状腺激素	垂体前叶	降低
T3、T4	甲状腺	降低
LH、FSH	垂体前叶	降低
胰高血糖素	胰岛α细胞	升高
胰岛素	胰岛β细胞	降低

应激时神经内分泌变动广泛,表中列举了除蓝斑-交感-肾上腺髓质轴和下丘脑-垂体-肾上腺素皮质轴以外的神经内分泌激素的变化。

【应激的细胞体液反应】

多种应激原可引发细胞的一系列信号传导和相关的基因激活,它们多是一些具有保护作用的蛋白质,如急性期反应蛋白,热休克蛋白,某些酶或细胞因子等。

一、热休克蛋白

热休克蛋白(heat-shock protein,HSP)应激时细胞新合成或合成增加的一组蛋白质,它们主要在细胞内发挥作用,属于非分泌性蛋白质。热休克蛋白是一个大家族,而且大多数热休克蛋白是细胞的结构蛋白,只是热休克蛋白在应激是合成或合成增加。

热休克蛋白是一组在进化上十分保守的蛋白质,其同类型HSP的基因序列有高度的同源性。根据分子量的大小在表中做了简略分类,具体见表5-2。

表 5-2 热休克蛋白分类及功能

名　称	分 子 量	细胞内定位	功　　　能
HSP110	110000	胞质/核	热耐受
HSP90家族	90000		
HSP90		胞质	糖皮质激素受体,维持蛋白质的无活性状态,帮助其转运
Grp94		内质网	帮助分泌蛋白质的折叠
HSP70家族	70000		
HSC70		胞质	帮助新生蛋白质的成熟和移位
Grp78		内质网	帮助新生蛋白质的成熟
Grp75		线粒体	帮助新生蛋白质的移位
HSP60	60000	线粒体	帮助新生蛋白质的折叠
低分子量HSP	20000~30000	胞质/核	细胞骨架肌动蛋白的调节者
HSP10	10000	线粒体	HSP60的辅助因子
泛素	8000	胞质/核	辅助蛋白质的非溶酶体降解

　　热休克蛋白在细胞内含量很高,估计细胞内总蛋白的5%为热休克蛋白,它们的功能涉及了细胞的结构维持、更新、修复、免疫等,其基本功能为帮助蛋白质的正确折叠、移位、维持及降解,被形象地称为"分子伴娘"(molecular chaperone)。其基本结构为N端的一个高度保守具有ATP酶活性序列和C端的一个相对可变的基质识别序列(如图5-2所示)。基质识别序列倾向于和蛋白质的疏水区相结合,疏水区在天然蛋白质中通常被折叠隐藏于内部而无法接近,这也说明热休克蛋白倾向于与尚未折叠或因有害因素破坏了的折叠结构的肽链结合,并依靠N端的ATP酶活性,利用ATP促成这些肽链的正确折叠、移位修复及降解。

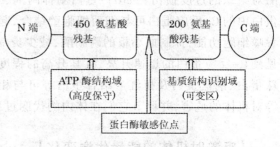

图 5-2　HSP70的结构示意图

　　一个具有生物活性和能够表达期生理功能的新生蛋白质必须要有正确的三维结构,正确的三维结构的形成必须要有正确的时空控制,正确的时空控制主要由称为"分子伴娘"的热休克蛋白来完成。诱生的热休克蛋白主要与应激时受损蛋白质的修复和移位有关。多种应激原,如炎症、缺血等,往往会引起蛋白质结构的损伤,暴露出与热休克蛋白结合的部位。热休克蛋白与损伤蛋白结合,释放出热休克蛋白转录因子,从而启动热休克蛋白的转录合成,使其含量最高,提高了机体在分子水平的防御和保护作用。

二、急性期反应蛋白

　　急性期反应蛋白(acute phase protein)是血浆中的一些在应激时,如感染、炎症或组织损伤等,浓度升高的蛋白质,这些蛋白质属于分泌型蛋白质。

　　急性期反应蛋白的成分、分子量及血浆浓度如表5-3所示。

表 5-3　急性期反应蛋白正常时和炎症反应时的变化

成　　分	分　子　量	正常血浆浓度(mg/ml)	急性炎症时增加
C-反应蛋白	105000	<0.5	>1000倍
血清淀粉样 A 蛋白	160000	<10	>1000倍
α_1-酸性糖蛋白	40000	55～140	2～3倍
α_1-蛋白酶抑制剂	54000	200～400	2～3倍
α_1-抗糜蛋白酶	68000	30～60	2～3倍
α_2-巨球蛋白	1000000	150～420	2～3倍
结合珠蛋白	100000	40～180	2～3倍
纤维蛋白原	340000	200～450	2～3倍
铜蓝蛋白	151000	15～60	50%
补体	180000	80～120	50%

　　急性期反应蛋白主要由肝脏合成,单核吞噬细胞和成纤维细胞合成的量较少。正常时血中急性期反应蛋白很少,但在炎症、感染、发热时明显增加。少数蛋白在急性反应时减少,如白蛋白、前白蛋白、运铁蛋白等。

　　急性期反应蛋白种类很多,功能也相对广泛。总的来讲,其功能是一种启动迅速的防御、保护性系统。机体对感染、损伤的应激反应可以分为两个时相,即急性反应时相和免疫时相。前者急性期反应蛋白迅速升高为其特征,后者主要是免疫球蛋白大量生成。

　　创伤、炎症时机体内蛋白分解酶增多,急性期反应蛋白中的蛋白酶抑制剂可以避免蛋白酶对组织的过度损伤。如α1-蛋白酶抑制剂、α1抗糜蛋白酶及α2巨球蛋白等。急性期反应蛋白中的C-反应蛋白可与细菌细胞壁结合,起到抗体调理作用,还激活补体经典途径,促进吞噬细胞功能,抑制血小板的磷脂酶,减少炎症介质的释放。在各种急性期应激反应中都可见到C-反应蛋白的迅速升高,且其升高的程度往往与炎症和组织的损伤程度正相关。结合珠蛋白、铜蓝蛋白及血红素结合蛋白等可与相应的物质结合,避免过多的游离 Cu^{2+}、血红素等对机体的危害,并调节它们在体内的代谢过程和生理功能。

【应激时机体的能量代谢变化】

　　应激时,出现一系列的全身变化,这些变化主要是由神经内分泌的反应引起。突出的表现为神经内分泌及免疫系统的变化、物质代谢的变化、消化功能的变化和心血管功能的加强等几个方面。应激时免疫细胞和神经细胞产生神经激素,具体见表5-4和5-5所示。

表 5-4　神经内分泌对免疫系统的调控

因　　子	基本作用	具　体　效　应
糖皮质激素	抑制	抗体、细胞因子的生成,NK细胞的活性
儿茶酚胺	抑制	淋巴细胞的增殖
β-内啡肽	促进/抑制	抗体生成、巨噬细胞、T细胞的活性
加压缩	促进	T细胞的增殖
促肾上腺皮质激素	促进/抑制	抗体、细胞因子的生成,NK细胞、巨噬细胞的活性
生长激素	促进	抗体生成、巨噬细胞的活性

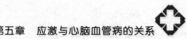
因　　子	基本作用	具　体　效　应
雄激素	抑制	淋巴细胞的转化
雌激素	促进	淋巴细胞的转化
CRH	促进	细胞因子的生成
甲状腺素	促进	T淋巴细胞增殖
褪黑激素	促进	淋巴细胞活性,抗体合成
生长抑素	促进/抑制	淋巴细胞增殖
催产素	促进	T淋巴细胞增殖
催乳素	促进	巨噬细胞激活,白细胞介素2生成
乙酰胆碱	促进	骨髓中淋巴细胞和巨噬细胞的数量
脑啡肽	促进	T淋巴细胞激活

表 5-5　免疫细胞产生的神经内分泌激素

免　疫　细　胞	生　成　的　激　素
T-淋巴细胞	ACTH、内啡肽、TSH、GH、催乳素、IGF-1
B-淋巴细胞	ACTH、内啡肽、GH、IGF-1
巨噬细胞	ACTH、内啡肽、GH、IGF-1、P物质
脾细胞	LH、FSH、CRH
胸腺细胞	CRH、LHRH、AVP、催产素
巨核细胞	神经肽Y

一、神经内分泌及免疫系统的变化

　　中枢神经系统是应激反应的调控中心,机体对大多数应激原的感受都包含有认知因素,丧失意识的动物在遭受到创伤时,可不出现应激时的内分泌改变,昏迷的病人对大多数应激原的刺激也不出现应激反应,这些说明神经系统的皮层高级部位参与了应激反应中的调控整合作用。

　　与应激相关的中枢包括边缘系统的皮层、杏仁体、海马、下丘脑及脑桥的蓝斑等机构。应激时,这些部位出现活跃的神经传导,并出现功能改变。蓝斑区去甲肾上腺素神经元激活并反应性增高,持续应激时该脑区的络氨酸羟化酶活性升高。蓝斑投射区的去甲肾上腺素水平升高,机体的紧张度和专注度升高,过度时,可以产生焦虑、害怕或愤怒等情绪。室旁核与边缘系统皮质、海马结构、杏仁体以及蓝斑之间存在丰富的联络,其分泌的促肾上腺皮质激素释放激素是应激时的核心神经内分泌因素之一。下丘脑-垂体-肾上腺素皮质轴的适度兴奋有助于维持良好的认知学习能力和良好的情绪,但其过度兴奋或不足都可以引起中枢神经系统功能障碍,出现抑郁、厌食甚至自杀等。应激时,中枢神经系统的多巴胺能神经元、5-羟色胺能神经元、γ-氨基丁酸(GABA)能神经元以及内阿片肽能神经元等都会出现相应的变化,并参与应激时的神经精神反应的发生,其过度反应额参与了应激时的情绪行为障碍的发生。

免疫系统是应激系统的重要组成部分,神经内分泌的变化对免疫系统存在重要的调控作用,反之,免疫系统对神经内分泌系统也有反向的调节和影响。参与应激反应的大部分内分泌激素和神经递质的受体都已经在免疫细胞上发现,同时免疫系统也可以产生各种神经内分泌激素和细胞因子。免疫系统还承担了对一般神经系统不能发现的应激原,如病毒、细菌、毒素抗原等的识别发现功能。免疫细胞受到上述应激原刺激后,通过产生抗体、细胞因子等免疫防御反应以清除有害刺激,同时免疫细胞还产生了各种神经内分泌激素和细胞因子,使神经内分泌系统感知这些非识别刺激。

此外免疫细胞产生的某些细胞因子也具有神经内分泌激素样作用。如干扰素能与阿片受体结合,产生阿片样的镇痛作用;肿瘤坏死因子可促使下丘脑分泌促肾上腺皮质激素释放激素,作用于肾上腺皮质产生促肾上腺皮质激素样使糖皮质激素分泌的作用;肿瘤坏死因子还具有促甲状腺激素样作用和促黑色素生成效应。白细胞介素1可以直接作用于中枢神经系统使体温升高,代谢增加,食欲降低,促进 CRH、GH、TSH 的释放而抑制催乳素、LH 的分泌。白细胞介素2可以促进 CRH、ACTH、内啡肽的释放等。

二、物质代谢的变化

应激时主要表现为分解代谢加强,高代谢率,高血糖,脂肪动员增加,负氮平衡等。

在蛋白质代谢方面,蛋白质分解趋势增强,合成减少,血浆中组氨酸、精氨酸含量下降,而支链氨基酸含量升高,氨基酸合成糖和从尿中排出增加,出现负氮平衡;但在应激时热休克蛋白、糖调节蛋白、金属硫蛋白、蛋白酶抑制物、凝血蛋白酶、转运蛋白和免疫应答的调节蛋白的合成呈增加的现象,这与机体促进受损组织修复和维护稳态有关。在糖代谢方面,由于应激时儿茶酚胺、生长激素和胰高血糖素分泌量增加,促进糖原分解,从而提高血糖浓度。应激时增高的生长激素和儿茶酚胺可以促进脂肪和蛋白质的分解,机体生成甘油和氨基酸的量增加,糖原异生作用增强。在脂类代谢方面,应激时增高的儿茶酚胺和生长激素增加了脂肪动员,血液中非酯化脂肪酸与甘油含量增加;由于儿茶酚胺能加速肝脏中羟甲基戊二酸单酰辅酶 A 的合成,同时还可以诱发过氧化反应,因此应激时血液中的胆固醇含量明显升高,内源性氧自由基合成增加,危害心肌和动脉血管。

三、消化功能的变化

慢性应激时,消化功能比较典型的变化就是食欲降低,但也有部分人群出现食欲增强,其原因尚不明确,可能与不同个体对应激原的感知、整合及效应通路存在差异有关。

机体在应激状态下,血流重新分配,胃肠道血流量减少,胃肠黏膜缺血缺氧,缺血缺氧时可直接引起肠黏膜上皮水肿,上皮细胞膜及细胞间连接断裂,肠道的机械屏障损伤,黏膜的通透性增强,肠道上皮细胞出现凋亡、坏死,溃疡形成;胃黏液蛋白分泌降低,胃肠动力紊乱,收缩、痉挛较易发生。因应激时胃肠道机械屏障受损,肠道菌群更易出现移位,加之胃肠道IgA 分泌减少免疫功能减低,所以容易发生胃肠道感染。

四、心血管系统改变

在应激状态下,心血管系统的基本变化就是心率增快,心肌的收缩力增强,心输出量增加,血压升高,冠状动脉血流量增加等。在一些应激如运动、战斗等中,由于交感神经兴奋引起骨骼肌血管扩张,抵消了其他部位的交感缩血管效应,表现为总的外周阻力降低;但在失血、心源性休克或某些精神应激刺激下,外周阻力是升高的。心血管系统的应激反应主要是由交感-肾上腺素皮质系统引介导。

应激使心率增快主要是由儿茶酚胺作用于β受体引起的。强烈的交感-肾上腺髓质系统兴奋可以使心室的纤颤的阈值降低,在冠状动脉和心肌有损害的基础上,强烈的应激可以诱发室颤,而导致猝死。

五、血液系统的改变

急性应激时,外周血中白细胞数目增多、核左移,血小板数量增多、黏附力增强,纤维蛋白浓度升高,凝血因子Ⅴ、Ⅷ、血浆纤溶酶原、抗凝血酶Ⅲ等的浓度升高。全血和血浆黏度升高,红细胞沉降率增快等。骨髓中,髓系和巨核细胞系增生。这些改变有利于抗感染、抗损伤出血,但也有促进血栓和DIC形成的风险。慢性应激时,特别是在各种慢性疾病的状态下,病人常常会出现贫血,类似于缺铁性贫血,但骨髓中的铁往往不低。红细胞寿命常缩短至80天,补铁治疗无效。

六、泌尿生殖系系统的改变

应激时,泌尿的功能主要表现为尿少、尿比重升高、水钠排泄减少。应激对生殖功能常产生不利影响,下丘脑分泌的促性腺激素释放激素在应激,特别是心理应激时降低,分泌规律被扰乱,表现为在丧失亲人、过度的工作压力、惊吓等后,常可引起月经紊乱或闭经,哺乳期妇女乳汁明显减少或泌乳停止等。

第三节 应激与疾病

从进化论的角度来看,应激无疑是机体的适应性反应,但他在一定条件下产生了不利影响,甚至疾病。强烈的急性应激反应时的微循环缺血,糖皮质激素抵抗可以成为促使休克的发生因素。慢性的持续性应激致使因糖皮质激素升高而免疫功能减低,从而有可能促使肿瘤生长和转移,因此有人将肿瘤视为身心疾病的一种。所谓身心疾病就是与心理因素密切相关的躯体疾病,其发病原因复杂,但多与个体遭受紧张和不幸的生活事件存在一定的联系。包括心血管系统、消化系统、内分泌系统及免疫系统疾病。慢性应激造成的脂氢过氧化物的长期堆积可损害生物膜,促使细胞发生退行性变,加速机体衰老。有人估计,50%~70%的就诊病人所患的疾病可能是应激诱发的,或者是因为应激而恶化的。

各种致病因素在引起特定的疾病的同时,也激起了全身非特异性反应,因此各种疾病都或多或少地存在应激的成分。

【应激和高血压】

生理应激和心理应激时,心率加快、心室收缩力加强、心输出量增加、收缩期和舒张期血压都升高。肾血管阻力升高,但骨骼肌血管扩张,所以总外周阻力不变或降低。急性应激时的心血管防御反应在一些因素的影响下可以使血压升高。其中高血压家族史是一个重要因素,有高血压家族史者在应激发生后收缩压和舒张压升高明显,且血浆肾素活性较无高血压家族史者明显升高,但其升高程度较高血压患者的较低。有人研究发现,在应激状态下,无高血压家族史的人群肾血流量增加,而有高血压家族史的人群肾血流量是减少的。长期的负性应激可引起持续性的血压升高,其机制除了外周阻力增高外,还包括血管平滑肌增生肥大、血管内皮细胞增生。

大脑皮层在各种应激因素,如恐惧、愤怒等长期作用下,兴奋交感神经通过交感神经-肾上腺髓质系统,使儿茶酚胺释放增多。儿茶酚胺可以加快心率,增强心肌收缩力,增加心输出量,收缩外周血管,从而升高血压。交感神经节后纤维有两类,一类是以降钙素基因相关肽和P物质为递质的扩血管纤维,另一类是以神经肽Y和去甲肾上腺素为递质的缩血管纤维。研究显示,自发性高血压大鼠外周神经降钙素基因相关肽含量明显减少,血管对降钙素基因相关肽的反应性降低,背根神经节中降钙素基因相关肽mRNA含量也大大低于正常大鼠,而易卒中大鼠外周动脉的神经肽Y神经密度比正常的大鼠高。因此,这两类交感神经节后纤维的功能失衡,即后者功能强于前者可能是交感神经参与高血压病发生的主要机制之一。还有交感神经兴奋直接或间接激活肾素-血管紧张素系统也是血压升高的一个因素。

在应激状态下,下丘脑分泌的促肾上腺皮质激素释放激素和血管加压素增加,CRH通过下丘脑-垂体-肾上腺皮质系统使糖皮质激素分泌增加。糖皮质激素可以增加苯乙醇胺N-甲基转移酶(PNMT)的活性,抑制儿茶酚胺氧位甲基转移酶(COMT)的活性,使血浆中肾上腺素含量增加。糖皮质激素还能影响肾上腺素α受体的表达,增强儿茶酚胺类的作用效果。糖皮质激素还可以抑制前列腺素、缓激肽、5-HT、组织胺的合成,引起血管收缩效应。另外糖皮质激素分泌增加可促进肾小管的重吸收,增加血容量,从而升高血压。

【应激和冠状动脉粥样硬化性心脏】

慢性应激时引起皮质醇类、儿茶酚类激素等应激激素释放,使血流量和血压改变,增强血管壁应力和剪切力,导致内皮功能紊乱。长期的慢性应激引起血脂代谢紊乱,促进了动脉粥样硬化的形成。应激后大量细胞因子、黏附分子表达增加,可促使单核细胞聚集、黏附并转移到内膜下。长期的慢性精神刺激能够活化巨噬细胞,脂质的氧化修饰,泡沫细胞的形成等导致动脉粥样斑块的形成。精神应激导致的细胞功能紊乱以及最终导致的冠脉事件的发生机制可能与应激时交感肾上腺髓质系统激活,通过免疫细胞表面肾上腺素能受体活化下游信号导致核转录因子-κB有关。

【应激性心律失常和应激性心脏病】

心理应激,如突然噩耗、惊吓、激怒等可以引起心律失常,对患有器质性心脏病的病人可诱发室颤而猝死。有人将狗在巴甫洛夫狗架上连续站了三天,每天电刺激一次,然后将这条狗造成了暂时性的冠状动脉缺血,待狗冠脉缺血病情平稳后,再将狗带到以前曾经站过的巴甫洛夫狗架前时,狗发生了心律失常。

应激还可以引起心肌坏死,称为应激性心脏病(stress cardiopathy)。给猪注射肌肉松弛剂使其不能逃跑的条件下,15～20 min内电击5～6次,24～48 h后处死,结果猪全部发生了急性心功能异常心电图上可见心律失常和T波倒置,光镜下可见心肌断裂和坏死。电镜下可见由于肌节过度收缩而出现收缩带。收缩带是应激性心脏病的特征性改变,与心肌细胞内的Ca^{2+}浓度升高有关。

应激性心律失常和心肌坏死主要是由交感神经兴奋和儿茶酚胺的浓度升高有关。

在应激状态下,交感神经兴奋导致细胞外Ca^{2+}内流增加,因此细胞内Ca^{2+}浓度升高,心肌

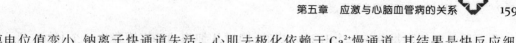

细胞膜电位值变小,钠离子快通道失活。心肌去极化依赖于Ca^{2+}慢通道,其结果是快反应细胞变成了慢反应细胞,不应期相应延长,传导延缓,容易产生兴奋的折返而出现心律失常。

儿茶酚胺作用于β-肾上腺素受体引起冠状动脉扩张,而作用于α-肾上腺素受体引起的却是冠状动脉血管平滑肌Ca^{2+}浓度升高,冠状动脉收缩。实验表明去甲肾上腺素作用时间越长,冠脉血管平滑肌内Ca^{2+}浓度升得越高,血管收缩越明显,这种缩血管作用钙离子拮抗剂维拉帕米可以消除。

儿茶酚胺通过β-肾上腺素受体引起心肌耗氧量增加,加之冠状动脉收缩,引起心肌缺血缺氧。一般情况下,心肌耗氧量增加时局部代谢物堆积,以前冠状动脉扩张,但持续性的心肌缺血缺氧却可以引起冠状动脉收缩。这种收缩阿司匹林和维拉帕米可以缓解,提示其可能是通过前列腺素和Ca^{2+}内流介导的。

心肌内儿茶酚胺增多,使脂类氢过氧化物生成增多,损害生物膜。心肌的肌浆网受损,影响Ca^{2+}-ATP酶的功能,使心肌细胞质内Ca^{2+}浓度升高;损害溶酶体膜,使蛋白水解酶逸出,损害细胞。有人检测,情绪疼痛应激使大鼠心肌内脂类氢过氧化物和肌酸磷酸激酶活性增高,且应用抗氧化剂后儿子都降低。

所以,避免过强的应激、应用肾上腺素受体阻断剂、钙离子拮抗剂及抗氧化剂等可以避免或减轻应激性心律失常和应激性心脏病的发生发展。

【应激性胃粘膜病变和应激性溃疡】

应激性胃粘膜病变(stress induced gastric mucosal lesions)和应激性溃疡(stress ulcer)是指人们遭受到各类重伤或重病的情况下,特别是并发休克、出血以及严重的缺血性心脑血管疾病时胃黏膜表现出的急性病变。其病理表现为急性浅表性胃、十二指肠肠黏膜糜烂和溃疡,损伤多局限于胃底部黏膜表层,偶侵及黏膜下层。

1842年Curling报告了烧伤病人合并胃溃疡,后人称之为Curling's溃疡。1936年Selye注意到各种有害因子都可以引起大鼠的胃溃疡,他认为这是应激的一种表现,因而称为应激性溃疡。70年代,人们用纤维胃镜直接可以观察到应激时胃的各种病变,病变包括充血、水肿、出血点、糜烂和溃疡形成等。

正常胃粘膜上皮细胞分泌黏液,其主要成分为糖蛋白。糖蛋白分子是一种聚合体,互相重叠形成黏稠的、不溶于水的凝胶,贴附于胃黏膜表面并形成黏液层,此层将胃腔与胃黏膜上皮细胞顶面(胃腔面)隔开,与来自血液或细胞内代谢产生的HCO_3^-构成屏障作用。黏液层是不流动层,H^+在其中扩散极慢,并与HCO_3^-中和,使黏液层的胃腔侧与黏膜侧之间存在着一个pH梯度,因而减轻了H^+对黏膜上皮细胞的攻击。胃黏膜上皮层是胃黏膜保护的重要组成部分,其功能包括损伤后的快速迁移、增生修复和基底膜为上皮修复提供结构支撑。胃腔内H^+只有跨细胞通道和细胞旁通道才能进入胃黏膜上皮组织。胃黏膜上皮细胞胃腔面的细胞膜由脂蛋白构成。胃腔内的H^+不能通过细胞膜顺浓度梯度逆行扩散进入细胞内,避免了细胞内PH的降低。正常胃黏膜在受到表浅损伤时,损伤部位胃腺上端小窝的健康细胞即伸出扁平伪足,沿裸露的基底膜表面移行,将裸露区域完全覆盖,并形成细胞间紧密连接,使上皮层恢复完整。胃黏膜血流不仅可以向黏膜上皮细胞提供营养物质和氧,同时还带走组织中多余的H^+和送来临时不足的HCO_3^-,对细胞内的代谢和维持酸碱平衡起重要作用。毛细血管先紧靠泌酸细胞的基底膜,随后又紧贴表面上皮细胞的基底膜,而且血管壁上有较大的孔。胃的壁细胞每分泌一个 H^+ 进入胃腔,同时从细胞的基底膜释出一个 HCO_3^- 进入血流。

应激时,交感神经兴奋,内脏血流量减少,胃黏膜缺血较为突出。动物实验随着应激时间的延长,胃黏膜血流量逐渐降低。胃黏膜下层的胃小动脉在穿越黏膜肌层时,一方面在黏膜肌层分支成后小动脉,并形成毛细血管网,另一方面,从黏膜肌层的后小动脉有分支垂直向黏膜上皮层分布,在分支处有毛细血管前括约肌。黏膜上皮的毛细血管汇合成细静脉后,再垂直向下进入黏膜肌层的小静脉。因此,当胃小血管收缩时,血流可从黏膜肌层的毛细血管网回到小静脉,而很少进入黏膜上皮的毛细血管网。所以胃黏膜上皮细胞缺血的程度要比胃血流量减少的程度更为严重。黏膜上皮层的严重缺血,导致 ATP 和高能磷酸盐生成减少,维持 H^+ 渗透梯度的功能下降。HCO_3^- 分泌减少,H^+ 返渗到黏膜内。同时胃黏膜上皮细胞再生修复能力下降,减弱了黏膜的屏障保护作用。在应激状态下,ACTH 和糖皮质激素分泌增加,抑制了胃黏液的分泌,从而削弱了胃黏液屏障的功能。应激时胃平滑肌收缩,特别是出现高强度的收缩波。这种收缩压迫穿过肌层的小动、静脉从而加重胃黏膜缺血。胃酸是形成溃疡的条件,但在应激性胃黏膜病变和应激性溃疡中不起主导作用。

应激性溃疡若无出血或穿孔,在应激原解除后,通常于数天内完全愈合,不留疤痕。在严重的缺血性心脑血管疾病往往伴有应激性溃疡,必要时应用质子泵抑制剂预防性治疗,可以防止消化道出血。

【应激性高血糖】

应激性高血糖(stress hyperglycemia)是指机体在应激状态下,血糖水平升高。但目前对应激性高血糖水平没有一个明确的限定,有学者认为,凡进入应激状态后空腹血糖 ≥6.9 mmol/l 或随机血糖 ≥11.1 mmol/l,即可诊断为应激性高血糖。但根据胰岛素强化治疗的试验结果,当血糖 ≥6.1 mmol/l 时即可诊断为应激性高血糖。

应激性高血糖的发生机制与神经内分泌调节、细胞因子的释放及外周组织胰岛素抵抗等因素密切相关。

一、儿茶酚胺类激素

儿茶酚胺类激素包括去甲肾上腺素(nordrenaline,NA)和肾上腺素(adnephrin,AD)。机体在应激状态下,交感神经-肾上腺髓质轴的兴奋性增强,刺激肾上腺髓质,引起儿茶酚胺大量释放。在正常状态下,儿茶酚胺可作用于胰岛 β 细胞的 α_2 受体及 β_2 受体,作用于 α_2 受体,抑制胰岛素分泌,作用于 β_2 受体,能促进胰岛素分泌。应激状态下,儿茶酚胺主要作用于 α_2 受体,使胰岛素分泌减少。肾上腺素可与组织细胞的 β 受体结合,使葡萄糖的利用减少并促进胰岛素 A 细胞释放胰高血糖素,并与肝细胞膜上的 β_2 受体结合,使 cAMP 含量升高,激活蛋白激酶、磷酸化酶,使糖原分解加速,亦可作用于组织器官内 α_1 受体促进体内糖异生。有人研究证实,应激后儿茶酚胺类物质释放是应激后早期血糖升高的主要因素。

二、糖皮质激素

应激后,下丘脑-垂体-肾上腺轴兴奋,促进肾上腺皮质释放糖皮质激素(glucocorticoid)。糖皮质激素通过与其受体糖皮质激素受体(glucocorticoid receptor)结合后发挥作用,导致血糖升高。通常情况下,糖皮质激素受体处于失活状态,当糖皮质激素与之结合后便被激活。糖皮质激素受体被激活后,促进糖原异生,减慢葡萄糖分解,利用丙酮酸

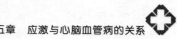

和乳酸等在肝和肾再合成葡萄糖,增加血糖来源,促进加强蛋白质分解,使糖异生的原料增多。糖皮质激素亦可通过降低肌肉和脂肪等组织对胰岛素敏感性,使葡萄糖利用减少,使血糖升高。

三、胰高血糖素

机体在应激后血中氨基酸水平升高,同时交感神经兴奋增强,两者共同作用于胰岛素 A 细胞。导致胰高血糖素分泌增加。胰高血糖素与肝细胞膜上相应受体结合后,通过 cAMP-PKA 途径或 IP3/DG-PKC 途径激活肝细胞内的磷酸化酶、脂肪酶及糖异生有关的酶系,加速糖原分解、脂肪分解及糖异生,导致血糖升高。

四、生长激素

机体处于应激状态时,生长激素(growth hormone)分泌增加。生长激素作用机制复杂,主要与其受体(growth hormone receptor)结合形成二聚体,并能激活细胞内的多种成分和激酶,通过多种途径产生靶细胞效应。生长激素主要通过抑制肌肉和脂肪组织利用葡萄糖。同时促进肝中的糖异生作用及对糖原进行分解。从而使血糖升高。生长激素还可促进脂肪分解,使血浆游离脂肪酸升高,增加脂肪酸的氧化,提供能量;生长激素并能抑制外周组织对葡萄糖的摄取和利用,引起糖耐量异常(impaired glucose tolerace,IGT)。

五、胰岛素

在应激早期,因缺血缺氧及高儿茶酚胺水平的影响,胰岛素(insulin)分泌被抑制。胰岛素的作用主要通过与其受体结合而发挥的。胰岛素与受体的α亚单位结合,使其受体构型发生改变,导致β亚单位细胞内的酪氨酸残基磷酸化,进一步激活酪氨酸激酶而发挥催化作用,使底物蛋白上的酪氨酸残基磷酸化,胰岛素受体结合信号转导后机制十分复杂,目前仍不十分清楚。机体缺乏胰岛素时,可导致肝脏、肌肉和脂肪组织对葡萄糖的摄取和利用减少,肌糖原和肝糖原的合成水平下降,且分解加速,脂肪动员加速,糖异生原料产生增加,导致血糖升高。在应激状态下,血糖与胰岛素分泌调节失常,由于应激性高血糖和胰高血糖素升高的反馈性调节作用使胰岛素分泌逐渐增多,有时甚至高于正常水平,血糖/胰岛素比率升高,并出现高血糖与高胰岛素并存现象,但由于组织对胰岛素敏感性和反应性降低,出现胰岛素抵抗(insulin resistance,IR)。另外在应激状态下,免疫细胞和其他组织如肺释放多种细胞因子,如肿瘤坏死因子、白细胞介素-6、白细胞介素-1、瘦素、NO 及核因子κB 等。细胞因子与糖代谢这两个系统间的相互作用非常复杂。研究发现,细胞因子可使儿茶酚胺、胰高血糖素等反向调节激素分泌增加,并可介导胰岛素抵抗,由此导致血糖升高。

应激时发生高血糖的原因和机制如上所述,极其复杂。较高水平的血糖对机体的恢复十分不利,可以明显加重细胞水肿和组织的缺氧,加重质膜损伤,钙离子超载,自由基损伤更加严重等。所以认识应激性高血糖对机体的恢复和应激原的解除十分重要。

参考文献:

[1]许晶,刘效巍,左萍萍. 慢性应激抑郁模型大鼠海马 5-HT1A 受体的变化[J]. 大连医科大学学报,2002(02).

[2]Wissink S,Meijer O,Pearce D,etal. Regulation of the rat serotonin-1A receptor gene by corticosteroids[J]. JBC,2000 Jan,275(02):1321-1326.

[3]Goldapple K,Segal Z,etal. Modulation of cortical-limbic pathways in major depression; treatmentspecific effects of cognitive behavior therapy [J]. Arch Gen Psychiatry,2004,61(1):34-41.

[4]Ferezou I,Cauli B,Hill L. 5-HT3 receptors mediate serotonergic fast synaptic excitation of neocortical vasoactive intestinal peptide/cholecystokinin interneurons [J]. The Journal of Neuroscience,2002,22(17):7389-7397.

[5]Rosel P,Arranz B,Vrretarizcaya M,etal. Alterd and 5-HT 4 postaynaptic receptors and their intracellular signalling systems IP(3)and cAMP in brains from depressed violent suicide victims [J]. Neuropsychobiology,2004,49:189-195.

[6]连晓嫒,陈奇. 应激与中枢神经递质及HPA轴功能调节[J]. 国外医学·生理病理科学与临床分册,1998,18(4):371-373.

[7]路翠艳,潘芳. 应激反应中HPA轴的中枢调控和免疫调节[J]. 中国行为医学科学,2003(03).

[8]Steptoe A,Kunz-Ebrecht S,etal. Socioeconomic status and stress-related biological responses over the working day [J]. Psychosomatic Medicine,2003 May/June,65(03):461-470.

[9]Bjorntorp P. Do stress reactions cause abdominal obesity and comorbidities? [J]. obesity reviews,2001 May,2(2):73-86.

[10]Williams J E,Nieto F J,Sanford C P,Tyroler H A. Effects of an angry temperament on coronary heart disease risk: the Atherosclerosis Risk in Communities Study [J]. Am. J. Epidemiol,2001 Jan,154 (3):230-235.

[11]Rajagopalan S,Brook R,Rubenfire M,etal. Abnormal brachial artery flow-mediated vasodilation in young adults with major depression [J]. The American Journal of Cardiology,2001,88(2):196-8.

[12]Broadley A J,Korszun A,Jones C J,etal. Arterial endothelial function is impaired in treated depression [J]. Heart,2002,88(5):521-523.

[13]Owen N,Poulton T,Hay F C,etal. Socioeconomic status, C-reactive protein, immunefactors, and responses to acute mental stress [J]. Brain, Behavior, and Immunity,2003 August,17 (04):286-295.

[14]Appels A,Bar F W,Bar J, etal. Inflammation, depressive symptomatology, and coronary artery disease [J]. Psychosomatic Medicine,2000(62):601 - 605.

[15]Bierhaus A,Wolf J,Andrassy M,etal. A mechanism converting psychosocialstress into mononuclear cell activation [J]. PNAS,2003(4):1920-1924.

[16]辛雪,顾东风,高玖鸣. 工作压力对高血压患病危险的流行病学研究[J]. 中华医学杂志,2001(18).

[17]HD Critchley,P Taggart,P M Sutton,etal. Mental stress and sudden cardiac death: asymmetric midbrain activity as a linking mechanism [J]. Brain,2005(128):75-85.

[18]Hanada R,Hisada T,Tsujimoto T,etal. Arrhythmias observed during high-G training: proposed training safety criterion [J]. Aviation, Space, and Environmental Medicine, 2004 August, 75(08):688-691.

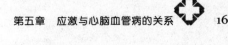

［19］Hansson A，Madsen-Hrdig B，etal． Arrhythmia-provoking factors and symptoms at the onset of paroxysmal atrial fibrillation: A study based on interviews with 100 patients seeking hospital assistance［J］． BMC Cardiovascular Disorders，2004 August，4(13):1471-2261．

［20］邓响潮,李燕舞,王汝俊．应激性溃疡的发生机制及防治研究［J］．中国现代药物应用,2008,2(6)．

［21］负健,赵浩亮．应激性溃疡的发病机制和预防［J］．医学综述,2005,11(8)．

［22］Andersen G，Eritsland J，Aasheim A，etal． Impaired glucose tolerance in patients with ascute myocardial infarction［J］． Tidsskr Nor Laegeforen． 2006 Sep 7,126(17):2264-7．

［23］李光伟．SARS治疗中心用糖皮质激素治糖尿病危险应予以重视［J］．中华内分泌代谢杂志,2004(1)．

［24］王军平,赵景宏,粟永萍．糖皮质激素受体调控与创伤应激紊乱关系的研究进展［J］．中华创伤杂志,2001(8)．

［25］安友仲,祝学光,杜如昱．创伤后早期神经内分泌改变与应激性高血糖［J］．北京医科大学学报,1997,4(29):362-365．

［26］Dunger D，Yuen K，Ong K． Insulin-like growth factor I and impaired glucose tolerance ［J］． Horm Res,2004,62 Suppl 1:101-7．

［27］Montori V M，Bistrian B R，McMahon M M． Hyperglycemia in acutely ill patients［J］． JAMA，2002 Nov,288(17):2167-9．

［28］Wacllin G，Augstein P，Schroder D，etal． IL-1l beta, IFN2 gamma and TNF alpha increase vulnerabihtv of pancreatic beta cells to autoimmune destruction［J］． Journal of Autoimmunity,2003,(20):303-312．

［29］Withers D J，Gutierrez J S，Towery H，etal． Disruption of IRS -2 causes type 2 diabetes in mice［J］． Nature,1998 Feb 26,391(6670):900-4．

［30］Maedler K，Sergeev P，Ris F，etal． Glucose-induced beta cell production of IL-1beta contributes to glucotoxicity in human pancreatic islets［J］． J Clin Invest,2002 Sep,110(6):851-60．

［31］Hotamisigil G S，Peraldi P，etal． IRS-1-mediated inhibition of insulin receptor Tyrosine kinase activity in TNF-alpha and obesity-induced insulin resistance［J］． Science，1996,271 (5249): 665-8．

［32］Paz K，Hemi R，Leroith D，etal． A molecular basis for insulin resistance:Elevated serine/threonine phosphorylation of IRS-1 and IRS-2 inhibits their binding to the juxtamembrane region of the insulin receptor and impairs their ability to undergo insulin-induced tyrosine phosphorylation［J］． J. Biol. Chem,1997,272:29911-29918．

第六章　炎症与心脑血管病

外源性和内源性损伤因子可以引起机体细胞和组织的各种损伤性变化，与此同时机体的局部和全身也相应地产生一系列复杂的反应以局限和消灭损伤性因子，清除和吸收坏死组织、细胞，并修复损伤，这种综合性的机体防御反应就称为炎症（inflammation）。近年来研究发现慢性低梯度的炎症是高血压病和动脉粥样硬化产生、发展的病理基础，也是缺血性心脑血管疾病的基本病理变化。

第一节　炎症概述

炎症就是具有血管系统的活体组织对损伤性因子所发生的复杂的防御性反应。单细胞动物和某些无血管的多细胞动物对损伤也产生反应，这些反应包括吞噬损伤因子、通过细胞或细胞器肥大等清除损伤因子，但这些不能称为炎症。只有生物进化到具有血管的机体才存在以血管反应为主要特征，同时又保留了吞噬和清除等反应的复杂而有又完善的过程，才称为真正意义上的炎症。血管反应是炎症反应的中心环节。

【炎症的生成因子】

凡能引起组织和细胞损伤的因子都能导致炎症。致炎因子种类繁多，它们包括物理性因子、化学性因子、生物性因子、组织坏死和变态反应等。

一、物理性因子

包括高温、低温、机械性创伤、紫外线和放射线等。

二、化学性因子

包括外源性和内源性物质。外源性化学物质如强酸、强碱和强氧化剂以及芥子气、松节油等。内源性化学物质有坏死组织的分解产物，某些病理条件下堆积的代谢产物如尿酸等。

三、生物学因子

细菌、病毒、立克次体、原虫、真菌、螺旋体和寄生虫等为炎症最常见的原因。病毒在细胞内复制使感染细胞坏死。细菌可释放出内毒素和外毒素激发炎症反应。某些病原微生物是通过诱发变态反应来致病的，如结核等。

四、组织坏死

缺血、缺氧等原因可以引起组织坏死，坏死组织是潜在的致炎因子，在新鲜的梗死灶边缘出现的充血出血带便是炎症反应。

五、变态反应

当机体免疫反应状态异常时,可以引起不适当或过度的免疫反应,造成组织损伤,形成炎症。

【炎症的基本病理变化】

炎症的基本病理变化就是变质(alteration)、渗出(exdudation)和增生(proliferation)。在炎症过程中它们以一定的顺序发生,一般在病变早期以渗出性病变为主,病变的后期以增生为主。一般来说变质是收缩过程,而渗出和增生是对抗损伤和修复的过程。

一、变质

炎症局部组织发生的变性和坏死称为变质。变质既可以发生在实质细胞也可以发生于间质细胞,实质细胞常出现的细胞变性变化包括细胞水肿、脂肪变性、细胞凝固性坏死和液化性坏死等。变质由致病因子的直接作用,或由血液循环障碍和免疫机制介导还有炎症反应产物的间接作用。因此炎症反应的轻重与致病因子的强度和性质以及机体反应的状态有关。

二、渗出

炎症局部血管内的体液成分、纤维蛋白原等和各种炎症细胞通过血管壁进入组织、体腔、体表和黏膜表面的过程叫渗出。渗出是炎症最具有特征性的变化,在局部起着防御作用。

三、增生

包括实质细胞和间质细胞的增生。实质细胞增生如慢性肝炎时肝细胞的增生,腺体增生等。间质细胞的增生包括巨噬细胞、内皮细胞和成纤维细胞的增生,成纤维细胞增生产生大量的肌原纤维。实质细胞增生和间质细胞增生与相应的生长因子的作用密切相关。

【炎症的表现】

包括炎症的局部表现和全身反应。局部表现概括起来就是红、肿、热、痛和功能障碍。炎症全身反应包括发热、嗜睡、厌食、蛋白降解加速、补体和凝血因子合成增多,还有末梢血白细胞数目的改变。

一、局部表现

炎症局部发热、发红是由于局部血管扩张、血流加速而引起。炎症局部肿胀是由炎症局部充血,血管内与细胞成分外渗入组织间有关。渗出物的压迫、炎症介质的作用以及代谢物的堆积等可以引起疼痛。在此基础上可以引起器官功能障碍,如关节炎可以引起关节活动受限。

二、全身反应

炎症介质是炎症全身反应的重要因素。白细胞介素-1和肿瘤坏死因子作用与下丘脑的体温调节中枢,通过局部产生前列腺素E而引起发热。IL-1和TNF可以诱导IL-6的产生,而IL-6可以刺激肝脏合成纤维蛋白原等血浆蛋白,血浆纤维蛋白原增高促进红细胞凝聚,血沉加快。末梢血白细胞计数增加主要是由于IL-1和TNF所引起的白细胞从骨髓储存库中释放加速所致,持续感染时的IL-1和TNF能够促进集落因子的产生而引起骨髓造血前体细胞的增殖。多数细菌感染引起中性粒细胞增加,寄生虫和变态反应则引起嗜酸性粒细胞增加,一般病毒感染引起淋巴细胞增加。

【炎症的分类】

依据病程的长短,炎症可以分为急性炎症(actue inflammation)和慢性炎症(chronic inflam-mation)。急性炎症持续时间较短,一般不超过一个月,以渗出性病变为主,炎症细胞以中性粒细胞浸润为主。慢性炎症持续时间较长,一般大于一月,病变以增殖性变化为主,浸润的炎症细胞以淋巴细胞和单核细胞浸润为主。

一、急性炎症

在急性炎症的过程中血流动力学改变、血管通透性增加和白细胞渗出这三种改变非常明显。急性炎症可以分为浆液性炎症、纤维素炎症、化脓性炎症和出血性炎症。

炎症损伤作用开始后,炎症局部的血流量和血管口径立即发生改变,按一定顺序发生,即起初发生细动脉短暂收缩;随后细动脉扩张,毛细血管扩张,局部血流加快;随着炎症的持续,炎症局部血管通透性增加,血管内胶体外渗,血液浓缩,血液黏稠度增加,流速减慢。炎症局部的血流动力学改变与致炎因子的种类和严重程度相关。

炎症局部的血管通透性增加,血管内的富含蛋白质的液体渗入组织间,形成炎性水肿。血管通透性增加主要与血管内皮细胞收缩、内皮细胞骨架重构、内皮细胞损伤和新生毛细血管通透性增强以及迟发型渗漏等有关。局部炎性水肿可以稀释毒素;为局部浸润的白细胞带来营养物质和运走代谢产物;其中的抗体和补体有利于消灭病原体,纤维素交织成网不仅可以限制病原体,还有利于白细胞吞噬病原体,并可以成为修复的支架。

炎症反应的最主要的功能就是将炎症细胞输送到炎症灶,包括白细胞渗出血管,趋化于病灶,吞噬病原微生物及坏死组织等,具有吞噬功能的细胞主要是中性粒细胞和巨噬细胞。这种吞噬功能构成了机体防御的重要环节。

大多数急性炎症能够痊愈,少数迁延为慢性炎症,极少数可以蔓延扩散到全身。

二、慢性炎症

慢性炎症持续时间较长,主要是由于外源性和内源性致炎因子毒力较弱,毒力较低,机体长期暴露于其中,产生的免疫反应。在慢性炎症中,活动性炎症、组织破坏和修复炎症反应同时存在。炎症灶内浸润的细胞主要为淋巴细胞、浆细胞和单核细胞。组织破坏主要由炎症细胞引起。其中常有明显的纤维结缔组织、血管以及上皮细胞层、腺体和实质细胞的增生。

单核巨噬细胞系统激活是慢性炎症的一个主要特征,包括血液中的单核细胞、组织中的巨噬细胞。单核细胞主要功能就是吞噬和杀伤病原微生物,激活者吞噬功能增强。淋巴细胞激活,发挥细胞和体液免疫作用。肥大细胞表面具有IgE的Fc受体,对寄生虫等的炎症起重要作用。

【炎症介质】

炎症介质(inflammatory mediators)是一类参与炎症反应并具有致炎作用的自体活性物质。按照化学性质的不同,可以分为血管活性胺类、脂类和肽类介质等。

一、血管活性胺类介质

对血管具有明显生物学活性的胺类介质主要包括组胺和5-羟色胺。组胺主要存在于肥大细胞和嗜碱性粒细胞的颗粒中,也存在于血小板。肥大细胞释放组胺的现象称为脱颗粒。引起损伤的物理性因子,免疫反应过程中的产物如IgE、补体C3a和C5a,白细胞来源的组胺释放蛋白,某些神经肽如P物质以及细胞因子如IL-1和IL-8等都可以引起肥大细胞脱颗粒现象。组胺通过H1受体使细动脉和细静脉通透性增加。

5-羟色胺主要存在于血小板和内皮细胞中,作用与组胺相似。胶原纤维、凝血酶、ADP、免疫复合物血小板活化因子等可以促使5-羟色胺的释放。5-羟色胺在浓度很低时,即有致痛作用。

二、脂类介质

脂类介质包括前列腺素、白三烯、脂质素和血小板激活因子等。它们均为细胞膜磷脂经磷脂酶作用后生成二十碳烯酸类的衍生物,可以引起炎症和启动凝血系统。

前列腺素(prostaglandins, PG)由环加氧酶途径产生,此途径生成的产物有PGE_2、PGD_2、PGF_2、PGI和TxA_2。血栓素A_2(thromboxane, TxA_2)主要在血小板由PGH2经血栓素合成酶的作用下生成,具有强烈的收缩血管和聚集血小板的作用,半衰期为30 s。PGI主要由血管内皮细胞产生,可抑制血小板聚集和促使血管扩张。PGE_2、PGD_2、PGF_2促使血管扩张,通透性增强,加重水肿。PGD_2是肥大细胞的主要代谢PG类产物。前列腺素还能协同其他炎性介质增加血管通透性和化学趋化作用,在发热和疼痛中也起着重要作用。

白细胞三烯(leukotriene, LT)是花生四烯酸在5-脂质加氧酶的作用下生成5-羟基花生四烯酸(5-hydroperoxyeicosatetraenoic acid, 5-HPETE)后脱水产物。5-羟基花生四烯酸脱水后生成LTA_4,LTA_4不稳定,可经水解酶形成LTB_4,也可经LTC_4合成酶的作用下与谷胱甘肽结合生成LTC_4。LTC_4在相关酶的作用下进一步依次生成LTD_4、LTE_4。中性粒细胞中主要产生LTB_4,肥大细胞中则以LTD_4为主。LTB_4主要作用为趋化作用,LTC_4的功能为血管收缩,LTD_4使支气管痉挛,LTE_4则使静脉血管通透性明显增强。

脂质素(lipoxins, LX)是一种新的花生四烯酸代谢产物,具有抑制和促进炎症的双重作用。在中性粒细胞产生的LTA_4的基础上,在血小板12-脂质加氧酶的作用下可产生LXA_4和LXB_4。脂质素抑制中性粒细胞的化学趋化作用,然而可以促进单核细胞的黏附功能。LXA_4刺激血管扩张,抵消LTC_4的血管收缩作用。

血小板激活因子(platelet activating factor, PAF)的化学结构为乙酰甘油醚磷酸胆碱。除嗜碱性粒细胞外,许多炎症细胞如巨噬细胞、中性粒细胞、嗜酸性粒细胞以及血管内皮细胞和血小板等也可以产生血小板激活因子。血小板激活因子合成后,主要保留在细胞内。血小板激活因子除具有激活血小板的功能外,还存在极强的增加血管通透性、趋化和激活炎症细胞的作用。血小板激活因子增加血管通透性的功能是组胺的1000～10000倍,比缓激肽强100倍。血小板激活因子对嗜酸性粒细胞具有极强的趋化作用,其他嗜酸性粒细胞趋化因子的作用也可能是通过血小板激活因子发挥主要的作用。血小板激活因子能激活多种炎症细胞,引起继发性的炎症介质释放。

三、肽类介质

肽类介质为一大类来源各异、具有重要致炎作用的介质,包括激肽、神经肽和细胞因子等。

激肽(kinin)至少有三种与炎症有关,即缓激肽(brodykinin, BK)、胰激肽(kallidin, KD)和蛋氨酰赖氨酰缓激肽。缓激肽为 9 肽,胰激肽为 10 肽,而蛋氨酰赖氨酰缓激肽为 11 肽。激肽原主要来自肝脏和肾脏,在激肽释放酶的作用下降解为激肽,高分子量激肽原降解为缓激肽,低分子激肽原降解为胰激肽。激肽释放酶是一种糖蛋白,分子量为 25000~48000,由 256 个氨基酸组成,广泛分布于肾、唾液腺、胰腺、汗腺和中枢神经系统等组织中,并可释放至循环血液中。激肽的半衰期很短,约为 15 s,每通过肺循环一次,约有 80%~90% 的激肽被激肽酶 II 破坏;激肽酶 I 含量丰富,但作用较慢,对激肽的分解作用更为重要。激肽的大部分作用由 β_2 受体来介导,β_1 受体介导胶原的形成和细胞分裂,可能与炎症的修复有关。一般来说,激肽对非血管平滑肌的作用,随分子量的增大而减弱;对血压和微血管的作用,随分子量的增大而加强。缓激肽的舒血管作用比组胺强 15 倍。微静脉通透性增加与缓激肽作用下内皮细胞质中微丝收缩,使细胞变圆、细胞间隙增大有关。缓激肽对支气管、子宫以及肠道等的平滑肌具有收缩作用。浓度为 10^{-7}~10^{-8} g/ml 的激肽可以刺激感觉神经末梢而引起疼痛。

感觉神经肽(sensory neuropeptid)是一组由感觉神经末梢释放的肽类物质,主要包括 P 物质(substance P, SP)、神经激肽 A(neurokinin A, NKA)、神经激肽 B(neurokinin B, NKB)、神经肽 K(neuropeptid K, NPK)以及降钙素基因相关肽(calcitionin gcne- related peptide, CGRP)等。感觉神经肽有明显的促炎作用,能通过轴突反射机制引起神经源性炎症和加重炎症反应。感觉神经肽存在于感觉神经的 C 纤维中,在神经节内合成。P 物质为 11 个氨基酸残基组成的小肽,各种伤害性刺激均能使其感觉神经释放,并输送到外周,引起炎症部位微血管扩张,局部皮肤发红。降钙素基因相关肽对人的皮肤是一种很强的血管扩张剂,但在大剂量时才引起血管通透性增加;P 物质除能引起血管扩张外,还是一种作用极强的致水肿因子,其不但强于降钙素基因相关肽,也强于其他炎症介质;P 物质具有收缩支气管平滑肌的作用,但神经激肽 A 作用更强;P 物质使呼吸道黏液分泌增多;而且 P 物质还可以激活多种炎症细胞,如作用于血管内皮细胞使内皮细胞生长因子(endothelium relaxing facter, EDRF)释放。

细胞因子(cytokine)是一组激素样调节分子,由多种不同的组织细胞生成,主要以旁分泌和自分泌的形式作用与局部,作用和来源见表 6-1。

表 6-1 细胞因子的来源及作用

细 胞 因 子	来 源	作 用
巨噬细胞移动抑制因子	T 细胞	抑制巨噬细胞的随机运动
巨噬细胞激活因子	T 细胞	激活巨噬细胞
巨噬细胞聚集因子	T 细胞	使巨噬细胞聚集
趋化类因子	T 细胞	吸引巨噬细胞和各种不同性的粒细胞
白细胞移动抑制因子	T 细胞	抑制中性粒细胞的随机运动
集落刺激因子	T 细胞	促进白细胞增殖

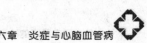

续表 6-1

细胞因子	来 源	作 用
白细胞介素-1	巨噬细胞 T、B细胞	T、B细胞增殖 发热 诱导急性期蛋白合成等
白细胞介素-2	T细胞	使激活的 T、B细胞增殖
白细胞介素-6	巨噬细胞 T、B细胞	发热 诱导急性期蛋白合成等
白细胞介素-8	T细胞	对中性粒细胞具有趋化作用
肿瘤坏死因子α	巨噬细胞 T、NK细胞	产生恶病质 发热 某些细胞的死亡等
肿瘤坏死因子β	T细胞	引起某些细胞的生物等多种生物学活性
γ-干扰素	T细胞	激活巨噬细胞 促使B细胞分化
巨噬细胞炎症蛋白-1	巨噬细胞	对中性粒细胞趋化 使中性粒细胞释放溶菌酶 引起发热
巨噬细胞炎症蛋白-2	巨噬细胞	对中性粒细胞具有很强的趋化作用

第二节 炎症与高血压病

高血压是以血压升高为主要临床表现的综合征。它是多种心、脑血管疾病的重要危险因素。高血压的病因复杂,与遗传、饮食、应激、肥胖等相关。其发病机制尚未阐明,目前得到公认的有交感神经系统活性亢进、水钠潴留、肾素-血管紧张素-醛固酮系统激活、膜离子转运异常、胰岛素抵抗、内皮功能异常等。它们可引起血管壁增厚、血管弹性下降、舒缩功能失调、外周血管阻力增加,从而使血压升高。近年来的研究显示,炎症与高血压关系密切,其在高血压的发生、发展过程中发挥着重要作用。

【炎症细胞因子与高血压】

炎症细胞因子是一种在造血、免疫系统或炎性反应中由活化细胞产生的,能调节细胞分化、增殖和诱导靶细胞发挥功能的多肽、蛋白质或糖蛋白,具有免疫调节作用,参与细胞生长、分化、修复等功能。血管壁增厚和血管内皮细胞受损造成了血管硬化和周围血管阻力的增高,是高血压发生、发展的重要原因。炎症细胞因子在内皮细胞增殖调控中起重要作用,它们可能参与了高血压发生和发展的过程。目前发现的可能与高血压有关的炎性细胞因子包括C反应蛋白、肿瘤坏死因子-α以及白细胞介素-1(interleukin-1, IL-1)、IL-6、IL-8等。

一、C反应蛋白

C反应蛋白(C-reactive protein, CRP)是一种能与肺炎链球菌C多糖体反应形成复合物的急性时相反应蛋白,半衰期19小时。C反应蛋白的分子量为105500,由含有5个相同的未糖基化的多肽亚单位组成,每个亚单位含有187个氨基酸,这些亚单位间通过非共价键连接成环状的五聚体,并有一个链间二硫键。这种五聚体蛋白具有显著的耐热及抗蛋白酶降解的能力。血清C反应蛋白由肝脏上皮细胞合成。白细胞介素-6(interleukin-6, IL-6)是C反应蛋白合成的主要刺激因子。在 mRNA 水平还受到白细胞介素-1(interleukin-1, IL-1)和皮质激素等的影响。在 Ca^{2+} 存在的条件下,C反应蛋白可以结合细胞膜上的磷脂酰胆碱,也可结合染色质激活补体的经典途径,增强白细胞的吞噬功能,刺激淋巴细胞和单核细胞活化。

C反应蛋白是一种非糖基化蛋白,为一种系统性炎症标记物,在正常人体中含量极低,在风湿热、急性心肌梗死、恶性肿瘤等疾病中,可成倍增长,其不仅在肝脏合成,也可在粥样病变组织、风湿样滑膜、肾脏、神经以及肺组织中合成。在炎症反应的急性期,C反应蛋白含量可急剧升高,可作为炎症损伤的一种重要标记物。C反应蛋白升高还可见于吸烟、肥胖尤其是腹型肥胖、动脉粥样硬化、2型糖尿病、饮酒、代谢综合征、感染、蛋白尿、水肿等的人群中。近年来C反应蛋白与心血管疾病间的关系越来越得到重视。2001年Bautista研究证明,与正常血压的健康对照组相比较,高血压患者组的血浆C反应蛋白浓度较高,同时还表明新诊断的未经治疗的高血压患者血浆C反应蛋白水平与收缩压和脉压直接相关。有报道显示男性C反应蛋白大于3.0 μg/l比C反应蛋白小于1.0 μg/l者更易患高血压病。

C反应蛋白对血压的影响已逐渐受到重视,目前认为C反应蛋白升高通过多种机制影响着血压的水平。C反应蛋白诱导内皮细胞表达细胞间黏附分子-1(ICAM-1)、血管细胞黏附分子-1(VCAM-1)和单核细胞趋化蛋白-1(MCP-1),上调人血管平滑肌AT-Ⅰ型受体,使得缩血管效应增强。C反应蛋白通过翻译和后翻译机制抑制一氧化氮合酶的表达,使得NO的生物利用度降低。C反应蛋白刺激内皮细胞、巨噬细胞等分泌内皮素-1(ET-1)、IL-6、血管收缩肽,使血管收缩。高浓度的C反应蛋白可使血管内皮增生、迁移,导致内膜增厚、血管阻力增加。但是也有学者提出不同的观点,认为C反应蛋白是血压升高的结果,血压升高后血管壁受到的冲击力增加,血管内皮受损,激活了炎症反应,使C反应蛋白升高。此外一些导致C反应蛋白水平升高的因素自身可影响血压的水平,如肥胖、吸烟、饮酒、2型糖尿病、水肿、蛋白尿等本身就是高血压的诱发因素。因此对于C反应蛋白升高是血压升高的原因还是血压升高的结果有待于进一步研究。

二、肿瘤坏死因子-α

肿瘤坏死因子-α(tumor necrosis factor-α,TNF-α)是由单核细胞、脂肪细胞、血管内皮细胞、肾小球系膜细胞等合成分泌的一种重要炎症细胞因子,主要以二聚体、三聚体或五聚体的形式存在于溶液中,成熟型肿瘤坏死因子-α的活性形式为三聚体。人肿瘤坏死因子-α前体由233个氨基酸残基组成,含76个氨基酸残基的信号肽,切除信号肽后形成熟型肿瘤坏死因子-α,其为157氨基酸残基,无非糖基化位点,第69位和101位两个半胱氨酸形成分子内二硫键。肿瘤坏死因子-α的分子量为17kDa。人的肿瘤坏死因子-α基因长约2.76kb,由4个外显子和3个内含子组成,与主要组织相容性复合体(major histocompatibility complex,MHC)基因群连锁,定位于第6对染色体上。肿瘤坏死因子-α的所有生物学效应均是通过与其受体结合后激活下游信号传导途径而实现的。

高血压患者血清肿瘤坏死因子-α水平明显高于正常人,而且随病情的加重而升高;高血压伴有左心室肥厚的患者高于无左心室肥厚者。人群调查研究结果显示,在高血压前期状态的人群中,有较高的肿瘤坏死因子-α水平者占32%,表明高血压前期状态即可能已经开始了炎症过程。高血压可致机体肿瘤坏死因子-α水平升高,且随着血压水平升肿瘤坏死因子-α的浓度也相应升高。在一项关于24小时血压变异率与血清肿瘤坏死因子-α等炎性标志物水平的相关性研究中发现,血压的波动与肿瘤坏死因子-α水平有相关性,白天舒张压与肿瘤坏死因子-α有独立的相关性,这表明血压升高本身是炎症的一个刺激因素。

肿瘤坏死因子-α可以通过促进心肌细胞肥大、胚胎基因的表达、心肌细胞的凋亡等途

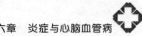

径引起心脏重构,主要表现为心壁肥厚和(或)心脏扩大。高血压时血管结构的改变主要表现为血管平滑肌细胞肥大、增生以及结缔组织增加,其结果是血管壁增厚,尤其是中层肥厚。大血管重构导致顺应性和扩展性降低以及动脉粥样硬化。肿瘤坏死因子-α促进白细胞介素-1的分泌及血管紧张素Ⅱ的释放,白细胞介素-1又可促进血管平滑肌细胞增殖,使血管壁增厚,管腔变小,外周阻力升高;血管紧张素Ⅱ则可直接引起血管收缩。有研究表明高血压患者中肿瘤坏死因子-α较高者动脉顺应性较低。其可能机制是肿瘤坏死因子-α促进内皮细胞 c-sis、c-myc 和 c-fos 等原癌基因的异常表达,而且肿瘤坏死因子-α也可增加内皮素表达,同时内皮素也可促进以上原癌基因表达,从而导致 DNA 合成增加,使血管壁增厚,管腔缩小,外周阻力增加,动脉顺应性减退。

总之,肿瘤坏死因子-α与高血压及其心血管重构的关系十分密切。肿瘤坏死因子-α参与了高血压发生和发展的病理生理过程,但确切机制尚需进一步研究。

【慢性炎症与胰岛素抵抗】

20世纪30年代,人们发现,给糖尿病人注射相同剂量的胰岛素,有的病人血糖明显下降,而另一些病人则效果不明显;20世纪50年代 Yallow 等应用放射免疫分析技术测定血浆胰岛素浓度,发现血浆胰岛素水平较低的病人胰岛素敏感性较高,而血浆胰岛素较高的人对胰岛素不敏感,由此提出了胰岛素抵抗(insulin resistance, IR)的概念。胰岛素抵抗就是指各种原因使胰岛素促进葡萄糖摄取和利用的效率下降,机体代偿性的分泌过多胰岛素产生高胰岛素血症,以维持血糖的稳定。

导致胰岛素抵抗的病因很多,包括遗传性因素或称原发性胰岛素抵抗如胰岛素的结构异常、体内存在胰岛素抗体、胰岛素受体或胰岛素受体后的基因突变如葡萄糖转运蛋白4(glucose transporter 4, Glut4)基因突变、葡萄糖激酶基因突变以及胰岛素受体底物基因突变等,原发性胰岛素抵抗大多数是由于多基因突变所致,并常常是多基因突变协同导致胰岛素抵抗。除了上述遗传因素之外,许多环境因素也参与或导致了胰岛素抵抗,称之为继发性胰岛素抵抗,如肥胖、长期高血糖、高游离脂肪酸血症、某些药物(如糖皮质激素)、某些微量元素缺乏(如铬和钒缺乏)、妊娠和体内胰岛素拮抗激素增多等。尤其是中心性肥胖是导致胰岛素抵抗最主要的原因;这主要与长期运动量不足和饮食能量摄入过多有关,2型糖尿病患者诊断时80%伴有肥胖。

肿瘤坏死因子α(TNF-α)增多和其活性增强可以促进脂肪分解引起血浆游离脂肪酸(free fatty acid, FFA)水平增高,抑制肌肉组织胰岛素受体的酪氨酸激酶的活性,抑制人胰岛素受体底物-1的磷酸化和葡萄糖转运蛋白4的表达,从而导致胰岛素抵抗和高胰岛素血症。近年来尚发现脂肪细胞能分泌抵抗素(resistin),抵抗素可降低胰岛素刺激后的葡萄糖摄取,中和抵抗素后组织摄取葡萄糖回升。其他如瘦素抵抗和脂联素水平的降低或活性减弱也与胰岛素抵抗有关。骨骼肌细胞内甘油三酯(triglyceride, TG)含量增多也被认为是胰岛素抵抗的原因之一,B细胞内甘油三酯积聚过多可造成其功能减退。

血管内皮细胞是胰岛素的靶器官之一,胰岛素与内皮细胞上的受体结合后,通过促使内皮细胞合成及释放一氧化氮(nitric oxide, NO)增加而实现其血管舒张的生理功能。约50%原发性高血压患者存在不同程度的胰岛素抵抗,近年来,医学界认为胰岛素抵抗是2型糖尿病和高血压发生的共同病理生理基础,多数认为其机制是胰岛素抵抗造成的继发性高胰岛素血症引起的。继发性高胰岛素血症使肾脏钠水重吸收增强,交感神经系统活跃亢进,动脉弹性减退,从而血压升高。有学者认为,在胰岛素抵抗状态下,胰岛素介导的内皮细胞依赖性血管舒张功能受损,内皮源性NO产生减少,内皮素增加,这些血管活性物质分泌失衡在高血压发生发展中起到重要的作用。

【慢性炎症与血管紧张素Ⅱ】

高血压存在阻力血管的结构改造,这个过程称为重塑。在细胞水平,血管重塑包括血管平滑肌细胞的增殖、迁移、炎性反应和纤维化,有多种因素参与这个过程,其中血管紧张素Ⅱ最为重要。

血管紧张素Ⅱ是由血管紧张素Ⅰ在血管紧张素转化酶的作用下,水解产生的多肽(八肽)物质,它是一种调节激素,多种组织可以合成。通过刺激血管平滑肌收缩、肾上腺皮质醛固酮释放、促进肾小管钠的重吸收等多种机制在血压的调节中发挥了关键作用。研究已经证实,血管紧张素Ⅱ具有促炎性反应特性,可能是一种趋化因子和炎性分子。血管紧张素Ⅱ已经被证实可以上调主动脉壁血管内皮生长因子表达,导致单核细胞浸润和血管重塑。血管紧张素Ⅱ增加活性氧簇(reactive oxygen species,ROS)生成,通过促活性氧簇的产生而介导炎性反应,上调内皮细胞其他促炎性反应介质如IL-6、单核细胞趋化蛋白1、血管内皮细胞黏附因子-1及核因子κB,其中单核细胞趋化蛋白-1在心血管组织参与炎性细胞归巢,核因子κB转录在炎性反应的诱导中起到调节作用。

总之,血管紧张素Ⅱ通过多种机制参与血压调节,在局部及全身参与炎症的急性反应,通过氧化应激、炎症参与了高血压血管病变的发生和发展过程,他们之间的相互作用导致了高血压的持续恶化和靶器官损害,其确切的机制有待于进一步的研究。

【慢性炎症与氧化应激】

氧化应激(oxidative stress,OS)是指体内氧化与抗氧化作用失衡,倾向于氧化,导致中性粒细胞炎性浸润,蛋白酶分泌增加,产生大量氧化中间产物,如活性氧自由基(reactive oxygen species,ROS)和活性氮自由基(reactive nitrogen species,RNS)。活性氧自由基包括超氧阴离子($\cdot O_2$—)、羟自由基($\cdot OH$—)和过氧化氢(H_2O_2)等;活性氮自由基包括一氧化氮($\cdot NO$)、二氧化氮($\cdot NO_2$)和过氧化亚硝酸盐($\cdot ONOO$—)等。正常情况下,活性氧自由基的产生和消除处于动态平衡状态,病理情况下,氧化剂生成超过抗氧化系统的清除能力,平衡被破坏,造成氧化应激、内皮功能失调。

所有的血管细胞如内皮细胞、平滑肌细胞、外膜成纤维细胞等都产生活性氧自由基。血管紧张素Ⅱ可以增加活性氧自由基生成,通过促活性氧自由基的产生介导炎性反应。活性氧自由基能钝化NO的血管舒张功能,使可以发挥作用的NO减少。从而使血管收缩增强;炎症细胞因子如TNF-α、IL-6、CRP等生成增多,增加了炎性反应;还有上调了细胞间黏附分子的表达,吸引单核细胞聚集在内皮单细胞层以及脂质过氧化。以上病理生理变化能加重血管损伤和血压增高。

【炎症因子与高血压靶器官的损害】

高血压的心脏改变主要是左心室肥厚和扩大。IL-6通过刺激其受体复合物的一个组成

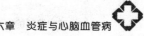

部分-gp130在心肌细胞的激活和表达增高,导致心肌细胞肥大而引起心肌肥厚,促使左心室重构。TNF-α可导致左室功能低下和进行性扩张,而IL-6、IL-1亦可产生负性肌力作用而降低心肌的收缩力,导致心脏收缩功能的下降和减低心脏功能储备,其机制可能是通过影响NO的水平而起作用,同时炎性细胞因子如TNF-α可启动和诱导心肌细胞凋亡,刺激诱导型NO合酶水平增高,增加心肌细胞对H_2O_2的敏感性,并引起平滑肌细胞增殖。

高血压使脑血管发生缺血与变性,容易形成微动脉瘤,从而发生脑出血;高血压促使脑动脉粥样硬化从而并发脑血栓。有人观察了高血压脑出血患者血肿腔内TNF-α、IL-6、IL-1β的动态变化,证实血肿和水肿体积越大,炎性细胞因子含量越高,炎症损伤越重,预后越差,提示抑制炎性反应可能减轻神经元的损伤、改善神经功能。在一项临床研究中发现,炎性反应可能是缺血性卒中患者急性期神经元损伤的原因之一。缺血性卒中患者存在不同程度的细胞因子激活,C反应蛋白浓度的变化与病情预后有一定的相关性。

长期持续高血压使肾小球内囊压力增高,肾小球纤维化、萎缩以及肾动脉硬化。炎症参与高血压病肾脏功能损害发生、发展,其可能的机制是血压的增高激活机体炎症,使血浆炎性介质水平升高,炎性介质又通过相互促进,产生了大量炎性介质。例如细胞间黏附分子、P-选择素、E-选择素等炎性介质,引起单核细胞滚动、黏附、渗出血管壁,集聚在炎症病灶,炎性介质单核巨噬细胞集落刺激因子促进其增生活化,吞噬脂质变成泡沫细胞,形成脂质条纹,进而形成粥样斑块,引起肾脏血管狭窄,使肾小球、肾小管缺血,导致肾脏功能损害。

因此,心血管系统的炎症状态在高血压、冠状动脉粥样硬化性心脏病的发生发展中扮演重要的角色。原发性高血压、妊娠高血压、高血压的靶器官损害、动脉粥样硬化的形成、冠状动脉不稳定斑块、冠状动脉支架植入术后再狭窄等的病例生理机制均有炎症参与的证据,所以将来有可能通过抗感染治疗来改善血压、控制心血管系统损害。

第三节 炎症与动脉粥样硬化

动脉粥样硬化(athemsclerosis,As)性疾病是人类死亡的第一杀手,也是心血管医学面临的长期而严峻的挑战。随着我国经济水平的不断提高,心血管疾病尤其是冠心病等动脉粥样硬化性疾病带来的危害日渐突出。近20年来,尽管动脉粥样硬化的诊断与治疗水平有了长足的进步,但人们对动脉粥样硬化病因学方面的认识仍显不足。在过去的十余年中,炎症在动脉粥样硬化性疾病进展中的作用已明确,其在动脉粥样硬化发生、发展和演变过程中起着重要作用。研究资料提示,从动脉粥样硬化性疾病的起始乃至临床事件的各个阶段包括内皮功能紊乱、脂纹与斑块形成、斑块不稳定与破裂、血栓形成,心肌缺血与坏死、左心室重构与心力衰竭等,都可看作是血管对损伤的炎症反应。

【动脉粥样硬化与慢性炎症】

动脉粥样硬化的基本病变是动脉内膜脂质沉积、粥样斑块形成、内膜灶状纤维化并存在新生血管形成,导致管壁变硬、管腔狭窄,可以引起一系列继发病变,特别是缺血性疾病,如心肌梗死、脑梗死等。在动脉粥样硬化的早期阶段,多种刺激因素诱发动脉壁脂质聚集部位的炎症反应,引起白细胞黏附,生成脂质斑块,引起平滑肌增殖、迁移,炎症同时也影响脂质代谢(如图6-1所示)。高胆固醇血症、高血压、糖尿病、吸烟等冠心病危险因子损伤血管内皮后,低密度脂蛋白(LDL)进入并被氧化为氧化LDL。氧化LDL(ox-LDL)分子与细胞的受体结合后可激活多种细胞基因的表达,生成许多促进炎症的细胞因子。单核细胞在巨噬细胞集落刺激因子作用下分化成巨噬细胞,单核/巨噬细胞及T淋巴细胞是主要炎症细胞,巨噬细胞在不同信号作用下可以有不同的表型,干扰素(INF)可激活巨噬细胞,使其分泌白细胞介素-6、肿瘤坏死因子、白细胞介素-1等,上述因子介导急性炎症反应。在氧化LDL作用下巨噬细胞表达CD36及清道夫受体,摄取脂蛋白而转变成泡沫细胞,同时失去抗原递呈能力;晚期动脉粥样硬化损害中,IL-4、IL-13含量丰富,IL-4、IL-13活化巨噬细胞后则伴有组织修复反应。

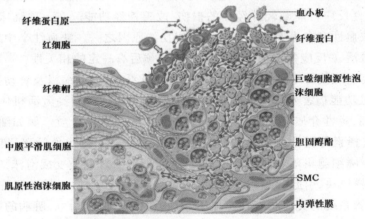

纤维蛋白原 血小板
红细胞 纤维蛋白
纤维帽 巨噬细胞源性泡沫细胞
中膜平滑肌细胞 胆固醇酯
肌原性泡沫细胞 SMC
内弹性膜

图6-1 动脉粥样硬化形成示意图

血管壁细胞表达过氧化物酶增殖体活化受体(PPAR),过氧化物酶增殖体活化受体在动脉粥样硬化形成中的作用小日益受到重视(作用过程如图6-2所示)。过氧化物酶体增殖体激活受体(pemxisome pmliferator aetivated receptors,PPARs)有三种亚型,即PPAR-α、β和γ。

其基因在人类分别位于22、6和3号染色体上。过氧化物酶增殖体活化受体的结构包括4个功能区:N末端的A/B区是不依赖配体的活性区,属调节区,丝裂素激活蛋白激酶(MAPK)介导的A/B区丝氨酸残基磷酸化可提高PPAR-α受体与配体的亲和力,降低PPAR-γ的活性。C区具有高度保守性,其上70个左右的氨基酸序列构成了DNA结合区,用于和目标基因上的PPAR反应元件结合。D区又称铰链区,将DNA结合区与配体结合区相连。C末端的E/F区则是配体结合区,该区氨基酸链顺序的不同使各亚型的

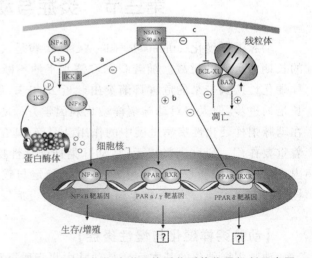

图6-2 过氧化物酶增殖体活化受体作用机制示意图

PPAR分别对不同配体产生亲和力。人类PPAR-α有468个氨基酸残基,主要分布于肝脏、心脏、肾脏、肌肉、小肠及棕色脂肪组织中;PPAR-β有441氨基酸残基,其广泛分布,目前对其的作用了解很少。PPAR-γ有479氨基酸残基,按启动子和拼接方式的不同还可分为三种亚

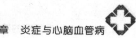

型即 PPAR-γ1、PPAR-γ2 和 PPAR-γ3。在脂肪组织、小肠和免疫系统内高度表达,调控糖脂代谢及炎症过程相关基因的表达。

PPARγ、PPAR α 和配体结合后与视黄酸 X 受体构成二聚体,然后调控多种细胞的基因表达,如抑制 TNF,IL-6、MMP-9 表达,抑制 MCP-1 的趋化作用,抑制 PDGF 对平滑肌细胞的迁移作用等。大多数研究结果表明 PPAR 激活剂有抗炎症作用,给患有动脉粥样硬化的大鼠给予 PPAR 激动剂,AS 病变减轻。淋巴细胞分泌的 IL-10 则抑制促炎细胞因子的合成、巨噬细胞活化。已经证明 MCP-1 可促使进入血管壁的单核细胞转变为巨噬细胞,吞噬大量修饰的脂蛋白,形成泡沫细胞。活化的白细胞和血管壁本身的细胞还可以释放多种生长因子,促进血管平滑肌细胞的增生和向内膜下迁移,最终形成 AS 病变。核因子可调控动脉粥样硬化斑块炎症反应中的单核细胞趋化因子的转录表达。

CD40-CD40 配体系统是免疫反应和炎症反应的枢纽,CD40 配体可诱导内皮细胞表达黏附分子,激活内皮细胞的半胱氨酸蛋白酶-1(Caspase-1),Caspase-1 可使许多无活性的细胞因子成熟,从而促进炎症反应。CD40-CD40 配体的高度表达会激发免疫及炎症的瀑布反应,导致动脉粥样硬化斑块局部炎症细胞浸润,促发斑块破裂,临床表现为心脑血管疾病。在免疫反应调节中,CD40 与 CD40 配体的相互作用非常重要,它参与抗原呈递和自身免疫反应,与 T 细胞和巨噬细胞激活有关。

人类 CD40(CD 是 cluster of differentiation 的缩写形式,为血细胞质膜上的抗原分化族)基因位于 20q11-13,是相对分子质量为 40000~50000 的 1 型跨膜糖蛋白,其 cDNA 为一条大小为 831 bp 的开放阅读框架,编码 277 个氨基酸,包括胞质内区(62 个氨基酸残基)、跨膜区(22 个氨基酸残基)和胞质外区(193 个氨基酸残基)。其胞膜外氨基酸残基与神经生长因子受体(NGFR)、肿瘤坏死因子受体(TNFR)、Fas 抗原(CD95)和 T 淋巴细胞的(CI)27 等高度同源,这些分子组成了 TNFR 超家族或称 NGFR 超家族。CD40 广泛表达于免疫细胞表面,包括 B 细胞、活化的单核细胞/巨噬细胞和树突状细胞,同时也表达于非免疫细胞的表面如上皮细胞、内皮细胞、脂肪细胞、间质细胞(纤维细胞、平滑肌细胞、滑膜细胞、星状细胞等)、血小板。另外,CD40 还表达于白血病 B 细胞上,且在胸腺上皮细胞和某些上皮癌细胞表面也有表达。

人 CD40 配体也称 gp39 或 CD154,位于 Xq24-27,是相对分子量为 39000 的 2 型跨膜蛋白,其 cDNA 为 1 条 783 bp 的开放读框,编码 261 个氨基酸,包括胞质内区(22 个氨基酸残基)、跨膜区(24 个氨基酸残基)和胞质外区(215 个氨基酸残基)。CD40 配体分子共有 3 种存在形式:分别为 31000、18000 和 14000。CD40 配体与肿瘤坏死因子-α、转化生长因子-β 同源,它们共同组成 TNF 基因家族。CD40 配体主要表达于活化的 CD4 T 淋巴细胞表面,提供 B 淋巴细胞活化所必需的协同刺激信号,在部分 CD8 T 淋巴细胞、血小板、单核细胞-巨噬细胞、外周血嗜碱粒细胞、嗜酸粒细胞、柱状细胞、B 细胞、自然杀伤细胞、树突状细胞、内皮细胞的表面也有少量表达。受体细胞被激活后,表达在细胞表面 CD40 配体随后被切下来流入血液,产生一个仍具有生物活性、可溶性的、三聚态的片段,又称为可溶性 CD40 配体。三聚体结构是其发挥功能的前提条件,引入亮氨酸拉链基序可显著提高可溶性 CD40 配体的生物学活性。

CD40 与 CD40 配体相互作用不只局限于炎症细胞之间信号传递,还参与动脉粥样硬化斑块内主要细胞成分的炎症反应调节,如血管内皮细胞、血管平滑肌细胞、巨噬细胞等。

CD40-CD40 配体在多种疾病的发病机制和临床治疗中重要作用,这为我们研究这些疾病的预防和治疗开启了新的思路。

大多数急性心血管疾病是由斑块不稳定、破裂、继发血栓形成引起。炎症在斑块不稳定和破裂过程中扮演重要角色。当 ox-LDL、机械损伤、免疫损伤、高半胱氨酸和病毒刺激因素持续存在时,这些炎症反应会刺激平滑肌细胞进入内膜,进入内膜的平滑肌细胞从收缩型转为分泌型,分泌胶原和其他活性分子,致使损伤部位增厚,血管重塑。当刺激持续存在时,进入损伤部位的单核细胞、T细胞和平滑肌细胞进一步增多,分泌的成分更加复杂,斑块体积增大,向管腔突出,影响血流。大的不稳定的斑块可出血,坏死、脱落,引发急性心血管事件。破裂处常有活化的炎性细胞浸润,巨噬细胞能诱导平滑肌细胞凋亡,分泌各种基质金属蛋白酶(MMP)、组织蛋白酶 S、K 等降解纤维帽。T 淋巴细胞通过分泌肿瘤坏死因子直接抑制平滑肌细胞合成胶原蛋白,并刺激巨噬细胞表达基质金属蛋白酶、组织蛋白酶 S、K。结果纤维帽变薄,终于发生破裂。

【炎症标志物与动脉粥样硬化】

在动脉粥样硬化形成和发展的过程中,低水平的炎症反应扮演了重要的角色,炎症因子持续存在,并作用于相应的靶器官,如 C 反应蛋白、黏附分子及肿瘤坏死因子-α 等。

一、C 反应蛋白与动脉粥样硬化

C 反应蛋白是炎症急性时相反应蛋白,主要由肝脏产生,外周血的淋巴细胞也能合成并结合于细胞表面。人类动脉粥样病变中 C 反应蛋白的沉积最初是从尸检患者的主动脉中发现的,随后发现人类早期冠状动脉粥样斑块中也有大量 C 反应蛋白沉积,以新生内膜近中膜处最明显,且泡沫细胞中也有 C 反应蛋白染色阳性,同时可见大量的补体终末反应蛋白 C_{5b-9} 的沉积,据此认为,C 反应蛋白介导的补体激活在人类早期动脉粥样硬化中具有重要作用。大量的临床病例对照研究与远期随访结果显示,血清 C 反应蛋白水平升高是冠心病的独立危险因素,测定血清 C 反应蛋白水平可以预测心血管事件的发生率。C 反应蛋白在动脉粥样硬化形成中有着多种重要作用,它可以损伤内皮细胞,引起内皮细胞依赖的血管舒张功能障碍,通过存在于单核细胞上的特异的 C 反应蛋白受体介导,或诱导产生 MCP-I 使单核-巨噬细胞向损伤内膜集聚,促进巨噬细胞吞噬低密度脂蛋白;促进内皮细胞表达 ICAM-1、VCAM-1;激活补体系统,导致补体终末复合体在内膜沉积等。研究表明,C 反应蛋白水平明显升高者在剔除了血脂和吸烟等影响因素后,发生卒中或周围血管疾病的危险性增加 2 倍,发生心肌梗死的危险性增加 3 倍。对吸烟、老年、绝经后的妇女等不同人群以及不同区域如英国、芬兰等的流行病学研究都进一步证实了 C 反应蛋白是心血管疾病强有力的预测因子。

二、黏附分子与动脉粥样硬化

黏附分子(adhesion molecules)是一类表达于细胞表面,介导细胞与细胞间或细胞与基质间相互接触与结合的糖蛋白,参与细胞的信号转导与活化、细胞的伸展与移动、细胞的生长与分化等多种重要的生理和病理过程。细胞黏附分子分布广泛,几乎每个细胞都可表达黏附分子。与动脉粥样硬化有关的黏附分子包括整合素超家族、免疫球蛋白超家族和选择素超家族。整合素超家族是一类异二聚体跨膜糖蛋白,由一条 α 和一条 β 链以非共价键的形式结合而成;免疫球蛋白超家族包括细胞间黏附分子、血管细胞间黏附分子和血小板内皮细胞间黏附分子;选择素有 L-选择素、P-选择素和 E 选择素。细胞激活时,选择素激活整合素,与黏附分子相互作用,诱导激活的内皮细胞表面的紧密结合。在动脉粥样硬化的形成过程中,黏附分子介导的炎症过程在动脉粥样硬化发生中起了极其重要的作用。在病变早期,黏附分子促使单核细胞向内皮黏附、迁移;在进展期,黏附分子则促进已迁移入病灶的单核细胞滚动、T 淋巴细胞激活,并增加细胞与细胞间的相互作用。随着病情进一步发展,黏附分子介导更多的细胞进入斑块,促使斑块发展,并影响其稳定性。研究发现发现,人动脉粥样硬化病变中内皮细胞、平滑肌细胞、巨噬细胞都能表达 ICAM-1 和选择素-E(selectin-E),而且不稳定性冠状动脉粥样硬化心脏病患者的中性粒细胞和单核细胞的黏附分子表达水平较高,但正常动脉内皮及斑块以外的内膜不表达或轻微表达。内皮细胞和平滑肌细胞上表达的 ICAM-1 通过与激活的白细胞膜上表达的淋巴细胞功能相关抗原 I(LFA-1,CD_{11a}/CD_{18})和巨噬细胞分化抗原 l(Mac-1,CD_{11b}/CD_{18})相结合,促使白细胞黏附及渗入血管壁,ICAM-1 还介导淋巴细胞聚集在损害部位,共同促进动脉粥样硬化的慢性炎症过程。激活的白细胞黏附到血管内皮能够通过一系列机制促进内皮细胞损伤、血管功能障碍,使 ICAM-1 的表达进一步增加,进而又吸引大量的白细胞,形成恶性循环。因此血浆 ICAM-1 和选择素-E 可以作为标志动脉粥样硬化和冠状动脉粥样硬化心脏病发展的生物学指标。

三、肿瘤坏死因子-α与动脉粥样硬化

肿瘤坏死因子-α由主要由单核-巨噬细胞产生,除有杀肿瘤细胞的作用外,还可以引起发热和炎性反应。人动脉粥样硬化病变组织中存在肿瘤坏死因子-α,进一步研究显示不仅巨噬细胞,而且内皮细胞和平滑肌细胞的胞质及细胞膜上都有肿瘤坏死因子-α。Vaddi 等发现,与正常对照相比,冠状动脉粥样硬化心脏病患者的单核细胞分泌肿瘤坏死因子-α和干扰素-γ(IFN-γ)明显增强,这个研究还发现冠状动脉粥样硬化心脏病患者的中性粒细胞产生的超氧化物较对照组增高 3-4 倍,他们认为这可能是细胞因子对单核细胞持续刺激的结果。肿瘤坏死因子-α能促进内皮细胞表达黏附分子,引起血管增生和出血性坏死以及促进血栓形成。肿瘤坏死因子-α还能抑制脂蛋白脂酶的活性,产生脂质代谢障碍,引起血清甘油三酯的集聚和高密度脂蛋白的降低。此外,肿瘤坏死因子-α还可以抑制一氧化氮合成酶的活性,导致血管痉挛,局部血小板聚集和血栓形成。

【感染与动脉粥样硬化】

动脉粥样硬化的感染病因学理论早在 19 世纪前 20 年就已经初步形成,但一直没有受到重视,直到 20 世纪 70 年代,Fabificant 等发现,感染了鸟疱疹病毒的小鸡能产生与人类动脉粥样硬化相似的血管病变后才逐渐受到重视。1988 年 SaikU 等报道了肺炎衣原体(chlamydia)的血清学证据与冠心病、急性心肌梗死相关。随后巨细胞病毒、单纯疱疹病毒、幽门螺旋杆菌与冠心病的关系也相继报道。其中,与动脉粥样硬化关系最密切的可能是肺炎衣原体,Muhlestein 等对 24 块冠状动脉粥样斑块旋切标本采用免疫荧光法进行测定,其中 79% 呈肺炎衣原体阳性。肺炎衣原体能感染体外培养的人血管内皮细胞,使细胞因子的表达增加 4 倍,并增强血小板的黏附性。肺炎衣原体、巨细胞病毒等诱导产生的 TNF-α、IL-1、IL-2 和 IL-6 等细胞因子具有多种作用,包括刺激成纤维细胞和平滑肌细胞增殖,诱导中性粒细胞产生自由基,从而使 LDL-C 氧化,使白细胞和血小板活化以及趋化单核细胞和其他炎性细胞。细胞因子还可以通过诱导产生内源性组织纤溶酶原激活剂(t-PA)和 t-PA 的快作用型

抑制剂以及PAI-1,促进血栓形成。此外,细菌的脂多糖(LPS)成分可以和血浆的HDL-C及LDL-C结合,使LDL—C具有免疫原性,同时结合后可以使之产生内皮毒性。

【动脉粥样硬化斑块破裂与炎症】

一、斑块的不稳定性阶段

血液循环中及斑块局部CD40的高表达,诱使前炎症细胞因子和化学趋化因子高水平表达,如IL-1、IL-6、TNF-α及IL-8等。促进白细胞黏附内皮,加速粥样斑块形成的进程。CD40-CD40配体的相互作用可活化斑块内的巨噬细胞,后者产生基质金属蛋白酶(MMPs),降解血管细胞外胶原蛋白,继而引发斑块的不稳定。

二、额外触发斑块破裂的因素作用阶段

神经内分泌因素如去甲肾上腺素和细胞因子诱使血管收缩和血压升高,激发易碎性斑块的破裂。

三、斑块破裂部位的双重血栓形成阶段

循环中炎症因子诱导凝固因子的升高和抗凝因子的减少,促进血小板聚集、血栓形成,导致严重的心脑血管疾病。

总之,动脉粥样硬化是一个慢性的炎症过程,代谢、物理、感染、环境等多种因素可以引起、促进炎症,因而也可以加重动脉粥样硬化。因此,积极防治感染,减轻系统或局部炎性反应可为今后动脉粥样硬化和心脑血管疾病的预防和治疗开辟了一条新的途径。目前临床应用他汀类药物之所以能明显降低急性冠脉综合征的发生率,是因为它除降脂作用外,还有降C反应蛋白等的抗炎作用。

参考文献:

[1]李玉林,唐建武. 病理性[M]. 6版. 北京:人民卫生出版社,2003.

[2]Li J J,Fang C P,Nie S P,etal. Elevated plasma C-reactive protein and interleukin-6 levels in patients with slow coronary flow [J]. Clinica Chimica Acta,2007,10,385:43-47.

[3]杨光华. 病理性[M]. 5版. 北京:人民卫生出版社,2001.

[4]Kumar V,Cotran R S,Robbins S L. Basic Pathology [M]. Philadelphia:W.B. Saunders Company 2003.

[5]Erdal Cavusoglu,Jonathan D Marmur,etal. Plasma interleukin-10 levels and adverse outcomes in acute coronary syndrome [J]. The American Journal of Medicine,2011,8:724-730.

[6]Mahmud A,Feely J. Arterial stiffness is related to systemic inflammation in essential hypertension [J]. Hypertension,2005,46:1118-1122.

[7]李博. C反应蛋白与高血压病的研究进展[J]. 南昌大学学报(医学版),2010,50(6).

[8]Curb J D,Abbott R D,Rodriguez B L. C-reactive protein and the future risk of thromboembolic stroke in healthy men [J]. Circulation,2003,107:2016-2020.

[9]Cao J J. C-reactive protein, carotid intima-media thickness, and incidence of ischemic stroke in the elderly:the Cardiovascular Health Study [J]. Circulation,2003 Jul 15,108(2):166-170.

[10]欧阳平,杨红,彭立胜. 白介素-10对TNF-α介导血管平滑肌细胞增殖的影响[J]. 中山大学学报(自然科学版),2002(01).

[11]Peeters A C,Netea M G,Kullberg B J. The effect of rennin-angiotensin system inhibitors on pro- and anti-inflammatory cytokinine production [J]. Immunology,1998 Jul,94(3):376-9.

[12]Lee D L,Leite R,Fleming C. Hypertensive response to acute stress is attenuated in interleukin-6 khockout mice [J]. Hypertension,2004 Sep,44(3):259-63.

[13]谢萍,祝善俊,王江. 肿瘤坏死因子-α在大鼠心肌梗死后心肌间质重塑和心力衰竭中的作用[J]. 中国循环杂志,2004(03).

[14]Sun Mei,Chen M,Dawood F. Tumor necrosis factor-[alpha] mediates cardiac remodeling and ventricular dysfunction after pressure overload state [J]. Circulation,2007 Mar 20,115(11):1398-407.

[15]杜振兰. CD40-CD40L共刺激途径在体液免疫和细胞免疫中的作用[J]. 细胞与分子免疫学杂志,2012,28(12).

[16]Sedigheh Asgary,Salb-Ali Saberi,Shirin Azampanah. Effect of immunization against ox-LDL with two different antigens on formation and development of atherosclerosis [J]. Lipids Health Dis,2007,6(32):1186-1192.

[17]徐守伟,董秋立,刘冰冰. 炎症与动脉粥样硬化及斑块不稳定关系的研究进展[J]. 山东医药,2008,48(5).

[18]Li A C,Binder C J,Gutierrez A. Differential inhibition of macrophage foam-cell formation and atherosclerosis in mice by PPAR alpha, beta/delta, and gamma [J]. J Clin Invest,2004,114(11):1564-1576.

[19]Kintscher U,Lyon C J,Law R E. Angiotensin II, PPAR gamma and atherosclerosis [J] Front Biosci,2004 Jan 1,9:359-69.

[20]Poston R N,Haskard D O,Coucher J R,etal. Expression of intercellular adhesion molecule-1 in atheroscleroticplaques [J]. Am J Pathol,1992 March,140(3):665-673.

[21]Printeseva OYu,etal. Various cell type in human atherosclerotic lesions express ICAM-1: Further immunocytochemical and immunochemical studies employing monoclonal antibody 10F3 [J]. Am J Pathol,1992 April,140(4):889-896.

[22]Mazzone A. Increased expression of neutrophi and monocyte adhesion molecule in unstable coronary artery disease [J]. Circulation,1993,88:358-363.

[23]Hwang SJ. Circulating adhesion molecules VCAM-1, ICAM-1, and E-selectin incarotid atherosclerosis and incident coronary heart disease cases: the Atherosclerosis Risk In Communities (ARIC) study [J]. Circulation,1997 Dec 16,96(12):4219-25.

[24]K Vaddi,F A Nicolini,P Mehta,J L Mehta. Increased secretion of tumor necrosis factor-alpha and interferon-gamma by mononuclear leukocyte patients with ischemic heart disease: relevance in superoxide anion generation [J]. Circulation,1994,90:694-699.

[25]C G Fabricant,J Fabricant,M M Litrenta,C R Minick. Virus-induced atherosclerosis [J]. JEM,1978,6:335-340.

[26] Saiku P, Leinonen M. Serological evidence of an association of a novel Chlamydia, TWAR, with chronic coronary heart disease and acute myocardial infarction [J]. the lancet, 1988, 10:983-986.

[27] Peter Libby, Yoshihisa Okamoto. Inflammation in atherosclerosis: Transition from theory to practice [J]. Circ J, 2010 February, 74:213-220.

[28] David G Harrison, Tomasz J Guzik. Inflammation, Immunity, and Hypertension [J]. Hypertension, 2011, 57:132-140.

[29] Peter Libby. Inflammation in Atherosclerosis [J]. Arterioscler Thromb Vasc Biol, 2012, 32:2045-2051.

[30] Giuseppe Derosa, Pamela Maffioli. Candesartan effect on inflammation in hypertension [J]. Hypertension Research, 2010 January, 33:209-213.

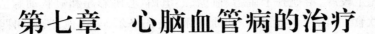

第七章　心脑血管病的治疗

心脑血管疾病包括高血压病、冠心病、心律失常、心力衰竭、脑出血、脑缺血等,病种较多。它们严重威胁到人类特别是中老年人的健康,即使应用目前最先进、完善的治疗手段,仍可有50%以上的脑血管患者生活不能完全自理。本章就发病率较高的高血压病和缺血性心脑血管疾病为例,对其临床特点、治疗手段和日常常见问题做一简要叙述。

第一节　高血压病

【高血压病概述】

高血压是由多种原因引起的以体循环动脉血压升高为主要表现的全身性疾病。临床以头痛、头晕、心悸、失眠、乏力为主要症状。晚期病人常因心、脑、肾等脏器出现不同程度的损害,可表现出不同的临床症状。高血压作为一种主要的临床症状,可以找到引发高血压原因的称为继发性高血压,而经系统检查后仍然查不出原因者称为原发性高血压,又称为高血压病。无特殊说明,通常所说的高血压即是高血压病。

高血压是最常见的慢性病,也是心脑血管病最主要的危险因素,脑卒中、心肌梗死、心力衰竭及慢性肾脏病是其主要并发症。国内外的实践证明,高血压是可以预防和控制的疾病,降低高血压患者的血压水平,可明显减少脑卒中及心脏病事件,显著改善患者的生存质量,有效降低疾病负担。高血压的危害性除与患者的血压水平相关外,还取决于同时存在的其他心血管病危险因素、靶器官损伤以及合并的其他疾病的情况。因此在高血压的定义与分类中,将高血压的诊断标准定在收缩压大于或等于140 mmHg和(或)舒张压大于或等于90 mmHg,根据血压水平分为正常、正常高值血压和1、2、3级高血压,同时还根据危险因素、靶器官损伤和同时合并的其他疾病进行危险分层。

高血压治疗的主要目的是最大限度地降低心血管发病和死亡的危险,因此要求医生在治疗高血压的同时,干预患者所有的可逆性心血管危险因素、靶器官损伤和合并存在的临床疾病。对于一般高血压患者降压目标是140/90 mmHg以下,对于合并糖尿病或肾病等高危病人,血压应在病人能耐受的情况下酌情降至更低水平。

【病例与问题】

某先生已经65岁,从行政机关退休已经5年了。在20年前单位的常规体检时发现血压偏高,以后反复测血压,发现血压波动在140/95～170/110 mmHg之间,但他当时感觉身体强健,并无特殊不适,没有接受任何治疗。两年前出现1次头痛、呕吐伴视物模糊的症状,感觉非常痛苦,测血压220/120 mmHg,头颅CT正常,经降压治疗后症状缓解。此后坚持每天服用氨氯地平5 mg,血压在140/90～160/100 mmHg之间波动。今年体检时发现空腹血糖为6.5 mmol/l。父母都患有高血压。他每天吸烟1包已经30多年了,近1个月常常感觉胸闷。到医院就诊,医生发现这位先生较胖,给他查了血脂、血糖、心电图、心脏彩超和冠状动脉造影。嘱咐这位先生低盐低脂饮食,并给予氨氯地平、贝那普利、美托洛尔、辛伐他汀、阿司匹林和长效单硝酸异山梨酯。

那么该先生血压为什么会增高?

医生为什么要查那些检查项目?

为什么医生还要嘱咐该先生低盐低脂饮食和服用那些药呢?

【血压形成机制】

血压(blood pressure)是指血管内血液流动时血液对单位面积血管壁的侧压力。计量单位是帕,即牛/米^2。帕的单位较小,常用千帕表示(kPa),临床常用的单位是毫米汞柱(mmHg),1 mmHg=0.133 kPa。

一、正常血压的形成和影响因素

心血管系统是一个基本密闭的管道。血压形成的首要条件是血管内要有血液充盈,产生充盈压。血管内平均充盈压的大小与血量和血容量有关,血量增多或血容量减少时充盈压增加;反之血容量减少。正常人的平均充盈压约为6 mmHg。血管内流动血液的动能来自心脏的收缩射血。血流的动能一部分用于推动血液流动,另一部分则形成对血管壁的侧压力,成为使血管壁扩张的压强能。血流对动脉壁的压力随着心脏的收缩和舒张发生规律性波动。心室收缩时动脉血压所达到的最高值称为收缩压(systolic blood pressure,SBP),它反映了心脏每搏输出量的大小。动脉的弹性把心室收缩时释放的一部分能量以管壁弹性纤维被拉长的形式储存起来,在心室舒张时推动血流继续流动,缓冲了血压的变化,使收缩压不至于过高,舒张压(diastolic blood pressure,DBP)不至于过低。收缩压与舒张压之差称为脉压(pulse pressure,PP),它主要反映大动脉管壁的弹性。在整个心动周期中,心脏给予动脉血流的平均推力称为平均动脉压(mean blood pressure,MBP),由于心室的舒张期较长,所以平均动脉压更接近舒张压,约等于舒张压与三分之一脉压之和。形成血压还有一个重要因素就是要存在一定的外周阻力(peripheral resistance),循环系统的外周阻力主要在小动脉和微动脉处形成,外周阻力的大小与微动脉和小动脉的开放程度和管径大小有关。

生理条件下影响血压的因素主要包括心脏的每搏输出量、心率和外周阻力。每搏输出量增加而外周阻力和心率变化不大时,动脉血压的升高主要表现为收缩压,舒张压升高不多,脉压增大。每搏输出量和外周阻力都不变而心率加快时,舒张压的升高较收缩压更为明显,脉压减小;反之脉压增大。心输出量不变而外周阻力加大时,舒张压较收缩压升高明显,脉压减小;反之,脉压增大。

血管阻力是决定血压的作用因素之一,血管阻力由阻力血管引起。阻力血管包括终末动脉、微动脉和微静脉。特别是终末动脉和微动脉,由于管腔细小,因而对血流的阻力较大。在正常情况下,人体的血管阻力将近一半是由终末动脉和微动脉提供的。阻力血管管壁中的平滑肌成分较多,平滑肌的收缩和舒张能明显改变血管的口径,从而改变血管的阻力。外周阻力的改变,主要是由于骨骼肌和腹腔脏器阻力血管口径的改变。舒张压的高低,主要反映外周阻力的大小。此外,血液的黏滞度也影响到外周阻力。如果血液黏滞度升高,

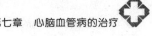

外周阻力就增大,舒张压就升高。原发性高血压主要是由于阻力血管的口径变小,导致外周阻力升高,并明显影响心、脑、肾等重要器官的血流量和功能。

二、动脉血压的调节

正常状态下,机体通过一套严密的系统调节着血压的稳定,使机体适应不同的环境变化。这种调节包括神经调节和体液调节。神经调节参与血压的短期调节,而体液激素的调节既影响到了神经的短期调节又影响到肾脏,通过肾脏的水盐代谢和血容量的中长期调节达到血压的长期变化。

（一）血压的神经调节

心脏的支配神经有交感神经和迷走神经,人体内多数血管只接受交感缩血管纤维的单一支配,而且不同器官血管的缩血管纤维分布密度不同。皮肤血管的缩血管纤维分布最密,骨骼肌和内脏的血管次之,冠状血管和脑血管中分布较少。在同一器官中,动脉的缩血管纤维的密度高于静脉,微动脉中密度最高,但毛细血管前括约肌中神经纤维分布很少。刺激交感神经可使收缩期变短,室内压上升速度加快,室内压峰值增加,左室舒张末压下降速度加快。皮肤、骨骼肌和内脏微动脉收缩,血管阻力增大,血压升高。

心血管的基本中枢位于延髓,包括位于延髓内的心迷走神经元、心交感神经元和交感缩血管神经元。延髓以上的心血管中枢存在于脑干、小脑和大脑中,起作用是对心血管活动和机体其他功能之间的复杂整合。大脑边缘系统可影响下丘脑和脑干其他部位的心血管神经元活动,使其和身体各部位的行为相协调。

心血管的反射包括颈动脉窦和主动脉弓的压力感受性反射,化学感受性反射和中枢缺血反射。血压升高引起颈动脉窦和主动脉弓的机械牵张,发出神经冲动,通过窦神经、舌咽神经达到孤束核,或通过迷走神经干达到孤束核,达到孤束核后通过神经通路使血管运动神经元抑制,交感活性减弱,并使迷走神经活性增强,使心输出量减少外周阻力减低,血压下降。主动脉体和颈动脉体存在化学感受器,对血液中的 O_2、CO_2、H^+ 等敏感。当 O_2 和 CO_2 分压、$[H^+]$ 上升时,激活化学感受器,心血管中枢兴奋,血压升高。化学感受器只在血压较大下降时发挥作用。当血压下降到头部供血不足时,血管运动中枢本身便可以激活。激活血管运动中枢的直接原因就是脑细胞的代谢产物 CO_2、乳酸和其他酸性物质等的堆积。其结果是交感血管中枢强烈兴奋,血压急剧上升,即中枢缺血反射(central nervous system ischemic response)。在此期间,一切外周血管可以关闭以保证脑部供血。实验表明,脑部供血轻微减少时即可引起中枢缺血反射,使血压升高。

（二）血压的体液调节

调节血压的体液因素包括肾素-血管紧张素-醛固酮系统、精氨酸加压素、内皮衍生性舒张因子、内皮素、心钠素以及激肽释放酶和激肽系统。

肾素-血管紧张素-醛固酮系统在血压的调节中起重要作用,血管紧张素Ⅱ可以使血管平滑肌收缩,增加外周阻力(如图7-1);通过刺激醛固酮释放,使肾对水钠的重吸收增加,血容量增加;增加交感神经活性,使血管对儿茶酚胺类的反应性增强,导致血压升高。除了循环系统中的肾素血管紧张素醛固酮系统外,心血管局部也存在肾素血管紧张素醛固酮系统,并且在血压增高和器官塑形中有重要作用。

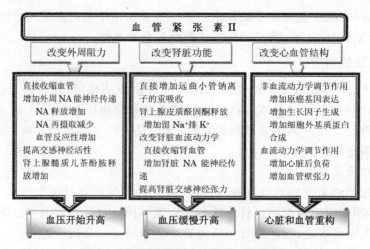

图7-1　血管紧张素Ⅱ升高血压的机制

精氨酸加压素(arginine vasopressin,AVP)是在下丘脑视上核和室旁核的一部分神经元内合成的。这些神经元的轴突进入垂体,其末梢释放的血管加压素作为垂体后叶激素进入血液循环。加压素在肾集合管可促进水的重吸收,所以又称为抗利尿激素。加压素作用于血管平滑肌的V1a受体,引起血管平滑肌收缩。在正常情况下,血浆中加压素浓度升高首先引起抗利尿作用,只有加压素浓度明显高于正常时,才可引起血压升高。

内皮细胞衍生物舒张因子就是一氧化氮,是在血管内皮细胞中合成和分泌的舒血管物质。NO的作用主要是激活鸟苷酸环化酶使cGMP浓度升高,细胞内游离的Ca^{2+}降低,从而血管舒张,血压降低。此外,NO还可以抑制细胞增生,有对抗缩血管物质等作用。内皮素是由内皮细胞合成的肽类激素,具有强烈的缩血管活性。心钠素主要由心房肌细胞合成的多肽,通过排钠、利钠、扩张血管和降低心输出量等作用降低血压。激肽释放酶是体内的一种蛋白酶,可使体内的某些蛋白质分解为激肽,激肽可以是血管平滑肌舒张和通透性增强。激肽和胰激肽是强烈的舒血管物质,参与了对血压和局部血流的调节作用。

总之,血压的调节是一个复杂的过程,有许多机制参与。每一种机制在一方面发挥调节作用,但不能完成复杂的全部调节。神经调节一般是快速的短期调节,主要通过对阻力血管口径及心脏活动来实现调节过程。而长期的调节是通过肾脏对细胞外液量的调节来实现的。与其他血压的调节机制相比,体液-肾脏调节血压的机制具有范围广,调节过程缓慢,持续时间长等特点。多种血压调节机制结合起来相辅相成,使机体既能够保持血压的长期稳定,又能够防止短期血压的剧烈波动。高血压病是由于血压的一个或多个调节环节异常所形成的。

【高血压病的诊断】

高血压病的诊断从临床表现和多次不同时间血压就可以确定。同时还要评估血压水平及其他心血管危险因素;判断高血压的原因,明确有无继发性高血压;寻找靶器官损害以及相关临床情况。从而做出高血压病因的鉴别诊断和评估患者的心血管风险程度,以指导诊断与治疗。

一、诊断依据

(一)病史

应全面详细了解患者病史,包括以下内容:1.家族史要询问患者有无高血压、糖尿病、血脂异常、冠心病、脑卒中或肾脏病的家族史。2.病程:患高血压的时间,血压最高水平,是否接受过降压治疗及其疗效与副作用。3.症状:包括目前及既往有无冠心病、心力衰竭、脑血管病、外周血管病、糖尿病、痛风、血脂异常、支气管哮喘、睡眠呼吸暂停综合征、性功能异常和肾脏疾病等症状及治疗情况。4.有无提示继发性高血压的症状,例如肾炎史或贫血史,提示肾实质性高血压;有无肌无力、发作性软瘫等低血钾表现,提示原发性醛固酮增多症;有无阵发性头痛、心悸、多汗提示嗜铬细胞瘤。5.生活方式要了解膳食脂肪、盐、酒摄入量,吸烟支数,体力活动量以及体重变化等情况。6.是否服用使血压升高的药物,例如口服避孕药、甘珀酸、滴鼻药、可卡因、安非他明、类固醇、非甾体类抗炎药、促红细胞生长素、环孢素以及中药甘草等。7.心理社会因素包括家庭情况、工作环境、文化程度及有无精神创伤史。

(二)临床表现

高血压病的临床表现即血压升高本身引起的症状和体征以及高血压病引起靶器官损害的症状和体征。

部分高血压病无症状,在健康体检时发现血压升高。多数高血压患者存在头痛、头晕、头胀、眼花、耳鸣、四肢麻木等非特异性症状的部分或全部。如果高血压病患者出现了头痛剧烈伴有呕吐,乏力严重、夜尿增多、浮肿、胸痛及劳力性呼吸困难等时,说明高血压病已经对心、脑、肾等靶器官造成了损害。

仔细的体格检查有助于发现继发性高血压线索和靶器官损害情况,体格检查包括:正确测量血压和心率,必要时测定立卧位血压和四肢血压;测量体重指数(BMI)、腰围及臀围;观察有无库欣面容、神经纤维瘤性皮肤斑、甲状腺功能亢进性突眼征或下肢水肿;听诊颈动脉、胸主动脉、腹部动脉和股动脉有无杂音;触诊甲状腺;全面的心肺检查;检查腹部有无肾脏增大或肿块,检查四肢动脉搏动和神经系统体征。

(三)血压测量

血压测量是评估血压水平、诊断高血压以及观察降压疗效的主要手段。主要采用诊室血压、动态血压以及家庭血压三种方法。

诊室血压由医护人员在诊室按统一规范进行测量,是评估血压水平和临床诊断高血压并进行分级的常用方法。动态血压监测则通常由自动的血压测量仪器完成,测量次数较多,无测量者误差,可避免"白大衣效应",并可测量夜间睡眠期间的血压,可准确地测量血压,同时也可评估血压短时变异和昼夜节律。但动态血压监测影响被检查者的睡眠,不能排除心理因素对血压的影响,因而可能会影响检查结果。家庭血压监测通常由被测量者自我完成,又称家庭自测血压。因为测量在熟悉的家庭环境中进行,可以避免白大衣效应。家庭血压监测还可用于评估数日、数周甚至数月、数年血压的长期变异或降压治疗效应,而且有助于增强患者的参与意识,改善患者的治疗依从性。

诊室血压与动态血压相比更易实现,与家庭血压相比更易控制质量,因此,该方法仍是目前评估血压水平的主要方法。但如果能够进行24小时动态血压监测,可以24小时动态血压为诊治依据。

（四）测血压方法

1.选择符合计量标准的水银柱血压计，或者经过验证的电子血压计。

2.使用大小合适的气囊袖带，气囊至少应包裹80%上臂。一般人可使用气囊长30～35 cm、宽13～15 cm标准规格的袖带。肥胖者或臂围大者应使用大规格气囊袖带；儿童应使用小规格气囊袖带。

3.测血压前，受试者应至少坐着安静休息5 min，30 min内禁止吸烟或饮咖啡，排空膀胱。

4.受试者取坐位，最好坐靠背椅，裸露上臂，上臂与心脏处在同一水平。如果怀疑外周血管病，首次就诊时应测量左、右上臂血压，以后通常测量较高读数一侧的上臂血压。特殊情况下可以取卧位或站立位。老年人、糖尿病患者及出现体位性低血压情况者，应加测站立位血压。站立位血压应在卧位改为站立位后1 min和5 min时测量。

5.将袖带紧贴缚在被测者的上臂，袖带的下缘应在肘弯上2.5 cm。将听诊器探头置于肱动脉搏动处。

6.使用水银柱血压计测压时，快速充气，使气囊内压力达到桡动脉搏动消失后，再升高30 mmHg，然后以恒定的速率（2～6 mmHg/s）缓慢放气。心率缓慢或心律不齐者，放气速率应更慢些。获得舒张压读数后，快速放气至0。

7.在放气过程中仔细听取柯氏音，观察柯氏音第Ⅰ时相（第一音）和第Ⅴ时相（消失音）水银柱凸面的垂直高度。收缩压读数取柯氏音第Ⅰ时相，舒张压读数取柯氏音第Ⅴ时相。小于12岁以下儿童、妊娠妇女、严重贫血、甲状腺功能亢进、主动脉瓣关闭不全及柯氏音不消失者，可以柯氏音第Ⅳ时相（变音）为舒张压。

8.应相隔1～2 min重复测量，取2次读数的平均值记录。如果收缩压或舒张压的两次读数相差5 mmHg以上，应再次测量，取3次读数的平均值记录。

9.使用水银柱血压计测压读取血压数值时，末位数值只能为0、2、4、6、8，不能出现1、3、5、7、9，并应注意避免末位数偏好。

（五）实验室检查

1.基本项目：血生化（钾、空腹血糖、血清总胆固醇、甘油三酯、高密度脂蛋白胆固醇、低密度脂蛋白胆固醇和尿酸、肌酐）；全血细胞计数、血红蛋白和血细胞比容；尿液分析（尿蛋白、糖和尿沉渣镜检）；心电图。

2.推荐项目：24 h动态血压监测（ABPM）、超声心动图、颈动脉超声、餐后血糖（当空腹血糖≥6.1 mmol时测定）、尿白蛋白定量（糖尿病患者必查项目）、尿蛋白定量（用于尿常规检查蛋白阳性者）、眼底检查、胸片、脉搏波传导速度（PWV）和踝臂血压指数（ABI）等。

3.选择项目：对怀疑继发性高血压患者，根据需要可以分别选择以下检查项目：血浆肾素活性、血和尿醛固酮、血和尿皮质醇、血游离甲氧基肾上腺素（MN）和甲氧基去甲肾上腺素（NMN）、血和尿儿茶酚胺、动脉造影、肾和肾上腺超声、CT或MRI、睡眠呼吸监测等。对有并发症的高血压患者，进行相应的脑功能、心功能和肾功能检查。

二、诊断

（一）高血压的诊断标准

1999年在WHO/ISH高血压指南的基础上，我国制定了《中国高血压指南》，建议高血压的诊断和分类采用WHO的标准。2003年美国和欧洲发表了各自的高血压指南，其中美国的高血压指南变化较大，取消了临界高血压，也不强调危险分层，而提出了高血压前期

（prehypertensive）的概念。JNC-7（见表7-1）强调凡50岁以上的成年人，收缩压大于140 mmHg是比舒张压更重要的心血管病的危险因素；如果55岁血压正常的人，血压从115/75 mmHg起，每增加20/10 mmHg，则日后90%的人发展为高血压；血压在120/80~139/89 mmHg之间者应视为高血压前期，须在生活方式上做促进健康的调整。2013年ESH/ESC发布了新一版动脉高血压管理指南，强调家庭血压监测以及动态血压监测的重要性，推荐所有患者降压治疗的目标收缩压为140 mmHg，更加强调对心血管及其他疾病的总危险因素进行评估。

表7-1　JNC-7成人高血压分类

血压分类	收缩压（mmHg）	舒张压（mmHg）	生活方式调节
正常血压	＜120	和＜80	鼓励
高血压前期	120~139	或80~89	是
高血压Ⅰ期	140~159	或90~99	是
高血压Ⅱ期	≥160	或≥100	是

　　2010年中国高血压防治指南修的委员会对2005年《中国高血压防治指南》进行了修订（见表7-2）。新指南更新了部分观念，增加了儿童青少年高血压、继发性高血压等"特殊人群"高血压部分。

表7-2　2010年中国高血压指南血压水平的定义和分类

血压分类	收缩压（mmHg）	舒张压（mmHg）
正常血压	＜120	和＜80
正常高值血压	120~139	和/或80~89
高血压	≥140	和/或≥90
1级高血压(轻度)	140~159	和/或90~99
2级高血压(中度)	160~179	和/或100~109
3级高血压(重度)	≥180	和/或≥110
单纯收缩期高血压	≥140	和＜90

·当收缩压和舒张压分别属于不同的级别时，以较高的分级为准。

（二）高血压的危险分层

　　缺血性脑血管病、出血性脑血管病、心肌梗死等严重的心脑血管事件是否发生、何时发生难以预测，但心脑血管事件的危险水平则可以评估，影响高血压病预后的危险因素见表7-3。高血压及血压水平是影响心脑血管事件发生和预后的独立危险因素。大部分高血压病患者除血压升高以外还存在其他的心血管事件危险因素，因此对高血压病患者的诊断和治疗不但要根据血压水平，还要依据对患者进行的危险评估分层（见表7-4）。高血压病患者心血管事件的危险分层仍然使用2005年的原则和内容，分为低危、中危、高危和很高危四层。

表7-3　影响高血压病患者预后的重要因素

心血管危险因素	靶器官损害	伴临床疾病
·高血压(1-3级) ·男性＞55岁；女性＞65岁 ·吸烟 ·糖尿病前期 餐后2 h血糖7.8～11.0 mmol/l或空腹血糖6.1～6.9 mmol/l ·血脂异常 TC≥5.7 mmol/l(220 mg/dl)或LDL-C＞3.3 mmol/l(130 mg/dl)或HDL-C＜1.0 mmol/l(40 mg/dl) ·早发现心血管病家族史(一级亲属发病年龄小于55岁) ·腹型肥胖 (腰围：男性≥90 cm,女性≥85 cm)或(BMI≥28 kg/m²)	·左心室肥厚 　心电图：Sokolow-Lyons＞38 mv或Cornell＞2440 mm·mms；超声心动图LVMI：男≥125 g/m²、女120 g/m² ·颈动脉超声IMT＞0.9 mm或动脉粥样斑块 ·颈-股动脉脉搏速度＞12 m/s ·踝/臂血压指数＜0.9 ·估算的肾小球滤过率降低(＜60 ml/min/1.73 m²)或血清肌酐轻度升高：男性115～133 μmol/l(1.3～1.5 mg/dl)，女性107～124 μmol/l(1.2～1.4 mg/dl) ·微量白蛋白尿：30～300 mg/24 h或白蛋白/肌酐：≥30 mg/g(3.5 mg/mmol)	·脑血管病： 脑出血 缺血性脑卒中 短暂性脑缺血发作 ·心脏疾病： 心肌梗死 心绞痛 冠状动脉血运重建史 充血性心力衰竭 ·肾脏疾病： 糖尿病肾病 肾功能受损 血肌酐： 男性＞133 μmol/l(1.5 mg/dl) 女性＞124 μmol/l(1.4 mg/dl) 尿蛋白＞300 mg/24 h ·外周血管疾病 ·视网膜病变 出血或渗出，视乳头水肿 ·糖尿病 空腹血糖≥7.0 mmol/l(126 mg/dl) 餐后2 h≥11.1 mmol/l(200 mg/dl) 糖化血红蛋白≥6.5%

·TC：总胆固醇,LDL-C：低密度脂蛋白胆固醇,HDL-C：高密度脂蛋白胆固醇,LVMI：左心室质量指数,IMT：颈动脉内膜中层厚度,BMI：体重指数。

表7-4　高血压患者心血管危险水平分层

其他危险因素和病史	1级高血压(mmHg)	2级高血压(mmHg)	3级高血压(mmHg)
无	低危	中危	高危
1-2个危险因素	中危	中危	很高危
大或等于3个危险因素,或靶器官损害	高危	高危	很高危
临床并发症或合并糖尿病	很高危	很高危	很高危

1.低危

男性年龄小于55岁、女性年龄小于65岁,高血压1级、无其他危险因素者,属于低危。典型情况下,10年随访中患者发生主要心血管事件的危险小于15%。对患者进行较长时间的观察,反复测量血压,尽可能进行24 h动态血压监测,评估靶器官损害情况,然后决定是否以及何时开始药物治疗。

2.中危

高血压2级或1~2级同时有1~2个危险因素,病人应否给予药物治疗,开始药物治疗前应经多长时间的观察,医生须缜密地判断。典型情况下,该组患者随后10年内发生主要心血管事件的危险约15%~20%,若患者属高血压1级,兼有一种危险因素,10年内发生心血管事件危险约15%。

3.高危

高血压水平属1级或2级,兼有3种或更多危险因素,患糖尿病或靶器官损害或高血压水平属3级但无其他危险因素患者属高危组。典型情况下,他们随后10年间发生主要心血管事件的危险约20%~30%,应立即开始对高血压及并存的危险因素和临床情况进行药物治疗。

4.很高危

高血压3级同时有1种以上危险因素或兼有糖尿病或靶器官损害,或高血压1~3级并有临床相关疾病。典型情况下,随后10年间发生主要心血管事件的危险最高,达≥30%,应迅速开始最积极的治疗。

三、鉴别诊断

(一)内分泌性高血压

内分泌组织增生或肿瘤所致的多种内分泌疾病,由于其相应激素如醛固酮、儿茶酚胺、皮质醇等分泌过度增多,导致机体血流动力学改变而使血压升高。这种由内分泌激素分泌增多而致的高血压称为内分泌性高血压,也是较常见的继发性高血压。

1.原发性醛固酮增多症

原发性醛固酮增多症(primary aldosteronism)是由于肾上腺自主分泌过多的醛固酮,而导致水钠潴留、高血压、低血钾和血浆肾素活性受抑制的临床综合征,常见原因是肾上腺腺瘤和肾上腺增生,少见原因为腺癌和糖皮质激素可调节性醛固酮增多症。原发性醛固酮增多症在高血压中占5%~15%,在难治性高血压中接近20%,仅部分患者有低血钾。建议对早发高血压或血压水平较高特别是血压大于180/110 mmHg的患者;服用3种以上降压药物而血压不能达标的难治性高血压患者;伴有持续性或利尿剂引起的低血钾或肾上腺意外瘤的高血压患者;有40岁以前发生过脑血管意外家族史的高血压患者和原发性醛固酮增多症的一级亲属中高血压患者,进行原发性醛固酮增多症的筛查。

初步筛查项目为血浆醛固酮与肾素活性测定并计算比值,阳性者进一步进行确诊试验。确诊试验包括口服盐负荷试验、盐水输注试验、卡托普利试验等;试验前应停用对测定有影响的药物;低血钾、心功能不全和严重高血压的病人严禁做高钠负荷试验,如上述1~2个试验证实醛固酮不被抑制则可确诊。肾上腺CT薄层(2~3 mm)扫描来进行原发性醛固酮增多症亚型分类及定位,鉴别腺瘤与增生,除外肾上腺皮质癌。确诊为单侧醛固酮分泌瘤或单侧肾上腺增生患者,服用盐皮质激素受体拮抗剂,待血压和血钾正常后行腹腔镜单侧肾上腺手术切除术,如为肾上腺肿瘤所致则手术切除肿瘤后高血压可得到纠正。也可用导管消融术治疗。如患者不能手术,推荐用盐皮质激素受体拮抗剂进行长期治疗;如为双侧肾上腺增生,推荐用盐皮质激素受体拮抗剂治疗,螺内酯为一线用药,依普利酮为选择用药;推荐用小剂量肾上腺糖皮质激素治疗可调节性醛固酮增多症患者,以纠正高血压和低血钾。成人地塞米松起始剂量为0.125～0.25 mg/d,泼尼松起始剂量为2.5～5 mg/d。

2.嗜铬细胞瘤

嗜铬细胞瘤(pheochromocytoma)是一种起源于肾上腺嗜铬细胞的过度分泌儿茶酚胺,引起持续性或阵发性高血压和多个器官功能及代谢紊乱的肿瘤。嗜铬细胞瘤可起源于肾上腺髓质、交感神经节或其他部位的嗜铬组织。嗜铬细胞瘤90%以上为良性肿瘤,80%～90%嗜铬细胞瘤发生于肾上腺髓质嗜铬质细胞,其中90%左右为单侧单个病变。起源肾上腺以外的嗜铬细胞瘤约占10%,恶性嗜铬细胞瘤约占5%～10%,可造成淋巴结、肝、骨、肺等转移。嗜铬细胞瘤间断或持续地释放儿茶酚胺激素作用于肾上腺素能受体后,可引起持续性或阵发性高血压,伴有典型的嗜铬细胞瘤三联征,即阵发性"头痛、多汗、心悸",同样可造成严重的心、脑、肾血管损害;肿瘤释放的大量儿茶酚胺入血可导致剧烈的临床症候如高血压危象、低血压休克及严重心律失常等称为嗜铬细胞瘤危象。但是如果能早期、正确诊断并进行手术切除肿瘤,它又是临床可治愈的一种继发性高血压。所以对阵发性、持续性或持续性高血压伴阵发性加重;压迫腹部、活动、情绪变化或排大、小便可诱发高血压发作,一般降压药治疗常无效;高血压发作时伴头痛、心悸、多汗三联征表现;高血压患者同时有体位性低血压;高血压患者伴糖、脂代谢异常、腹部肿物;高血压伴有心血管、消化、泌尿、呼吸、神经系统等相关体征,但不能用该系统疾病解释的高血压患者应进行嗜铬细胞瘤的临床评估及确诊检查。

嗜铬细胞瘤的诊断依赖于肿瘤的准确定位和功能诊断,CT、MRI可以发现肾上腺或腹主动脉旁交感神经节的肿瘤,对肾上腺外嗜铬细胞瘤诊断的敏感性较低,而间碘苄胍扫描弥补了CT、MRI的缺点,尤其是对肾上腺外、复发或转移肿瘤的定位具有一定的优势,对于嗜铬细胞瘤的定位诊断具有重要的价值;嗜铬细胞瘤的功能诊断主要依赖于生化检测体液中的儿茶酚胺含量,其中包括肾上腺素、去甲肾上腺素和多巴胺及其代谢产物;间甲肾上腺素类物质是儿茶酚胺的代谢产物,具有半衰期较长、不易产生波动、受药物影响小的优点,被认为其诊断价值优于儿茶酚胺的测定。多数嗜铬细胞瘤为良性,手术切除是最有效的治疗方法,但手术有一定的危险性,术前须做好充分的准备;^{131}I-间碘苄胍治疗是手术切除肿瘤以外最有价值的治疗方法,主要用于恶性及手术不能切除的嗜铬细胞瘤的治疗。α肾上腺素能受体阻滞剂和(或)β肾上腺素能受体阻滞剂可用于控制嗜铬细胞瘤的血压、心动过速、心律失常和改善临床症状。

3.库欣综合征

库欣综合征(Cushing's syndrome)即皮质醇增多症,其主要病因分为ACTH依赖性和非依赖性库欣综合征两大类;前者包括垂体ACTH瘤或ACTH细胞增生、分泌ACTH的垂体外肿瘤;后者包括自主分泌皮质醇的肾上腺腺瘤、腺癌或大结节样增生。

对存在下述临床症状与体征的肥胖高血压患者进行库欣综合征临床评估及确诊检查。临床症状与体征包括:向心性肥胖、水牛背、锁骨上脂肪垫;满月脸、多血质;皮肤菲薄、瘀斑、宽大紫纹、肌肉萎缩;高血压、低血钾、碱中毒;糖耐量减退或糖尿病;骨质疏松,或有病理性骨折、泌尿系结石;性功能减退、男性阳痿,女性月经紊乱、多毛、不育等;儿童生长、发育迟缓;神经、精神症状;易感染、机体抵抗力下降等。

(二)肾实质性高血压

引起肾实质性高血压(renal hypertension)的常见疾病包括急、慢性肾小球肾炎,多囊肾;

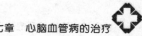

慢性肾小管-间质病变,如慢性肾盂肾炎和梗阻性肾病等;代谢性疾病肾损害,如痛风性肾病、糖尿病肾病等;系统性或结缔组织疾病肾损害,如狼疮性肾炎、硬皮病等;遗传性肾脏疾病、肾脏肿瘤等。

肾实质性高血压是最常见的继发性高血压之一,其血压升高常为难治性,是青少年患高血压急症的主要病因。肾实质性高血压存在肾脏实质性疾病病史;蛋白尿、血尿及肾功能异常多发生在高血压之前或同时出现。体格检查往往有贫血貌、肾区肿块等。常用的实验室检查包括:血、尿常规;血电解质、肌酐、尿酸、血糖、血脂的测定;24 h 尿蛋白定量或尿白蛋白/肌酐比值、12h 尿沉渣检查以及尿蛋白电泳、尿相差显微镜检查。肾脏 B 超:了解肾脏大小、形态及有无肿瘤;必要时应在有条件的医院行肾脏穿刺及病理学检查,这是诊断肾实质性疾病的"金标准"。

肾实质性高血压治疗应包括低盐饮食;大量蛋白尿及肾功能不全者,宜选择摄入高生物价蛋白,并限制在 0.3～0.6 g/kg/d;在针对原发病进行有效的治疗同时,积极控制血压在小于 130/80 mmHg,有蛋白尿的患者应首选 ACEI 或 ARB 作为降压药物;长效钙通道阻滞剂、利尿剂、β受体阻滞剂、α受体阻滞剂均可联合应用;如肾小球滤过率小于 30 ml/min 或有大量蛋白尿时,噻嗪类利尿剂无效,应选用祥利尿剂治疗。

（三）肾动脉狭窄

肾动脉狭窄(renal artery stenosis)的根本特征是肾动脉主干或分枝狭窄,导致患肾缺血,肾素血管紧张素系统活性明显增高,引起高血压及患肾功能减退。肾动脉狭窄是引起高血压和(或)肾功能不全的重要原因之一,患病率约占高血压人群的 1%-3%。目前,动脉粥样硬化是引起我国肾动脉狭窄的最常见病因,患病率据估计约为 70%,其次为大动脉炎,约 25%,纤维肌性发育不良约 5%。临床建议对恶性或顽固性高血压;原来控制良好的高血压失去控制;高血压并有腹部血管杂音;高血压合并血管闭塞证据;无法用其他原因解释的血清肌酐升高;血管紧张素转换酶抑制剂或紧张素 II 受体拮抗剂降压幅度非常大或诱发急性肾功能不全;与左心功能不匹配的发作性肺水肿;高血压并两肾大小不对称的患者进行肾动脉狭窄检查。目前有许多无创诊断方法有多普勒超声、磁共振血管造影、计算机断层血管造影和功能诊断如卡托普利肾图等。经动脉血管造影目前仍是诊断肾动脉狭窄的"金标准",用于确定诊断及提供解剖细节。

（四）主动脉缩窄

主动脉狭窄(aortarctia)系少见病,包括先天性主动脉缩窄及获得性主动脉狭窄。先天性主动脉缩窄表现为主动脉的局限性狭窄或闭锁,发病部位常在主动脉峡部原动脉导管开口处附近,个别可发生于主动脉的其他位置;获得性主动脉狭窄主要包括大动脉炎、动脉粥样硬化及主动脉夹层剥离等所致的主动脉狭窄。主动脉狭窄只有位于主动脉弓、降主动脉和腹主动脉上段才会引发临床上的显性高血压,升主动脉狭窄引发的高血压临床上常规的血压测量难以发现,而肾动脉开口水平远端的腹主动脉狭窄一般不会导致高血压。本病的基本病理生理改变为狭窄所致血流再分布和肾组织缺血引发的水钠潴留和 RAS 激活,结果引起左心室肥厚、心力衰竭、脑出血及其他重要脏器损害。由于主动脉狭窄远端血压明显下降和血液供应减少,可导致肾动脉灌注不足。因此,这类高血压的发生虽然主要因机械阻力增加所致,但与肾脏缺血后释放肾素增多也有关。

主动脉缩窄主要表现上肢高血压,而下肢脉弱或无脉,双下肢血压明显低于上肢

（ABI<0.9），听诊狭窄血管周围有明显血管杂音。无创检查如：多普勒超声、磁共振血管造影、计算机断层血管造影可明确狭窄的部位和程度。一般认为如果病变的直径狭窄大于或等于50%，且病变远近端收缩压差大或等于20 mmHg，则有血流动力学的功能意义。

（五）阻塞性睡眠呼吸暂停低通气综合征

睡眠呼吸暂停低通气综合征（sleep apnea and hypoventilation syndrome）是指由于睡眠期间咽部肌肉塌陷堵塞气道，反复出现呼吸暂停或口鼻气流量明显降低，临床上主要表现为睡眠打鼾，频繁发生呼吸暂停的现象，可分为阻塞性、中枢性和混合性三型，以阻塞性睡眠呼吸暂停低通气综合征（OSAHS）最为常见，约占睡眠呼吸暂停低通气综合征的80%～90%，是顽固性高血压的重要原因之一；至少30%的高血压患者合并OSAHS，而OSAHS患者中高血压发生率高达50%～80%，远远高于普通人群的11%～12%。其诊断标准为每晚7 h睡眠中，呼吸暂停及低通气反复发作在30次以上和（或）呼吸暂停低通气指数大或等于5次/h；呼吸暂停是指口鼻气流停止10 s以上；低通气是指呼吸气流降低到基础值的50%以下并伴有血氧饱和度下降超过4%。

其临床表现为：夜间打鼾，往往是鼾声-气流停止-喘气-鼾声交替出现，严重者可以憋醒；睡眠行为异常，可表现为夜间惊叫恐惧、呓语、夜游；白天嗜睡、头痛、头晕、乏力，严重者可随时入睡。部分患者精神行为异常，注意力不集中、记忆力和判断力下降、痴呆等；个性变化、烦躁、激动、焦虑；部分患者可出现性欲减退、阳痿；患者多有肥胖、短颈、鼻息肉；鼻甲、扁桃体及悬雍垂肥大；软腭低垂、咽腔狭窄、舌体肥大、下颌后缩及小颌畸形；OSAHS常可引起高血压、心律失常、急性心肌梗死等多种心血管疾病。多导睡眠监测是诊断OSAHS的"金标准"；呼吸暂停低通气指数（AHI）是指平均每小时呼吸暂停低通气次数，依据AHI和夜间SaO_2值，分为轻、中、重度。轻度：AHI 5-20，最低$SaO_2 \geq 86\%$；中度：AHI 21-60，最低SaO_2 80%～85%；重度：AHI >60，最低$SaO_2 < 79\%$。

减轻体重和生活模式改良对OSAHS很重要，口腔矫治器对轻、中度OSAHS有效；而中、重度OSAHS往往需用持续正压通气（continuous positive airway pressure，CPAP）；注意选择合适的降压药物；对有鼻、咽、腭、颌解剖异常的患者可考虑相应的外科手术治疗。

（六）药源性高血压

药源性高血压（drug-induced hypertension）是常规剂量的药物本身或该药物与其他药物之间发生相互作用而引起血压升高，当血压大于140/90 mmHg时即考虑药物性高血压。主要包括：激素类药物；中枢神经类药物；非类固醇类抗炎药物；中草药类等。其中中草药甘草、生姜、麻黄、青皮、枳实、款冬花、橘皮以及山茱萸等是常用药，长时间服用可以引起高血压；在滋补药中，紫河车和阿胶引起高血压者常见，补气药人参对血压有双向调节作用可能引起血压升高；附子具有毒性，日常用量不多引起高血压者较少。原则上，一旦确诊高血压与用药有关，应该停用这类药物，换用其他药物或者采取降压药物治疗。

【高血压病的治疗】

高血压病的诊断一旦确定，就需要对患者进行全面的心血管病风险水平评估并分层，根据评估和分层对高血压病患者实行包括非药物和药物治疗。高血压患者的主要治疗目标是最大限度地降低心血管并发症发生与死亡的总体危险。需要治疗所有可逆性心血管危险因素、亚临床靶器官损害以及各种并存的临床疾病。一般高血压患者，应将血压降至140/90 mmHg以

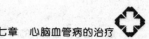

下;65岁及以上的老年人的收缩压应控制在150 mmHg以下,如能耐受还可进一步降低;伴有肾脏疾病、糖尿病或病情稳定的冠心病或脑血管病的高血压患者治疗更宜个体化,一般可以将血压降至130/80 mmHg以下。伴有严重肾脏疾病或糖尿病,或处于急性期的冠心病或脑血管病患者,应按照相关指南进行血压管理。舒张压低于60 mmHg的冠心病患者,应在密切监测血压的情况下逐渐实现降压达标。

一、非药物治疗

非药物治疗主要指生活方式干预,即去除不利于身体和心理健康的行为和习惯(见表7-5)。它不仅可以预防或延迟高血压的发生,还可以降低血压,提高降压药物的疗效,从而降低心血管风险。具体内容有低盐低脂优质蛋白饮食、控制体重、戒烟、限酒、适度饮茶、适当体力运动和保持良好的心理精神状态,详细内容在防治策略和危险因素章节中已经叙述,可以参阅。现对一些日常生活中有助于降压的食品和中草药做一简述。

表7-5　高血压病患者的非药物治疗措施(2005年高血压病防治指南建议)

治疗措施	具体方案和目标	收缩压下降范围
减轻体重	减少热量,膳食平衡,增加运动,BMI保持 $20\sim24$ kg/m^2	$5\sim20$ mmHg/减重10 kg
膳食限盐	北方首先将每人每日平均食盐量降至8g,以后再降至6 g;南方可控制在6g以下。	$2\sim8$ mmHg
减少膳食脂肪	总脂肪<总热量的30%,饱和脂肪<10%,增加新鲜蔬菜每日 $400\sim500$ g,水果100 g,肉类 $50\sim100$ g,鱼虾类50 g,蛋类每周 $3\sim4$ 个,奶类每日250 g,每日食油 $20\sim25$ g,少吃糖类和甜食。	—
增加及保持适当体力活动	一般每周运动 $3\sim5$ 次,每次持续 $20\sim60$ min。如运动后自我感觉良好,且保持理想体重,则表明运动量和运动方式合适。	$4\sim9$ mmHg
保持乐观心态,提高应激能力	通过宣教和咨询,提高人群自我防病能力。提倡选择适合个体的体育、绘画等文化活动,增加老年人社交机会,提高生活质量。	—
戒烟、限酒	不吸烟;不提倡饮酒;如饮酒,男性每日饮酒精量不超过25 g,即葡萄酒小于 $100\sim150$ ml($2\sim3$ 两),或啤酒小于 $250\sim500$ ml(半斤~1斤),或白酒小于25-50 ml($0.5\sim1$ 两);女性则减半量,孕妇不饮酒。不提倡饮高度烈性酒。高血压及心脑血管病患者应戒酒。	$2\sim4$ mmHg

(一)食物营养素与血压

高血压病的发生和发展与一些营养素的不足有关,补充营养素有利于高血压病患者的降压和控制血压水平。这些营养素有烟酸、维生素C、ω-3脂肪酸、钾、钙、镁、锌和膳食纤维等。烟酸可以扩张血管,降低体内胆固醇与甘油三酯,促进血液循环,每天推荐摄入 $13\sim14$ mg;烟酸广泛存在于动物内脏、肾脏、瘦肉、酵母、麦芽、全麦制品以及无花果等食品中。维生素

C能促进人体合成氮氧化物,而氮氧化物具有扩张血管的作用,从而有助于降低血压,每天推荐摄入 100 mg;维生素C在蔬菜水果中含量丰富,如柑橘类水果、番茄、辣椒、小萝卜、瓜类、鲜绿叶菜、鲜枣、猕猴桃以及梨等。ω-3脂肪酸可以提升体内一氧化氮的水平,使其能有更好地舒张血管平滑肌,以降低血压,每天推荐摄入量是 600～1000 mg;ω-3脂肪酸在深海鱼中含量较高,如凤尾鱼、三文鱼、鲱鱼、鲭鱼、沙丁鱼、鲟鱼、湖鳟鱼和金枪鱼等,核桃、亚麻及亚麻籽油中含量也很丰富。钾可以抑制肾小管对钠的吸收,有助于降压,推荐每天摄入 2000 mg;口蘑、紫菜、黄花菜、桂圆、银耳、香菇等食物中含钾非常高,水果蔬菜中的钾含量也很丰富,如叶菜类、番茄、洋芋、柑橘类水果、香蕉等,谷物、麦芽坚果中也含有钾。人体摄入充分的钙,能增加尿钠的排泄,减轻钠对血压的不利影响,有利于降低血压,每天推荐摄入 800 mg;含钙丰富的食品有奶及奶制品、豆类及豆制品、芝麻酱、绿色蔬菜类、海带以及鱼虾等。镁能稳定血管平滑肌细胞膜的钙通道,限制钠的内流,还可以减少应激诱导的去甲肾上腺素的释放,从而起到降低血压的作用,每天益摄入 350 mg;镁在坚果类、乳制品、海鲜、黑豆、香蕉、绿叶蔬菜、小麦芽等食品中含量丰富,其中绿叶蔬菜是镁的最佳食物来源。研究发现人体内锌含量降低时血压较高,所以增加锌的摄入有助于降低血压;每天锌的推荐摄入量女性为 11.5 mg,男性为 15 mg;锌主要存在于海产品、动物内脏中,如牡蛎、鲱鱼、虾皮、紫菜、猪肝等,瘦肉、鱼粉、芝麻、花生以及豆类等也含有丰富的锌。膳食纤维具有调整糖类和脂类代谢的作用,能结合胆酸,避免其合成胆固醇沉积于血管壁,同时膳食纤维还可以促进钠的排出,从而降低血压,每日推荐摄入量为 25～30 g;膳食纤维一般存在于蔬菜、水果、全谷类以及未加工的麸质、全麦制品、海藻类、豆类根茎类食品中。

(二)日常食品与血压

存在辅助缓解血压效应的食品:玉米,荞麦、燕麦、小麦、薏米、红薯、洋芋、绿豆、黄豆、芹菜、菠菜、油菜、茼蒿、荠菜、莼菜、豌豆苗、紫甘蓝、西兰花、芦笋、莴笋、胡萝卜、白萝卜、番茄、茄子、洋葱、黄瓜、南瓜、茭白、猴头菇、香菇、金针菇、黑木耳、海带、紫菜、瘦牛肉、鸡肉、鸭肉、鸡蛋、海蜇、甲鱼、虾皮、三文鱼、金枪鱼、牡蛎、猕猴桃、苹果、香蕉、山楂、西瓜、红枣、橘子、柚子、柿子、乌梅、桑葚、核桃、莲子、大葱、大蒜、醋、脱脂牛奶、绿茶、玉米油、香油、橄榄油等。现举几例简要予以说明。

1.玉米

玉米味甘,性平;入脾胃经。玉米含有丰富的谷胱甘肽、维生素B、维生素E、烟酸、钙、镁、硒、油酸、亚油酸以及棕榈油等营养素,其中维生素E和亚油酸可以降低血液中的胆固醇并防止胆固醇沉积于血管壁,保持血管弹性,起到辅助降压的效果。所以每餐推荐吃玉米 100 g。

2.小米

小米性微寒,味平,归脾胃肺经。小米含有丰富的膳食纤维、碳水化合物、维生素B1、维生素B2、烟酸以及钙、磷、铁、锌、硒、镁等。其中的膳食纤维、钙、烟酸和维生素B等具有抑制血管收缩降低血压的作用。每餐宜食 60 g。

3.洋芋

洋芋学名马铃薯,性平,味甘,归胃、大肠经。洋芋含有淀粉、胡萝卜素、维生素B1、维生素B2、维生素C、钙、钾、磷、铁、膳食纤维等。其中钾的含量比较丰富,100g 洋芋中含钾高达 300 mg,摄入钾增多时钠排出增加,从而起到降血压的作用。此外洋芋中的黏液蛋白可以防止脂肪沉积于心血管壁。每餐宜吃130g,陇薯3号口味较佳。

4.番茄

番茄别名西红柿,性微寒,味甘、酸,归肝、脾、胃经。番茄含有苹果酸、柠檬酸、胡萝卜素、维生素B1、维生素B2、维生素C、维生素P、烟酸等营养素。番茄中含钾量丰富,番茄中的番茄红素具有利尿作用,使体内的钠离子浓度降低,维生素P具有降压作用,因而摄入番茄有利于防止血压升高。此外番茄红素还具有明显的抗自由基和降低血浆低密度脂蛋白胆固醇的作用。番茄每餐宜食100~150 g。

5.鸡蛋

鸡蛋性凉,味甘,归大肠、胃经。鸡蛋含有丰富的蛋白质,还含有维生素A、维生素B、卵磷脂以及铁、钾、锌、硒等营养素。熟鸡蛋中的蛋白质在胃和小肠消化酶的作用下,产生一种具有抑制血管紧张素转换酶活性的多肽,使其活性减低,产生血管紧张素Ⅱ减少,因而改善血液循环和血压状态。建议每餐吃1个鸡蛋,高血压伴冠心病者最好不要吃含胆固醇高的蛋黄。

(三)常见中草药与血压

在常见的中草药中,大多数对血压影响轻微,具有升压效应的有:麻黄、生姜、浮萍、香加皮、附子、青皮、枳实、橘皮、款冬花、甘草、山茱萸、紫河车、阿胶等;具有双向调节血压的有:人参、党参、黄芪等;具有一定降压功能的有:麻黄根、罂粟壳、藜芦(有毒)、藁本、辛夷、菊花、蔓荆子、葛根、柴胡、栀子、夏枯草、黄芩、黄连、黄檗、龙胆草、苦参、三颗针、马尾连、十大功劳、连翘、穿行连、牛黄、半边莲、山慈姑、白毛夏枯草、鬼针草、龙葵、青蒿、地骨皮、芫花、独活、防己、秦艽、豨莶草、臭梧桐、徐长卿、桑寄生、青风藤、穿山龙、夏天无、鹿衔草、雪莲花、闹羊花、两面针、厚朴、泽泻、萹蓄、茵陈蒿、玉米须、积雪草、吴茱萸、佛手、木香、香附、青木香、天仙藤、山楂、莱菔子、鸡屎藤、大蓟、槐花、侧柏叶、三七、荠菜、蒲黄、川芎、丹参、虎杖、红花、五灵脂、牛膝、降香、毛冬青、半夏、桔梗、前胡、瓜蒌、川贝母、浙贝母、昆布、胖大海、桑白皮、酸枣仁、远志、灵芝、羚羊角、地龙、钩藤、天麻、蜈蚣、罗布麻、白术、大枣、蜂蜜、刺五加、红景天、鹿茸、冬虫夏草、淫羊藿、杜仲、菟丝子、沙苑子、葫芦巴、羊红膻、当归、熟地黄、何首乌、夜交藤、白芍药、石斛、枸杞等。现列几例做一简述。

1.甘草

甘草是一种补益中草药,味甘,性平,归十二经,有解毒、祛痰、止痛、解痉以至抗癌等药理作用。生甘草长于清火,以清热解毒、润肺止咳,用于痰热咳嗽、咽喉肿痛等;炙甘草长于温中,以甘温益气、缓急止痛,用于脾虚胃弱、心悸脉结代等。

甘草的化学成分极为复杂。根和根茎主含三萜皂甙,其中主要的一种是1分子的18β-甘草次酸(18β-glycyrrhetic acid)和2分子的葡萄糖醛酸(glucuronic acid)结合生成的甘草酸(glycyrrhizic acid)的钾盐和钙盐,谷称甘草酸(glycyrrhizin),又含黄酮素类化合物、香豆精类化合物和生物碱等;甘草的叶主要含黄酮化合物。

甘草的去氧皮质酮样作用,可潴钠排钾,使体内钾离子减少,导致心脏对强心甙敏感性增加,从而发生中毒。临床上有炙甘草与洋地黄毒苷片同服,患者出现室早、二联律、一联律的报道。这是由于甘草能导致低血钾,与洋地黄毒苷片同服极易诱发洋地黄中毒反应发生。甘草次酸的糖皮质激素样作用,能保钠排钾。若与排钾性利尿药如氢氯噻嗪、依他尼酸、呋塞米、氯噻酮、乙酰唑胺等合用,能使血清钾离子浓度降低,易加重发生低血钾的危险,增加不良反应,如水肿压升高、全身无力,甚至可发生严重低钾性瘫痪。

所以,对于高血压患者,特别是高血压伴有心功能不全的患者应避免甘草和甘草制剂。

2.人参

人参(ginseng)为第三纪孑遗植物见图7-2,属五加科,是多年生草本植物,喜阴凉、湿润的气候,多生长在昼夜温差小的海拔500~1100 m山地缓坡或斜坡地的针阔混交林或杂木林中。性平、味甘、微苦,微温。归脾、肺经、心经。主要治疗劳伤虚损、食少、倦怠、反胃吐食、大便滑泄、虚咳喘促、自汗暴脱、惊悸、健忘、眩晕头痛、阳痿、尿频、消渴、妇女崩漏、小儿慢惊及久虚不复,一切气血津液不足之症。

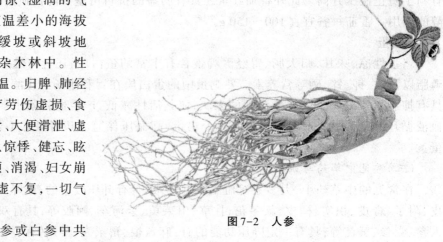

图7-2 人参

从红参、生晒参或白参中共分离出30余种人参皂苷,分别称为人参皂苷(ginsenoside)-RX(注:X=0、a1、a2、a3、b1、b2、b3、c、d、e、f、g1、g2、g3、h1、h2、h3、s1、s2),尚有假人参皂苷(pseudoginsenoside saponin)F11等。皂苷为人参生理活性的物质基础。有机酸及酯类有:柠檬酸(citric acid)、异柠檬酸(isocitric acid)、延胡索酸(fumaric acid)、酮戊二酸、油酸(oleic acid)、亚油酸(linoleic acid)、顺丁烯二酸苹果酸(malic acid)、丙酮酸(pyruvic acid)、琥珀酸(succinic acid)、酒石酸(tartaric acid)、人参酸(panax acid)、水杨酸(salicylic acid)、香草酸(vanillic acid)、对羟基肉桂酸、甘油三酯(triglyceride)、棕榈酸(palmitic acid)、三棕榈酸甘油酯(palmitin)、α,γ-二棕榈酸甘油酯、三亚油酸甘油酯、糖基甘油二酯。维生素类有:维生素B1、维生素B2、维生素B12、维生素C;烟酸(nicotinic acid)、叶酸(folic acid)、泛酸、生物素(biotin)及菸酰胺。甾醇及其苷类有:β-谷甾醇(β-Sitosterol)、豆甾醇、胡萝卜苷、菜油甾醇、人参皂苷P及酯甾醇。此外,人参还含有:腺苷转化酶、L-天冬氨酸酶、β-淀粉酶、蔗糖转化酶;麦芽醇(maltol)、甘九烷(nonacosane);山奈酚(kaempferol)、人参黄酮苷(panasenoside)及铜、锌、铁、锰等二十多种微量元素。人参茎叶的皂苷成分,基本上和根一致。参须、参芽、参叶、参花、参果等的总皂苷含量,比根还高,值得进一步利用。

人参一般认为是血管扩张药,但也有小剂量收缩,大剂量扩张或先收缩后扩张的报告。人参对血管的作用因血管种类不同或机体状态而表现不同。人参对兔耳血管和大鼠后肢血管有收缩作用。但对整体动物冠状动脉、脑血管、眼底血管有扩张作用。静脉注射总皂苷能降低犬后肢血管和脑血管阻力,但却能增加大鼠肾血管阻力。人参皂苷Rg1、Re对犬血管亦呈扩张作用,而Rb1无效。人参影响血管功能的有效成分和作用机制的研究表明:人参皂苷Rb1和R0对血管的扩张作用是非选择性的,而Rg1仅选择性对抗 Ca^{2+} 引起的血管收缩,其作用机制尚有待进一步研究。有人认为,人参对不同类别、不同生理状态下血管的不同的调节作用可能是人参双向调节血压的原因。在正常或高血压状态下,人参有降低血压的作用,但

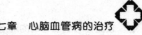

亦有使血压升高的报告。治疗量对病人血压无明显影响。人参的升压作用可能与肾、脾体积缩小、内脏血管收缩有关。而降压则是由于释放组胺和血管平滑肌细胞内 Ca^{2+} 浓度下降所致。

人参对脑血流量和脑能量代谢亦有明显的影响。人参制剂可增加兔脑葡萄糖的摄取，同时减少乳酸、丙酮酸，同时降低乳酸与丙酮酸的比值，并可使葡萄糖的利用从无氧代谢途径转变为有氧代谢。人参亦可使大脑皮层中自由的无机磷增加25%。人参果皂甙能提高脑摄氧能力。人参总皂甙、人参根总皂甙对脑缺血、再灌注损伤均有保护作用。总之，人参能使动物大脑更合理地利用能量物质葡萄糖，氧化产能，合成更多的ATP供学习记忆等活动之用。

此外，人参还具有一定的降血糖、降血脂、抗疲劳、增强记忆和提高人体免疫力的作用。总之，人参为大补元气之品，中医临床用于治疗元气虚脱之症。所以无虚证者，不宜服用人参。

3.丹参

丹参（salvia miltiorrhiza）味苦，微寒，归肝脾经（如图7-3）。丹参主要含有丹参酮 I、II_A、II_B，异丹参酮 I、II，异隐丹参酮，羟基丹参酮 II_A，丹参新酮，左旋二氢丹参酮 I，丹参酚等。此外还含有原儿茶醛、原儿茶酸、乳酸、维生素 E 等。

丹参具有扩张冠状动脉，使冠状动脉血流量显著增加，并能使心肌收缩增强，改善心功能，而且不增加心肌耗氧量。水煎剂有不同程度的降压作用，而且对缺血后脑组织有明显的保护作用，并能改善外周微循环。丹参能促进纤维蛋白的溶解，抑制血小板的聚集，能显著延长体外血栓形成时间，缩短血栓长度。此外丹参还具有一定的降低血脂，促进组织修复，抗炎和调节免疫的作用。

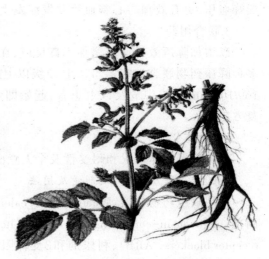

图7-3 丹参

丹参是高血压病患者预防心脑血管疾病风险的常用药，疗效确切。中药的应用为高血压病患者打开了一扇治疗之门，但其临床应用必须在中药医生的指导下治疗，不能盲目服用。

二、药物治疗

（一）高血压病药物治疗的目的

高血压药物治疗的目的就是对高血压患者实施药物降压治疗降低血压，通过降低血压，有效预防或延迟脑卒中、心肌梗死、心力衰竭、肾功能不全等心脑血管并发症发生；有效控制高血压的疾病进程，预防高血压急症、亚急症等重症高血压发生。

（二）降压达标的方式

将血压降低到目标水平，即 140/90 mmHg 以下、高风险患者 130/80 mmHg、老年人收缩压 150 mmHg，可以显著降低心脑血管并发症的风险。大多数高血压患者应根据病情在数周至数月内将血压逐渐降至目标水平。年轻、病程较短的高血压患者，降压速度可快一点；但老年人、病程较长或已有靶器官损害或并发症的患者,降压速度则应慢一点。

(三)降压药物治疗的时机

高危、很高危或3级高血压患者,应立即开始降压药物治疗。确诊的2级高血压患者,应考虑开始药物治疗;1级高血压患者,可在生活方式干预数周后,血压仍≥140/90 mmHg时,再开始降压药物治疗。

(四)降压药物应用的基本原则

降压治疗药物应用应遵循以下4项原则,即小剂量开始,优先选择长效制剂,联合应用及个体化。

1.小剂量

初始治疗时通常应采用较小的有效治疗剂量,并根据需要逐步增加剂量。

2.应用尽量长效制剂

尽可能使用一天一次给药而有持续24 h降压作用的长效药物,以有效控制夜间血压与晨峰血压,更有效预防心脑血管并发症发生。

3.联合用药

以增加降压效果又不增加不良反应,在低剂量单药治疗疗效不满意时,可以采用两种或多种降压药物联合治疗。事实上,2级以上高血压为达到目标血压常需联合治疗。对血压≥160/100 mmHg或中危及以上患者,起始即可采用小剂量两种药联合治疗,或用小剂量固定复方制剂。

(4)个体化

根据患者具体情况和耐受性及个人意愿或长期承受能力,选择适合患者的降压药物。

(五)常用降压药名称、剂量及用法

常用降压药物包括钙通道阻滞剂(calcium channel blockers,CCB)、血管紧张素转换酶抑制剂(angiotensin-converting enzyme inhibitors,ACEI)、血管紧张素受体阻滞剂(Angiotensin receptor blockers,ARB)、利尿剂和β受体阻滞剂五类。此外,α受体阻滞剂或其他种类降压药有时亦可应用于某些高血压人群。CCB、ACEI、ARB、利尿剂和β受体阻滞剂及其低剂量固定复方制剂,均可作为降压治疗的初始用药或长期维持用药。常用降压药药物及其固定配比的见表7-6、7-8,具体药物如何选择见表7-7。

表7-6 常用降压药名称、剂量及用法

药物分类	药物名称	剂量及用法
利尿剂	呋塞米(Furosemide)	20～40 mg,1～2次/日
噻嗪类	吲达帕胺(Indapamide)	2.5～5 mg,1次/日
	氢氯噻嗪(Hydrochlorthiazide)	12.5～25 mg,1～2次/日
保钾类	氯噻酮(Chlorthatidone)	25～50 mg,1次/日
	螺内脂(Spironolactone)	20 mg,2次/日
	氨苯喋啶(Triamterene)	50 mg,1～2次/日
襻利尿剂	阿米洛利(Amiloride)	5～10 mg,1次/日
钙拮抗剂	硝苯地平(Nifedipine)	5～20 mg,3次/日
	硝苯地平控释片	30～60 mg,1次/日

药物分类	药物名称	剂量及用法
	尼莫地平(Nimodipine)	40 mg,3次/日
	尼群地平(Nitrendipine)	10 mg,2次/日
	非洛地平*(Felodipine)	2.5～10 mg,1次/日
	氨氯地平(Amlodipine)	5～10 mg,1次/日
	拉西地平(Lacidipine)	4～6 mg,1次/日
ACEI	卡托普利(Captopril)	12.5～50 mg,2～3次/日
	依那普利(Enalapril)	5～10 mg,2次/日
	贝那普利(Benazapril)	10～20 mg,1次/日
	赖诺普利(Lisinopril)	10～20 mg,1次/日
	雷米普利(Ramipril)	2.5～10 mg,1次/日
	福辛普利(Fosinopril)	10～40 mg,1次/日
	西拉普利(Cilazapril)	2.5～5 mg,1次/日
	培哚普利(Perindopril)	4～8 mg,1次/日
ARB	氯沙坦(Losartan)	25～100 mg,1次/日
	缬沙坦(Valsartan)	80 mg,1次/日
	厄贝沙坦(Irbesartan)	150 mg,1次/日
	替米沙坦(Telmisartan)	20～80 mg,1次/日
	坎地沙坦(Candesartan)	4～32 mg,1次/日
	奥美沙坦(Olmesartan)	20～40 mg,1次/日
β受体阻滞剂	普萘洛尔(Propranolol)	10～20 mg,2～3次/日
	美托洛尔(Metoprolol)	25～50 mg,2次/日
	阿替洛尔(Atenolol)	50～100 mg,1次/日
	比索洛尔(Bisoprolol)	5～10 mg,1次/日
	卡维地洛(Carvedilol)	12.5～25 mg,2次/日
	拉贝洛尔(Labetalol)	100 mg,2～3次/日
α1受体阻滞剂	哌唑嗪(Prazosin)	0.5～2 mg,3次/日
	特拉唑嗪(Terazosin)	0.5～6 mg,1次/日

·药品具体用法详见国家食品药品监督局批准的有关药品说明书。

表 7-7　常用降压药的药物选择

降压药物分类	适应证	禁忌证	
		相对禁忌证	绝对禁忌证
CCB（二氢吡啶类）	老年高血压 周围血管病 单纯收缩期高血压 稳定性心绞痛 颈动脉粥样硬化 冠状动脉粥样硬化	快速性心律失常，心力衰竭	无
CCB（非二氢吡啶类）	心绞痛 颈动脉粥样硬化 室上性心动过速	心力衰竭	Ⅱ、Ⅲ房室传导阻滞
ACEI	心力衰竭 心肌梗死后 左室肥厚 左室功能不全 颈动脉粥样硬化 非糖尿病肾病 糖尿病肾病 蛋白尿/微量蛋白尿 代谢综合征		妊娠 高血钾症 双侧肾动脉狭窄
ARB	糖尿病肾病 蛋白尿/微量蛋白尿 心力衰竭 左室肥厚 心房纤颤的预防 ACEI引起咳嗽 代谢综合征		妊娠 高血钾症 双侧肾动脉狭窄
噻嗪类利尿剂	心力衰竭 老年性高血压 高龄老年高血压 单纯收缩期高血压	妊娠	痛风
袢利尿剂	心力衰竭 肾功能不全		
醛固酮拮抗剂	心力衰竭 心肌梗死后		肾功能衰竭 高钾血症
β受体阻滞剂	心绞痛 心肌梗死后 快速性心律失常 稳定性充血性心力衰竭	慢性阻塞性肺病 周围血管病 糖耐量减低 运动员	Ⅱ、Ⅲ房室传导阻滞 哮喘
α受体阻滞剂	前列腺增生 高血脂	心力衰竭	体位性低血压

1.钙通道阻滞剂

主要通过阻断血管平滑肌细胞上的钙离子通道发挥扩张血管降低血压的作用。包括二氢吡啶类钙拮抗剂和非二氢吡啶类钙拮抗剂。前者如硝苯地平、尼群地平、拉西地平、氨氯地平和非洛地平等。我国以往完成的较大样本的降压治疗临床试验多以二氢吡啶类钙拮抗剂为研究用药,并证实以二氢吡啶类钙拮抗剂为基础的降压治疗方案可显著降低高血压患者脑卒中风险。此类药物可与其他4类药联合应用,尤其适用于老年高血压、单纯收缩期高血压、伴稳定性心绞痛、冠状动脉或颈动脉粥样硬化及周围血管病患者。常见副作用包括反射性交感神经激活导致心跳加快、面部潮红、脚踝部水肿、牙龈增生等。二氢吡啶类CCB没有绝对禁忌证,但心动过速与心力衰竭患者应慎用,如必须使用,则应慎重选择特定制剂,如氨氯地平等分子长效药物。急性冠脉综合征患者一般不推荐使用短效硝苯地平。

临床上常用的非二氢吡啶类钙拮抗剂主要包括维拉帕米和地尔硫卓两种药物,也可用于降压治疗,常见副作用包括抑制心脏收缩功能和传导功能,有时也会出现牙龈增生。2~3度房室传导阻滞、心力衰竭患者禁止使用。因此,在使用非二氢吡啶类CCB前应详细询问病史,应进行心电图检查,并在用药2~6周内复查。

2.血管紧张素转化酶抑制剂

作用机理是抑制血管紧张素转化酶阻断肾素血管紧张素系统发挥降压作用。常用药包括卡托普利、依那普利、贝那普利、雷米普利、培哚普利等,此类药物在欧美国家人群中进行了大量的大规模临床试验,结果显示此类药物对于高血压患者具有良好的靶器官保护和心血管终点事件预防作用。ACEI单用降压作用明确,对糖脂代谢无不良影响。限盐或加用利尿剂可增加ACEI的降压效应。尤其适用于伴慢性心力衰竭、心肌梗死后伴心功能不全、糖尿病肾病、非糖尿病肾病、代谢综合征、蛋白尿或微量白蛋白尿患者。最常见不良反应为持续性干咳,多见于用药初期,症状较轻者可坚持服药,不能耐受者可改用ARB。其他不良反应有低血压、皮疹,偶见血管神经性水肿及味觉障碍。长期应用有可能导致血钾升高,应定期监测血钾和血肌酐水平。禁忌证为双侧肾动脉狭窄、高钾血症及妊娠妇女。

3.血管紧张素受体阻滞剂

作用机理是阻断血管紧张素1型受体发挥降压作用。常用药包括氯沙坦、缬沙坦、厄贝沙坦、替米沙坦等,也在欧美国家进行了大量较大规模的临床试验研究,结果显示,ARB可降低高血压患者心血管事件危险;降低糖尿病或肾病患者的蛋白尿及微量白蛋白尿。尤其适用于伴左室肥厚、心力衰竭、心房颤动预防、糖尿病肾病、代谢综合征、微量白蛋白尿或蛋白尿患者以及不能耐受ACEI的患者。不良反应少见,偶有腹泻,长期应用可升高血钾,应注意监测血钾及肌酐水平变化。双侧肾动脉狭窄、妊娠妇女、高钾血症者禁用。

4.利尿剂

通过利钠排水、降低高血容量负荷发挥降压作用。主要包括噻嗪类利尿剂、袢利尿剂、保钾利尿剂与醛固酮受体拮抗剂等几类。用于控制血压的利尿剂主要是噻嗪类利尿剂。在我国,常用的噻嗪类利尿剂主要是氢氯噻嗪和吲达帕胺。PATS研究证实吲达帕胺治疗可明显减少脑卒中再发危险。小剂量噻嗪类利尿剂(如氢氯噻嗪6.25~25 mg)对代谢影响很小,与其他降压药(尤其ACEI或ARB)合用可显著增加后者的降压作用。此类药物尤其适用于老年和高龄老年高血压、单独收缩期高血压或伴心力衰竭患者,也是难治性高血压的基础药物之一。其不良反应与剂量密切相关,故通常应采用小剂量。噻嗪类利尿剂可引起低血钾,长期应用者应定期监测血钾,并适量补钾。痛风者禁用;对高尿酸血症以及明显肾功能不全者慎用,后者如需使用利尿剂,应使用袢利尿剂,如呋塞米等。

保钾利尿剂如阿米洛利、醛固酮受体拮抗剂如螺内酯等有时也可用于控制血压。在利钠排水的同时不增加钾的排出,在与其他具有保钾作用的降压药如 ACEI 或 ARB 合用时需注意发生高钾血症的危险。螺内酯长期应用有可能导致男性乳房发育等不良反应。

5.β受体阻滞剂

主要通过抑制过度激活的交感神经活性、抑制心肌收缩力、减慢心率发挥降压作用。常用药物包括美托洛尔、比索洛尔、卡维地洛和阿替洛尔等。美托洛尔、比索洛尔对β₁受体有较高选择性,因阻断β₂受体而产生的不良反应较少,既可降低血压,也可保护靶器官、降低心血管事件风险。β受体阻滞剂尤其适用于伴快速性心律失常、冠心病心绞痛、慢性心力衰竭、交感神经活性增高以及高动力状态的高血压患者。常见的不良反应有疲乏、肢体冷感、激动不安、胃肠不适等,还可能影响糖、脂代谢。高度心脏传导阻滞、哮喘患者为禁忌证。慢性阻塞型肺病、周围血管病或糖耐量异常者慎用;必要时也可慎重选用高选择性β受体阻滞剂。长期应用者突然停药可发生反跳现象,即原有的症状加重或出现新的表现,较常见有血压反跳性升高,伴头痛、焦虑等,称之为撤药综合征。

6.α受体阻滞剂

不作为一般高血压治疗的首选药,适用高血压伴前列腺增生患者,也用于难治性高血压患者的治疗,开始用药应在入睡前,以防体位性低血压发生,使用中注意测量坐立位血压,最好使用控释制剂。体位性低血压者禁用;心力衰竭者慎用。

7.肾素抑制剂

为一类新型降压药,其代表药为阿利吉伦,可显著降低高血压患者的血压水平,但对心脑血管事件的影响尚待大规模临床试验的评估。

联合用药时,两个联合的药物在降压机制上是互补的,因此在降压上具有相加效应,并且还可以抵消或减轻不良反应。如 CCB+ARB, CCB+ ACEI,利尿剂+ARB,利尿剂+ACEI。常见复方制剂见表7-8。

表7-8 固定配比复方制剂

主要组分与片剂量	每次剂量（片）	每天服药次数	主要副作用
复方利舍平片(利舍平 0.032 mg/氢氯噻嗪 3.1 mg/双肼屈嗪 4.2 mg/异丙嗪 2.1 mg)	1~3	2~3	消化性溃疡;疲乏
复方利舍平氨苯蝶啶片(利舍平 0.1 mg/氨苯蝶啶 12.5 mg/氢氯噻嗪 12.5 mg/双肼屈嗪 12.5 mg)	1~2	1	消化性溃疡;头痛;血钾异常
珍菊降压片(可乐定 0.03 mg/氢氯噻嗪 5 mg)	1~2	2~3	低血压;血钾异常
氯沙坦/氢氯噻嗪 (氯沙坦 50 mg/氢氯噻嗪 12.5 mg) (氯沙坦 100 mg/氢氯噻嗪 12.5 mg)	1 1	1 1	偶见血管神经水肿,血钾异常

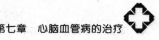

续表7-8

主要组分与片剂量	每次剂量（片）	每天服药次数	主要副作用
缬沙坦/氢氯噻嗪 （缬沙坦 80 mg/氢氯噻嗪 12.5 mg）	1～2	1	偶见血管神经水肿,血钾异常
厄贝沙坦/氢氯噻嗪 （厄贝沙坦 150 mg/氢氯噻嗪 12.5 mg）	1	1	偶见血管神经水肿,血钾异常
替米沙坦/氢氯噻嗪 （替米沙坦 40 mg/氢氯噻嗪 12.5 mg）	1	1	偶见血管神经水肿,血钾异常
卡托普利/氢氯噻嗪 （卡托普利 10 mg/氢氯噻嗪 6 mg）	1～2	1～2	咳嗽,偶见血管神经水肿,血钾异常
复方阿米洛利片 （阿米洛利 2.5 mg/氢氯噻嗪 25 mg）	1	1	血钾异常,尿酸升高
贝那普利/氢氯噻嗪 （贝那普利 10 mg/氢氯噻嗪 12.5 mg）	1	1	咳嗽,偶见血管神经水肿,血钾异常
吲哚普利/吲达帕胺 （吲哚普利 4 mg/吲达帕胺 1.25 mg）	1	1	咳嗽,偶见血管神经水肿,血钾异常
赖诺普利/氢氯噻嗪 （赖诺普利 10 mg/氢氯噻嗪 12.5 mg）	1	1	咳嗽,血钾异常
复方依那普利片 （依那普利 10 mg/氢氯噻嗪 12.5 mg）	1	1	咳嗽,偶见血管神经水肿,血钾异常
氨氯地平/缬沙坦 （氨氯地平 5 mg/缬沙坦 80 mg）	1	1	头痛,踝部水肿,偶见血管神经水肿
氨氯地平/贝那普利 （氨氯地平 5 mg/贝那普利 10 mg）	1	1	头痛,踝部水肿,偶见血管神经水肿
尼群地平/阿替洛尔 （尼群地平 10 mg/阿替洛尔 20 mg） （尼群地平 5 mg/阿替洛尔 10 mg）	1 1～2	1～2 1～2	头痛,踝部水肿,支气管痉挛,心动过缓
依那普利/叶酸片 （依那普利 10 mg/叶酸 0.8 mg）	1～2	1～2	咳嗽,恶心,偶见血管神经水肿
氨氯地平/阿托伐他汀 （氨氯地平 5 mg/阿托伐他汀 10 mg）	1	1	头痛,踝部水肿,肌肉疼痛,转氨酶升高

三种降压药物联合用药常用的方案为：D-CCB+ACEI（ARB）+噻嗪类利尿剂。四种降压药物的联合方案是在三种联合的基础上加上β受体阻滞剂、螺内酯、可乐定或α受体阻滞剂等中的一种（见表7-9）。

表7-9　两种降压药物联合方案推荐

优先推荐联合方案	一般推荐方案	不常规推荐方案
D-CCB+ARB	利尿剂+β受体阻滞剂	ACEI+β受体阻滞剂
D-CCB+ACEI	α受体阻滞剂+β受体阻滞剂	ARB+β受体阻滞剂
ARB+噻嗪类利尿剂	D-CCB+保钾利尿剂	ACEI+ARB
ACEI+噻嗪类利尿剂	噻嗪类利尿剂+保钾利尿剂	中枢作用药+β受体阻滞剂
D-CCB+噻嗪类利尿剂		
D-CCB+β受体阻滞剂		

·D-CCB:二氢吡啶类钙离子通道阻滞剂。

（六）高血压病患者的心脑血管病风险治疗

高血压病患者常伴有血脂、血糖和血液黏度异常,所以对高血压病患者在降压的同时还必须进行针对血脂、血糖和抗凝的治疗。

1.降脂治疗

高血压伴有血脂异常可增加心血管病发生危险。ALLHAT 和 ASCOT 两项大样本随机临床试验评估了他汀类调脂药治疗高血压的效果。前者调脂治疗效果与常规治疗相似,后者表明调脂治疗明显降低了血管事件。这些试验的亚组分析表明,高血压或非高血压者调脂治疗对预防冠脉事件的效果是相似的。一级预防和二级预防分别使脑卒中危险下降15%和30%。我国完成的 CCSPS 研究表明,调脂治疗对中国冠心病的二级预防是有益的。血脂异常的高血压病患者,在严格饮食控制和适度体力活动的3～4月后,血脂仍然不达标者要选用药物治疗,药物治疗首选他汀类药物,开始用药和治疗目标情况见表7-10。

表7-10　高血压病患病血脂异常的TC和LDL-C的药物开始治疗和治疗目标

危险等级	药物开始治疗(mmol/l)	治疗目标(mmol/l)
中危	TC≥6.21 LDL-C≥4.14	TC<5.2 LDL-C<3.41
高危:CHD 或 CHD危症等	TC≥4.14 LDL-C≥2.6	TC<4.14 LDL-C<2.6
很高危:急性冠脉综合征,或缺血性心脑血管病和并糖尿病	TC≥4.14 LDL-C≥2.07	TC<3.1 LDL-C<2.07

·CHD:冠心病;TC:总胆固醇;LDL-C:低密度脂蛋白胆固醇。

2.抗血小板治疗

对于有心脏事件既往史或心血管高危患者,抗血小板治疗可降低脑卒中和心肌梗死的危险。高血压合并稳定型冠心病、心肌梗死、缺血性脑卒中或 TIA 史以及合并周围动脉粥样硬化疾病患者,需用小剂量阿司匹林每天100 mg。合并血栓症急性发作,如急性冠脉综合征、缺血性脑卒中或 TIA、闭塞性周围动脉粥样硬化症时,应按相关指南的推荐使用阿司匹林,通常在急性期可给予负荷剂量每天300 mg,作为二级预防。高血压合并心房颤的高危患者宜用口服抗凝剂如华法林,中低危患者或不能应用口服抗凝剂者,可给予阿司匹林。高血压伴糖尿病、心脑血管高风险者可用小剂量阿司匹林(75 mg～100 mg/d)进行一级预防。阿司匹林不能耐受者可以试用氯吡格雷(75 mg/d)代替。

高血压患者长期应用阿司匹林时应该注意:须在血压控制到小于 150/90 mmHg 后开始应用,否则阿司匹林可能增加脑出血风险。而且应在服用前筛查有无发生消化道出血的高危因素,如消化道疾病、65岁以上、同时服用皮质类固醇或其他抗凝药或非甾体类抗炎药等。如果有高危因素应采取预防措施,包括筛查与治疗幽门螺杆菌感染,预防性应用质子泵抑制剂以及采用合理联合抗栓药物的方案等。合并活动性胃溃疡、严重肝病、出血性疾病者须慎用或停用阿司匹林。

3.血糖控制

高血压伴糖尿病患者心血管病发生危险更高。高于正常的空腹血糖或糖化血红蛋白(HbA1c)与心血管危险增高具有相关性。治疗糖尿病的理想目标是空腹血糖≤6.1 mmol/l 或 HbA1c≤6.5%。对于老年人,尤其是独立生活的、病程长、并发症多、自我管理能力较差的糖尿病患者,血糖控制不宜过于严格,空腹血糖≤7.0 mmol/l 或 HbA1c≤7.0%,餐后血糖≤10.0 mmol/l 即可。对于中青年糖尿病患者,血糖应控制在正常水平,即空腹≤6.1 mmol/l,餐后2小时≤8.10 mmol/l,HbA1c≤6.5%。

【病例分析】

诊断病人是否患有高血压病前,应该在安静的环境下,不同时间点多次测量血压,如果收缩压持续高于 140 mmHg,伴有或不伴有舒张压高于 90 mmHg 时,高血压病的诊断才能成立。上文提到的这位先生反复测量血压高于 140/95 mmHg,所以这位先生高血压病诊断成立。诊断高血压病以后,就要对患者进行心脑血管病风险评估。这位先生体重较重、长期吸烟、血脂增高、左心室肥厚同时还患有糖尿病。由于这位先生近一月胸闷,所以可能已经出现了冠状动脉粥样硬化心脏病,后来的心电图、运动试验和冠状动脉造影证实了诊断。所以这位先生的诊断应该是:(1)高血压病,2级高血压,很高危;(2)冠状动脉粥样硬化心脏病;(3)糖尿病。对这位先生的治疗应该是在非药物治疗的基础上进行强有力的降压和抗危险因素的综合治疗。首先应该加强适度的体力运动。控制饮食总量,避免进食高脂肪饮食;控制每天的食盐摄入量在 6 g 以下,减少摄入含盐量高的食品,如酱油、豆腐乳和腌制肉类等;减少油炸食品的摄入,尽量食用蒸、煮、炖、熬和凉拌的食物;摄入适量的红薯、洋芋、荞麦、燕麦、水果、蔬菜、蛋清等对这位先生的疾病有益;晚餐时间最好应该安排在 19:30 之前。这位先生应该果断戒烟。这位先生用了 D-CCB+ACEI+β受体阻滞剂联合治疗方案,即氨氯地平、贝那普利和美托洛尔,疗效满意,血压控制到了 130/80 mmHg。同时这位先生发生心脑血管病的风险很高,所以还用了肠溶阿司匹林、辛伐他汀;存在胸闷症状则应用了长效单硝酸异山梨酯。

这位先生的父母患有高血压,说明存在遗传危险性。高血压病一部分患者缺乏典型的症状,患者的依存性较低,为高血压的预防带来了困难。我们应该对存在高血压病遗传危险因素的人群,加强早期一级预防,使血压升高避免或升高时间推迟。

第二节　缺血性心脏病

【缺血性心脏病概述】

缺血性心脏病（ischemic heart disease）也就是冠状动脉性心脏病（coronary heart disease，CHD），简称冠心病，是由于冠状动脉粥样硬化或（和）痉挛使管腔狭窄或完全闭塞、心肌供血不足或中断而产生的一种心肌病变。根据不同的病理特征和临床表现形式，临床上将冠心病分为无症状性心肌缺血、稳定性心绞痛、缺血性心肌病、不稳定性心绞痛、急性心肌梗死和猝死。后三种类型有共同的病理性机制，为同一病理过程的不同阶段，称为急性冠脉综合征（acute coronary syndrome，ACS），也可以将前三者称为慢性冠脉综合征（chronic coronary syndrome，CCS），这样冠心病的分类更为简单。冠心病已成为全球性致死与严重致残的最主要原因之一，是人们生命健康的一大杀手。本病男性多于女性，从事脑力劳动者较多，多发生在40岁之后，但近年呈现出年轻化发展的趋势。所以冠心病形成及防御知识的宣传与普及具有现实意义。

【病例与问题】

有一位73岁的老先生，退休前在行政部门工作，体格较胖。这位先生突然胸闷不适和心前区隐痛，而后晕倒在地，意识丧失，尿失禁，伴有四肢湿冷，没有出现四肢抽搐。6 min后意识恢复。这位先生在20年前单位健康体检时，发现血压偏高，后反复测量，血压在138/90-146/94 mmHg之间波动，由于没有特殊不适，他没有服用降压药物治疗。5年之后，这位先生体检时发现空腹血糖7.2 mmol/l，他通过控制饮食和加强体育运动，口服二甲双胍后，空腹血糖降为5.6 mmol/l。在这次治疗糖尿病的过程中，这位先生接受了抗高血压药物治疗，每天口服氨氯地平5 mg，血压控制在135/84 mmHg左右。该先生13岁开始吸烟，每天约30支。这位先生在3年前曾经有前壁心肌梗死史，经治疗后痊愈。这位先生的母亲多年前因中风病逝。这次晕厥后到医院检查：患者意识清晰，血压为90/50 mmHg，左侧肺底存在少量啰音，心界向左下扩大，心率45次/nin，四肢活动自如。查心电图提示Ⅲ度房室传导阻滞，室性逸搏心律。给予补液和多巴胺静滴。心率始终在40次/min左右，血压偏低。检查对医生给他安装了临时起搏器以维持生命体征平稳。

这位先生患了什么病？

为什么会患这种病？

这位患者还需要做什么检查？下一步应该怎么治疗？

这位患者对我们有什么启示？

【缺血性心脏病的发病机制】

缺血性心脏病的病理基础是动脉粥样硬化，而动脉粥样硬化的形成和发展是由于在外部因素的影响下人体内部平衡稳定的环境遭到破坏的结果。这些外部因素就是心血管病的社会和环境危险因素，在前文已经详细叙述。摄入能量增加，消耗能量的体力活动减少，结果出现了超重和肥胖以及血脂、血压、血糖等升高，激活慢性低梯度炎症反应，吸烟和环境污染加速了炎症进程。外部因素反复作用于动脉内膜,最终导致内皮细胞损伤、通透性增加以及功能障碍,脂质沉积与内膜。损伤部位胶原、组织因子暴露,激活血小板黏附,趋化单核细胞浸润,平滑肌细胞增生。单核巨噬细胞和平滑肌细胞吞噬脂质,形成泡沫细胞,并聚集形成脂斑;晚期病变的特征是典型硬化斑块的存在,胆固醇结晶、富含大量脂质的泡沫细胞、细胞碎片等组成脂质核心,表明覆盖一层由平滑肌细胞、胶原纤维和巨噬细胞组成的纤维帽(如图7-4)。稳定斑块不会导致心血管事件,多表现为稳定性心绞痛。

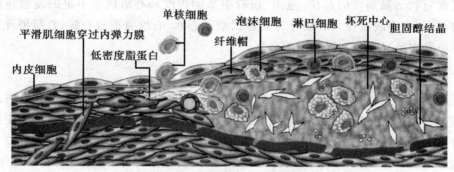

图7-4　动脉粥样硬化斑块示意图

缺血性心脏病病理过程的基础是动脉粥样硬化。心脏冠状动脉分为左冠状动脉和右冠状动脉,左冠状动脉包括回旋支和前降支,详见心脏结构部分。动脉壁由外膜、中膜和内膜构成。冠状动脉粥样硬化是发生在内膜的病变,美国心脏病学会将病变分为6型:Ⅰ型为病变的起始阶段,主要是单核细胞经血管内皮细胞在内膜下聚集;Ⅱ型为指纹形成阶段,内皮下有大量含有胆固醇酯的泡沫细胞,此型可以发生可逆性变化;Ⅲ型为粥样斑块前期,内皮下含有大量的细胞外脂质的脂质小池;Ⅳ型为粥样斑块期,内皮下病变出现了平滑肌细胞,脂质小池进一步形成脆性较大的脂质核;Ⅴ型为纤维斑块期,由平滑肌细胞和结缔组织构成的纤维帽和帽下脂质组成;Ⅵ型为纤维斑块和粥样斑块基础上的复杂病变,包括斑块破裂、斑块内出血和血栓形成。Ⅰ-Ⅵ型的变化没有明确的界线,是一个逐渐发展的过程。Ⅰ-Ⅲ型为早期病变,不引起任何临床症状和后果;Ⅳ-Ⅵ型是晚期病变,病变中含有大量细胞外脂质,平滑肌源性的泡沫细胞、巨噬细胞源性的泡沫细胞、帽状纤维等。脂质边缘有大量巨噬细胞,巨噬细胞可分泌金属蛋白酶使细胞外胶原基质遭到破坏。

缺血性心脏病是在冠状动脉粥样硬化的基础上发生的一组临床综合征,决定其临床症状的不是动脉粥样硬化的数量、分布和狭窄的严重程度,而是外在因素和冠状动脉粥样斑块内在的特征相互作用的结果。粥样斑块是动脉粥样硬化最具特征的病变,为动脉内膜面灰黄色斑块。斑块内有大量的脂池,其中可见胆固醇结晶体。病变部位的动脉中膜变薄,外膜结缔组织增生、淋巴细胞和浆细胞浸润。随着粥样斑块的发展,动脉粥样硬化病变常可发生钙化、溃疡、出血及破裂,冠状动脉内形成阶段性狭窄或堵塞。粥样斑块是否稳定主要取决于斑块内部炎症反应的活跃程度和斑块纤维帽的薄厚。纤维帽越厚,斑块周围应力越小,斑块越不容易破裂;斑块内的脂质核越大,应力也越大,斑块容易破裂。斑块内的胆固醇含量与斑块的稳定性关系十分密切,高浓度的胆固醇如果达到了过饱和状态,则胆固醇从液体行态中结晶出来,形成固态的胆固醇结晶。当胆固醇结晶时,其最大容积可以迅速增加45%以上。胆固醇结晶可以戳穿或剥离表膜层,引发血栓形成。炎症反应活跃时,巨噬细胞含量较高,产生的炎性因子和金属蛋白酶较多,引起平滑肌细胞凋亡和细胞外基质溶解,纤维帽变薄,斑块容易破裂。动脉粥样硬化斑块破裂是诱发血栓形成的主要因素。小而表浅的血栓破裂只形成小血栓;而斑块深部破裂则导致更多的皮下胶原和组织因子暴露,激活凝血系统,使局部或全身血液处于高凝状态,在斑块破裂局部形成较大的血栓,阻塞血管腔,引起急性冠脉综合征。冠状动脉粥样硬化病变发展阶段不同,其临床症状也表现各异。

【缺血性心脏病的诊断】

根据冠状动脉病变的部位、范围、血管阻塞的程度和心肌供血不足的发展速度、范围和程度的不同,可将缺血性心脏病分为无症状型冠心病、心绞痛型冠心病、心肌梗死型冠心病、缺血性心肌病型冠心病和猝死型冠心病。

一、无症状型冠心病的诊断

无症状性冠心病(asymptomatic coronary artery disease)也称为隐匿型冠心病,患者无症状,但静息时或负荷试验后有ST段压低,T波减低、变平或倒置等心肌缺血的心电图改变;病理性检查心肌无明显的组织学改变。诊断主要依据静息、动态和负荷心电图检查,放射性心脏血池显现,发现患者存在心肌缺血的现象,而无其他原因,同时患者又有动脉粥样硬化的危险因素,冠状动脉造影可以确定诊断。这种类型的冠心病多是在患者进行体检时发现。

二、心绞痛型冠心病的诊断

心绞痛型冠心病是由于冠状动脉供血不足,心肌急剧的、暂时的缺血与缺氧所引起的临床综合征。通常见于冠状动脉至少一支主要分支管腔直径狭窄在50%以上的患者,当体力或精神应激时,冠状动脉血流不能满足心肌代谢的需要,导致心肌缺血,而引起心绞痛发作,休息或含服硝酸甘油可缓解。产生疼痛的直接因素,可能是在缺血缺氧的情况下,心肌内积聚了过多的代谢产物,如乳酸、丙酮酸、磷酸和多肽类等物质,刺激心脏内自主神经末梢,经胸1-5交感神经节和相应的脊髓段传至大脑,产生疼痛感觉。

心绞痛以发作性疼痛为主要临床表现。心绞痛疼痛的部位主要在胸骨体上端或中段之后,可波及心前区,有手掌大小范围,范围常不局限,可以放射到颈部、咽部、颌部、上腹部、肩背部、左臂及左手指内侧,也可以放射至其他部位。心绞痛还可以发生在胸部以外如上腹部、咽部、颈部等。每次心绞痛发作部位往往是相似的。心绞痛疼痛的性质常呈紧缩感、绞榨感、压迫感、烧灼感、胸憋、胸闷或有窒息感、沉重感。有的患者只述为胸部不适,主观感觉个体差异较大,但一般不会是针刺样疼痛,有的表现为乏力、气短。心绞痛出现后逐渐加重,3～5 min内逐渐消失,持续时间一般小于15 min,不会转瞬即逝也不会持续数小时。慢性稳定性心绞痛的发作与劳力或情绪激动有关,如走快路、爬坡时诱发,停下休息即可缓解,多发生在劳累当时而不是之后。舌下含服硝酸甘油或速效救心丸常可在2～5 min内迅速缓解症状。心绞痛发作时心率增快、血压升高、表情焦虑、皮肤冷或出冷汗等。根据引发心绞痛发作时患者的活动状态,加拿大心脏病学会将心绞痛分为4级,具体见表7-11。

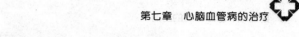

表7-11　加拿大心血管学会心绞痛严重度分级

Ⅰ级	一般体力活动不引起心绞痛,例如行走和上楼,但紧张、快速或持续用力可引起心绞痛的发作
Ⅱ级	日常体力活动稍受限制,快步行走或上楼、登高、饭后行走或上楼、寒冷或风中行走、情绪激动可发作心绞痛或仅在睡醒后数小时内发作。在正常情况下以一般速度平地步行200 m以上或登一层以上的楼梯受限
Ⅲ级	日常体力活动明显受限,在正常情况下以一般速度平地步行100～200 m或登一层楼梯时可发作心绞痛
Ⅳ级	轻微活动或休息时即可以出现心绞痛症状

·ACC/AHA/ACP-ASIM慢性稳定性心绞痛处理指南。

（一）心绞痛的分型

根据心绞痛的病程和病情发展的速度分为稳定型心绞痛和不稳定型心绞痛。

1.稳定型心绞痛

稳定型心绞痛(stable angina pectoris)是指心绞痛反复发作的临床表现持续在1个月以上,而且心绞痛发作的性质基本稳定,如每周和每日疼痛发作次数大致相同、诱发疼痛的劳累和情绪激动程度相同、每次发作疼痛的性质和疼痛的部位无改变、疼痛时限相仿、用硝酸甘油后也在相近的时间内产生疗效。稳定型心绞痛的病理基础是稳定的动脉粥样斑块,其斑块一般属于向心性,多为50%～75%或更严重的狭窄,斑块内含胆固醇少,斑块内膜有比较厚的纤维化和钙化组织覆盖,斑块不易破裂。稳定型心绞痛的疼痛持续时间一般不超过10 min。心绞痛发作时可有心率增快、血压升高、焦虑、出汗,有时可闻及第四心音、第三心音或奔马律,或出现心尖部收缩期杂音,第二心音逆分裂,偶闻双肺底哕音。体检尚能发现其他相关情况,如心脏瓣膜病、心肌病等非冠状动脉粥样硬化性疾病,也可发现高血压、脂质代谢障碍所致的黄色瘤等危险因素,颈动脉杂音或周围血管病变有助于动脉粥样硬化的诊断。

对稳定性心绞痛患者要了解冠心病危险因素如空腹血糖和血脂等。血脂检查包括TC、LCL-C、HDL-C和TG;必要时查糖耐量试验。要了解血红蛋白浓度,因为贫血可能诱发心绞痛。有必要了解甲状腺功能,因为甲状腺功能亢进可以增加心肌耗氧量,诱发心绞痛。而行尿常规、肝肾功能、电解质、肝炎相关抗原、人类免疫缺陷病毒检查及梅毒血清试验,须在冠状动脉造影前进行。胸痛较明显患者,须查血心肌肌钙蛋白或肌酸激酶及同工酶,以与急性冠状动脉综合征相鉴别。

2.不稳定型心绞痛

不稳定型心绞痛(unstable angina pectoris)是介于劳累性稳定型心绞痛与急性心肌梗死和猝死之间的临床综合征。它标志着缺血性心脏病由慢性期转变为急性期,由稳定状态转变为不稳定状态。主要包括初发心绞痛、恶化劳力性心绞痛、静息心绞痛、心肌梗死后早期心绞痛和变异性心绞痛。变异性心绞痛一般是在无体力活动或情绪刺激的情况下发生的静息性胸痛;发作时心电图ST段抬高,疼痛消失后ST段恢复;可伴有严重的心律失常,包括室性心动过速、心室颤动;可以发展为心肌梗死或猝死。粥样斑块导致局部内皮功能紊乱和冠状动脉痉挛是变异性心绞痛产生的主要原因,硝酸甘油和钙离子拮抗剂可以使其缓解疼痛。

　　不稳定型心绞痛主要由于粥样斑块破裂、出血导致冠状动脉内不完全堵塞性血栓形成；内膜破裂或损伤诱发血管痉挛；斑块因脂质浸润而迅速增大，或内皮下出血形成血肿，挤压管腔导致其狭窄明显加重。与稳定性心绞痛相比，不稳定性心绞痛的疼痛更强，持续时间更长，较低的活动量就可诱发，休息时也可自发出现，性质呈进行性，这些改变可任意组合。大约30%的不稳定性心绞痛病人在发作后3月内可能发生心肌梗死。猝死少见，胸痛时心电图的明显变化是发生心肌梗死和猝死的重要标志。大部分不稳定型心绞痛无明显体征。高危患者心肌缺血引起的心功能不全可有新出现的肺部哕音或原有哕音增加，出现第三心音、心动过缓或心动过速以及新出现二尖瓣关闭不全等体征。

　　同样不稳定型心绞痛也需要了解冠心病的危险因素和诱发因素以及患者的体质状态。不稳定型心绞痛一般无白细胞增多，大多患者血清酶谱正常。由于这类患者常有小量心肌损伤或微小梗死，或由于短暂冠状动脉闭塞后血栓自溶导致再灌注损伤，故可有血清酶谱轻度增高，但不符合通常的诊断急性心肌梗死的标准。心肌肌钙蛋白 T 是一种调节蛋白，是心肌细胞损伤的特异性标志。在不稳定型心绞痛患者中，肌钙蛋白 T 与血清肌酸激酶 MB 活性相比是诊断心肌细胞损伤更为敏感的指标。C 反应蛋白和血清淀粉样 A 蛋白是诊断炎症的敏感指标，在不稳定型心绞痛患者肌酸激酶和心肌肌钙蛋白 T 浓度正常时，血清 C 反应蛋白和淀粉样 A 蛋白浓度已经升高，是预后较差的标志。

　　不稳定型心绞痛患者静息心电图是诊断最主要的方法，并且可提供预后方面的信息。ST-T 动态变化是不稳定型心绞痛最可靠的心电图表现。不稳定型心绞痛时静息心电图可出现2个或更多的相邻导联 ST 段下移≥0.1 mv。静息状态下症状发作时记录到一过性 ST 段改变，症状缓解后 ST 段缺血改变改善，或者发作时倒置 T 波呈伪性改善，发作后恢复原倒置状态更具有诊断价值，提示急性心肌缺血，并高度提示可能是严重冠状动脉疾病。ACC/AHA 不稳绞痛临床危险分层见表7-12。

表7-12　定心 ACC/AHA 不稳绞痛临床危险分层

危险分级	高危 （至少有下列特征之一）	中危（无高危特点，但有下列特征之一）	低危（无高、中危特点，但有下列特点之一）
病史	近48 h 内有加重的缺血性胸痛发作	既往有心肌梗死、脑血管病史或冠状动脉旁路移植术后，曾服用过阿司匹林	
疼痛特点	静息心绞痛＞20 min	静息心绞痛＞20 min，现已缓解，有高或中冠心病可能性。静息心绞痛＜20 min，经休息或含化硝酸甘油缓解	过去2周内新发 CCS 分级 Ⅲ 或 Ⅳ 级心绞痛，但无大于20 min 的静息心绞痛，有中或高度冠心病可能
临床表现	缺血引起的肺水肿（左室功能不全，EF＜40%），新出现二尖瓣关闭不全杂音或原杂音加重，S3 或新出现啰音或原啰音加重，低血压，心动过缓、心动过速，年龄＞75岁	年龄＞75岁	

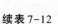

续表7-12

危险分级	高危 (至少有下列特征之一)	中危(无高危特点,但有下列特征之一)	低危(无高、中危特点,但有下列特点之一)
心电图	静息性心绞痛伴一过性ST段变化>0.05 mV,新出现束支传导阻滞或持续性室性心动过速	T波倒置>0.2 mV,病理性Q波	胸痛期间心电图正常或无变化
心肌标记物	明显增高,cTnT>0.1μg/l	轻度增高,cTnT>0.01 μg/l,但<0.1 μg/l	正常

3.稳定型心绞痛的鉴别诊断

稳定性心绞痛需要与多种引起胸痛的疾病鉴别,详细见表7-13。

表7-13　稳定性心绞痛的鉴别诊断

疾病	疼痛持续时间	疼痛性质	疼痛诱因	缓解方式	疼痛部位	疼痛特点
稳定型心绞痛	5-15 min	内脏性	劳累、情绪激动	休息或含硝酸甘油	胸骨下部,可放射	反复类似发作
二尖瓣脱垂	数分钟到数小时	内脏性或浅表性	无		左前胸	多变
食管反流	10-60 min	内脏性	卧位空腹时	制酸剂或进食	上腹部、胸骨下端	罕有放射
食管痉挛	5-60 min	内脏性	寒冷、进食、运动	硝酸甘油	胸骨下端、放射	酷似心绞痛
消化性溃疡	数小时	内脏性、烧灼感	空腹、进食酸性食物	进食或制酸剂	胸骨下端、上腹部	上腹部有压痛
胆道病	数小时	内脏性	自发性、油腻食物	止痛药、解痉剂	上腹部,可放射	绞痛性
颈椎病	不定	浅表	头颈运动时	止痛药	颈部、手背	休息不能缓解
肌肉骨骼病	不定	浅表	运动、压迫	止痛药	多部位	有压痛
通气过度	2-3 min	内脏性	情绪变化	消除情绪因素	胸骨下端	面部感觉异常
肺疾病	30 min 左右	内脏性	劳力或自发性	休息、支气管扩张药	胸骨下端	伴呼吸困难

三、心肌梗死型冠心病的诊断

心肌梗死型冠心病是指由于冠脉堵塞而导致相应供血区心肌缺血时间过长而使心肌细胞死亡的缺血性心脏病。心肌梗死(myocardial infarction)主要是由于冠状动脉不稳定的粥样斑块破裂和糜烂,继而出血和管腔内血栓形成造成冠脉血管部分或完全急性闭塞,而侧支循环未充分建立,冠脉相应供血部位心肌严重而持久地急性缺血达20～30 min以上即可发生心肌梗死。这是心肌梗死发生最常见的原因,大约70%的致死性事件都是由斑块破裂引起。上午6时至上午12时交感神经活动增加,机体应激反应性增强,心肌收缩力、心率、血压增高,冠状动脉张力增高等可诱发粥样斑块破裂和血栓形成;在饱餐特别是进食多量脂肪后,血脂增高、血液黏稠度增高以及重体力活动、情绪过分激动或用力大便时,左心室负荷明显加重也可以诱发心肌梗死。目前公认的急性心肌梗死诊断标准为至少具备下列3条标准中的两条。即典型的胸前区疼痛持续≥30min;心电图动态改变(ST段的抬高或病理性Q波的出现或T波的倒置);心肌坏死血清标记物(CK-MB或cTnT或cTnI)浓度升高大或等于正常参考值上限的2倍。

(一)症状和体征

50%～81.2%的心肌梗死患者在发病前数日有乏力、胸部不适,活动时心悸、气急、烦躁、心绞痛等前驱症状,其中以新发生心绞痛和原有心绞痛加重最为突出,心绞痛发作较以前频繁,硝酸甘油疗效差。心肌梗死患者疼痛最先出现,多发生于清晨,疼痛部位和性质与心绞痛相同,但程度重,持续时间长,可达数小时或更长,休息或硝酸甘油不能缓解。患者常烦躁不安、出汗、恐惧,可伴濒死感。但女性病人、某些老年人或糖尿病患者以及高血压病人发生心肌梗死时可无疼痛,表现为神志淡漠、呼吸困难等,或一开始就表现为休克或急性心衰。部分患者疼痛位于上腹部,易被误诊为急性胰腺炎、胃穿孔等急腹症;部分患者的疼痛放射到下颌、颈部、背部,容易被误诊为骨关节痛。心肌梗死患者疼痛剧烈时常伴有恶心、呕吐、腹胀和上腹部痛等胃肠道症状。心肌梗死患者存在发热、心动过速等全身症状,但体温一般在38℃左右,很少超过39℃,持续约1周左右。

心肌梗死患者的心脏体征有心界扩大,心率快,心尖部第一心音减弱,可出现第四心音奔马律,多在2～3天有心包摩擦音。心尖区可出现粗糙的收缩期杂音或收缩中晚期喀喇音,为二尖瓣乳头肌功能失调或断裂所致,可有各种心律失常和血压降低。如果出现心力衰竭或休克,则会出现双下肺啰音、颈静脉怒张、肝大以及低血压、尿量减少等。

(二)心电图

心电图特征性改变:(1)ST段抬高性心肌梗死者其心电图表现特点为:ST段抬高呈弓背向上型,在面向坏死区周围心肌损伤区的导联上出现;宽而深的Q波(宽度>40 ms,深度>1/4R波),在面向透壁心肌坏死区的导联上出现;T波倒置,在面向损伤区周围心肌缺血区的导联上出现。在背向心肌梗死区的导联则出现相反的改变,即R波增高、ST段压低和T波直立并增高。(2)非ST段抬高心肌梗死者无病理性Q波,有普遍性ST段压低≥0.1 mV(或无ST段变化),但aVR导联(有时还有V1导联)ST段抬高,或有对称性T波倒置为心内膜下心肌梗死所致。心肌梗死心电图改变如图7-5、7-6所示,心电图的定位诊断见表7-14。

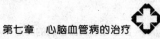

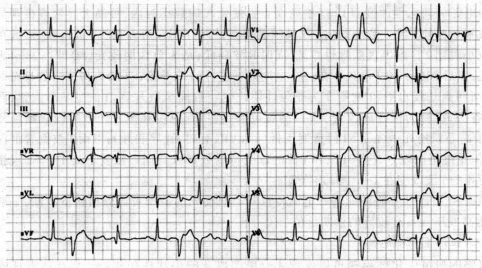

图7-5 连发室性早搏 下壁心肌梗死

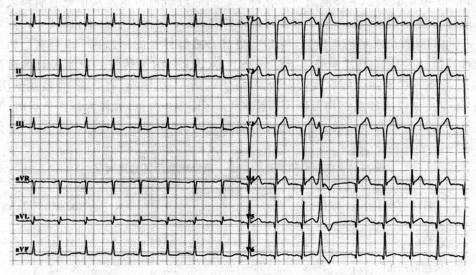

图7-6 窦性心动过速 前壁/侧壁心肌梗死 室性早搏

表7-14 急性心肌梗死的心电图改变

心肌梗死部位	ST段抬高或压低导联	病变血管
前壁	V2、V3、V4、V5、aVL、V1、V6	左前降支(aVL导联ST段抬高,下壁导联压低,表示病变在近端)
下壁	一个及以上Ⅱ、Ⅲ、aVF导联抬高≥1 mV	80%-90%为右冠状动脉,其次为回旋支,极少为左前降支(右冠脉病变多见aVL压低)
侧壁及后壁	一个及以上V₅、V₆、aVL、Ⅰ导联ST段抬高≥1 mV	回旋支,左前降支第一对角支
右心室	V₄ᵣ,Ⅱ导联ST段抬高>Ⅲ导联	右冠状动脉近锐缘支

心电图的动态性改变:(1)ST抬高性心肌梗死起病数小时内,可尚无异常或出现异常高大两肢不对称的T波。数小时后,ST段明显抬高,弓背向上,与直立的T波连接,形成单相曲线。数小时到2日内出现病理性Q波,同时R波减低,是为急性期改变。Q波在3~4天内稳定不变,以后70%~80%永久存在。在早期如不进行治疗干预,ST段抬高持续数日至两周左右,逐渐回到基线水平,T波则变为亚急性期改变。数周至数月后,T波呈V形倒置,两肢对称,波谷尖锐,视为慢性期改变。T波倒置可永久存在,也可在数月至数年内逐渐恢复。(2)非ST抬高心肌梗死中先是ST段普遍压低(除aVR,有时V1导联外),继而T波倒置加深呈对称型,但始终不出现Q波。ST段和T波的改变持续数日或数周后恢复。其中非ST段抬高型心肌梗死的T波改变在1-6个月内恢复。

根据ST抬高性心肌梗死的心电图特点对心肌梗死的范围可以做出初步判断,一般认为ST段抬高或压低具有较好的诊断价值。

(三)血清生化标志物

敏感的血清生化标志物可以发现无心电图改变的小灶性梗死。一般在病人住院后即刻、2~4 h、6~9 h、12~24 h检测血清生化标志物。肌红蛋白可迅速从梗死心肌释放而作为早期心肌标志物,但骨骼肌损伤可能影响其特异性,故早期检出肌红蛋白后,应再测定CK-MB、肌钙蛋白I(cTnI)或肌钙蛋白T(cTnT)等更具心脏特异性的标志物予以证实。肌钙蛋白的特异性及敏感性均高于其他酶学指标。AST、CK、CK-MB为传统的诊断AMI的血清标志物,但应注意到一些疾病可能导致假阳性,如肝脏疾病、心肌疾病、心肌炎、骨骼肌创伤、肺动脉栓塞、休克及糖尿病等疾病均可影响其特异性。CK-MB和总CK作为诊断依据时,其诊断标准值至少应是正常上限值的2倍。急性心肌梗死时,各生化标志物的出现时间、峰值时间和持续时间详见表7-15。

表7-15 急性心肌梗死的血清心肌标志物及其检查时间

项目	肌红蛋白	肌钙蛋白		CK	CK-MB	AST
		cTnI	cTnT			
出现时间(h)	1~2	2~4	2~4	6	3~4	6~12
100%敏感时间(h)	4~8	8~12	8~12		8~12	
峰值时间(h)	4~8	10~24	10~24	24	10~24	24~48
持续时间(h)	0.5~1	5~10	5~14	3~4	2~4	3~5

·天门冬氨酸氨基转移酶(AST)时应该同时查丙氨酸转移酶(ALT),AST>ALT时有诊断意义;CK肌酸激酶;CK-MB肌酸激酶同工酶。

(四)心肌梗死的并发症

由于心肌梗死的部位、面积的不同可以出现不同的并发症。

1.心泵功能衰竭

急性心肌梗死引起的心脏泵血功能减退称为心泵功能衰竭,临床表现为左心衰竭和心源性休克,发生率分别为32%~48%和15%~20%;严重者两种情况可同时出现,心泵功能衰竭病人急性心肌梗死面积常超过左心室总面积的40%,多发生于广泛前壁梗死。临床实践中多采用killip分级,详见表7-16。

表 7-16　心肌梗死心功能衰竭的 killip 分级

Ⅰ级	无心力衰竭征象,但肺毛细血管楔嵌压可升高,病死率 8%。
Ⅱ级	轻至中度心力衰竭,肺啰音出现范围小于两肺野的 50%,可出现第三心音奔马律、持续性窦性心动过速或其他心律失常,静脉压升高,有肺瘀血的 X 线表现,病死率 30%。
Ⅲ级	重度心力衰竭,出现急性肺水肿,肺啰音出现范围大于两肺的 50%,病死率 44%。
Ⅳ级	出现心源性休克,收缩压小于 90mmHg,尿少于每小时 20ml,皮肤湿冷,发绀,呼吸加速,脉率大于 100 次/min,病死率 88%～100%。

2.心律失常

既是急性心肌梗死的主要表现之一,也是最重要的并发症之一,见于 75%-95% 的病人,多发生在发病的 1～2 周内,以发病 24 h 内最为多见。常伴有乏力、头晕、昏厥等症状。各种心律失常中以室性心律失常最多,尤其是室性期前收缩,如室性期前收缩频发,成对出现或连续出现 2 个以上,多源性期前收缩形态不一样,或常在前一期前收缩的易损期时,即 R-on-T 现象,常为心室颤动的先兆,应当高度重视。房室传导阻滞和束支传导阻滞也较多见。

3.心脏破裂

心脏破裂是急性心肌梗死的致命性并发症。少见,多在梗死后 1 周内出现,发生率约 4%～23%。老年人和有高血压的人发生机会较多。心脏破裂多为游离壁破裂,造成心包积血引起急性心包填塞而猝死。偶为心室间隔破裂造成穿孔,在胸骨左缘 3～4 肋间出现响亮的收缩期杂音,常伴有震颤引起心力衰竭和休克而在数日内死亡。

4.栓塞

栓塞发生率约 1%～6%,见于起病后 1～2 周内,如为左心室附壁血栓脱落,则进入血液循环后,可引起脑、脾、肾或四肢动脉栓塞。由于绝对卧床、心功能减退形成下肢静脉血栓,其成分脱落,则随静脉血流到肺,可引起肺栓塞,严重时可致猝死。

5.室壁瘤

也就是心室膨胀瘤,其形成是由于心肌坏死以后形成瘢痕,瘢痕组织薄弱,在心内压力作用下容易鼓出来,形成室壁瘤。主要见于左心室,发生率约为 1%～6%,容易导致顽固性心衰和心律失常。体格检查左心界扩大,心脏搏动较广泛,可有收缩期杂音。瘤内产生附壁血栓时,心音减弱,心电图 ST 段持续抬高。X 线透视、超声心动图、放射性核素血池现象以及左心室造影可见局部心缘膨出,搏动减弱或异常搏动。

6.心肌梗死后综合征

心肌梗死后综合征的发生率约 10%,于心肌梗死后数周至数月内出现,可反复发生,表现为心包炎、肺炎或胸膜炎,有发热、胸痛等症状,可能为机体对坏死物质的免疫反应。

7.肩手综合征

肩手综合征主要表现为左侧肩臂强直,活动受限并疼痛可能是心肌梗死后肩、臂不活动所致,发生于起病后数周,可持续数日至数周,现已少见。

(五)鉴别诊断

心肌梗死与心绞痛的疼痛部位和性质相似,但疼痛更为剧烈。急性心肌梗死主要与主动脉夹层,气胸以及急性胆囊炎等鉴别。具体鉴别点见表 7-17、7-18。

表 7-17　急性心肌梗死与心绞痛的鉴别要点

疾病	疼痛特点					硝酸甘油	肺水肿	血压	心包摩擦音	坏死物吸收表现		
	部位	性质	诱因	时限	频率					发热	WBC↑	E↑
心绞痛	胸骨上、中段之后	压榨性或窒息性	劳力、情绪刺激、饱餐、寒冷等	1～5 min或30 min内	频繁发作	显著缓解	极少	升高或无显著改变	无	无	无	
心肌梗死	胸骨上、中段之后	相似但更剧烈	不常有	数小时或1～2天	不频繁	作用较差	常有	降低甚至发生休克	可有	常有	常有	

表 7-18　急性心肌梗死的鉴别诊断

疾病	酷似心肌梗死的心电图	诊断方法	肌钙蛋白T或I
心包炎	ST段抬高	超声心动图	正常
心肌炎	ST段抬高,Q波无动态变化	超声心动图等	正常或确定升高无电梯变化
主动脉夹层	ST段抬高或压低或呈非特异性改变	CT、超声心动图或核磁共振成像	正常
气胸	下壁ST段抬高或V₁-V₃导联ST段偏移	X线摄片	正常
急性胆囊炎	下壁ST段抬高	腹部超声检查	正常

四、缺血性心肌病型冠心病

缺血性心肌病型冠心病表现为心脏增大、心力衰竭和心律失常,是长期心肌缺血导致心脏纤维化引起。缺血性心肌病型冠心病患者心肌弥漫性纤维化,病变主要累及左心室心肌和乳头肌,可波及起搏传导系统。患者的冠状动脉多呈广泛而严重的粥样硬化,管腔狭窄明显,但可无闭塞。心脏增大患者有心绞痛或心肌梗死的病史,常伴有高血压,心脏逐渐增大,以左心室为主,可先肥厚,以后扩大,后期则两侧心脏均扩大。部分患者无明显的心绞痛或心肌梗死史。缺血性心肌病型冠心病患者的心力衰竭多逐渐发生,大多先为左心衰竭,然后继以右心衰竭。缺血性心肌病型冠心病患者可出现各种心律失常,这些心律失常一旦出现则持续存在,其中以期前收缩、心房颤动、病态窦房结综合征、房室传导阻滞和束支传导阻滞多见,阵发性心动过速亦时有发现,有些患者在心脏还未明显增大前已发生心律失常。

缺血性心肌病型冠心病的诊断主要依靠动脉粥样硬化的证据和排除可引起心脏增大、心力衰竭和心律失常的其他器质性心脏病。心电图检查除可见心律失常外,还可见到冠状动脉供血不足的变化,包括ST段压低、T波低平或倒置、QT间期延长、QRS波群电压低等。放射性核素检查显示心肌缺血和室壁运动异常。二维超声心动图也可显示室壁的异常运动。如以往有心绞痛或心肌梗死病史,则有助于诊断。选择性冠状动脉造影可确立诊断。

鉴别诊断要考虑与心肌病、心肌炎、高血压心脏病、内分泌病引起的心脏病等相鉴别。

五、猝死型冠心病

猝死型冠心病是指由于缺血性心脏病引起的不可预测的突然死亡，一般在出现急性症状后6小时内发生心脏停搏，是预后最差、病情最严重的一种类型。其原因就是缺血导致心肌细胞电生理活动异常，而发生严重心律失常导致猝死。在猝死的冠心病患者中80%为心室纤颤或心室扑动，其余为电-机械分离和心电图呈直线，其中心室纤颤和心室扑动抢救成功率相对较高。冠心病猝死是突然发生的，冬季多见，半数人生前无症状，绝大多数发生在院外，如能及时抢救病人有可能存活。凡符合下列条件之一者，可诊断为冠心病型猝死：即过去曾经诊断为冠心病或可疑冠心病，突然发生心绞痛而于6 h内或在睡眠中死亡；突然发生心绞痛或心源性休克，心电图示急性心肌梗死或梗死先兆，于6 h内死亡；猝死后经尸解证实有明显冠状动脉硬化。由于冠心病猝死的直接原因多系室颤所致，而室颤的电生理基础是心室肌电不稳定性，因此，预防冠心病猝死主要是预测室颤的发生。猝死可以随时随地发生，因此普及心脏复苏抢救知识，对挽救本型患者的生命有重大意义。

六、缺血性心脏病的影像学和实验室检查

影像学检查包括冠状动脉造影、超声心动图、放射性核素心肌现象、多层螺旋CT以及MRI。实验室检查包括血脂、血糖、血常规、肾功、心肌酶、肌钙蛋白、肌红蛋白、高敏C反应蛋白以及甲状腺功能等。

（一）冠状动脉造影

冠状动脉造影（如图7-7）检查目前仍然是识别有无冠状动脉粥样硬化性狭窄的"金标准"，并对冠心病患者采用何种治疗恰当提供了最可靠的解剖信息。冠状动脉造影术的主要作用是可以评价冠状动脉血管的走行、数量和畸形；评价冠状动脉病变的有无、严重程度和病变范围；评价冠状动脉功能性的改变，包括冠状动脉的痉挛和侧支循环的有无，同时可以兼顾左心功能评价。在此基础上，可以根据冠状动脉病变程度和范围进行介入治疗；评价

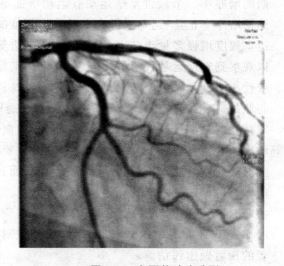

图7-7　左冠状动脉造影

冠状动脉搭桥术和介入治疗后的效果；可以进行长期随访和预后评价。其检查的主要目的：不明原因的胸痛，无创性检查不能确诊，临床怀疑冠心病；不明原因的心律失常，如顽固的室性心律失常或新发传导阻滞，有时需冠状动脉造影除外冠心病；不明原因的左心功能不全，主要见于扩张型心肌病或缺血性心肌病，两者鉴别往往需要行冠状动脉造影；经皮冠状动脉介入治疗（PCI）或冠状动脉旁路移植术后复发心绞痛；先天性心脏病和瓣膜病等重大手术前，年龄大于50岁，其易合并有冠状动脉畸形或动脉粥样硬化，可以在手术的同时进行干预；稳定型心绞痛或陈旧心肌梗死，内科治疗效果不佳，影响学习、工作及生活；不稳定型心绞痛，首先采取内科积极强化治疗，一旦病情稳定，积极行冠状动脉造影；内科药物治疗无效，一般需紧急造影。对于高危的不稳定型心绞痛患者，以自发性为主，伴有明显心电图的

ST段改变及梗死后心绞痛,也可直接行冠状动脉造影;对于AMI无并发症的患者,应考虑梗死后1周左右择期行冠状动脉造影;AMI伴有心源性休克、室间隔穿孔等并发症应尽早在辅助循环的帮助下行血管再灌注治疗;对于高度怀疑AMI而不能确诊,特别是伴有左束支传导阻滞、肺栓塞、主动脉夹层、心包炎的患者,可直接行冠状动脉造影明确诊断;无症状性冠心病,其中对运动试验阳性、伴有明显的危险因素的患者,应行冠状动脉造影。要知道对碘或造影剂过敏,有严重的心肺功能不全,不能耐受手术者,未控制的严重心律失常如室性心律失常,电解质紊乱以及严重的肝、肾功能不全者不能进行冠状动脉造影检查。

(二)超声心动图

超声心动图(echocardiography)经过半个世纪的发展,现已经成为研究心血管系统结构和功能的重要手段。超声心动图是一种无创性检查技术,不仅可以显现心脏的形态结构,心肌的运动和心内血流频谱,而且还可以直接观察到冠状动脉的走行、管腔形态,并可探及冠状动脉内的血流频谱。组织多普勒成像、心肌声学造影和三维成像技术,脑干更加直观地显示心脏结构、运动和心肌组织灌注,并可以定量分析,为冠心病的诊断提供了丰富、客观的临床信息。

节段性心室壁运动异常时缺血性心脏病的特征性表现,运动异常可以影响到整个心脏的泵血功能。超声观察到的心肌运动分为两种形式,即室壁收缩期的运动幅度和室壁收缩期的增厚率。节段性室壁运动有运动增强室壁运动幅度增大、运动正常室壁运动幅度和收缩期增厚率正常、运动减低心室肌收缩强度减低、运动消失心肌收缩终止和矛盾运动。室壁运动幅度增强多见于贫血、甲状腺功能亢进等高动力状态,急性心肌梗死患者非梗死区也可以观察到室壁运动代偿性增强;心室壁运动幅度减弱主要见于局部心肌受损、缺血以及非透壁性心肌梗死,室壁增厚幅度一般小于35%;室壁运动消失见于透壁性心肌梗死和长期慢性心肌缺血;心室壁的矛盾运动见于大面积透壁性心肌梗死和室壁瘤。超声心动图可以对心肌梗死的早期诊断、心肌梗死的范围、相关血管的定位、早期的危险评估、心肌梗死心功能评估以及心肌梗死并发症的诊断具有非常重要的意义。组织多普勒成像和心肌声学造影能够很好地反应心肌局部的功能和灌注情况,而且具有很好的可重复性,心肌声学造影能够对心电图难以诊断的心肌梗死迅速做出诊断。二维超声心动图不能判断缺血后顿抑心肌和坏死心肌,而心肌声学造影对运动异常但微血管完整的局部心肌能够有效地显示,所以其能够更好地对心肌梗死患者的预后做出评估。

(三)多层螺旋CT和MRI冠状动脉成像技术

选择性冠状动脉造影是临床上评价冠状动脉病变和狭窄程度的"金标准",但因其是创伤性的检查,而且费用昂贵,患者不宜接受。近年来多层螺旋CT和MRI被广泛用于冠状动脉病变的临床检查,为存在冠心病风险的人群和冠心病患者带来了一个无创性又能够诊断和评价病情的选择。

1.多层螺旋CT成像

1998年第一台亚秒级4排螺旋CT问世以后,冠状动脉CT成像逐渐推广,到2008年已经发展到了320排螺旋

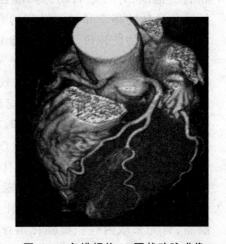

图7-8 多排螺旋CT冠状动脉成像

CT。320排CT和64排CT比较,扫描时间明显缩短,获得整个心脏信息在一个心动周期完成避免了错层伪影,屏气5～6 s可以完成,检查,而且使用造影剂和所受的射线量较少,而且可以获得满意的图像(如图7-8)。较之冠状动脉插管造影,多层螺旋CT冠状动脉造影具有创伤小、危险性低、花费少和操作简便等优点。一次心脏检查在15 min内完成,无须住院,既可观察心脏大小和结构,又可对冠状动脉钙化、狭窄和心功能进行评价分析,为冠心病患者的诊断、治疗和康复提供评估依据。多层螺旋CT冠状动脉造影的另一优点是可观察粥样硬化斑块与管腔的关系,特别是对含脂质丰富的非钙化斑块的观察,而这类斑块往往可导致冠状动脉突发事件。

适合冠状动脉成像的人群主要包括:症状不典型可疑还有冠心病的患者;没有冠心病症状的瓣膜病患者在换瓣之前评价冠脉状况;评价冠状动脉粥样硬化斑块的状况;不接受冠状动脉造影的冠心病患者可用冠状动脉成像来评价病变的程度和预后。不适合冠状动脉成像的人群包括有严重冠状动脉钙化和近期拟行冠状动脉造影的冠心病患者。320排CT对冠状动脉狭窄的总体敏感度为92.7%,特异度96.1%,阳性预测值为86.4%,阴性预测值为98.0%,准确度为95.3%。因为320排CT的阴性预测值较高,所以其更适合冠状动脉疾病的筛查。320排CT对心率较高的患者仍然需要2～3个心动周期来获得较高质量的图像,对慢性闭塞性冠脉病变现象比较困难。

总之,多层螺旋CT是一种安全可靠而且便捷的冠状动脉病变的无创性检查手段。对冠状动脉主要血管中重度狭窄、开口畸形显影较好,对冠心病的诊断具有较高的准确性,可以作为筛查冠心病的一种手段。但对冠状动脉细小分支病变、钙化斑块和北非支架内管腔观察受限。

2.MR冠状动脉成像

1987年Paulin首次报道将磁共振用于主动脉根部和冠状动脉近段成像以后,经过医生和科学家的不懈努力,在MR冠脉成像(magnetic resonance coronary angiography,MRCA)设备、脉冲序列、对比剂等取得了长足的进步。随着软硬件技术、心电图激发技术、梯度技术、更快采集序列的出现,使得采集时间大为缩短。显像时间缩短可降低心脏搏动造成的伪影,提高图像信噪比。利用对比造影剂,缩短T1弛豫时间,信号加强。心肌对比剂浓度取决于冠脉血流量,使得心肌信号增强,而后信号降低。相反,对于冠脉狭窄严重的患者,其供应心肌信号相对降低或者信号增强延迟。MRI亦可利用药物负荷或者运动负荷评价心肌储备能力,尤其对于血流动力学严重受损患者,准确性较高。3.0T具有更高的信噪比,图像质量优于1.5T,在评价心肌血流灌注,尤其是单支严重病变或者多支病变存在较大优势。MR冠脉成像对不规则走形冠脉和冠脉近端成像有较高灵敏度和特异性,冠脉狭窄诊断灵敏度为82%,特异性为90%,可发现直径2 mm冠脉狭窄病灶,并且可以评价粥样斑块的活动状态。因此,在MR冠脉成像与MR心肌灌注和心肌标记结合将成为心脏全面检查的方法之一,并对冠状动脉硬化性心脏病诊断和愈后康复能客观地、准确地评价。

但对装有除颤仪和起搏器患者MRI仍为禁忌证,使得MRI心脏检查临床应用受到一定限制。但随着软硬件技术的发展,血流灌注分析方法的改进,相信MRI的应用会越来越广泛。

(四)实验室检查

通过实验室检查我们可以了解患者的基础状态,患者有无心肌坏死,危险因素存在的程度,是否存在诱发缺血性心脏病的诱发因素以及患者有无心肌坏死等。所以实验室检查对患者的治疗具有决定和指导的作用。

1.肌红蛋白

肌红蛋白(myoglobin)是由一条153个氨基酸残基组成的肽链和一个血红素辅基组成的小分子量结合蛋白,具有肌肉内储存和运输氧的功能。肌红蛋白是组成骨骼肌和心肌的主要蛋白质,当肌肉损伤时,可以从肌肉组织中漏到循环血液中,使血清肌红蛋白浓度增加,该指标用于判断是否发生肌肉损伤。测定血清肌红蛋白肌红蛋白可作为急性心肌梗死(AMI)诊断的早期最灵敏的指标 。但特异性差,骨骼肌损伤、创伤、肾功能衰竭等疾病,都可导致其升高。在心肌梗死或其他肌肉损伤后1～2心室肌红蛋白开始升高,4～8 h到达最高峰,1天之内恢复正常;如果5 h肌红蛋白不升高,则可以排除心肌梗死,除非胸痛发作在1天之前。

2.肌钙蛋白

肌钙蛋白(troponin)肌钙蛋白,由T、C、I三亚基构成,和原肌球蛋白一起通过调节钙离子对横纹肌动蛋白ATP酶的活性来调节肌动蛋白和肌球蛋白相互作用。肌钙蛋白C分子量为18000,呈晶体结构,是肌钙蛋白的Ca^{2+}结合亚基,骨骼肌和心肌中的TnC是相同的。肌钙蛋白I分子量为23000,是肌动蛋白抑制亚基,它有3种亚型即快骨骼肌亚型、慢骨骼肌亚型和心肌亚型,这3种TnI亚型源于3种不同的基因。心肌亚型与两种骨骼肌亚型约有40%的不同源性。肌钙蛋白T分子量为37000,是原肌球蛋白结合亚基。TnT也有3种亚型,即快骨骼肌亚型、慢骨骼肌亚型和心肌亚型,它们在骨骼肌或心肌中的表达分别受不同的基因调控。心肌肌钙蛋白T和I与骨骼肌肌钙蛋白T与I明显不同,可以作为心肌损伤的特异指标,当心肌损伤后,心肌肌钙蛋白复合物释放到血液中。发生心肌梗死时,肌钙蛋白水平在心肌损伤的6～9 h内迅速升高,并可以持续5～14天。

3.其他实验室检查

其他心肌损伤检查还有心肌酶谱;诱发因素检查包括血红蛋白、红细胞浓度、甲状腺功能等,贫血和甲亢容易加重病情;危险因素检查有TC、LDL-C、HDL-C、TG、血糖以及同型半胱氨酸、C反应蛋白等。高敏C反应蛋白是血管炎症反应的一种良好指标,血管炎症促进动脉粥样硬化的发展。高敏C反应蛋白对冠心病患者的预后和人群健康状况具有预测评估作用。

【缺血性心脏病的预防和治疗】

缺血性心脏病的最主要的原因就是冠状动脉粥样硬化病变,冠状动脉粥样硬化病变的数量、部位、造成冠状动脉腔狭窄程度以及粥样斑块的活动状态不同,患者的临床表现相异。一切治疗和预防都是围绕阻止冠状动脉粥样斑块发展和冠状动脉腔狭窄而展开的。其预防治疗手段主要有日常行为预防治疗、药物治疗、介入治疗和外科手术治疗。

一、日常行为预防治疗

缺血性心脏病即冠心病的产生发展是一个漫长渐进的过程,在这种过程中患者的日常行为对疾病的发展有很大的影响。戒烟、运动、饮酒、饮食等日常危险因素与冠心病的关系和预防方法在预防策略和危险因素章节已经详细叙述,现就日常有益于冠心病的食物做一简述。

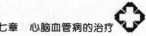

（一）营养素与冠心病

膳食中所含的饱和脂肪酸的碳链长短不同对血清总胆固醇的作用也不同。升高血清总胆固醇的作用含有 14 个碳的豆蔻酸（myristic acid）最强，含有 16 个碳的棕榈酸（palmitic acid）次之，含有 12 个碳的月桂酸（lauric acid）较前者作用弱。硬脂酸没有升高血清 TC 及 LDL-C 的作用。饱和脂肪酸主要来源于动物食品中的脂肪。所以肉类特别是肥肉要加以限制。单不饱和脂肪酸的油酸（oleic acid）能够降低血清中的 TC 和 LDL-C，甚至可以稍升高血清 HDL-C。油酸茶油含量最高为 78%，橄榄油含量次之，为 75%，葵花籽油含量很低，为 19.1%。多不饱和脂肪酸的亚油酸和亚麻酸不但可以降低血清 TC 和冠心病心肌梗死的死亡率，还具有抗心律失常的作用。主要存在于植物亚麻和豆类及坚果中。二十碳五烯酸和二十碳六烯酸主要来源于海鱼，能够降低 TG 和 VLDL，对冠心病起到保护作用。实验证明食用植物蛋白如大豆蛋白等时血清 TC 较低，食用动物来源的蛋白如酪蛋白、牛肉蛋白时血清 TC 较高。维生素 C、维生素 E 和 β-胡萝卜素具有抗氧化作用，冠心病患者长期服用可以降低发病率和死亡率。叶酸、维生素 B_{12} 和维生素 B_6 是体内蛋氨酸代谢过程的辅助因子，增加其摄入能够减少同型半胱氨酸对心血管的危害，因而可以起到预防冠心病的作用。可溶性纤维和植物固醇能够减少胆固醇的吸收，因而对冠心病患者有益。

（二）食物与冠心病

在日常生活中对冠心病有益的食物有：山楂、苹果、香蕉、猕猴桃、桃子、柚子、西兰花、芹菜、空心菜、菠菜、韭菜、苋菜、油菜、圆白菜、蒜薹、洋葱、茄子、胡萝卜、白萝卜、冬瓜、苦瓜、黄瓜、丝瓜、番茄、芦笋、魔芋、荞麦、燕麦、玉米、红薯、黄豆、香菇、黑木耳、海带、紫菜、带鱼、三文鱼、牡蛎、鳝鱼、甲鱼、海参、鸭肉、鸡肉、兔肉、牛肉、生姜、大蒜、酸奶、脱脂牛奶等。常吃以上食物对冠心病患者可以降低血脂，预防粥样斑块发展的作用。现举例说明。

1.桃子

桃子性温、味甘、酸，具有补益，解热生津，润肠消积，活血养颜之功。桃果汁多味美，芳香诱人，色泽艳丽，营养丰富。每 100g 果肉含碳水化合物 9.54g，糖 8.39g，膳食纤维 1.5g，脂肪 0.25g，饱和脂肪 0.019g，单元不饱和脂肪 0.067g，多元不饱和脂肪 0.086g，蛋白质 0.91g，维生素 C 6.6 mg，维生素 E 0.73 mg，钙 6 mg，铁 0.25 mg，镁 9 mg，锰 0.061 mg，磷 20 mg，钾 190 mg，锌 0.17 mg。还含有 19 种氨基酸，维生素 A，β-胡萝卜素，叶黄素与玉米黄素，维生素 B_1，维生素 B_2，维生素 K，烟酸，泛酸，维生素 B_6，叶酸以及水等。其中桃中的肌醇和膳食纤维有增加脂肪排泄和抑制吸收的作用，K^+ 可以防止血压升高，维生素 C 存在抗氧化作用，所以经常吃桃子对冠心病患者有益。推荐每天吃 1 个。

2.山楂

山楂别名山里红、红果、大山楂、山里果、赤枣子等，性微温，味甘酸。入脾、胃、肝经；山楂具有消食健胃，活血化瘀，驱虫之功效。每 100 g 中含能量 397 kJ，水分 73 g，蛋白质 0.5 g，脂肪 0.6 g，膳食纤维 3.1 g，碳水化合物 22 g，胡萝卜素 100 μg，维生素 A 17 μg；硫胺素 0.02 mg，核黄素 0.02 mg，烟酸 0.4 mg；维生素 C 53 mg，维生素 E 7.32 mg，钾 299 mg，钠 5.4 mg，钙 52 mg，镁 19 mg，铁 0.9 mg，锰 0.24 mg，锌 0.28 mg，铜 0.11 mg，磷 24 mg，硒 1.22 μg。还含有黄酮类化合物 50 余种，三萜类有机酸包括熊果酸（ursolic acid）、齐墩果酸（oleanolic acid）及山楂酸（crataegolic acid）。其他有机酸有草酸（oxalic acid）、苹果酸（malic acid）、柠檬酸（citric acid）棕榈酸（palmitic acid）、硬脂酸（stearic acid）、油酸、亚油酸、亚麻酸等。其中山楂中的有

机酸和维生素 C 具有明显的调理血脂、抗氧化和保护血管内皮细胞的功能；黄酮类化合物和三萜类有机酸具有明显的扩张血管增加冠脉血流量以及强心等作用。因此山楂对伴有高血脂、高血压的冠心病患者具有良好的辅助治疗功效。每天宜吃 3～4 个。

3. 芹菜

芹菜为伞形科植物芹菜的茎叶，别名芹、早芹、香芹、蒲芹、药芹菜等，性凉，味甘平，无毒；入肝，胆，心包经。具有有平肝清热，祛风利湿，除烦消肿，凉血止血，解毒宣肺，健胃利血、清肠利便、润肺止咳、降低血压、健脑镇静的功效。每 100 克芹菜的营养成分含有维生素 B_6 0.05 mg，蛋白质 0.6g，脂肪 0.1 μg，碳水化合物 4.8g，叶酸 29.8 μg，膳食纤维 2.6g，维生素 A 5 μg，胡萝卜素 29 μg，硫胺素 0.01 mg，核黄素 0.03 mg，烟酸 0.22 mg 维生素 C 4 mg，钙 3 6 mg，磷 35 mg，钾 15 mg，钠 313.3 mg，镁 15 mg，铁 0.2 mg，锌 0.1 mg，硒 0.1 mg，铜 0.02 mg，锰 0.06 mg。芹菜中含有多种药理活性成分，如黄酮类物质、挥发油化合物、不饱和脂肪酸、叶绿素、萜类、香豆素衍生物等。这些活性成分中研究最多的是芹菜黄酮类物质，它又包括芹菜素、木栓酮、水蓼素、木樨黄酮等酮类化合物以及芹菜甲素、芹菜乙素等苯酞类化合物。芹菜中的黄酮类化合物具有调脂作用，膳食纤吸附胆酸抑制脂肪的吸收。芹菜中的香豆素和呋喃香豆素的衍生物具有降压作用。实验证实芹菜的提取物对轻中度高血压具有降压作用，有效率达 96% 以上。大量的膳食纤维，能使胃肠中形成一种膜，阻挡消化道对葡萄糖的快速吸收，从而使食物营养素的消化吸收过程减慢；同时，还可以吸附葡萄糖，减慢人体对葡萄糖的吸收速度，使得进餐后人体的血糖值不会急剧上升，从而降低了人体对胰岛素的需求，有利于改善糖尿病病情。芹菜提取物是一种天然的抗氧化剂，具有明显的抗氧化作用，能增强抗氧化酶活性；消除体内过多的自由基，减少自由基的毒性。所以进食芹菜对冠心病患者有益，每餐宜吃 50 g。

4. 魔芋

魔芋是天南星科魔芋属植物的泛称，又名蒟蒻、鬼芋、鬼头、花莲杆、蛇六谷等，为多年生草本植物。味辛、苦，性寒，有毒；具有化痰消积，解毒散结，行瘀止痛之功效。魔芋含葡萄甘露聚糖，甘露聚糖（mannan），甘油，枸橼酸，阿魏酸，桂皮酸，甲基棕榈酸，二十一碳烯，β-谷甾醇，3,4-二羟基苯甲醛葡萄糖甙。另外，还含有多种氨基酸，粗蛋白及脂类。疏毛魔芋含多种氨基酸，粗蛋白，脂质，多糖。1 kg 魔芋块茎中含有钾 88400 mg、钙 2004 mg、镁 993 mg、铁 93.6 mg、锰 21.4 mg、铜 8.1 mg、钴 3.7 mg。魔芋粉是从魔芋块茎中提取出来的，其有效成分是葡萄甘露聚糖（konjac glucomannan, KGM）。葡萄甘露聚糖是一种非离子型水溶性高分子多糖，是目前发现的最优良的可溶性膳食纤维之一。魔芋中的葡萄甘露聚糖在消化道内能与胆固醇等结合，阻碍中性脂肪和胆固醇的吸收；魔芋能抑制肠黏膜对胆汁酸的主动运转，吸附胆酸，使胆汁酸的肠肝循环被部分阻断，从而降低了肝酯，增加类固醇的排出量，最终消耗了体脂；魔芋在小肠内被微生物发酵分解，产生丙酸等短链脂肪酸，这些短链脂肪酸被人体吸收，从而产生降血脂作用。葡萄甘露聚糖相对分子质量高，黏性大，能延缓葡萄糖的吸收，从而减轻胰岛的负担，促使糖尿病人处于良性循环。魔芋是有益的碱性食品，对食用动物性酸性食品过多的人，搭配吃魔芋，可以达到食品酸、碱平衡，对人体健康有利。所以魔芋对冠心病患者有益，每餐宜食 80 g，但生魔芋有毒必须煮 3 h 以上才可食用。

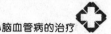

二、缺血性心脏病的药物治疗

缺血性心脏病的基础病变冠状动脉粥样硬化,冠状动脉粥样斑块的产生、发展是一个漫长的过程。所以冠心病患者应该有消除或减低危险因素如血压、血糖、血脂以及抗栓的治疗。对于心绞痛和心肌梗死患者还有抗心肌缺血、溶栓和降低心肌耗氧量的治疗。如果出现并发症还有针对并发症的治疗。

(一)缺血性心脏病危险因素的药物治疗

缺血性心脏病危险因素的药物治疗包括降血压、血糖、血脂和抗栓治疗。降压治疗详见高血压病中高血压的防治。

1.糖尿病的药物治疗

糖尿病患者控制血糖的药物主要有口服降血糖药和胰岛素。常见的降糖药物见表7-19和胰岛素见表7-20。根据口服降糖药物根据作用效果的不同,可以分为促胰岛素分泌药与非促胰岛素分泌药。磺脲类药物、格列奈类药物直接刺激胰岛素分泌;二肽基肽酶-Ⅳ抑制剂(DPP-Ⅵ抑制剂)通过减少体内胰高血糖素样肽-1(Glucagon-like peptide 1,GLP-1)的分解而增加其促进胰岛素分泌的作用;噻唑烷二酮类药物可改善胰岛素抵抗;双胍类药物主要减少肝脏葡萄糖的输出;α-糖苷酶抑制剂主要延缓碳水化合物在肠道内的吸收。2型糖尿病是一种进展性的疾病,在2型糖尿病的自然病程中,胰岛β-细胞功能随着病程的延长而逐渐下降,胰岛素抵抗的水平变化不大。因此,随着2型糖尿病病程的进展,对外源性的血糖控制手段的依赖性逐渐增大。在临床上常常需要口服降糖药间的联合治疗。胰岛素治疗是控制高血糖的重要手段。1型糖尿病患者需依赖胰岛素维持生命,也必须使用胰岛素控制高血糖。2型糖尿病患者虽然不需要胰岛素来维持生命,但由于口服降糖药的失效或出现口服药物使用的禁忌证时,仍需要使用胰岛素控制高血糖,以减少糖尿病急、慢性并发症发生的危险。在某些时候,尤其是病程较长时,胰岛素治疗可能会变成最佳的、甚至是必需的保持血糖控制的措施。

表7-19　常用降糖药(2010年中国糖尿病指南)

化学名	英文名	每片剂量（mg）	剂量范围（mg/d）	作用时间（h）	半衰期（h）
格列本脲	Glibenclamide	2.5	2.5～15	16～24	10～16
格列吡嗪	Glipizide	5	2.5～30	8～12	2～4
格列吡嗪控释片		5	5～20		
格列齐特	Gliclazide	80	80～320	10～20	6～12
格列齐特缓释片		30	30～120		
格列喹酮	Gliquidone	30	30～180	8	1.5
格列美脲	Glimepiride	1,2	1～8	24	5
二甲双胍	Metformin	250,500 850	500～2000	5～6	1.5～1.8
二甲双胍缓释片	MetforminER	500	500～2000		

续表 7-19

化学名	英文名	每片剂量（mg）	剂量范围（mg/d）	作用时间（h）	半衰期（h）
阿卡波糖	Acarbose	50	100～300		
伏格列波糖	Voglibose	0.2	0.2～0.9		
瑞格列奈	Repaglinide	0.5,1,2	1～16	4～6	1
那格列奈	Nateglinide	120	120～360	1.3	
米格列奈钙片	Mitiglinide calcium	10	30～60		
罗格列酮	Rosiglitazone	4	4～8		3～4
二甲双胍+罗格列酮	Metformin+ Rosiglitazone	500/2			
吡格列酮	Pioglitazone	15	15～45		
艾塞那肽	Exenatide	0.3	10～20 μg	10	2.4
西格列汀	Sitagliptin	100	100	24	12.4

表 7-20　常用胰岛素及其作用特点

胰岛素制剂	起效时间	峰值时间	作用持续时间
短效胰岛素（RI）	15～60 min	2～4 h	5～8 h
速效胰岛素类似物（门冬胰岛素）	10～15 min	1～2 h	4～6 h
速效胰岛素类似物（赖脯胰岛素）	10～15 min	1～1.5 h	4～5 h
中效胰岛素（NPH）	2.5～3 h	5～7 h	13～16 h
长效胰岛素（PZI）	3～4 h	8～10 h	长达 20 h
长效胰岛素类似物（甘精胰岛素）	2～3h	无峰	长达 30 h
长效胰岛素类似物（地特胰岛素）	3～4h	3～14 h	长达 24 h
预混胰岛素（HI 30R,HI 70/30）	0.5 h	2～12 h	14～24 h
预混胰岛素（50R）	0.5 h	2～3 h	10～24 h
预混胰岛素类似物（预混门冬胰岛素 30）	10～20 min	1～4 h	14～24 h
预混胰岛素类似物（预混赖脯胰岛素 25）	15 min	30～70 min	16～24 h
预混胰岛素类似物（预混赖脯胰岛素 50）	15 min	30～70 min	16～24 h

（1）二甲双胍

二甲双胍是目前临床常用的双胍类降糖药。双胍类药物主要药理作用是通过减少肝脏葡萄糖的输出和改善外周胰岛素抵抗而降低血糖。二甲双胍是2型糖尿病患者控制高血糖的一线用药和联合用药中的基础药。临床实验显示二甲双胍可以使HbA1c下降和体重下降，而且可减少肥胖2型糖尿病患者心血管事件和死亡。单独使用二甲双胍不导致低血糖，但二甲双胍与胰岛素或促胰岛素分泌药联合使用时可增加低血糖发生的危险性。二甲双胍的主要副作用为胃肠道反应。服药时从小剂量开始，逐渐加量是减少不良反应的有效方法。双胍类药物罕见的严重副作用是诱发乳酸性酸中毒。所以，双胍类药物禁用于肾功能不全、肝功能不全、严重感染、缺氧或接受大手术的患者。在做造影检查使用碘化造影剂时，应暂时停用二甲双胍。

（2）磺脲类药物

磺脲类药物属于促胰岛素分泌剂，主要药理作用是通过刺激胰岛β细胞分泌胰岛素，增加体内的胰岛素水平而降低血糖。临床试验显示，磺脲类药物可以使HbA1c降低1%～2%，是控制2型糖尿病患者高血糖的主要用药。目前在我国上市的磺脲类药物主要为格列本脲、格列美脲、格列齐特、格列吡嗪和格列喹酮。磺脲类药物如果使用不当可以导致低血糖，特别是在老年患者和肝、肾功能不全者；磺脲类药物还可以导致体重增加。有肾功能轻度不全的患者，宜选择格列喹酮。患者依从性差时，建议服用每天只需服用1次的磺脲类药物。

（3）噻唑烷二酮类药物

噻唑烷二酮类药物主要通过增加靶细胞对胰岛素作用的敏感性而降低血糖。目前在我国上市的噻唑烷二酮类药物主要有马来酸罗格列酮和盐酸吡格列酮。临床试验显示，噻唑烷二酮类药物可以使HbA1c下降1.0%～1.5%。噻唑烷二酮类药物单独使用时不导致低血糖，但与胰岛素或促胰岛素分泌剂联合使用时可增加低血糖发生的风险。体重增加和水肿是噻唑烷二酮类药物的常见副作用，这种副作用在与胰岛素联合使用时表现更加明显。噻唑烷二酮类药物的使用还与骨折和心力衰竭风险增加相关。有心力衰竭、活动性肝病或转氨酶升高超过正常上限2.5倍以及严重骨质疏松和骨折病史的患者应禁用本类药物。

因罗格列酮的安全性问题尚存争议，其使用在我国受到较严格的限制。对于未使用过罗格列酮及其复方制剂的糖尿病患者，只能在无法使用其他降糖药或使用其他降糖药无法达到血糖控制目标的情况下，才可考虑使用罗格列酮及其复方制剂。对于已经使用罗格列酮及其复方制剂者，应评估其心血管疾病风险，在权衡用药利弊后决定是否继续用药。

（4）格列奈类药物

为非磺脲类的胰岛素促泌剂，我国上市的有瑞格列奈、那格列奈和米格列奈。本类药物主要通过刺激胰岛素的早期分泌而降低餐后血糖，具有吸收快、起效快和作用时间短的特点，可降低HbA1c0.3%～1.5%。此类药物需在餐前即刻服用，可单独使用或与其他降糖药联合应用。格列奈类药物的常见副作用是低血糖和体重增加，但低血糖的风险和程度较磺脲类药物轻。

（5）α-糖苷酶抑制剂

α-糖苷酶抑制剂通过抑制碳水化合物在小肠上部的吸收而降低餐后血糖。适用于以碳水化合物为主要食物成分和餐后血糖升高的患者。国内上市的α-糖苷酶抑制剂有阿卡波糖、伏格列波糖和米格列醇。α-糖苷酶抑制剂可使HbAlc下降0.5%～0.8%，不增加体重，并且有使体重下降的趋势,可与磺脲类、双胍类、噻唑烷二酮类或胰岛素合用。α-糖苷酶抑制剂的常见不良反应为胃肠道反应如腹胀、排气等。服药时从小剂量开始,逐渐加量是减少不良反应的有效方法。单独服用本类药物通常不会发生低血糖,合用α-糖苷酶抑制剂的患者如果出现低血糖,治疗时需使用葡萄糖或蜂蜜,而食用蔗糖或淀粉类食物纠正低血糖的效果差。

(6)二肽基肽酶-4抑制剂

二肽基肽酶-4抑制剂通过抑制二肽基肽酶-4而减少胰高血糖素样肽-1在体内的失活,增加胰高血糖素样肽-1在体内的水平。胰高血糖素样肽-1以葡萄糖浓度依赖的方式增强胰岛素分泌,抑制胰高血糖素分泌。目前在国内上市的二肽基肽酶-4抑制剂为西格列汀、沙格列汀和维格列汀。包括我国2型糖尿病患者在内的临床试验显示西格列汀可降低HbA1c1.0%。单独使用二肽基肽酶-4抑制剂不增加低血糖发生的风险,也不增加体重。在有肾功能不全的患者中使用时,应减少药物剂量。

(7)胰高糖素样多肽1受体激动剂

胰高糖素样多肽1受体激动剂通过激动胰高血糖素样肽-1受体而发挥降低血糖的作用。胰高血糖素样肽-1受体激动剂以葡萄糖浓度依赖的方式增强胰岛素分泌、抑制胰高血糖素分泌,并能延缓胃排空,通过中枢性的食欲抑制来减少进食量。目前国内上市的胰高血糖素样肽-1受体激动剂为艾塞那肽和利拉鲁肽,均须皮下注射。包括我国2型糖尿病患者在内的临床试验显示艾塞那肽可以使HbA1c降低0.8%,利拉鲁肽的疗效和格列美脲相当。胰高血糖素样肽-1受体激动剂可以单独使用或与其他口服降糖药联合使用。胰高血糖素样肽-1受体激动剂有显著的降低体重作用,单独使用不明显增加低血糖发生的风险。胰高血糖素样肽-1受体激动剂的常见胃肠道不良反应多为轻到中度,主要见于初始治疗时,副作用可随治疗时间延长逐渐减轻。有胰腺炎病史的患者禁用此类药物。

(8)胰岛素

胰岛素是降低血糖的重要措施。根据来源和化学结构的不同,胰岛素可分为动物胰岛素、人胰岛素和胰岛素类似物。根据作用特点的差异,胰岛素又可分为超短效胰岛素类似物、短效胰岛素、中效胰岛素、长效胰岛素和预混胰岛素。临床试验证明,胰岛素类似物与人胰岛素相比控制血糖的能力相似,但在模拟生理性胰岛素分泌和减少低血糖发生风险方面胰岛素类似物优于人胰岛素。

2型糖尿病患者在生活方式和口服降糖药联合治疗的基础上,如果血糖仍然未达到控制目标,即可开始口服药物和胰岛素的联合治疗。一般经过较大剂量多种口服药物联合治疗后HbA1c仍大于7.0%时,就可以考虑启动胰岛素治疗。基础胰岛素包括中效人胰岛素和长效胰岛素类似物。当仅使用基础胰岛素治疗时,不必停用胰岛素促分泌剂。使用方法:继续口服降糖药物治疗,联合中效或长效胰岛素睡前注射。起始剂量为0.2U/kg。根据患者空腹血糖水平调整胰岛素用量,通常每3~5天调整一次,根据血糖的水平每次调整1-4U直至空腹血糖达标如三个月后空腹血糖控制理想但HbA1c不达标,应考虑调整胰岛素治疗方案。

2.血脂的药物治疗

临床上供选用的调脂药物包括他汀类、贝特类、烟酸类、树脂类、胆固醇吸收抑制剂。

(1)他汀类

他汀类(statins)也称3羟基3甲基戊二酰辅酶A(HMG-CoA)还原酶抑制剂,具有竞争性抑制细胞内胆固醇合成早期过程中限速酶的活性,继而上调细胞表面LDL受体,加速血浆LDL的分解代谢,此外还可抑制VLDL的合成。因此他汀类药物能显著降低TC、LDL-C和apoB,也降低TG水平和轻度升高HDL-C。此外,他汀类还可能具有抗炎、保护血管内皮功能等作用,这些作用可能与冠心病事件减少有关。近年来临床研究显示他汀类是当前防治高胆固醇血症和动脉粥样硬化性疾病非常重要的药物。国内已上市的他汀类药物有洛伐他汀(lovastatin)、辛伐他汀(simvastatin)、普伐他汀(pravastatin)、氟伐他汀(fluvastatin)、阿托伐他汀(atorvastatin)和瑞舒伐他汀(rosuvastatin)等。具体剂量用法见表7-21、7-22。他汀类药物使LDL-C降低18%-55%,HDL-C升高5%-15%,TG降低7%-30%。他汀类药物降低TC和LDL-C的作用虽与药物剂量有相关性,当药物的剂量增大1倍时,其降低TC的幅度仅增加5%,降低LDL-C的幅度增加7%。另外,国产中药血脂康胶囊含有多种天然他汀成分,其中主要是洛伐他汀。常用剂量为0.6g,2次/天。可使TC降低23%,LDL-C降低28.5%,TG降低36.5%,HDL-C升高19.6%。他汀类药物的副作用通常较轻且短暂,包括头痛、失眠、抑郁以及消化不良、腹泻、腹痛、恶心等消化道症状。有0.5～2.0%的病例发生肝脏转氨酶如丙氨酸氨基转移酶和天冬氨酸氨基转移酶升高,且呈剂量依赖性。由他汀类药物引起并进展成肝功能衰竭的情况罕见。他汀类药物可引起肌病,包括肌痛、肌炎和横纹肌溶解。联合使用他汀类和贝特类有可能会增加发生肌病的危险,必须合用时要采取谨慎、合理的方法。他汀类药物忌用于孕妇。

表7-21 他汀类药物降低LDT-C水平30%-40%所需剂量

药 物	剂量(mg/d)	LDL-C降低
阿托伐他汀	10	39
洛伐他汀	40	31
普伐他汀	40	34
辛伐他汀	20～40	35～41
氟伐他汀	40～80	25～35
瑞舒伐他汀	5～10	39～45

表7-22 他汀类药物对高胆固醇血症患者脂质和脂蛋白的疗效比较

他汀类药物(mg)					脂质和脂蛋白的改变水平(%)			
阿托伐他汀	辛伐他汀	洛伐他汀	普伐他汀	氟伐他汀	TC↓	LDL-C↓	HDL-C↓	TG↓
—	10	20	20	40	22	27	4～8	10～15
10	20	40	40	80	27	34	4～8	10～20
20	40	80	—	—	32	41	4～8	15～25
40	80	—	—	—	37	48	4～8	20～30
80	—	—	—	—	42	55	4～8	25～35

·数据来源与2007年中国成人血脂异常防治指南

（2）贝特类

贝特类亦称苯氧芳酸类药物,此类药物通过激活过氧化物酶增生体活化受体α,刺激脂蛋白脂酶、apoA I和apo AII基因的表达以及抑制apoCIII基因的表达,增强LPL的脂解活性,有利于去除血液循环中富含 TG 的脂蛋白,降低血浆 TG 和提高 HDL-C 水平,促进胆固醇的逆向转运,并使 LDL 亚型由小而密颗粒向大而疏松颗粒转变。临床上常用的贝特类药物主要有非诺贝特和苯扎贝特。贝特类药物平均可使 TC 降低 6%~15%,LDL-C 降低 5%~20%,TG 降低 20%~50%,HDL-C 升高 10%~20%。其适应证为高甘油三酯血症或以 TG 升高为主的混合型高脂血症和低高密度脂蛋白血症。此类药物的常见不良反应为消化不良、胆石症等,也可引起肝脏血清酶升高和肌病。绝对禁忌证为严重肾病和严重肝病。吉非贝齐虽有明显的调脂疗效,但安全性不如其他贝特类药物。由于贝特类单用或与他汀类合用时也可发生肌病,应用贝特类药时也须监测肝酶与肌酶。

(3)烟酸类

烟酸属 B 族维生素,当用量超过作为维生素作用的剂量时,可有明显的降脂作用。烟酸的降脂作用机制尚不十分明确,可能与抑制脂肪组织中的脂解和减少肝脏中 VLDL 合成和分泌有关。已知烟酸增加 apo AI 和 apo AII 的合成。烟酸速释剂不良反应明显,一般难以耐受,现已不用。缓释型烟酸片不良反应明显减轻,较易耐受。烟酸缓释片常用量为 1~2 g,每天睡前口服 1 次。一般开始用量为 0.375~0.5 g,4 周后增量至每天 1 g,逐渐增至最大剂量每天 2 g。烟酸可使 TC 降低 5%~20%,LDL-C 降低 5%~25%,TG 降低 20%~50%,HDL-C 升高 15%~35%。适用于高甘油三酯血症,低高密度脂蛋白血症或以 TG 升高为主的混合型高脂血症。烟酸的常见不良反应有颜面潮红、高血糖、高尿酸、上消化道不适等。这类药物的绝对禁忌证为慢性肝病和严重痛风;相对禁忌证为溃疡病、肝毒性和高尿酸血症。缓释型制剂的不良反应轻,易耐受。

(4)胆酸螯合剂

胆酸螯合剂为碱性阴离子交换树脂,在肠道内能与胆酸呈不可逆结合,因而阻碍胆酸的肠肝循环,促进胆酸随大便排出体外,阻断胆汁酸中胆固醇的重吸收。通过反馈机制刺激肝细胞膜表面的 LDL 受体,加速 LDL 血液中 LDL 清除,结果使血清 LDL-C 水平降低。常用的胆酸螯合剂有考来烯胺。胆酸螯合剂可使 TC 降低 15%~20%,LDL-C 降低 15%~30%;HDL-C 升高 3%~5%;对 TG 无降低作用或稍有升高。临床试验证实这类药物能降低冠状动脉事件和冠心病死亡。胆酸螯合剂常见不良反应有胃肠不适、便秘,影响某些药物的吸收。此类药物的绝对禁忌证为异常 β 脂蛋白血症和 TG 大于 4.52 mmol/l;相对禁忌证为 TG 大于 2.26 mmol/l。

(5)胆固醇吸收抑制剂

胆固醇吸收抑制剂依折麦布口服后被迅速吸收,广泛地结合成依折麦布-葡萄糖苷酸,作用于小肠细胞的刷状缘,有效地抑制胆固醇和植物固醇的吸收。由于减少胆固醇向肝脏的释放,促进肝脏 LDL 受体的合成,又加速 LDL 的代谢。依折麦布常用剂量为每天 10 mg,能使 LDL-C 约降低 18%,与他汀类合用对 LDL-C、HDL-C 和 TG 的作用进一步增强,安全性和耐受性良好。最常见的不良反应为头痛和恶心,肝脏和肌肉损伤少见。

3.抗血栓的药物治疗

冠状动脉斑块破裂诱发局部血栓形成是导致心肌梗死的主要原因,抗血栓的目的就是防止血栓形成。目前临床常用的有抗血小板药阿司匹林、噻氯匹定以及抗凝药肝素、华法林等。

（1）阿司匹林

阿司匹林（aspirin）使环加氧酶的活性中心的丝氨酸乙酰化而失活，减少了血小板中血栓烷 A_2 的生成，则血小板聚集和血小板的释放反应减少，血小板内不能合成新的环加氧酶，所以阿司匹林对血小板内有效环加氧酶的抑制是永久性的。也就是说，阿司匹林对血小板的抑制作用在其 7～10 天的整个生命周期中都是不可逆的。在内皮细胞中，内皮细胞能够合成新的环加氧酶，低剂量的阿司匹林对前列环素合成的影响较小。但在高浓度时，阿司匹林能抑制血管壁中较多的环加氧酶，新合成的环加氧酶不足以补充被抑制的，所以内皮细胞合成前列环素减少。前列环素是血栓烷 A_2 生理对抗剂，所以大剂量的阿司匹林促进凝血。阿司匹林抗血小板作用的最佳剂量范围为 75～150 mg。其主要不良反应为胃肠道出血或对阿司匹林过敏。不能耐受阿司匹林的患者，可改用氯吡格雷作为替代治疗。

（2）氯吡格雷

氯吡格雷（clopidogrel）是一种 ADP 受体阻滞剂，可与血小板膜表面 ADP 受体结合，使纤维蛋白原无法与糖蛋白 GPIIb/IIIa 受体结合，从而抑制血小板相互聚集。主要用于支架植入以后及阿司匹林有禁忌证的患者。该药起效快，顿服 300 mg，2 h 即能达到有效血药浓度。常用维持剂量为 75 mg，每天口服 1 次。

（3）糖蛋白 IIb/IIIa 受体拮抗剂

糖蛋白 IIb/IIIa 受体是血小板表面的黏附性糖蛋白，为整合素家族中血小板表面数量最多的一种。当血管壁受损时，内皮下的胶原、纤连蛋白、层粘连蛋白、vWF 等成分暴露，这些物质被血小板表面的各种整合素分子识别和结合，使血小板沉积在受损内膜处。在 ADP、凝血酶等血小板激活剂的作用下，血小板表面的 GPIIb/IIIa 受体构象发生改变，使得其对可溶性纤维蛋白原和 vWF 的亲和力增加，在纤维蛋白原和 vWF 的桥联作用下血小板聚集，形成血小板血栓。GPIIb/IIIa 受体拮抗剂阻断了血小板聚集的最终通路，被认为是最有效的抗血小板药物之一。目前血小板 GPIIb/IIIa 受体拮抗剂有阿昔单抗、依昔巴肽和替罗非班。阿昔单抗是嵌合型单克隆抗体，能可逆地阻断血小板 GPIIb/IIIa 受体。阿昔单抗的血浆半衰期只有 10～30 min，但是阿昔单抗与 GPIIb/IIIa 受体亲和力强且解离速率慢，停药后 48 h 血小板功能恢复到基线水平。替罗非班和依替巴肽是人工合成的小分子的 GPIIb/IIIa 受体拮抗剂。替罗非班是一种非肽类酪氨酸衍生物，依替巴肽是一种小分子的七肽。这两种氨基酸序列与纤维蛋白原、vWF 识别结合 GPIIb/IIIa 受体的位点类似，能高度特异地结合血小板 GPIIb/IIIa 受体，是 GPIIb/IIIa 受体特异的竞争性抑制剂。二者与受体的亲和力低，解离速率快，血浆半衰期短，停止输注后 4～8 h 内血小板聚集功能恢复到基线水平。血小板 GPIIb/IIIa 受体起效快、抗血小板作用强大，但出血的并发症增加，远期的有效性并不确定。

（4）华法林

华法林（warfarin）是双香豆素衍生物，主要在肝脏微粒体内抑制维生素 K 依赖性凝血因子 II、VII、IX、X 的合成，但作用发生缓慢，最大效应在 3～5 天内产生。在心肌梗死急性期后，如果超声心动图发现存在活动性血栓、合并房颤以及不能耐受阿司匹林或噻氯匹定的患者，可长期服用华法林，维持 INR2-3。有出血倾向、血友病、血小板减少性紫癜、严重肝肾疾患、活动性消化性溃疡、脑、脊髓及眼科手术患者禁用。恶病质、衰弱、发热、慢性酒精中毒、活动性肺结核、充血性心力衰竭、重度高血压、亚急性细菌性心内膜炎、月经过多、先兆流产等慎用。

（二）改善缺血的药物治疗

减轻症状及改善缺血的药物一般与预防心肌梗死和死亡的药物联合使用，其中有一些药物，如β受体阻滞剂，同时兼有两方面的作用。目前减轻症状及改善缺血的主要药物包括三类，即β受体阻滞剂、硝酸醋类药物和钙拮抗剂。

1.β受体阻滞剂

β受体阻滞剂（β-blockers）作用机制复杂，不同药物的作用机制可能有很大差别。能抑制心脏β肾腺素能受体，从而减慢心率、减弱心肌收缩力、降低血压，以减少心肌耗氧量。此外，β阻滞剂还能抑制β肾上腺素能通路介导的心肌细胞凋亡，抑制血小板聚集，减少对粥样硬化斑块的机械应激，防止斑块破裂，促进β肾上腺素能通路重新恢复功能，改变心肌基因表达，如肌质网钙ATP酶mRNA和α肌球蛋白重链mRNA的表达增加，β肌球蛋白重链mRNA的表达下降。一些β阻滞剂还有显著的抗氧化和抗平滑肌细胞增殖作用，如卡维地洛。

β受体阻滞剂有益于各种类型的冠心病患者。一是通过降低心肌收缩力、心率和血压，使心肌耗氧量减少；同时延长心脏舒张期而增加冠状动脉及其侧支的血供和灌注，从而减少和缓解日常活动或运动状态的心肌缺血发作，提高生活质量。二是可缩小梗死范围，减少致命性心律失常，降低包括心脏性猝死在内的急性期病死率和各种心血管事件发生率。三是长期应用可改善患者的远期预后，提高生存率。

β受体阻滞剂宜从小剂量开始，一般为目标剂量的1/4，若能耐受可渐加到目标剂量。比索洛尔10 mg，每日1次，美托洛尔平片50～100 mg，每日2次，或美托洛尔缓释片200 mg，每日1次，阿替洛尔25～50 mg，每日2次。原则上使静息心率降至55～60次/min为宜。给药剂量应个体化，可根据症状、心率及血压随时调整。

应用β阻滞剂前必须评估患者有无下列禁忌证：即有心力衰竭临床表现，如Killip≥Ⅱ级。伴有低心排出量状态如末梢循环灌注不良。伴有心源性休克较高风险，如年龄大于70岁、基础收缩压小于110 mmHg、心率大于110次/min等以及Ⅱ、Ⅲ度房室传导阻滞。有禁忌证的患者不得应用β阻滞剂尤其不得静脉应用β阻滞剂。目前临床常用的β受体阻滞剂的用法、用量以及副反应等见表7-23。

表7-23　临床常用的改善心肌缺血和预后的β受体阻滞剂

药物	半衰期（h）	用法与用量（mg）	主要不良反应	禁忌证
纳多洛尔（nadolol）	17～23	40～80，每天1次	同普萘洛尔	同普萘洛尔
普萘洛尔（popranolol）	1～6	10～20，每天3～4次	乏力、嗜睡、头晕、失眠、恶心、腹胀、皮疹、哮喘、晕厥、低血压、心动过缓等。	支气管哮喘；心源性休克；Ⅱ-Ⅲ度房室传导阻滞；重度或急性心力衰竭；窦性心动过缓。
索他洛尔	5～8	200～200，每日2～3次	乏力、恶心、腹胀、皮疹、哮喘、晕厥、低血压、心动过缓等。严重的不良反应是致心律失常作用，如尖端扭转性室性心动过速等。	心动过缓；病态窦房结综合征，Ⅱ-Ⅲ度房室传导阻滞，室内传导阻滞，低血压、休克、Q-T延长。未控制心衰及过敏者。

药物	半衰期（h）	用法与用量（mg）	主要不良反应	禁忌证
阿替洛尔（atenolol）	6～9	25～50,每日2次	常见低血压、心动过缓；其他有头晕、四肢冰冷、疲劳、乏力、恶心、精神抑郁、脱发、血小板减少症、牛皮癣样皮肤反应、皮疹及干眼等；罕见引起传导阻滞。	Ⅱ-Ⅲ度心脏传导阻滞；心源性休克者；病窦综合征及严重窦性心动过缓。
美托洛尔（metoprolol）	3～5	每日100～400,分2次	心率减慢、传导阻滞、血压降低、心衰加重、四肢冰冷或脉搏不能触及、雷诺氏现象；疲乏、眩晕、抑郁、头痛、多梦、失眠等,偶见幻觉；恶心、胃痛、便秘、腹泻；气急、关节痛、瘙痒、腹膜后腔纤维变性、耳聋、眼痛等。	低血压、显著心动过缓、心源性休克、重度或急性心力衰竭、末梢循环灌注不良、Ⅱ-Ⅲ度房室传导阻滞、病态窦房结综合征、严重的周围血管疾病。美托洛尔不可用于那些患有怀疑的急性心肌梗死,P-Q间期>0.24秒或收缩压<100 mmHg的患者。
比索洛尔（bisoprolol）	10～12	2.5～20,每日1次	乏力、头晕、头痛、出汗、睡眠欠佳。偶见胃肠道反应,心动过缓、血压下降明显,传导阻滞、皮疹、红斑、肌痛、下肢肿。	Ⅱ、Ⅲ度房室传导阻滞,心源性休克,严重心动过缓,低血压。肺功能不全,支气管哮喘,严重肝、肾功能不全,心力衰竭,孕妇慎用。

2.钙离子拮抗剂

钙离子拮抗剂(calcium antagonists)主要通过阻断心肌和血管平滑肌细胞膜上的钙离子通道,抑制细胞外钙离子内流,使细胞内钙离子水平降低而引起心血管等组织器官功能改变的药物。钙离子通道阻滞剂的负性频率和负性传导,对窦房结和房室结作用明显,是治疗室上性心力衰竭的理论基础。钙离子通道阻滞剂降低后负荷、对痉挛血管作用显著、可以扩张冠状动脉,能够缓解心肌缺血再灌注所引起的可逆性心功能损害。二氢吡啶可以缓解心肌肥厚的产生,长期用药可逆转心肌肥厚的心肌。钙离子拮抗剂通过改善冠状动脉血流和减少心肌耗氧起缓解心绞痛作用,对变异性心绞痛或以冠状动脉痉挛为主的心绞痛,钙拮抗剂是一线药物。长效钙拮抗剂能减少心绞痛的发作。实验证实,氨氯地平能够显著降低心血管性死亡、非致死性心肌梗死、冠状血管重建,由于心绞痛而入院治疗、慢性心力衰竭入院、致死或非致死性卒中及新诊断的周围血管疾病相对危险降低。短效钙离子拮抗剂增加

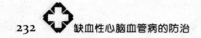
心脏事件的发生,应避免使用。钙离子拮抗剂分为四类,包括双氢吡啶类、苯噻氮卓类、苯烷胺类和三苯哌嗪类。双氢吡啶类有硝苯地平、氨氯地平、尼莫地平、尼卡地平、尼群地平、尼索地平、非洛地平、贝尼地平、拉西地平等。苯噻氮卓类有地尔硫卓等。苯烷胺类有维拉帕米等。三苯哌嗪类包括氟桂利嗪、桂利嗪、利多氟嗪等。其中三苯哌嗪类为非选择性钙离子拮抗剂。钙离子拮抗剂的不良反应轻微,主要有体位性低血压,心动过速,头痛、颜面潮红、多尿,便秘,胫前、踝部水肿,心动过缓或传导阻滞,抑制心肌收缩力,皮疹和过敏反应等。

3.血管紧张素转换酶抑制剂和血管紧张素受体阻滞剂

血管紧张素转换酶抑制剂主要通过影响心肌重构、减轻心室过度扩张而减少充盈性心力衰竭的发生,降低病死率。对于合并LVEF小于等于0.4或肺瘀血以及高血压、糖尿病和慢性肾病的ST段抬高性心肌梗死患者,只要无使用此药禁忌证,应该尽早应用。发病24h后,如无禁忌证,所有ST段抬高性心肌梗死患者均应给予血管紧张素转换酶抑制剂长期治疗。如果患者不能耐受血管紧张素转换酶抑制剂,但存在心力衰竭表现,或者LVEF小于等于0.40,可考虑给予血管紧张素受体阻滞剂。如果患者不能耐受血管紧张素转换酶抑制剂,但存在高血压,可考虑给予血管紧张素受体阻滞剂。在ST段抬高性心肌梗死最初24h内,对前壁心肌梗死,如无低血压或明确使用此类药物的禁忌证,应尽早口服血管紧张素转换酶抑制剂,对非前壁心肌梗死、低危患者、无低血压和使用此药禁忌证者,应用血管紧张素转换酶抑制剂也可能获益。

4.硝酸酯类药物

有机硝酸酯(organic nitrates)是现代使用最为广泛的抗心肌缺血药物。硝酸酯是非内皮依赖性的血管扩张剂,无论内皮细胞功能和结构是否正常,均可发挥明确的血管平滑肌舒张效应。硝酸酯进入血管平滑肌细胞后,通过释放一氧化氮刺激鸟苷酸环化酶,使环磷酸鸟苷(cGMP)浓度增加,降低细胞内的Ca^{2+}浓度,导致血管平滑肌舒张。硝酸酯的血管舒张应呈剂量依赖性,随着剂量递增,依次扩张静脉血管、大中动脉和阻力小动脉。硝酸酯的主要作用为降低扩张静脉血管,减少回心血量,使心脏前负荷和室壁张力下降;扩张外周阻力小动脉,使动脉血压和心脏后负荷下降,两者均可降低心肌氧耗量。硝酸酯扩张冠状动脉和侧支循环血管,使冠动脉血流重新分布,增加缺血区域尤其是心内膜下的血液供应。在临床常用剂量范围内,不引起微动脉扩张,可避免"冠状动脉盗血"现象的发生。硝酸酯降低肺血管床压力和肺细血管锲压,增加左心衰竭患者的每搏输出量和心输出量,改善心功能。硝酸酯抗血小板聚集、抗栓、抗增殖、改善冠状动脉内皮功能和主动脉顺应性、降低主动脉收缩压等机,亦可能在硝酸酯的抗缺血和改善心功能等作用中发挥协同效应。

目前临床常用的硝酸酯包括:短效的硝酸甘油(nitroglycerin)和长效的硝酸异山梨酯(isosorbide dinitrate)以及5-单硝酸异山梨酯(isosorbide 5-mononitrate)等,硝酸酯类的剂型和用法以及代谢时间见表7-24。硝酸甘油主要用于终止缺血发作,而后两者主要用于预防缺血发生,其药代动力学特点区别显著。在急性ST段抬高型、非ST段抬高型心肌梗死以及不稳定性心绞痛中的患者中,如无禁忌证则应立即舌下含服硝酸甘油0.3~0.6 mg,每5min重复1次,总量不超过1.5 mg。在最初24~48h内,若患者存在进行性缺血、高血压和肺水肿可静脉滴注硝酸甘油,非吸附性输液器起始剂量5~10 μg/min,每3~5 min以5~10 μg/min递增剂量,剂量上限一般不超过200 μg/min。剂量调整主要依据缺血症状和体征的改善以及是否达到血压效应。慢性稳定性心绞痛缺血急性发作时应首选硝酸甘油终止发作。硝酸酯的不良反应有头痛,呈剂量和时间依赖性;面部潮红;心率加快;低血压,可伴随头晕、恶心等;舌下含服硝酸甘油可引起口臭;少见皮疹;长期大剂量使用可罕见高铁血红蛋白血症。

表7-24　临床常用硝酸酯类药物剂型及用法

药物名称	半衰期	起效时间（min）	最大作用时间（min）	持续时间（min）	用量及给药方法
硝酸甘油	4～5 h				
舌下含服		1～2	4～8	20～30	0.5～0.6 mg含服,一般连用不超过3次,每次相隔5 min
喷雾剂		0.5～2	4～8	20～30	0.4 mg,15 min内不超过1.2 mg
静脉滴注		即刻			0.2～12 mg连续静滴10～12 h后停药,空出10～12 h的无药期
透皮贴片		30～60	60～180	24 h以上	5 mg贴敷10～12 h后撤除,空出10～12 h的无药期
硝酸异山梨酯	1 h				
舌下含服	45 min	2～5	15	10～120	5～10 mg
静脉滴注	20 min				开始1～2 mg/h,最大8～10 mg/h连续静滴10～12 h后停药,空出10～12 h的无药期
口服平片	1.5～4 h	15～40	30～120	4～6 h	5～20 mg每天3次给药,每次间隔5 h或每天4次给药,每次给药间隔4 h
口服缓释制剂		30	60		20～40 mg每天2次给药,每次间隔7～8 h
单硝酸异山梨酯					
口服平片	4～5 h	15～45	45～120	2～6 h	20 mg,每天2次
缓释片	12 h	30～60	240～360	12～14 h	40～60 mg,每天1次
5-单硝酸异山梨酯	4～5 h	30～60	90～180	4～8 h	20～40 mg,每天2次给药间隔7～8 h

（三）药物溶栓治疗

急性心肌梗死的病理生理机制就是冠状动脉粥样斑块破裂后,血小板激活和聚集的基础上形成血栓,堵塞冠状动脉,治疗的目的就是使闭塞的血管再通,恢复TIMIIII级血流和心肌再灌注,尽可能地缩小梗死面积,保护心室功能,改善近期和远期预后。静脉药物溶栓治疗和直接经皮介入治疗是目前急性心肌梗死再灌注治疗的主要方法。溶栓治疗具有快速、简便、经济、易操作的特点,特别当因各种原因使就诊至血管开通时间延长致获益降低时,静脉溶栓仍然是较好的选择。新型溶栓药物的研发提高了血管开通率和安全性。应积极推进

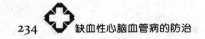

规范的溶栓治疗,以提高再灌注治疗成功率。

溶栓治疗(thrombolytic therapy)是通过溶解动脉中的新鲜血栓使血管再通,从而部分或完全恢复组织和器官的血流灌注。ST抬高性心肌梗死时,不论选用何种溶栓剂,也不论性别、糖尿病、血压、心率或既往心肌梗死病史,获益大小主要取决于治疗时间和达到的TIMI血流(具体分级见表7-25)。血管恢复血流时间越早,挽救的心肌越多,溶栓治疗获益越大。在发病3小时内行溶栓治疗,梗死相关血管的开通率增高,病死率明显降低,其效果与直接经皮冠状动脉介入治疗相当。发病3~12 h内行溶栓治疗,效果不如经皮冠状动脉介入治疗,但仍可获益。发病12~24 h内,如果仍有持续或间断的缺血症状和持续ST段抬高,溶栓治疗仍然有效。左束支传导阻滞、大面积梗死患者,溶栓获益最大。

表7-25　心肌梗死溶栓后再通血流分级

TIMI 0级	无灌流,即在闭塞部位及远端无前向血流充盈。
TIM I级	微灌流,即造影剂通过闭塞部位,但在任一时刻都无通过闭塞段远端血管的前向血流。
TIM II级	微灌流,即造影剂通过闭塞部位,但在任一时刻都无通过闭塞段远端血管的前向血流。
TIMI III级	完全灌流,前向血流充盈远端血管快速而完全。

·TIMI:为thrombolysis in myocardial Infarction的缩写。

药物溶栓治疗的适应证为:①患者ST段抬高性心肌梗死症状出现时间在12 h之内,年龄小于75岁,两个或两个以上相邻导联ST段抬高胸导联≥0.2mv,肢导联≥0.1mv,或新出现左束支传导阻滞。②ST段抬高显著的心肌梗死患者年龄大于75岁,经慎重权衡利弊仍可考虑。③ST段抬高的心肌梗死,发病时间已达12~24 h,但仍有进行性缺血性胸痛,广泛ST段抬高者可考虑溶栓治疗。非ST段抬高心肌梗死及不稳定心绞痛,溶栓治疗不但无益,可能有害。并发心源性休克的患者应该紧急进行血运重建治疗,如经皮冠状动脉介入治疗或冠状动脉旁路移植术,如无条件或明显延迟(溶栓到球囊扩张时间大于60 min),则可给予溶栓治疗。右室心肌梗死的患者常常合并低血压,尽管溶栓的疗效不确切,如不能行经皮冠状动脉介入治疗,仍可考虑溶栓治疗。

药物溶栓治疗的禁忌证包括:既往脑出血病史;脑血管结构异常;颅内恶性肿瘤;3个月内的缺血性卒中(不包括3小时内的缺血性卒中);可疑主动脉夹层;活动性出血,或者出血素质(包括月经来潮);3个月内的严重头部闭合性创伤或面部创伤;慢性、严重、没有得到良好控制的高血压;或目前血压严重控制不良(收缩压≥180 mmHg或舒张压≥110 mmHg);超过3个月的缺血性脑卒中、痴呆或已知的其他颅内病变;3周内的创伤或持续大于20 min的心肺复苏,或者3周内进行过大手术;2~4周内肠道出血;血管穿刺后不能压迫止血;5天前曾经应用过链激酶,或既往有链激酶过敏史;妊娠;活动性消化系统溃疡;目前正应用抗凝剂:国际标准化比率(INR)水平越高,出血风险越大。经综合临床判断,患者的风险效益比不利于溶栓治疗,尤其是有出血倾向者,包括严重肝肾疾病、恶病质、终末期肿瘤等。另外,大于75岁的患者首选PCI,选择溶栓治疗时酌情考虑减量。

明确急性ST段抬高性心肌梗死后,必须在患者就诊后30 min内开始溶栓治疗。目前临床常用的溶栓药物有尿激酶、链激酶、阿替普酶、瑞替普酶和替奈普酶(见表7-26)。尿激酶

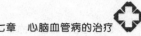

和链激酶为非纤维蛋白特异性溶栓剂,属于第一代溶栓剂,其特点是溶栓能力强,但缺乏特异性,易导致严重出血等不良反应,但价格便宜。另外,链激酶具有抗原性,易引起过敏反应。阿替普酶为第二代溶栓药物的代表,无抗原性,不引起过敏反应,但体内半衰期短,剂量过大时也可引起出血。瑞替普酶和替奈普酶属于第三段溶栓药物,其特点为溶栓、开通快速,治愈率高,单次给药有效,使用方便,不需调整剂量,半衰期长等。第二代和第三代属于纤维蛋白特异性溶栓剂。

表 7-26 常见溶栓药物比较

溶栓药物	剂量	负荷剂量	抗原性及过敏反应	纤维蛋白原消耗	90 min 再通率(%)	TINI3级血流(%)
尿激酶	30 min 150万 U	无需	无	明显	53	28
链激酶	30～60 min 150万 U	无需	有	明显	50	32
阿替普酶	90 min 100 mg	需	无	轻度	75	54
瑞替普酶	10MU×2,每次＞2 min	静脉推注	无	中度	70	60
替奈普酶	30～50 mg 根据体重	静脉推注	无	极小	75	63

链激酶150万 U,溶于100 ml生理盐水或5%的葡萄糖中60 min内静脉滴注,90 min再通率为50%～60%。尿激酶150万 U或2.2万 U/kg溶于100 ml注射用水,30～60 min内静脉滴入。阿替普酶即组织纤维蛋白溶酶原激活剂(tissue-type plasminogen activator)有两种给药方案。全量90 min加速给药法:首先静脉推注15 mg,随后0.75 mg/kg在30 min内持续静脉滴注(最大剂量不超过50 mg),继之0.5 mg/kg于60 min持续静脉滴注(最大剂量不超过35 mg)。半量给药法:50 mg溶于50ml专用溶剂,首先静脉推注8 mg,之后42 mg于90 min内滴完。近来研究表明,半量给药法血管开通率偏低,因此,建议使用按体重计算的加速给药法。瑞替普酶10 U溶于5～10ml注射用水,2 min以上静脉推注,30 min后重复上述剂量。替奈普酶一般为30～50 mg溶于10 ml生理盐水静脉推注。根据体重调整剂量:如体重小于60 kg,剂量为30 mg;体重每增加10 kg,剂量增加5 mg,最大剂量为50 mg。

应用非纤维蛋白特异性溶栓药物治疗的患者可以在溶栓开始后12 h,皮下注射7500 U肝素钙,之后每12 h皮下注射7500 U持续3～5天。应用特异性纤溶酶原激活剂时,溶栓前先静脉注射肝素60 U/kg(最大量4000 U),溶栓后给予每小时12 U/kg(最大1000 U/h),使活化部分凝血酶原时间(activated partial prothrombin time, APPT)值维持在对照值1.5～2.0倍,维持48 h。与普通肝素比较,低分子肝素用药方便,无须监测。可以选择那屈肝素、达肝素和依诺肝素,剂量略有差异,根据患者的年龄、肾功能情况和出血危险调整剂量。例如,依诺肝素首先给予符合剂量30 mg静脉注射,随后1 mg/kg皮下注射,每天2次;年龄大于75岁或肾功能不全的患者,不给负荷剂量依诺肝素减少剂量至0.75 mg/kg,每天2次。

溶栓开始后60～180 min内应监测临床症状、心电图ST段抬高和心律变化。血管再通的间接判定指标包括:60～90 min内抬高的ST段至少回落50%;TnT(I)峰值提前至发病12 h内,CK-MB酶峰提前到14 h内;2 h内胸痛症状明显缓解;治疗后的2～3 h内出现再灌注心律失常,如加速性室性自主心律、房室传导阻滞(AVB)或束支传导阻滞突然改善或消失,或者下壁心肌梗死患者出现一过性窦性心动过缓、窦房传导阻滞伴或不伴低血压。其中心电图变化和心肌损伤标志物峰值前移最重要。冠状动脉造影判断标准为TIMI Ⅱ或Ⅲ级血流表示再通,TIMI Ⅲ级为完全性再通,溶栓失败则梗死相关血管持续闭塞,血流分级为TIMI 0和I。

溶栓治疗的主要风险是出血,尤其是颅内出血,发生率为0.9%～1.0%。65%～77%颅内出血发生在溶栓治疗24 h之内。表现为意识状态突然改变、昏迷、头痛、恶心、呕吐和抽搐发作等,部分病例可迅速死亡。高龄、低体重、女性、既往脑血管疾病史、入院时收缩压和舒张压升高是颅内出血的明显预测因子。一旦发生,应立即停止溶栓、抗血小板和抗凝治疗。影像学检查排除颅内出血。测定红细胞比积、血红蛋白、凝血酶原、活化部分凝血活酶时间、血小板计数和纤维蛋白原、D-二聚体,并化验血型及交叉配血。降低颅内压,包括适当控制血压、抬高床头30°、静脉滴注甘露醇、气管插管和辅助通气,必要时外科脑室造口术、颅骨切除术以及抽吸血肿等。必要时使用逆转溶栓、抗血小板和抗凝的药物,24 h内每6 h给予新鲜冰冻血浆2U;4 h内使用过普通肝素的患者,推荐用鱼精蛋白中和,1 mg鱼精蛋白中和100 U普通肝素;如果出血时间异常,可输入6～8 U血小板。适当控制血压。

(四)心肌梗死并发症的药物治疗

心肌梗死后可用药物治疗的常见并发症包括心力衰竭、心源性休克和心律失常。

1.心力衰竭的药物治疗

心力衰竭的一般处理措施包括吸氧、连续监测氧饱和度及定时血气测定、心电图监护。X线胸片可估价肺瘀血情况。超声心动图除有助于诊断外,还可了解心肌损害的范围和可能存在的并发症。

Killip Ⅱ级的轻度心力衰竭时,利尿剂治疗反应良好,可用给予适量的利尿剂;合并肾功能衰竭或长期应用利尿剂者,可能需较大的剂量的利尿剂。如无低血压,可静脉应用硝酸酯,应避免低血压产生。如果无低血压、低血容量或明显的肾功能衰竭,则应在24 h内开始应用ACEI,如不能耐受,则改为ARB。Killip Ⅲ级心力衰竭或急性肺水肿患者,应尽早使用机械辅助通气治疗。除非合并低血压,均应给予静脉滴注硝酸酯类,硝酸甘油初始剂量为每分钟0.25 μg/kg,每5 min增加1次剂量,并根据收缩压调整剂量。肺水肿合并高血压是静脉滴注硝普钠的最佳适应证,常从小剂量(10 μg/min)开始,并根据血压逐渐增加至合适剂量。利尿剂需要适量。当血压明显降低时,可以静脉滴注多巴胺或多巴酚丁胺。如果存在肾灌注不良时,可使用小剂量多巴胺,即每分钟小于3 μg/kg。在ST段抬高性心肌梗死发病的24 h内使用洋地黄制剂有增加室性心律失常的危险,不主张使用。在合并快速房颤时,可选用胺碘酮治疗。

2.心源性休克的治疗

急性心肌梗死合并心源性休克通常由于左心室心肌35%～40%以上心肌坏死、合并右心室梗死或严重机械性并发症所引起。近期预后与血流动力学异常的程度直接相关。

下壁心肌梗死合并右心室梗死时,常出现低血压,扩容治疗是关键。若补液1000～2000ml后心排血量仍不增加,应静脉滴注正性肌力药。并进行血流动力学监测,指导治疗。对大面积心肌梗死或高龄患者应避免过度扩容诱发左心衰竭。静脉滴注正性肌力药物可稳定患者的血流动力学。多巴胺每分钟小于3 μg/kg可增加肾血流量。严重低血压时,多巴胺静脉滴注浓度应增加到每分钟5～15 μg/kg;必要时可同时静脉滴注多巴酚丁胺,其浓度通常为每分钟3~10 μg/kg。大剂量多巴胺无效时,可以2~8 μg/min的速度静脉滴注去甲肾上腺素。

急性ST段抬高性心肌梗死合并心源性休克时,主动脉气囊反搏(Intraaortic balloon counterpulsation,IABP)能有效增加冠状动脉血流和心肌氧供以及全身灌注,但需联合冠状动脉血运重建治疗,迅速开通梗死相关动脉,恢复心肌再灌注,以降低病死率。ST段抬高性心肌梗死合并心源性休克时,溶栓治疗的血管开通率明显降低,病死率增高,因此提倡机械性再灌注治疗。临床研究表明,经皮冠状动脉介入治疗或冠状动脉旁路移植术再灌注治疗可提高ST段抬高性心肌梗死合并心源性休克的生存率。在升压药和IABP治疗的基础上,谨慎、少量应用血管扩张剂对减轻心脏前后负荷可能有益。

3.心律失常的治疗

急性ST段抬高性心肌梗死的急性期,危及生命的室速和室颤发生率高达20%。室速、室颤和完全性AVB可能为急性心肌梗死的首发表现,猝死率较高,需要迅速处理。其急性期心律失常通常为基础病变严重的表现,表明存在持续心肌缺血、泵衰竭或电解质紊乱、自主神经功能紊乱、低氧血症或酸碱平衡失调。对于这类心律失常处理的紧急程度,取决于血流动力学是否稳定。

对无症状室性早搏,无须抗心律失常药物治疗。室性逸搏心律在急性ST段抬高性心肌梗死早期常见,除非心率过于缓慢,否则一般不需要特殊处理。持续时间小于30 s的非持续性室速和加速性室性自主心律,通常不需要预防性使用抗心律失常药物。持续性和(或)血液动力学不稳定的室速需要抗心律失常药物处理,必要时予以电除颤治疗。研究表明,再灌注治疗和β受体阻滞剂的使用使急性心肌梗死48 h内室颤发生率降低。虽然预防性使用利多卡因可减少室颤发生,但也可能引起心动过缓和心脏停搏而使病死率增加。因此,使用再灌注治疗时,应避免预防性使用利多卡因。电解质紊乱可触发室颤,因此,纠正低血钾和低血镁很重要。ST段抬高性心肌梗死早期出现与QT间期延长有关的尖端扭转性室速时,应静脉推注1~2 g的镁剂,尤其是发病前使用利尿剂、低镁、低钾的患者。但镁对心肌梗死溶栓治疗不主张使用,发现在发病4 h之内给予镁时,有增加死亡率的趋势。对于无心搏出量的室速和室颤需要依据心肺复苏指南进行处理。成功复苏后,需要静脉胺碘酮联合β受体阻滞剂治疗。

三、缺血性心脏病的PCI和CABG治疗

经皮冠状动脉介入治疗(percutaneous coronary intervention,PCI),是指利用经心导管技术疏通狭窄甚至闭塞的冠状动脉管腔,从而改善心肌的血流灌注的治疗方法。从1977年德国Gruentzig首先施行了经皮冠状动脉成形术到2003年药物洗脱支架(drug-eluting stent,DES)进入临床,冠脉介入治疗又进入到一个新的纪元。冠状动脉旁路移植术(coronary artery bypass graft,CABG)自1966年Kolessov用乳内动脉,其后Favaloro等用大隐静脉,跨过严重狭窄的冠状动脉病变部位,将其吻合到管腔好的远端冠状动脉上并取得成功以来,冠状动脉外科取得了重大进展。40多年的临床实践证明,冠状动脉旁路移植术能有效地缓解患者心绞痛,改善心肌供血,避免心肌梗死的发生,提高生活质量和延长寿命,并且手术并发症和死亡率都很低,是一种公认安全有效的治疗方法。

(一)经皮冠状动脉介入治疗

经皮冠状动脉介入治疗对稳定性心绞痛、不稳定性心绞痛、非ST段抬高性心肌梗死和

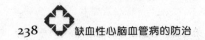

急性ST段抬高性心肌梗死有良好的治疗效果,其治疗指针见表7-27。

表7-27 经皮冠状动脉介入治疗的适应证

疾病	PCI适应证
稳定性心绞痛改善预后	左主干病变直径狭窄>50%(IA);前降支近段狭窄≥70%(IA);伴左心室功能减低的2支或3支病变(IB);大面积心肌缺血(心肌核素等检测方法证实缺血面积大于左心室面积的10%,IB)。非前降支近段的单支病变,且缺血面积小于左心室面积10%者,则对预后改善无助(IIIA)。
稳定性心绞痛改善症状	任何血管狭窄≥70%伴心绞痛,且优化药物治疗无效者(IA);有呼吸困难或慢性心力衰竭(CHF),且缺血面积大于左心室的10%,或存活心肌的供血由狭窄70%的罪犯血管提供者(IIaB)。优化药物治疗下无明显限制性缺血症状者则对改善症状无助(IIIC)。
非ST段抬高型急性冠脉综合征	对极高危患者行2h内PCI(IIaB);对中、高危患者行72h内早期PCI(IA);对低危患者不推荐常规PCI(IIIC);对PCI患者常规支架置入(IC)。
ST段抬高性心肌梗死直接PCI	所有发病12h以内,就诊到球囊扩张时间90min以内,能有有经验是术者团队操作者(IA);有溶栓禁忌证者(IC);发病大于3h的患者更趋向于首选PCI(IC);心源性休克,年龄小于75岁,心肌梗死发病小于36h,休克小于18h(IB);有选择的年龄大于75岁心源性休克,心肌梗死发病小于36h,休克小于18h权衡利弊后可以考虑PCI(IIaB);发病12~24小时,仍然有缺血证据,或有心功能障碍或血流动力学不稳定或严重心律失常(IIaC);患者血流动力学稳定时,不推荐直接PCI干预非梗死相关动脉(IIIC)。
ST段抬高性心肌梗死补救PCI	溶栓45~60min后仍然有持续下降缺血症状或表现(IB);合并心源性休克,年龄小于75岁,发病小于36h,休克小于18h(IB);发病小于12h合并心力衰竭或肺水肿(IB);年龄大于75岁的心源性休克,急性心肌梗死发病小于36h,休克小于18h权衡利弊后可以补救PCI(IIaB);血流动力学或心电不稳定(IIaC)。
早期溶栓成功或未溶栓的择期PCI	病变适宜PCI且存在再发心肌梗死的表现(IC);病变适宜PCI且存在自发或诱发缺血表现(IB);病变适宜PCI且存在心源性休克或血流动力学不稳定(IB);LVEF≤40%,心力衰竭,严重室性心律失常,常规行(IIaC);对自发或诱发缺血的梗死相关动脉的严重狭窄于发病24h后行PCI(IIbC);梗死相关动脉完全闭塞,无症状的1~2支血管病变,无严重缺血表现,血流动力学和心电稳定,不推荐24小时后常规行PCI。

·I类:指已证实和(或)一致公认有益、有用和有效的操作或治疗,推荐使用。II类:指有用或有效的证据尚有矛盾或存在不同观点的操作或治疗。IIa类:有关证据或观点倾向于有用或有效,应用这些操作或治疗是合理的。IIb类:有关证据或观点尚不能被充分证明有用或有效,可以考虑应用。III类:指已证实和(或)一致公认无用和(或)无效,并对一些病例可能有害的操作或治疗,不推荐使用。证据来源:A资料来源于多项随机临床试验或荟萃分析。B资料来源于单项随机临床试验或多项非随机对照研究。C仅为专家共识意见和(或)小规模研究、回顾性研究、注册研究。

目前采用的经皮冠状动脉介入治疗的动脉路径主要为股动脉和桡动脉路径。股动脉比较粗大,穿刺成功率高。缺点是术后卧床时间长,穿刺相关并发症发生率较高,如出血、血肿、假性动脉瘤、动静脉瘘和腹膜后血肿等。桡动脉路径术后压迫时间短,无须卧床,患者不适感较股动脉路径轻,而且并发症较少,因此逐渐成为目前PCI治疗的首选路径。

　　经皮冠状动脉介入治疗技术包括经皮冠状动脉球囊血管成形术、冠状动脉支架植入术、冠状动脉旋磨术、冠脉内血栓抽吸和切割球囊成形术等。经皮冠状动脉球囊血管成形术(percutaneous coronary angioplasty, PTCA)采用股动脉途径或桡动脉途径,将指引导管送至待扩张的冠状动脉口,再将相应大小的球囊沿导引钢丝送到狭窄的节段,根据病变的特点用适当的压力和时间进行扩张,达到解除狭窄的目的。单纯PTCA发生冠状动脉急性闭塞和再狭窄的发生率较高。急性闭塞多见于术后24 h内,发生率在3%～5%,可导致患者急性心肌梗死,甚至死亡。再狭窄一般发生于术后6个月内,发生率在25%～50%,患者会再次出现心绞痛症状,多须再次血运重建。由于以上的局限性,目前已很少单独使用。冠状动脉支架植入术将以不锈钢或合金材料制成的网状带有间隙的支架(如图7-9)置入冠状动脉内狭窄的阶段支撑血管壁,维持血流通常,可减少PTCA后的血管弹性回缩,并封闭PTCA是可能产生的夹层,大大减少了PTCA术中急性血管闭塞的发生。但由于支架置入部位内膜增生性改变,术后支架内再狭窄仍是主要的问题。早期应用的是裸金属支(bare metal stent, BMS)术后6个月内再狭窄率为20%～30%。药物洗脱支架在裸支架的金属表面增加具有良好生物相容性的涂层和药物,此种支架置入后,平滑肌的增生被抑制,使再狭窄进一步降低。但DES使血管内皮化延迟而造成支架内血栓发生率较高。冠状动脉旋磨术(rotational atherectomy)是采用呈橄榄形的带有钻石颗粒旋磨头、选择性的磨除纤维化或钙化的动脉硬化斑块,而不会切割有弹性的组织和正常冠脉。主要应用于严重狭窄伴重度钙化的病变。冠脉内血栓抽吸应用负压的抽吸导管将冠脉内的血栓抽出。多用于血栓性病变或大隐静脉桥血管病变。切割球囊成形术是在球囊上纵向安装3～4片微型刀片,当球囊开始扩张时,刀片将血管狭窄处的增生组织切成3～4份,而后球囊充分扩张病变处。主要用于支架内再狭窄病变或是纤维组织增生为主的病变、准分子激光成形术、冠脉内放射治疗等。可用于支架内再狭窄的治疗,但临床应用较少。

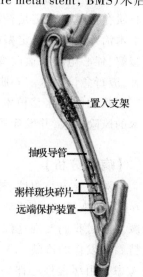

置入支架

抽吸导管

粥样斑块碎片

远端保护装置

图7-9　冠状动脉成形术示意图

　　阿司匹林在PCI术前3～5天开始服用,每天100～300 mg。术后每天100 mg,长期服。氯吡格雷在PCI术前4～6天每天服用75 mg或术前6 h负荷300 mg。术后每天服用75 mg,维持1个月到1年不等,根据支架的种类和患者的个体情况而定。目前还有一些同类新型的抗血小板药物在研发当中,包括普拉格雷、替格瑞洛等。肝素主要在PCI术中静脉使用。

　　(二)冠状动脉旁路移植术

　　冠状动脉弥漫性病变,且以远端冠状动脉损伤为主,陈旧性大面积心肌梗死,同位素及超声心动图检查无存活心肌,手术对改善心功能帮助不大。心脏扩大显著、心胸比大于0.75、射血分数小于0.20、左室舒张末内径大于70 mm、重度肺动脉高压、右心衰竭或严重肝、肾功能不全的患者,应为手术禁忌。资料显示,年龄大于70岁、体重大于90kg、女性、陈旧心梗或反复心梗、射血分数小于0.20、心脏扩大、手术时间长、肺动脉高压、术前血流动力学不稳定、急诊手术或再手术、大量输血、血管病变广泛、远端血管条件差、术前呼吸及肾功能受损、合并高血压或糖尿病、外科医师及有关人员经验不够,均可能使手术死亡率增高。

冠状动脉旁路移植术的适应证包括:①药物治疗不能缓解或频发的心绞痛患者。②冠状动脉造影证实左主干病变或有严重三支病变的患者。这些患者如不及时手术可能发生猝死,每年死亡率在10%～15%。左主干狭窄50%以上的患者4年生存率为60%,手术治疗可使其提高到90%,而且心功能得到明显改善。前降支或回旋支近端狭窄大于50%者应予手术。冠状动脉旁路移植术对伴有严重右冠状动脉病变、狭窄程度在75%以上、心功能不全的患者更有好处。对有1～2支病变,狭窄严重或在重要位置不能进行介入治疗的患者,即使心绞痛症状不明显,但如合并左心功能不全、射血分数小于50%,也应手术治疗。③介入性治疗失败或CABG术后发生再狭窄的患者。④心肌梗死后心肌破裂、心包填塞、室间隔穿孔、乳头肌断裂引起二尖瓣严重关闭不全的患者,应及时手术或在全身情况稳定后再手术。⑤室壁瘤形成可行单纯切除或同时行搭桥术。陈旧性心肌梗死疤痕引起室性心律失常的患者,在电生理检查后可考虑行心内膜切除术;由于陈旧心梗范围大,引起心脏扩大,心功能不全,即使未形成明确室壁瘤,也可在搭桥同时行左室成形术。⑥陈旧性较大面积心梗但无心绞痛症状或左心功能不全、射血分数小于40%的患者,应行心肌核素和超声心动图检查,通过心肌存活试验判定是否需要手术。如有较多的存活心肌,手术后心功能有望得到改善,也应手术治疗。⑦不稳定型或变异型心绞痛,冠状动脉三支病变明确,经积极内科治疗症状不能缓解,伴心电图缺血改变或心肌酶学变化,提示心肌缺血未能改善或心内膜下心肌梗死的患者,应行急诊手术。心肌梗死发生6 h内亦应争取手术。

冠状动脉旁路移植术能有效地缓解症状,血管化完全,但费用较高,晚期血管闭塞后再手术的风险较大,并发症较多。随着PCI的不断完善和发展,再狭窄的比例减低,疗效提高。

【病例分析】

晕厥主要由心源性、神经源性、血管调节障碍和内分泌等原因引起。一位老先生意识丧失6 min后恢复,肢体活动自如,查体无神经系统的阳性体征,所以可以排除脑血管病引起的晕厥。同时我们发现这位先生在意识丧失时没有四肢抽搐、两眼上翻和口吐白沫,所以也不支持癫痫发作的诊断。先生的心电图显示是Ⅲ度房室传导阻滞,室性逸搏心律,因此晕厥首先考虑是由缓慢性心律失常引起。这位先生存在心肌梗死的病史,这次突然发生了Ⅲ度房室传导阻滞,所以应该首先考虑急性心肌梗死造成了Ⅲ度房室传导阻滞,引起晕厥。Ⅲ度房室传导阻滞见于急性下壁心肌梗死。这位老先生还存在低血压,可能同时并发右心室梗死。这位老先生住院后即刻查了c-TNT和心肌酶谱以及血常规和尿常规等。c-TNT和心肌酶谱每6 h查一次,共3次,第一次阴性,后两次逐渐升高。这位老先生存在多种心脑血管危险因素,如吸烟、脑血管病家族史、2型糖尿病、高血压以及3年前的心肌梗死病史,又有肌钙蛋白和心肌酶谱的动态变化和晕厥前的心前区疼痛,所以诊断急性心肌梗死,Ⅲ度房室传导阻滞,室性逸搏心律成立。这位老先生入院时没有查肌红蛋白,肌红蛋白分子量小,从心肌细胞逸出最早,发病后1小时即可呈阳性。诊断急性心肌梗死后给予心电监护,吸氧,阿司匹林300 mg嚼复,氯吡格雷以及硝酸甘油、吗啡等。随访心电图显示Ⅱ度Ⅱ型房室传导阻滞,Ⅱ、Ⅲ、Avf、$V_{3-5}R$导联的ST段抬高,证实了急性ST段抬高性下壁和右心室心肌梗死的诊断。这位老先生的急诊冠状动脉造影显示:左主干正常,左前降支近端狭窄80%,中远端狭窄 95%。回旋支细小，未见明显异常。右冠状动脉近中段完全闭塞。在右冠状动脉狭窄处行经皮冠状动脉球囊血管成形术并置入药物洗脱支架。PCI术后，这位老先生的胸闷、胸痛缓解、消失；一系列心电图显示Ⅲ度房室传导阻滞逐渐恢复为正常窦性心律，房室传导正常；超声心动图提示左心室轻度扩大，舒张末内径为 59 mm，左室前壁和下壁收缩期活动减弱，LVEF 为 0.42。两周后肌钙蛋白恢复正常。建议这位先生适当体力活动，多食水果蔬菜，每餐不要进食过多，坚持服用拜糖平、氨氯地平、替米沙坦、阿司匹林、氯吡格雷和阿托伐他丁，择期进行左前降支介入治疗。这位先生年龄已经大于 70 岁，存在陈旧性心肌梗死，心脏已经扩大，为多支病变，行冠状动脉旁路移植术风险较大。

这位先生的母亲因中风去世，所以存在心脑血管病的异常危险性，应该实行早期一级预防。这位先生从事行政工作，体力运动较少，动物性食品相对较多，体格较胖，因此存在心脑血管病的营养不平衡因素。长期的营养过剩使脂肪细胞增大增多，导致这位先生体重增加，血压增高，动脉粥样硬化产生等，加之吸烟时间很长，促进了这一进程。最终产生了冠心病。早期一级预防可以打断体重增加和营养过剩，从而能使冠心病不发作或推迟发作。总之，应以这位先生的疾病经历为鉴，大力倡导心脑血管病的一级预防，特别是早期一级预防。

第三节　缺血性脑血管病

【缺血性脑血管病概述】

缺血性脑血管病（ischemic cerebrovascular disease，ICD）是指脑的主要供血动脉发生狭窄或闭塞，使相应血管供应的脑组织发生缺血或坏死，从而产生相应临床症状的疾病。脑动脉狭窄缓慢进展时，则出现慢性脑供血不足，可引发脑缺血缺氧，使脑实质发生广泛弥散性病变，脑的整合机能就会明显受损。患者可出现头痛、眩晕、耳鸣、肢体麻木、失眠、多梦、记忆力明显减退等症状。有的还会表现为性格突然改变，与平日反差极大等。脑动脉闭塞时就引起了急性脑缺血和脑梗死。一过性的脑缺血导致供血区域的神经功能障碍称为短暂性脑缺血发作（transient ischemic attack，TIA）。大多数短暂性脑缺血发作持续 5～15 min，不留神经功能缺损后遗症，是假良性中枢神经系统血管疾病，其病原的病理和发病机制处于不稳定状态，是脑梗死发作或复发的高度危险因素。如果神经功能障碍持续大于 1 h，尽管小于 24 h 症状缓解，一般在影像学上出现小的缺血性病灶。这种小的缺血性脑梗死（minor ischemic stroke，MIS）一般不造成明显神经功能障碍，NIHSS 评分小或等于 3 分，和 TIA 一样为脑梗死和血管性痴呆的危险因素。缺血性脑血管病临床常见的就是脑梗死，脑梗死（cerebral infarction）也称为急性缺血性脑卒中（acute ischemic stroke），在发达国家约占脑血管病的 70%～90%。缺血性脑血管病还包括恼动脉盗血综合征和进行性皮质下脑病等。缺血性脑血管病的形成和发展是一个多因素影响下的漫长过程，目前已经知道的病因有 150 多种，最常见的有动脉粥样硬化、高血压和血管痉挛等；在可控性危险因素中，最常见的包括高血压、糖尿病、心脏病、高血脂和肥胖等。了解病因和危险因素对缺血性脑血管病的治疗和防御非常重要，能够做到有的放矢。

【病例和问题】

有位56岁的从事行政工作的先生,女儿13:00回家时发现父亲倒在地上不能说话,他于13:30送入诊室。先生体温37.5℃血压200/95 mmHg,心率92次/min,呼吸20次/min,能听从简单指令,构音不清,心脏听诊正常,呼吸音粗,腹部正常。右侧同向偏盲,右侧偏瘫,右侧疼痛刺激存在痛苦表情。从这位先生的妻子了解到:她12:00外出时,丈夫一切如常。有高血压病史10年,目前口服氨氯地平和氢氯噻嗪。今晨起床后出现头晕,头昏,突然跌倒,2min后缓解,休息30 min后完全恢复正常。这位先生在10年前体检时,发现血压偏高,因自觉体格健康,无不适感觉,没有进行治疗。最近两年常觉头重,头昏,到门诊测血压150/106 mmHg,TC 6.22 mmol/l,LDL-C 3.68 mmol/l;经口服氨氯地平和氢氯噻嗪后血压降为138/88 mmHg左右,血脂口服阿托伐他汀3月后,TC降为5.17 mmol/l,LDL-C降为3.12 mmol/l,头痛、头昏消失。后因血脂下降,便自行停药。先生的母亲因脑卒中去世。先生吸烟20余年,无手术和外伤史,消化道功能良好,体型微胖。住院后,测血压180/90 mmHg,血常规正常,空腹血糖7.9 mmol/l,TC6.19 mmol/l,PT 12 s。于14:10完成CT检查,提示左侧大脑中动脉内高密度斑块,左额叶及岛叶皮层低密度(如图7-10所示)。此时先生偏瘫仍然存在,语言有所改善,左侧注视倾向减轻。在14:15给予阿替普酶溶栓治疗,输入一半时,患者突然呕吐,测血压175/100 mmHg,神经系统体查基本无变化,停溶栓治疗,查CT无出血证据,继续进行溶栓治疗。溶栓治疗完成半小时后,神经功能缺损开始缓解。心电监护发现先生存在阵发性房颤。24 h后CT证实左侧大脑中动脉前支片状梗死,无出血。3月后,先生能独立行走,右手活动受限,构音清,但语速较慢。

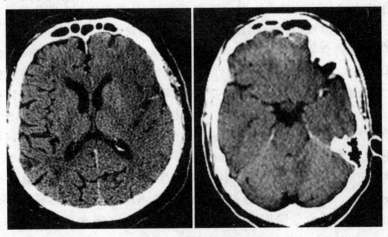

图7-10 患者CT检查

这位先生患了什么病?为什么会患这种病?

这位先生为什么在早晨起床时头晕,跌倒?与以后犯病有关吗?

这位患者先生对我们有什么启示?

【机制与病因】

脑的血供非常丰富,占心脏每搏输出量的20%,耗氧量占全身耗氧量的20%～30%,脑的能量供应来源于葡萄糖有氧氧化,几乎不存在能量储备,因此脑组织对缺血缺氧十分敏感。阻断脑血流 30 s，脑代谢就发生变化；阻断 1 min 后，神经元的活动就停止；缺血超过 5 min 即可以发生脑梗死。缺血后脑的病理过程经历了两个时相，即突触传递衰竭和膜泵衰竭。突触衰竭时，脑自发电位和诱发电位消失，脑血氧供应水平较低，脑的损害为可逆性的。膜泵衰竭时，离子泵功能障碍，表现为脑细胞水肿、坏死，损害为不可逆性。脑组织缺血后的过程是一个动态、复杂的过程，受到多种细胞内外理化因素的影响。研究表明，兴奋性氨基酸谷氨酸和天门冬氨酸的释放，花生四烯酸代谢、黄嘌呤-黄嘌呤氧化酶系统和一氧化氮合成酶途径产生的自由基增加，Ca^{2+} 超载，凋亡基因如 Bcl-2 家族基因、Caspase 家族基因和 P53 基因等的表达以及炎症反应等在缺血缺氧性脑损伤过程中发挥了重要的作用，如图 7-15 所示。

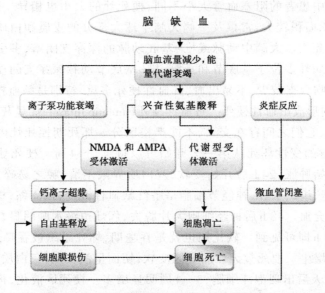

图 7-15　脑缺血的病理生理机制路线图
·NMDA：N-甲基-D-天门冬氨酸，AMPA：α-氨基-5-甲基-4-异恶唑丙酸

缺血性脑血管病的血液供应障碍的主要原因包括血管病变、血液成分改变和血流量改变。血管病变主要为动脉粥样硬化、其次是高血压伴发的小动脉硬化，此外还有淀粉样血管病、血管畸形和各种血管炎等。脑动脉粥样硬化主要发生于 500 μm 以上的脑病大动脉和中动脉，病变常见于颈内动脉起始部、基底动脉和大脑中、前、后动脉的主干与分支，一般颈内动脉分叉处和基底动脉上端最重，基底动脉中、下端和椎动脉、大脑中、后动脉较轻。高血压伴发的小动脉硬化主要发生在直径小于 1 μm 的最小动脉，其中膜仅有 1～2 层平滑肌细胞。高血压使血管反复痉挛，内皮细胞受损，血浆蛋白渗入到内皮下，内膜和中膜胶原纤维增生，发生玻璃样变性，管壁增厚，管腔狭窄。小动脉多为深穿动脉，梗死时，产生梗死面积较小，是腔隙性脑梗死的重要原因。血液中的成分如胆固醇、蛋白质、纤维蛋白原等含量增高，可使血液黏稠度增高、血流减慢；红细胞增多症、白血病和各种影响血液凝固性增高的因素均可使血栓形成。血管腔狭窄和血压的改变是影响血流量的作用因素，有动脉粥样硬化的老年患者，自动调节功能减弱，当血压下降，有效血容量不足时即可发生脑缺血，最常见的是分水岭梗死。

脑血栓形成、脑栓塞、循环功能不全和脑血管痉挛使缺血性脑卒中的主要原因。动脉粥样硬化是动脉血栓形成常见的原因,动脉粥样硬化包括破裂、内皮损伤,胶原裸露,激活血小板和启动凝血过程,从而使血栓形成。当血压降低、血液黏度增高以及血流缓慢时,可以促使血栓形成。体内的各种栓子流入脑动脉阻塞血流时,便引起了供血区脑细胞的缺血坏死。这种栓子70%来源于心腔壁及隐窝处的附壁血栓,主要是心房纤颤和心肌梗死,也可见于心内膜炎、人工瓣膜术后、二尖瓣脱垂和心房黏液瘤等。非心源性的栓子可见于骨折后的脂肪栓子、癌细胞团、寄生虫卵等。颅外动脉粥样硬化斑块上的碎屑可随血流进入脑内形成微血栓,是短暂性缺血发作和腔隙性脑梗死的重要原因。体循环低血压或有效循环不足时常可以引起分水岭梗死,常见于休克病人。脑血管痉挛是蛛网膜下腔出血的严重并发症,发生率为25%～30%,也可见于脑血管造影后。

缺血性脑卒中患者的阻塞血管大小不同,梗死灶的大小也相异。颈内动脉或大脑中动脉主干闭塞,梗死面积较大,常累及一侧大脑半球大部分的皮质和白质,脑水肿明显严重时可以形成脑疝而死亡。大脑中动脉或椎-基底动脉的深穿支闭塞,多引起小梗死;大脑中动脉深穿支梗死的病灶多位于基底节和丘脑,椎-基底节动脉深穿支的梗死灶常为脑干腔梗。由于脑组织动脉吻合支较少,不易出血,贫血性梗死多见,特别是脑血栓形成;如果静脉系统存在血栓闭塞,则形成出血性梗死。贫血性梗死(anemic infarct)灶呈灰白色,可分为坏死期、软化期和修复期,它们之间存在交叉,不能严格区分。坏死期梗死灶内神经细胞、少突胶质细胞、髓鞘和突触的变性坏死从第一天开始可以持续2～4周。梗死灶在6 h以内目视无明显改变,6 h后开始肿胀,24 h后开始变软,灰白质界限不清,触之易碎。镜下梗死中心区淡染,正常结构不清,组织水肿,神经节细胞呈嗜红缺血性改变,核固缩,核膜不清;胶质细胞肿胀、坏死,心血管充血。48 h后神经细胞大片脱失,病灶边缘水肿明显,可见点状出血。中性多核白细胞在24 h即可见到。软化期也就是吞噬期,坏死组织被吞噬细胞吞噬、清除,胶质细胞和胶质纤维增生。梗死数天后病变区变软,切面呈淡黄色,灰白质界限不清。镜下胶质细胞明显增生,5天后出现泡沫细胞,3～4周明显增多。梗死区液化,神经细胞脱失,神经纤维肿胀,髓鞘变性,小血管于发病1周后开始增生,星状胶质细胞增生、肥大,胶质纤维增多。梗死1到数月后,梗死区塌陷变软,坏死组织被清除,形成中分囊,囊内有纵横交错的纤维条索,其内主要是星状胶质细胞和胶质纤维。出血性梗死(hemorrhagic infarct)可分为血肿型和非血肿型。血肿型血肿范围多大于2 cm×2 cm,在梗死早期发生,临床症状和体征加重,应按脑出血治疗。非血肿型为在梗死区内散在的点状、条索状或环状出血,临床症状和体征多不加重,无须特殊治疗。出血性梗死灶一般较大,出血处呈暗红色。镜下所见与贫血性梗死基本相同,但可见量不等的出血或渗出。病灶软化时,可见含有大量含铁血黄素的泡沫细胞。出血性梗死的中分囊呈黄色。

急性脑梗死病灶是由中心的坏死区和周边无电兴奋但仍然存活的脑细胞组成,影像学表现为中心坏死区周围存在一圈半暗带。这种缺血半暗带(ischemic penumbra)的功能已经障碍,但形态学改变处于可逆过程,这是个短暂的动态过程,缺血半暗区脑细胞以凋亡的形式会在缺血后存活数小时至数天,如果血流恢复,功能可完全恢复,如血流进一步下降,则发生坏死。一般认为,脑血流量(cerebral blood flow,CBF)小于10 ml/(100g·min)的缺血区为缺血中心,而CBF在10～20 ml/(100g·min)的周围缺血区为半暗带。PET可以测量脑血容量、CBF、脑氧代谢率和氧摄取分数,CBF和脑氧代谢率减少伴随氧摄取分数的升高可以代表可逆性的缺血半暗带。目前认为局部CBF高于12 ml/(100g·min)时,危险的脑组织有存活和功能恢复的希望,如果低于此值,缺血的灶组织最终可能会发生死亡。弥散加权 MRI 和灌注加权 MRI 图像的差异可以代表缺血半暗区。缺血半暗区存在个体差异,其发生、发展的确切机制还不清楚。缺血半暗区存在的时间就是脑梗死溶栓治疗的时间窗,美国《急性脑卒中治疗指南》推荐卒中发生后 3～4.5 h 适合溶栓的患者应给予阿替普酶溶栓治疗。

【缺血性脑血管的诊断】

由于引起脑缺血或梗死的犯罪血管的病变部位、大小不同,缺血性脑血管病的临床症状和体征也有很大差别。根据病变血管部位、临床结果可将缺血性脑血管病分为短暂性脑缺血发作、脑动脉盗血综合征、缺血性脑卒中和进行性皮质性脑病。

一、短暂性脑缺血发作

短暂性脑缺血发作(Transient Ischemic Attack, TIA)是由颅内血管病变引起的一过性或短暂性、局灶性脑或视网膜功能障碍,临床症状一般持续 5～15 min,多在 1 h 内,不超过 24 h。不遗留神经功能缺损症状和体征,结构性影像学检查无责任病灶。短暂性脑缺血发作是由动脉粥样硬化、动脉狭窄、心脏疾患、血液成分异常和血流动力学变化等多因素导致的临床综合征。

(一)临床症状和体征

短暂性脑缺血发作的临床特点:男性多见,好发于老人。TIA 发病突然;局灶性脑或视网膜功能障碍的症状持续时间短暂,一般为 5～15 min,多在 1 h 内缓解,最长不超过 24 h;其恢复完全,不遗留神经功能缺损体征;多有反复发作的病史。TIA 症状多样,取决于受累血管的分布。

颈内动脉系统的 TIA 多表现为单眼或大脑半球症状。视觉症状表现为一过性黑矇、雾视、视野中有黑点、有时眼前有阴影摇晃光线减少。大脑半球症状多为一侧面部或肢体的无力或麻木,可以出现言语困难和认知和行为功能的改变。

椎-基底动脉系统的 TIA 通常表现为眩晕、头晕、构音障碍、跌倒发作、共济失调、异常的眼球运动、复视、交叉性运动或感觉障碍、偏盲或双侧视力丧失。注意临床孤立的眩晕、头晕、恶心很少是由 TIA 引起。椎-基底动脉缺血的患者可能有短暂的眩晕发作,但须同时伴有其他神经系统症状或体征,较少出现晕厥、头痛、尿便失禁、嗜睡、记忆缺失或癫痫等症状。

(二)实验室和影像学检查

要全面了解心血管危险因素和病因以及神经系统的功能状态,确定病原和排出类似发作疾病,并对患者患缺血性卒中的风险做出评估,以指导二级预防性治疗。

1.血液检查

血脂、血糖、血常规、血液流变学、凝血及纤溶功能检查,可以发现高脂血症、糖尿病与高黏血症等。

2.心电图检查

24 小时动态心电图检查可以发现心源性疾病所致的 TIA。

3.经颅多普勒超声检查

经颅多普勒(transcranial doppler, TCD)可以无创性了解脑底动脉血流速度。血流增快表示高血流量、动脉狭窄或痉挛;减慢表示动脉近端狭窄或远端阻力增高。

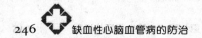

4.颈动脉超声检查

颈动脉超声检查应作为TIA患者的一个基本检查手段,常可显示动脉硬化斑块。但其对轻中度动脉狭窄的临床价值较低,也无法辨别严重的狭窄和完全颈动脉阻塞。

5.经食道超声心动图

经食道超声心动图(Transesophageal echocardiography,TEE)与传统的经胸骨心脏超声相比,提高了心房、心房壁、房间隔和升主动脉的可视性,可发现房间隔的异常、心房附壁血栓、二尖瓣赘生物以及主动脉弓动脉粥样硬化等多种心源性栓子来源。

6.脑血管造影

数字减影血管造影(digital subtraction angiography,DSA)是评估颅内外动脉血管病变最准确的诊断手段。但脑血管造影价格较昂贵,且有一定的风险,其严重并发症的发生率约为0.5%~1.0%。计算机成像血管造影(computer imaging angiography,CTA)和磁共振显像血管造影(magnetic resonance imaging angiography,MRA):是无创性血管成像新技术,但是不如DSA提供的血管情况详尽,且可导致对动脉狭窄程度的判断过度。

7.颈椎X线检查

做颈椎正、侧、双斜位X线检查,明确有无颈椎病。

(三)短暂性脑缺血发作中风险评估

短暂性脑缺血发作是假良性脑血管疾病,是发生脑卒中的预警信号。研究显示,TIA发生后2天、30天和90天的卒中发病率为9.9%、13.4%和17.3%;有1/4的TIA患者在发病3月后出现不同程度的认知功能障碍,其评价目前推荐用蒙特利尔量表测定,大于或等于26分为正常。TIA是不稳定的脑血管疾病,如不及时干预,可能发生缺血性脑卒中。ABCD评分系统(如表7-28)为非专科医生和患者提供指导,使患者尽快地转入专业医疗机构,查出病因,给予针对性更强的二级预防。Essen TIA/卒中危险评分系统可以预测再发卒中的风险,如表7-29。

表7-28　ABCD系统评分标准

A 年龄(age)	大或等于60岁	1分
B 血压(blood pressure)	大或等于140/90 mmHg	1分
C 临床表现(clinical features)	单侧无力,无语言障碍 语言障碍,不伴有无力	2分 1分
D 发作持续时间(duration)	大或等于60 min 10~59 min	2分 1分
D2 糖尿病(diabetes)		1分

AHA/ASA对72 h就医的患者建议:ABCD2评分大或等于3分者住院观察治疗;ABCD2评分为0~2,但专科门诊无条件在24 h之内完成所有检查和治疗的患者应该住院;ABCD2评分0~2,但其他证据支持脑发作为局部缺血所致的患者应该住院治疗。

表 7-29　Essen TIA/卒中危险评分

危险因素	评分	危险因素	评分
年龄小于65岁	0	心肌梗死	1
年龄在65～75岁之间	1	其他心血管事件	1
年龄大于75岁	2	周围血管病	1
高血压	1	吸烟	1
糖尿病	1	TIA/卒中附加卒中/TIA	1

·评分大或等于3分说明患者每年的卒中再发率大或等于4%。

二、脑动脉盗血综合征

脑动脉盗血综合征(cerebral arteries steal syndrome)是指一支脑动脉严重狭窄或闭塞后缺血区由临近脑动脉逆流供血,使本来正常的供血区因为血流被盗而发生了缺血表现。多数情况下被"盗血"脑组织虽然灌注不足,但不会出现临床症状和体征,称为盗血效应。只有出现脑供血不足的症状时才称为脑动脉盗血综合征,也称为虹吸性脑缺血综合征。

（一）锁骨下动脉盗血综合征

锁骨下动脉盗血综合征是(subclavian steal syndrome)指在锁骨下动脉或头臂干的椎动脉起始处的近心段有部分的或完全的闭塞性损害,由于虹吸作用,引起患侧椎动脉中的血流逆行,进入患侧锁骨下动脉的远心端,导致椎-基动脉缺血性发作和患侧上肢缺血性的症候。可以有脑缺血或上肢缺血症状。最常见的原因是动脉粥样硬化,其次是非特异性动脉炎等。

1.临床症状和体征

常见于50～60岁的人群,男性多于女性,左侧的发生率是右侧的3倍。多于患侧上肢活动后出现眩晕、视力障碍、晕厥、共济失调、肢体轻瘫和感觉异常等。有些症状可以反映全脑的血流情况,如头痛、语言改变、记忆力减退、人格障碍及失眠。也有些患者表现为幻嗅以及生动的梦样状态,这提示盗血区主要在颞叶。

部分患者可有上肢易疲劳、酸痛、发凉和感觉异常等,极少数引起手指发绀或坏死。患侧桡动脉搏动大多减弱或消失,有的肱动脉或锁骨下动脉搏动也减弱或消失。患侧上肢血压降低,双侧上肢收缩压相差一般在20 mmHg以上。锁骨上窝可闻及收缩期杂音。

2.影像学检查

经颅多普勒超声检测颈部血管及血流,可见椎动脉反向血流信号,疑诊者应行患侧束臂试验。彩色多普勒超声可见锁骨下动脉起始部狭窄或闭塞,狭窄处可见血流紊乱,流速增高,狭窄远端动脉则成低阻改变;椎动脉血流反向,束臂试验可增加阳性检出率。CT血管成像或磁共振血管成像为目前首选方法,可见椎动脉起始处近心端锁骨下动脉管壁粥样硬化斑块,管腔狭窄或闭塞,并可全面了解主动脉弓及其主要分支动脉的形态。数字减影血管造影为诊断的"金标准",可见椎动脉起始处近心端锁骨下动脉狭窄或闭塞,患侧椎动脉显影对比度下降,甚至可见造影剂经对侧椎动脉逆流至患侧椎动脉,并达锁骨下动脉的远心端。

（二）颈动脉盗血综合征

颈动脉盗血综合征(carotid steal syndrome)可见两种,即前交通动脉盗血综合征和后交通动脉盗血综合征。前者为一侧颈动脉明显狭窄或闭塞时,健侧颈动脉的血液经前交通动脉逆流入患侧,有时可产生健侧大脑半球供血不足的症状。后者是椎-基底动脉狭窄,颈内动脉的血液经过后交通动脉逆流入椎-基底动脉,产生颈内动脉供血不足的症状。颈内动脉狭窄和闭塞的最主要原因是动脉粥样硬化,因此中老年人的发病率最高。

1.临床表现

大脑前动脉供血不足时,主要表现为精神、语言及运动障碍。患者记忆力降低,思维能力减退,情感障碍,容易激动,主动性差,迟钝呆滞,语言不流利,动作不灵活,启动困难,精确性差,轮替动作笨拙等。大脑中动脉供血不足时,主要出现肢体麻木、无力或瘫痪。顶叶受累可有空间障碍,结构性使用及绘图能力下降等。额叶受累可有感觉性失语。椎-基底动脉供血不足时,主要表现为肢体眩晕、复视、听力下降、共济失调及枕部疼痛等。体查时可闻及颈内动脉区血管杂音,颈内动脉波动减弱或消失。

2.影像学检查

颈动脉彩超、TCD和DSA可以确诊。

三、缺血性脑卒中

缺血性脑卒中(cerebral ischemic stroke)也就是急性脑梗死,即脑供血障碍引起供血区脑组织缺血缺氧,导致供血区脑组织坏死而产生软化灶。临床常见的常见的脑血栓形成和脑栓塞很难区别,和分水岭梗死统称为急性缺血性脑血管病。

(一)临床表现

本病好发50～60岁以上的中、老年人,男性稍多于女性。其常患有动脉粥样硬化、高血压、高脂血症和糖尿病等。脑梗死的前驱症状无特异性,部分患者可能有头昏、一过性肢体麻木、无力等短暂性脑缺血发作的表现。而这些症状往往由于持续时间较短和程度轻微而被患者及家属忽略。脑梗死发病起病急,多在休息或睡眠中发病,其临床症状在发病后数小时或1～2天达到高峰。神经系统的症状与闭塞血管供血区域的脑组织及邻近受累脑组织的功能有关。以下将按主要脑动脉供血分布区对应的脑功能缺失症状叙述本病的临床表现。

1.颈内动脉闭塞综合征

病灶侧单眼黑蒙,或病灶侧Horner征(因颈上交感神经节后纤维受损所致的同侧眼裂变小、瞳孔变小、眼球内陷及面部少汗);对侧偏瘫、偏身感觉障碍和偏盲等(大脑中动脉或大脑中、前动脉缺血表现);优势半球受累还可有失语,非优势半球受累可出现体象障碍等。尽管颈内动脉供血区的脑梗死出现意识障碍较少,但急性颈内动脉主干闭塞可产生明显的意识障碍。

大脑中动脉闭塞综合征最为常见。主干闭塞时,出现对侧中枢性面舌瘫和偏瘫、偏身感觉障碍和同向性偏盲;可伴有不同程度的意识障碍;若优势半球受累还可出现失语,非优势半球受累可出现体象障碍。皮质支闭塞时,上分支闭塞可出现病灶侧偏瘫和感觉缺失,Broca失语(优势半球)或体象障碍(非优势半球);下分支闭塞可出现Wernicke失语、命名性失语和行为障碍等,而无偏瘫。深穿支闭塞时,对侧中枢性上下肢均等性偏瘫,可伴有面舌瘫;对侧偏身感觉障碍,有时可伴有对侧同向性偏瘫;优势半球病变可出现皮质下失语。

大脑前动脉闭塞综合征不常见,约占缺血性卒中的0.6%～3%。主干闭塞时,前交通动脉以后闭塞时额叶内侧缺血,出现对侧下肢运动及感觉障碍,因旁中央小叶受累小便不易控

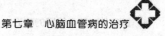

制,对侧出现强握、摸索及吸吮反射等额叶释放症状。若前交通动脉以前大脑前动脉闭塞时,由于有对侧动脉的侧支循环代偿,不一定出现症状。如果双侧动脉起源于同一主干,易出现双侧大脑前动脉闭塞,出现淡漠、欣快等精神症状,双侧脑性瘫痪、二便失禁、额叶性认知功能障碍。皮质支闭塞时,对侧下肢远端为主的中枢性瘫痪,可伴有感觉障碍;对侧肢体短暂性共济失调、强握反射及精神症状。深穿支闭塞时,对侧中枢性面、舌瘫及上肢近端轻瘫。

大脑后动脉闭塞综合征大多由脑栓塞引起。主干闭塞时,对侧同向性偏盲、偏瘫及偏身感觉障碍,丘脑综合征,主侧半球病变可有失读症。皮质支闭塞时,因侧支循环丰富而很少出现症状,仔细检查科发现对侧同向性偏盲或象限盲,伴黄斑回避,双侧病变可有皮质盲;顶枕动脉闭塞可见对侧偏盲,可有不定型幻觉痫性发作,主侧半球受累还可出现命名性失语;矩状动脉闭塞出现对侧偏盲或象限盲。深穿支闭塞时,丘脑穿通动脉闭塞产生红核丘脑综合征,如病灶侧小脑性共济失调、肢体意向性震颤、短暂的舞蹈样不自主运动、对侧面部感觉障碍;丘脑膝状体动脉闭塞可出现丘脑综合征,如对侧感觉障碍以及自发性疼痛、感觉过度、轻偏瘫和不自主运动,可伴有舞蹈、手足徐动和震颤等锥体外系症状;中脑支闭塞则出现大脑脚综合征,如同侧动眼神经瘫痪,对侧中枢性面舌瘫和上下肢瘫;或Benedikt综合征,同侧动眼神经瘫痪,对侧不自主运动,对侧偏身深感觉和精细触觉障碍。

2.椎基底动脉闭塞综合征

主干闭塞时,常引起广泛梗死,出现脑神经、锥体束损伤及小脑症状,如眩晕、共济失调、瞳孔缩小、四肢瘫痪、消化道出血、昏迷、高热等,患者常因病情危重而死亡。

中脑梗死时,常见综合征有:Weber综合征,即同侧动眼神经麻痹和对侧面舌瘫和上下肢瘫。Benedikt综合征为同侧动眼神经麻痹,对侧肢体不自主运动,对侧偏身深感觉和精细触觉障碍。Claude综合征是同侧动眼神经麻痹,对侧小脑性共济失调。Parinaud综合征即垂直注视麻痹。

脑桥梗死时,常见综合征为:Foville综合征即同侧周围性面瘫,双眼向病灶对侧凝视,对侧肢体瘫痪。Millard-Gubler综合征是同侧面神经、展神经麻痹,对侧偏瘫。Raymond-Cesten综合征指对侧小脑性共济失调,对侧肢体及躯干深浅感觉障碍,同侧三叉神经感觉和运动障碍,双眼向病灶对侧凝视。闭锁综合征,又称为睁眼昏迷 系双侧脑桥中下部的副侧基底部梗死。患者意识清楚,因四肢瘫痪、双侧面瘫、双侧软腭及舌肌麻痹,故不能言语、不能进食、不能做各种运动,只能以眼球上下运动来表达自己的意愿。

延髓梗死时,最常见的是Wallenberg综合征,表现为眩晕,眼球震颤,吞咽困难,病灶侧软腭及声带麻痹,共济失调,面部痛温觉障碍,Horner综合征,对侧偏身痛温觉障碍。

基底动脉尖综合征是椎-基底动脉供血障碍的一种特殊类型,即基底动脉顶端2 cm内包括双侧大脑后动脉、小脑上动脉及基底动脉顶端呈"干"字形的5条血管闭塞所产生的综合征。其常由栓塞引起,梗死灶可分布于枕叶、颞叶、丘脑、脑干和小脑,出现眼部症状,意识行为异常及感觉运动障碍等症状。

3.分水岭脑梗死

分水岭梗死系两支或以上动脉分布区的交界处或同一动脉不同分支分布区的边缘带发生的脑梗死。结合影像检查可将其分为皮质前型、皮质后型和皮质下型。

皮质前型,如大脑前与大脑中动脉供血区的分水岭,出现以上肢为主的中枢性偏瘫及偏身感觉障碍,优势侧病变可出现经皮质性运动性失语,其病灶位于额中回,可沿前后中央回上不呈带状前后走行,可直达顶上小叶。

皮质后型,病灶位于顶、枕、颞交界处,如大脑中与大脑后动脉,或大脑前、中、后动脉皮质支间的分水岭区,其以偏盲最常见,可伴有情感淡漠,记忆力减退和Gerstmann综合征。

皮质下型:如大脑前、中、后动脉皮质支与深穿支或大脑前动脉回返支与大脑中动脉的豆纹动脉间的分水岭区梗死,可出现纯运动性轻偏瘫或感觉障碍、不自主运动等。

临床上许多患者的临床症状及体征表现为多个临床综合征的组合。同时,脑动脉的变异和个体化侧支循环代偿能力的差异也是临床表现不典型的重要因素。因而,需要结合一定的辅助检查手段,以充分理解相应脑梗死的临床表现。

(二)辅助检查

包括实验室检查和影像学检查以及心电图检查等。这些检查可以帮助了解患者的病位和病因。

1.一般检查

血小板聚集率、凝血功能、血糖、血脂水平、肝肾功能等以及心电图和X线检查。这些检查有助于明确患者的基本病情,部分检查结果还有助于病因的判断。

2.特殊检查

主要包括脑结构影像评估、脑血管影像评估、脑灌注及功能检查等。

(1)脑结构影像检查

头颅CT是最方便和常用的脑结构影像检查。在发病6 h内的超早期阶段,CT可以发现一些细微的早期缺血改变:如大脑中动脉高密度征、皮层边缘以及豆状核区灰质与白质分界不清楚和脑沟消失等。但是CT对超早期缺血性病变和皮质或皮质下小的梗死灶不敏感,尤其后颅窝的脑干和小脑梗死更难检出。大多数病例在发病24 h后CT可显示均匀片状的低密度梗死灶,但在发病2~3周内由于病灶水肿消失导致病灶与周围正常组织密度相当的"模糊效应",CT难以分辨梗死病灶。

标准的MRI序列(T1、T2和Flair相)可清晰显示缺血性梗死、脑干和小脑梗死、静脉窦血栓形成等,但对发病几小时内的脑梗死不敏感。弥散加权成像(DWI)可以早期显示缺血组织的大小、部位,甚至可显示皮质下、脑干和小脑的小梗死灶。结合表观弥散系数,DWI对早期梗死的诊断敏感性达到88%～100%,特异性达到95%～100%。

(2)脑血管影像学

颈部血管超声和经颅多普勒是目前脑血管超声检查最常用的检测颅内外血管狭窄或闭塞、动脉粥样硬化斑块的无创手段,亦可用于手术中微栓子的检测。目前颈动脉超声对颅外颈动脉狭窄的敏感度可达80%以上特异度可超过90%,而经颅多普勒对颅内动脉狭窄的敏感度也可达70%以上,特异度可超过90%。但由于血管超声技术操作者主观性影响较大,且其准确性在总体上仍不及磁共振血管成像、计算机成像血管造影及数字减影血管造影等有创检查方法,因而目前的推荐意见认为脑血管超声检查可作为首选的脑血管病变筛查手段,但不宜将其结果作为血管干预治疗前的脑血管病变程度的唯一判定方法。

磁共振血管成像和计算机成像血管造影是对人体创伤较小的血管成像技术,其对人体有创的主要原因系均需要使用对比剂,计算机成像血管造影尚有一定剂量的放射线。二者对脑血管病变的敏感度及特异度均较脑血管超声更高,因而可作为脑血管评估的可靠检查手段。

脑动脉的数字减影血管造影是评价颅内外动脉血管病变最准确的诊断手段,也是脑血

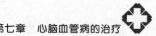

管病变程度的"金标准",因而其往往也是血管内干预前反映脑血管病变最可靠的依据。数字减影血管造影属于有创性检查,通常其致残及致死率不超过1%。

(3)脑灌注检查和脑功能评定

脑灌注检查的目的在于评估脑动脉血流在不同脑区域的分布情况,发病早期的快速完成的灌注影像检查可区分核心梗死区和缺血半暗带区域,从而有助于选择再灌注治疗的合适病例,此外其还有评估神经保护剂疗效、手术干预前评估等作用。目前临床上较常用的脑灌注检查方法有多模式 MRI/PWI、多模式 CT/CTP、SPECT 和 PET 等。

脑功能评定主要包括功能磁共振、脑电图等对认知功能及情感状态等特殊脑功能的检查。

(三)鉴别诊断

1.脑出血

发病更急,数分钟或数小时内出现神经系统局灶定位症状和体征,常有头痛、呕吐等颅内压增高症状及不同程度的意识障碍,血压增高明显。但大面积脑梗死和脑出血,轻型脑出血与一般脑血栓形成症状相似。可行头颅 CT 以鉴别。

2.颅内占位

某些硬膜下血肿、颅内肿瘤、脑脓肿等发病也较快,出现偏瘫等症状及体征,须与本病鉴别。可行头颅 CT 或 MRI 鉴别。

四、进行性皮质下脑病

进行性皮质下脑病也称为皮质下动脉硬化性脑病(subcortical arteriosclerotic encephalopathy),是脑血管病的一种特殊类型。其主要损害为脑深部广泛性动脉硬化、动脉壁严重玻璃样变性和小腔隙灶,并以小动脉硬化为主。本病在1894年首先由德国学者 Binswanger 首先描述。1902年 Alzheimer 将其命名为 Binswanger's disease,属于血管性痴呆的一种类型。1962年 Olszewski 对其病理改变进行了深入研究,认为与皮层下的髓质动脉壁硬化有关,并正式命名为"皮质下动脉硬化性脑病"。

(一)临床特点

发病年龄一般大于55岁,男性多见,大多存在高血压病史。起病隐匿,开始出现记忆障碍,进行性加重,以后逐渐出现精神衰弱乃至痴呆;还可以出现单瘫、偏瘫、构音障碍、吞咽困难、饮水呛咳、声音嘶哑、尿失禁以及强哭强笑等精神症状。在病程中常有卒中发作,症状时有缓解,缓慢发展,最后出现痴呆。

(二)辅助检查

脑脊液、脑电图和 CT 等检查对诊断和鉴别诊断以及病变的严重程度具有积极意义。

1.实验室检查

脑脊液常规检查和测定脑脊液、血清中 Apo E 多态性及 Tau 蛋白定量、β淀粉样蛋白片段,有诊断与鉴别意义。

2.影像学检查

CT 可见脑皮质轻度萎缩,不同程度的脑室扩张,双侧脑室前角、后角及体部两侧出现边界模糊的斑片状低密度影,可伴基底核、丘脑及脑桥等穿髓小动脉丰富区多发性腔隙性梗死。MRI 检查可见脑萎缩以白质为主,皮质较轻,双侧脑室周围及半卵圆中心散在多发的 T1WI 低信号,T2WI 高信号,伴多发腔隙性梗死灶。PET 检查显示双侧脑室周围白质脑血流弥漫性减少,葡萄糖和氧代谢显著降低。

3.脑电图检查

节律减慢至 8～9Hz 以下,双侧额区、颞区和中央区出现弥漫性θ波,可伴局灶性阵发高波幅δ节律。视觉诱发电位、脑干听觉诱发电位和事件相关电位 P_{300} 的潜伏期均较同龄对照组明显延长,40%的患者不能诱发明显的 P_{300} 波形,提示认知功能严重损害。

(三)鉴别诊断

1.正常颅压脑积水

正常颅压脑积水(Normal pressure hydrocephalus)也表现为本病的进行性步态异常、尿失禁、痴呆三联征,脑室扩大,是脑脊液分泌或回吸收障碍及 CSF 循环通路受阻所致。起病隐匿,病前有脑外伤、蛛网膜下隙出血或脑膜炎等病史,无卒中史,发病年龄较轻,腰穿颅内压正常,CT 可见双侧脑室对称性扩大,第三、四脑室及中脑导水管明显扩张,影像学上无脑梗死的证据。

2.多发性硬化

多发性硬化症(multiple sclerosis)发病年龄 20～40 岁,女性多见。MRI 显示侧脑室体旁白质散在多发 T1WI 低信号、T2WI 高信号,病灶与血管分布无关,病变常累及胼胝体。常出现脊髓、脑干、小脑和视神经症状、体征。CSF 淋巴细胞增高、IgG 指数增高和寡克隆带等。

3.Alzheimer 病

30 岁以后均可发病,起病隐匿,逐渐出现记忆障碍、认知功能障碍,日常生活需他人帮助,严重者卧床不起,常不伴有高血压、糖尿病,CT 可见脑皮质明显萎缩及脑室扩张,确诊需脑组织活检。有时 AD 可与血管性痴呆并存,此时 AD 常伴淀粉样脑血管病,合并脑叶出血。

【缺血性脑血管病的治疗】

缺血性脑血管病的治疗包括危险因素、病因、并发症的治疗以及康复治疗。卒中单元的建立为脑卒中的治疗和管理带来了先进的理念。TIA、脑盗血综合征及进行性皮质下脑病的治疗主要为病因治疗和危险因素的防御和治疗。脑梗死的治疗不能一概而论,应根据不同的病因、发病机制、临床类型、发病时间等确定针对性强的治疗方案,实施以分型、分期为核心的个体化治疗。在一般内科支持治疗的基础上,可酌情选用改善脑循环、脑保护、抗脑水肿降颅压等措施。通常按病程可分为急性期,恢复期和后遗症期。重点是急性期的分型治疗,腔隙性脑梗死不宜脱水,主要是改善循环;大、中梗死应积极抗脑水肿降颅压,防止脑疝形成。在小于 6 h 的时间窗内有适应证者可行溶栓治疗。

一、危险因素的综合治疗

与缺血性脑血管病有关的生物指标、生活习惯以及所在的地域条件等因素就是缺血性脑血管病的危险因素。可干预的危险因素有高血压、心脏病、糖尿病、短暂性缺血发作、血脂异常、血凝相关因素、血液流变学异常、高同型半胱氨酸血症、代谢综合征、无症状性颈动脉狭窄、偏头痛、肥胖或超重、缺乏体力活动、吸烟、饮酒、吸毒、饮食习惯等,不可干预的危险因素包括年龄、性别、遗传因素、种族、气候以及出生时低体重。这些危险因素的防治可参考高血压病和缺血性心脏病的治疗和防御的有关内容。2005 年中国脑血管病防治指南对一些危险因素的具体防治方法给出了具体的建议,如表 7-30。

表7-30 脑血管病防治危险因素干预治疗建议

因 素	目标与措施	建 议
高血压	血压小于 140/90 mmHg	经常测量血压。一般成人每隔2年至少测量一次,大或等于35岁者每年测量一次,高血压患者每2～3个月应至少测量一次。改变生活方式,控制体重,加强体育锻炼,嗜酒者应减至适量,减少食盐摄入多吃蔬菜、水果、低脂乳制品。生活习惯改变后3个月,如果血压大或等于140/90 mmHg,或如果最初大或等于180/100 mmHg,加抗高血压药物。根据患者的其他特点给予个体化治疗(参见中国高血压防治指南)。
吸烟	戒烟	强烈劝说患者及家属戒烟。提供忠告,介绍有效的、可行的戒烟方案。
糖尿病	控制血糖并治疗高血压	饮食控制,口服降糖药物或用胰岛素。(参见中国糖尿病防治指南)
颈动脉狭窄	提高手术治疗比例	颈动脉狭窄大于70%的患者,有条件时可以考虑选择性地进行颈动脉内膜切除术或血管内介入治疗。但必须根据联合致病条件、患者的要求和其他个体因素慎重选择手术患者。对无症状性颈动脉狭窄患者应首先考虑用抗血小板等药物治疗。
房颤 年龄小于65岁,无危险因素 年龄小于65岁,有危险因素 年龄65-75岁,无危险因素 年龄65-75岁,有危险因素 年龄大于75岁,有或无危险因素	积极抗凝治疗	阿司匹林50～300 mg/d 华法林 目标INR:2.5,范围2.0～3.0 阿司匹林或华法林 华法林 目标INR:2.5,范围2.0～3.0 华法林 目标INR:2.0,范围1.6～2.5
血脂异常 初始评价(无冠心病) TC大于5.72 mmol/l TG大于1.69 mmol/l HDL小于0.91 mmol/l LDL评价 无冠心病和小于2个冠心病危险因素 无冠心病但大于2个冠心病危险因素 确定有冠心病或其他动脉粥样硬化性疾病	综合教育必要时药物治疗 LDL小于4.17 mmol/l LDL小于3.38 mmol/l LDL小于2.60 mmol/l	综合教育必要时药物治疗 综合教育必要时药物治疗 综合教育必要时药物治疗 改变饮食试验6个月,如果LDL仍大或等于4.94 mmol/l,则药物治疗。 改变饮食试验6个月,如果LDL仍大或等于4.17 mmol/l,则药物治疗。 第二步饮食试验6～12周,如果LDL仍大或等于3.38 mmol/l,则开始药物治疗。
缺乏体育锻炼	每天大或等于30 min的适度力活动	适度的运动(如散步、慢跑、骑脚踏车,或其他有氧代谢健身活动);制订高危患者的医疗监督方案和适合于个人身体状况或神经功能缺损程度的锻炼方案。

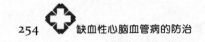

因　素	目标与措施	建　议
饮食营养摄入不合理	全面的健康食谱	提倡多吃蔬菜、水果、谷类、牛奶、鱼、豆类、禽和瘦肉等,使能量的摄入和需要达到平衡。改变不合理的膳食习惯,通过摄入谷类和鱼类(含不饱和脂肪酸)、蔬菜、豆类和坚果以减少饱和脂肪(小于10%/d总热量)和胆固醇(小于300 mg/d)的摄入量。限制食盐摄入量(小于6 g/d)。
饮酒	适度	饮酒者应注意控制酒量,男性一般每日喝白酒少于50 ml,啤酒不超过640 ml,或葡萄酒少于200 ml为宜;女性饮酒者量减半;建议不喝酒者不要饮酒。
药物滥用	禁止	对所有患者来说,询问有无药物滥用史都应该是完整的健康评价中的重要内容。

·TC:总胆固醇,TG:甘油三酯,LDL:低密度脂蛋白胆固醇,HDL:高密度脂蛋白胆固醇

二、缺血性脑血管病的药物治疗

缺血性脑血管病的发病方式和疾病所处阶段的不同,其所采取的治疗方式也各异。脑盗血综合征主要是包括外科手术在内的病因治疗,降压药物和血管扩张剂能加强盗血效应。短暂性脑缺血发作、缺血性脑卒中和进行性皮质下脑病的脑缺血原因、疾病发展的快慢各不相同,下面分布予以简述。

(一)短暂脑缺血发作的治疗

短暂性脑缺血发作是假良性疾病,是脑血管病处于不稳定状态的一种表现,是发展为完全性脑卒中的危险因素,应该积极治疗。

1.病因治疗

在控制血压、血糖、血脂的基础上积极合理治疗冠状动脉粥样硬化心脏病、心律失常、心力衰竭和瓣膜病。如果短暂性脑缺血发作的患者发病前存在高血压病,而且发病后血压稳定,24 h后可以恢复降压药物治疗,利尿剂和利尿剂与ACEI合剂对预防短暂性脑缺血发作的效果确切。目前所用的降低胆固醇、低密度脂蛋白胆固醇和升高高密度脂蛋白胆固醇的药物主要是他汀类。存在多种危险因素的患者,如果低密度脂蛋白胆固醇大于2.07 mmol/l,应该强化他汀类药物治疗,建议目标低密度脂蛋白胆固醇要小于2.07 mmol/l或使低密度脂蛋白胆固醇的下降幅度大于40%。

2.抗血小板的药物治疗

抗血小板聚集可以减少脑梗死的发作。常用的药物有阿司匹林、氯吡格雷、噻氯匹定及阿司匹林和缓释双嘧达莫合剂,双嘧达莫为环核苷酸磷酸二酯酶抑制剂,双嘧达莫缓释剂联合应用小剂量阿司匹林可加强其药理作用。欧洲急性脑卒中治疗指南已将阿司匹林和双嘧达莫缓释剂的复合制剂作为首先推荐应用的药物。国内首选的药物仍为阿司匹林和氯吡格雷。开始阿司匹林每晚服300 mg,1～2周之后改为100 mg,如果阿司匹林不能耐受或过敏,则用氯吡格雷,首次300 mg,以后每天75 mg,但氯吡格雷价格昂贵,副作用为腹泻、皮疹、消化不良,偶见白细胞减少。

3.抗凝治疗

不推荐使用口服抗凝药物及常规使用静脉抗凝剂治疗。对于血小板计数低于每升8×10⁹患者,禁用抗凝治疗,对于短暂性脑缺血反复发作不能控制或发作持续时间较长者以及伴有心房纤颤和瓣膜病的患者要求抗凝治疗。肝素是一种酸性黏多糖,在体内具有迅速抗凝作用,静脉注射 10 min 后即可以延长血液的凝血时间。主要作用是抑制促进凝血酶原转化为凝血酶的因子和抑制血小板聚集。使用肝素的目的就是短期内使血液处于不凝固状态,达到快速阻止短暂性脑缺血发作的目的。这种使血液凝血功能受到充分抑制而又不引起自发性出血的状态为肝素化,将肝素 100 mg 溶于生理盐水 1000ml 中,以每分钟 30 滴的速度静脉滴注,每半小时检测凝血时间,如果凝血时间达到正常的 2 倍说明肝素化已经完成。之后以每分钟 15 滴的速度维持 24 h。低分子肝素是通过化学解聚或酶解聚生成的肝素片段,其抗凝血酶的能力减弱,抗凝血 Xa 能力较强,半衰期为 3.5 h,用药后 24 h 仍可以测到抗凝血作用,临床应用较多,每次 0.3 或 0.4 mml 腹部皮下注射,每 12 h 1 次。维持凝血酶原时间为治疗前的 1~1.5 倍。口服抗凝剂主要是华法林(warfarin),主要抑制维生素 K 在肝细胞合成凝血因子 Ⅱ、Ⅶ、Ⅸ、Ⅹ 而间接发挥作用,对已形成的凝血因子不起作用;口服后,经过 12~18 h 方能起作用,36~48 h 达到高峰;常用的剂量为每日 3 mg,根据国际化标准比值(INR)调整用量,理想的国际化标准比值范围是 2.0~3.0;大多数患者疗效 5~7 天后才可稳定。对于短暂性缺血发作频繁,尤其是椎-基底动脉型短暂性脑缺血发作的患者,一般采用肝素和华法林联合治疗,能使大部分患者的发作终止或明显减少。

4.扩容和扩张血管

扩容治疗适用于大动脉低动力型短暂性脑缺血发作的患者,临床一般用低分子右旋糖酐和羟乙基淀粉40氯化钠注射液,心功能不全的患者禁用。曲克芦丁、金纳多、丹参注射液、川芎嗪以及葛根素等静脉滴注或口服治疗,可以改善微循环。金纳多注射液每支含有银杏叶提取物 17.5 mg,其中银杏黄酮苷 4.2 mg,可以清除机体内过多的自由基,抑制细胞膜的脂质发生过氧化反应,从而保护细胞膜,防止自由基对机体造成的一系列伤害。通过刺激儿茶酚胺的释放和抑制降解以及通过刺激前列环素和内皮舒张因子的生成而产生动脉舒张作用,共同保持动脉和静脉血管的张力。具有降低全血黏稠度,增进红细胞和白细胞的可塑性,改善血液循环的作用。增加缺血组织对氧气及葡萄糖的供应量,增加某些神经递质受体的数量,如毒蕈碱样、去甲肾上腺素以及五羟色胺受体。金纳多每次 1~4 支溶于 5% 的葡萄糖溶液或生理盐水中静脉滴注,每日 1 次。丹参注射液 10~40ml 溶于 5% 的葡萄糖溶液或生理盐水中静脉滴注,每日 1 次。

5.钙拮抗剂

钙拮抗剂(calcium antagonists)阻断细胞外 Ca²⁺ 内流入神经元,防止脑动脉痉挛,从而扩张血管,适用于椎-基底动脉型短暂性脑缺血发作的治疗。临床静脉常用的药物为尼莫地平,10 mg 溶于 5% 的葡萄糖溶液或生理盐水中静脉滴注,应用时应注意防止血压降低过多。口服的钙拮抗剂除尼莫地平外还有氟桂利嗪。氟桂利嗪为第 2 代脂溶性的哌嗪类钙拮抗药,能通过血脑屏障选择性扩张脑血管,预防缺血、缺氧引起神经细胞内 Ca²⁺ 超负荷所致的细胞损害。氟桂利嗪吸收完全,口服 2~4 h 达到血药浓度峰值,半衰期较长,平均半衰期为 18 天,每晚口服 5 mg。

6.手术治疗

对于中重度颅内外动脉狭窄(大或等于50%)的短暂性脑缺血发作患者,临床上可采用颈动脉内膜剥离术、球囊扩张术或支架成形术等,长期疗效有待进一步临床验证。

(二)缺血性脑卒中的治疗

缺血性脑卒中病情急迫,随着发病时间的延长,患者脑细胞坏死、凋亡的数量增加,患者的预后越差。为了挽救脑细胞,改善患者的预后,医疗机构建立起了一套多学科合作患者输送绿色通道和病房管理系统,旨在缩短病人入院和CT检查时间,快速神经科评价,使更多的患者进入卒中单元,即刻进行维护生命体征的一般治疗和溶栓、抗凝、神经保护等特殊治疗,缩短治疗时间最终减少患者的致残率和死亡率。

1.一般治疗

一般治疗包括生命体征的检查和维护、机体内环境平衡重要指标的检测和调节、营养状况的评估及处理,是维持卒中患者存活的基本条件,也是缺血性卒中进行特殊治疗的前体。一般治疗包括呼吸支持、血压管理、血糖水平调节、水电解质平衡等。

(1)呼吸支持

气道阻塞是急性脑卒中的主要问题。通气不足可以造成低氧血症和高碳酸血症,导致心肺功能不稳定。分泌物及胃内容物的吸入是脑卒中的严重并发症,可以造成气道阻塞和死亡,所以对缺血性脑卒中患者,必须确保气道畅通,缺氧者提供氧气,必要时气管插管或气管切开。轻-中度脑血管病者,如果血氧饱和度大或等于92%,建议不常规给氧。如果血氧饱和度小于92%,则应吸氧,每分钟约2～4L,禁忌高浓度吸氧。如果氧分压小于60 mmHg,或二氧化碳分压大于50 mmHg或明显呼吸困难的患者应气管插管。软气管一般维持一般不超过2周。长时间昏迷或存在肺部并发症者在2周后应该行气管切开。

(2)血压管理

缺血性脑卒中发生后要准备溶栓的患者,血压应控制到180/100 mmHg以下。大部分急性缺血性脑卒中患者的血压在发病24 h后会随着躁动、疼痛、呕吐和颅内高压等的控制而自动下降,所以在发病的最初24 h之内,首先应处理紧张、焦虑、疼痛、恶心呕吐和颅内压增高等情况。如果血压持续升高,收缩压大或等于200 mmHg或舒张压大或等于110 mmHg,或伴有心功能不全、主动脉夹层、高血压脑病等时,可予以缓慢降压,并严密观察血压的变化,必要时可静脉给予短效的降压药物。过度的降压会治疗可因降低灌注压而导致脑缺血恶化,加快脑细胞坏死速度和坏死面积。有高血压病史且正在服用降压药者,如果病情稳定,可在发病24小时后恢复使用降压药。如果收缩压低于90 mmHg,应给予升压药。

(3)血糖的调节

很多脑血管病患者患有糖尿病,部分在脑卒中后首次发现。脑血管病的急性期可以使原有糖尿病恶化,而高糖水平对脑卒中不利,所以当血糖超过11.1 mmol/l时应予以胰岛素治疗。急性缺血性脑卒中患者很少发生低血糖,但因低血糖可直接导致脑缺血损伤和水肿加重,对预后不利,故应尽快纠正低血糖。如果低于2.8 mmol/l时给予10%～20%的葡萄糖口服或注射治疗。

(4)水电解质平衡

严重的水电解质异常在脑卒中患者中少见。液体过量,将导致肺水肿、心源性呼吸困难,并加重脑水肿;如果液体量不足,则血液浓缩、红细胞压积升高和血流动力学特征改变。

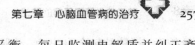

在颅内压升高时,体液每天应保持300～500ml的轻度负平衡。每日监测电解质并纠正紊乱,使其维持在正常水平。维持正常的血浆渗透压在300～320 mOsm/l。如果给予胰岛素,则要考虑钾的需求量增加。

（5）吞咽困难

吞咽困难(dysphagia)是指支配运动的神经、肌肉及口腔、咽、喉等处病变时可造成吞咽运动障碍。在脑卒中患者中吞咽困难的发生率较高,约占45%,而且出现吞咽困难的患者的死亡率明显高于无吞咽困难的患者。出现吞咽困难的脑卒中患者大多是由于支配口腔咀嚼和舌变形神经功能受损,使咀嚼形成和推送食团以及吞咽时喉提升的能力减弱,从而出现吞咽困难,误吸。可通过吞咽动作训练、改变进食体位和食物的形态等治疗吞咽困难。

2.溶栓治疗

急性缺血性脑卒中患者中80%～90%是由于脑动脉血栓形成而发病,在一定的时间内溶栓可以特异地逆转缺血区脑细胞的病理过程,能在一定程度上挽救缺血的脑组织,减少或避免脑功能的缺失。脑动脉闭塞后60 min,梗死中心区域由于缺血严重而开始出现梗死;周边区域也就是半暗区,由于存在侧支循环的血液供应,缺血程度相对中心区要轻,虽然其电生理活动消失,但尚能维持自身的电解质和离子平衡,一旦血供改善,受损的脑细胞可以恢复正常。研究发现6 h内最大限度地恢复动脉血流能够挽救部分缺血受损的脑组织。

（1）溶栓治疗的适应证和禁忌证

适应证为:年龄在80岁以下,无严重心脏、肝脏疾病,肾功能正常。脑功能损害的体征持续存在超过1 h,且比较严重;脑CT已排除颅内出血或颅内其他疾病,且无早期大面积脑梗死影像学改变。初步凝血检查无出血倾向。前循环血栓形成,静脉内溶栓的时间窗为3 h,动脉内溶栓的时间窗为6 h;后循环血栓形成,静脉或动脉溶栓的时间窗可达12 h。患者或家属知情同意溶栓。

禁忌证有:既往有颅内出血,包括可疑蛛网膜下腔出血,近3个月有头颅外伤史,近3周内有胃肠或泌尿系统出血,近2周内进行过大的外科手术,近1周内有在不易压迫止血部位的动脉穿刺;近3个月内有脑梗死或心肌梗死史,但不包括陈旧小腔隙梗死而未遗留神经功能体征;严重心、肝、肾功能不全或严重糖尿病患者;体检发现有活动性出血或外伤如骨折等。已口服抗凝药,且INR大于1.5;48 h内接受过肝素治疗;血小板计数低于100×10^9/l,血糖小于2.7 mmol/l;收缩压大于180 mmHg,或舒张压大于100 mmHg;妊娠不同意溶栓治疗。

（2）溶栓药物及路径选择

①溶栓药物。目前临床常用的溶栓药物有第一代的尿激酶和第二代的阿替普酶。尿激酶直接作用于纤溶酶原,部分药物可用直接进入血栓内部,激活纤溶酶原,溶解血栓。尿激酶价格低廉、无抗原性,对新鲜血栓溶解迅速,对陈旧性血栓疗效较差,而且是一种非选择性溶栓药物,容易引起出血。阿替普酶是一种丝氨酸蛋白酶,无抗原性,是选择性的蛋白溶解剂,与血栓中的纤维蛋白结合成复合体后,增强了与纤溶酶原的亲和力,在血栓部位有效地使使纤溶酶原转化为纤溶酶并产生溶栓作用,很少产生全身纤溶状态,但用药时间窗较短、价格昂贵。阿替普酶的半衰期为5～10 min,停药后药效迅速消失。

②用药途径。目前用药途径包括静脉用药、动脉用药、动静脉联合用药和机械溶栓四种方法。阿替普酶对血栓纤溶酶原亲和力较强,局部溶栓效果较好,静脉和动脉均有较好的溶栓作用。尿激酶是非选择性纤维蛋白溶解剂,血浆中的纤溶酶原也可以被激活,静脉应用剂

量较大,容易引起全身出血,动脉给药可以减少剂量,降低出血率。

静脉溶栓:阿替普酶每次用量为0.9 mg/kg,总量小或等于90 mg。首先静脉注射10 mg,注射时间大于1 min,其余的静脉滴注1 h,这种用法的安全性和有效性较高。阿替普酶溶栓适宜在发病3 h内进行。尿激酶的剂量应根据具体情况来确定。一般情况下将100万～150万单位尿激酶加入到生理盐水中静滴,0.5～2 h滴完,如果肌力恢复2级或以上则减慢滴速,追加小于25万单位。如果肌力未见明显改善,则在此后10～30 min内加滴25万～50万单位。溶栓结束后,用20%的甘露醇脱水,在24 h之内不得使用抗凝剂或阿司匹林。24 h之后CT显示无出血,可进行抗血小板和(或)抗凝治疗。

动脉溶栓:动脉溶栓有动脉内接触性溶栓和动脉内溶栓两种形式。首先介绍动脉内接触溶栓,其是将带有多个侧孔的微导管直接插入血栓中,以提高局部溶栓药物浓度,增加药物与栓子的接触面积,减少用药总量,同时微导丝可以机械地破碎栓块。一般选用尿激酶50万单位溶于40 ml生理盐水中,以每分钟2万单位的速度灌注,如果动脉未通,可以进行第二次、第三次灌注,每日最大剂量不超过150万单位。如果条件允许,阿替普酶20 mg溶于40 ml生理盐水中,经微泵注入,可以追加用量,最大剂量是60 mg。其次对动脉内溶栓予以简要说明。动脉内溶栓在数字减影血管造影引导下实行。借助微金属导丝置于颈内动脉、大脑中动脉近栓子处注入尿激酶,每次30万～50万单位,用15～20 ml生理盐水稀释10～15 min内推入,可以反复注射,总量不超过150万单位。术中监测出血时间和凝血酶原时间及活动度。

一般情况下大脑中动脉阻塞发病3～6 h,基底动脉阻塞小于12 h者都可以进行动脉溶栓治疗。溶栓完毕后,经微导管注入少量造影剂,可在X线荧屏下观察闭塞动脉再通情况。

动静脉联合溶栓:在进行静脉溶栓的同时积极为动脉溶栓做准备,一旦静脉溶栓失败,则启动动脉溶栓。国外报道较多,国内开展较少。静脉使用阿替普酶,血管不通时通过微导管追加阿替普酶到栓子部位。还有报道静脉溶栓加抗血小板药治疗,然后给予动脉溶栓。如静脉给予尿激酶与阿西单抗,然后动脉给予尿激酶及机械溶栓辅助治疗。

机械溶栓:机械溶栓的方法包括导丝或微导管到达栓子局部,经皮腔内血管成形术、支架放置、机械破碎栓子以及超声或激光碎栓等。这些机械和动脉溶栓相结合,更有利于血管的再通。

(3)溶栓治疗并发症及处理

①出血。任何药物溶栓时均可能造成出血并发症,静脉和动脉溶栓颅内出血率约10%～30%,死亡率可达30%左右。引起出血的作用原因为:发病6 h后溶栓;溶栓是收缩压超过180 mmHg或舒张压高于110 mmHg;头颅CT显示已经有与症状相关的低密度影;用药剂量过大;联用药物不当;年龄过大等。出血的原因是缺血后血管壁损伤,血管壁通透性增强,血液再灌注后通透压和反射性灌注压增高血液外渗。还有继发性纤溶亢进以及止血、凝血功能障碍也溶栓后出血的重要因素。常见的出血并发症有脑、泌尿道、胃肠道以及皮肤等出血。其中脑出血最严重而且常见,可分为梗死部位渗血和非梗死部位出血。一旦出血,临床表现为:突然意识障碍、血压增高、头痛呕吐、肢体障碍加重等。此时应停止溶栓,立即复查头颅CT、血小板和出凝血时间,并输入冻血浆,使纤维蛋白原大于1 g/l,对近期使用抗血小板治疗者,可输入1单位的血小板。上消化道出血时,可以加用抑酸剂。皮肤等部位出血时可以用六氨基己酸对抗,12 g静滴,每日两次,连续两周。

②再灌注损伤及脑水肿。缺血脑组织再灌注后不可避免地出现灌注损伤,其中自由基代谢异常是再灌注损伤的主要因素。在缺血性脑卒中发病12 h之内,血管再通后再灌注损伤一般较轻;12 h之后,可能出现缺血组织过度灌注,加重脑水肿。再灌注加重脑水肿后引起颅内压增高而危及生命,出现同侧颞额部或眶周严重疼痛、瞻妄、呕吐癫痫发作等症状。再灌注损伤也可导致局部神经功能缺损,损伤部位不同临床症状各异,常表现为偏瘫、失语、偏盲等,严重者死亡。

降低再灌注血流的压力可有效防止脑水肿,降低灌注血流压力的关键就是控制高血压,根据患者的具体情况个体化适当降压治疗是预防脑水肿的有效措施。在治疗过程中定期进行神经功能评估,血压监测,可以适量使用脱水剂治疗和预防脑水肿的发生。一般用20%甘露醇静脉滴注,也可以用甘油果糖250 ml静脉滴注。临床出现高灌注而无颅内出血时,除降压、脱水外,还可以加强脑细胞的保护和自由基清除治疗。

③血管再闭塞。由于缺血性脑血管病患者动脉内膜损伤严重,在病变局部内膜容易形成血栓,有10%～20%的患者可以发生血管再闭塞。在排出脑出血的情况下,给予低分子肝素0.4 ml,皮下注射,每日2次;血小板计数小于80×10⁹/l,则停药,禁用普通肝素。糖蛋白Ⅱb/Ⅲa受体阻滞剂替罗非班等也可用于防止血管再闭塞。

3.抗血小板聚集和抗凝药物治疗

近年来抗血小板聚集以及抗凝药物在基础和临床研究取得了很大进展,阿司匹林、氯吡格雷、肝素、低分子肝素以及华法林等在临床应用中取得了显著疗效。具体机制和用法用量详见缺血性心脏病和短暂性脑缺血发作的抗血小板治疗部分。

4.降纤维蛋白药物治疗

降纤维蛋白治疗是国内常用的治疗急性缺血性脑卒中的方法。经药理学实验研究证实降纤蛋白药物对缺血性脑卒中急性期有降低血浆纤维蛋白原、血液黏滞和血小板的聚集功能,并存在轻度溶栓和抑制血栓形成的作用。国外报道的降纤剂有安克洛酶(ancrod)、巴曲酶(batroxobin)和响尾蛇蛇毒提纯物crotalase等;国内研究较多的是降纤酶,大样本研究结果表明:降纤酶能有效地改善12 h以内发病患者的神经功能,降低脑卒中复发率,发病6 h内给药效果更好,但纤维蛋白原降至1.3 g/l以下时可增加出血倾向。对CT排除脑出血、没有昏迷、瘫痪肢体肌力0～4级、年龄在35～80岁、血小板大于80×10⁹/l、血浆纤维蛋白原大于1.5 g/l(巴曲酶)或2.0 g/l(降纤酶)、凝血酶原时间小于15 s的缺血性脑血管病的患者可以应用降纤药物。对于以下患者不适宜用降纤治疗:妊娠患者;血压大于180/120 mmHg,用药24 h血压仍然不降者;有明显出血倾向;近期做过大手术创面未愈合者;昏迷;近1月内应用纤溶药物者;有药物、食物过敏;严重心、肝、肾功能障碍及休克者。心源性脑梗死。对于应用降纤药物后,出现了严重的不良反应的患者应该终止治疗。

实践证明,对急性缺血性脑卒中患者降纤药物治疗时间越早,临床症状改善和脑功能恢复越好。药理学实验证实了降纤药存在降低血浆纤维蛋白原,降低血液黏稠度,降低血小板聚集功能和黏附性,扩张血管和改善微循环的作用。

5.神经保护治疗

神经保护(neuroprotection)治疗是指阻止缺血以后引起一系列神经细胞的生理改变,延迟、减轻再灌注损伤,延迟治疗的时间窗,增强细胞对缺氧的耐受力,阻止神经细胞死亡的一切措施。目前临床应用与缺血性脑卒中的神经保护药有百种之多,有腺苷受体激动剂、自由基清除剂、兴奋性氨基酸拮抗剂、钙离子受体拮抗剂、抑制性氨基酸γ氨基丁酸受体激动剂以及甲泼尼松、抗白细胞黏附分子抗体、镁、清蛋白、胞磷胆碱等。此外,低温等非药物手段也用于保护神经细胞。已经进行了许多实验和临床研究,探讨了各种神经保护剂的效果,不少神经保护剂在动物实验时有效,但缺乏有说服力的大样本临床观察资料。目前常用的有胞磷胆碱、吡拉西坦、钙通道阻滞剂等。

(1)低温的神经保护作用

国内外将低温分为轻度低温(33～35 ℃)、中度低温(28～32 ℃)、深度低温(17～27 ℃)和超深低温(2～16 ℃),又将轻度低温和中度低温称为亚低温。低温降低了脑细胞的能量代谢,能减少乳酸的分泌;在正常供氧的条件下,体温每降低1 ℃,脑代谢降低5%,亚低温能加速乳酸的清除,减轻细胞内酸中毒。亚低温能够减少兴奋性氨基酸的释放,减轻脑缺血诱导的炎症反应和抑制细胞凋亡。低温还能稳定细胞膜,减缓缺血缺氧时的血糖水平下降,促进脑细胞对葡萄糖的利用,减缓ATP的下降,尽可能地维持细胞膜钠泵的活性;减少神经元Ca^{2+}内流,减轻脑水肿,降低颅内压。低温能够稳定血管功能,改善脑的血液循环,为避免神经细胞凋亡赢得时机。低温还可以抑制NO的分泌,改善再灌注时的高灌注状态,可以防止再灌注时脑水肿加重。临床研究表明,亚低温具有确切的神经保护作用。

抑制中枢的体温调节、减少机体产热和增加散热就可以使体温降低,实现亚低温状态。压低温的具体实施措施:应运异丙嗪抑制丘脑下部的体温调节中枢,使体温随外界温度的变化而变化;硫喷妥钠作用于大脑皮质网状结构,降低脑耗氧量、颅内压和脑血流量;肌松药消除寒战;冰毯物理持续降温。

实验研究表明,亚低温是最佳的保护脑的温度,其中33 ℃保护脑的效果最理想。动物实验研究表明,低温对脑细胞的保护作用存在时效性。大鼠缺血1 h后给予低温治疗,则对神经细胞无明显的保护作用。临床资料显示,复温速度过快可以引起脑水肿甚至脑疝,危及生命。亚低温治疗的严重并发症和副作用较少见。

(2)缺血性脑卒中的抗凋亡治疗

凋亡(apoptosis)就是程序性细胞死亡,由细胞内特定的基因操纵、控制的主动性细胞死亡。目前认为急性缺血性脑卒中半暗区脑细胞死亡以凋亡为主;因此,如果能即时采取抗凋亡措施,有望能阻止脑细胞发展为不可逆的缺血性损伤。

①钙离子拮抗剂。钙离子超载及其所触发的一系列有害性代谢与神经细胞凋亡密切相关。细胞内钙离子超载,活化了钙离子依赖性核酸内切酶,使DNA降解。钙离子拮抗剂尼莫地平、氟桂利嗪等的神经保护功能已经得到了国际的公认。

②自由基清除剂。比较明确的自由基清除剂有主要有:超氧化物歧化酶、谷胱甘肽过氧化物酶、维生素C、维生素E、依达拉奉、丁基苯酞以及钙离子拮抗剂、糖皮质激素、非甾体抗炎药和中药丹参、川芎等。

③神经营养因子。神经营养因子(neurotrophin, NT)是机体产生的能促进神经细胞存活、生长和分化的一类多肽或蛋白质,它不仅在发育过程中调节神经元存活,在生化和生理上激活酶的活性发挥生理功能,而且还能阻止成年神经元损伤后的死亡,促使神经元修复、轴突再生、调节突触可塑性和神经递质等神经系统的活动。神经营养因子种类繁多,包括神经生长因子、脑源神经营养因子(brain derived neurotrophic factor, BDNF)、神经营养因子3和神经营养因子4/5、神经营养因子6以及施万细胞和星形胶质细胞产生的睫状神经营养因子

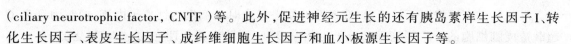

（ciliary neurotrophic factor，CNTF）等。此外，促进神经元生长的还有胰岛素样生长因子I、转化生长因子、表皮生长因子、成纤维细胞生长因子和血小板源生长因子等。

神经营养因子可以拮抗兴奋性氨基酸的作用；减少钙离子内流而引起的细胞内钙离子超载；增强细胞抗自由基的作用；减少细胞凋亡；促进损伤神经元轴突的芽生、突触的形成；促进血管内皮细胞的分裂、分化，刺激神经血管的生成，最后达到神经生理功能重建。因此，神经营养因子对治疗效应前景良好，但其分子量较大，不易透过血脑屏障，限制了神经营养因子的治疗效果。

亚低温治疗、抗白细胞黏附治疗、半胱氨酸蛋白酶抑制剂、细胞膜稳定剂、雌激素以及转基因治疗都可以抑制细胞凋亡。其中半胱氨酸蛋白酶也就是Caspase蛋白酶，是多种细胞凋亡的最后通路。研究表明Caspase蛋白酶抑制剂在缺血再灌注6h内给药能明显缩小梗死灶，改善神经功能。胞磷胆碱可以促进缺血时神经细胞膜磷脂的合成，抑制磷脂酶A1、A2活性，减少花生四烯酸和乳酸的合成，恢复钠泵活性，稳定了细胞膜。

总之，细胞凋亡与缺血性脑卒中的神经损伤密切相关。凋亡的诱导是一个复杂的调节过程，受到多种细胞外因子的影响。因此，抑制这些引起细胞凋亡的因子，可以减慢或逆转细胞的凋亡过程，达到减小神经细胞死亡的目的，为缺血性脑卒中的治疗开辟一片广阔的天地。

（3）主要的神经保护剂

神经保护剂是指能够增强神经元对缺血缺氧的耐受性，减少神经细胞的应激、炎症反应，促进神经细胞的修复和再生，从而改善急性缺血性脑卒中预后的一类药物。神经保护剂大多处于实验研究阶段，目前临床常用的有神经生长因子、胞磷胆碱、尼莫地平、神经节苷脂、1,6-二磷酸果糖、吡拉西坦等。

①神经生长因子。神经生长因子（nerve growth factor，NGF）是最早被发现，目前研究最为透彻的神经营养因子，具有神经元营养和促突起生长双重生物学功能，它对中枢及周围神经元的发育、分化、生长、再生和功能特性的表达均具有重要的调控作用。神经生长因子可以抑制毒性氨基酸的释放、减轻钙离子超载、抑制超氧自由基的释放和细胞凋亡等，从而减轻或防止神经细胞的病理损害程度。目前应用于临床的主要是注射用鼠神经生长因子，从小鼠下颌腺中提取，分子量为13.5kd。每次肌注20μg，每日2次。无严重不良反应，临床试验中未发现有肝、肾、心脏等功能损害；用药后常见注射部位痛或注射侧下肢疼痛，偶见头晕、失眠及荨麻疹等。

②胞磷胆碱。胞磷胆碱（cytidine diphosphate choline，CDPC）是核酸的衍生物，为合成卵磷脂的主要辅酶。其能够促进脑细胞呼吸，改善脑功能，增强上行网状结构激活系统的功能，促进苏醒，降低脑血管阻力，是膜成分的前体物质。胞磷胆碱既具有清除自由基、抗氧化等作用，又是细胞膜的稳定剂，对神经具有双重的保护作用。发病24h内使用该药，对急性缺血性脑卒中患者的认知障碍有改善作用，并且无严重的副作用。一般将胞磷胆碱250～750mg溶于5%的葡萄糖溶液或生理盐水中静脉滴注，每日1次。胞磷胆碱价格低廉，对急性和亚急性缺血性脑卒中有效，但还需要大样本随机实验进行前瞻性观察验证。

③尼莫地平。尼莫地平（nimodipine）属于二氢吡啶类钙离子拮抗剂，具有较高的脂溶性，极易通过血-脑屏障，主要作用于脑血管及神经细胞，而对外周循环影响较少，首先应用于动脉瘤引起的蛛网膜下腔出现，并得到广泛认可，其后应用于脑缺血的治疗。

尼莫地平直接作用于神经元,选择性抑制去极化时所产生的钙离子内流,抑制因钙离子超载造成脑细胞的一系列病理和分子生物学改变,清除有毒代谢产物,如一氧化氮、自由基等,最终减轻缺血性损伤和脑水肿。尼莫地平作用于脑血管平滑肌,抑制脑缺血细胞去极化时的 K^+ 外流,减少 Ca^{2+} 内流引起的血管平滑肌细胞收缩,从而解除了血管痉挛,因此改善了脑循环。尼莫地平还可以抑制多巴胺、5-羟色胺和 P 物质的合成,降低红细胞的脆性和血液黏度,抑制血小板聚集,从多种途径阻断血栓形成。但一些大规模的临床试验结果表明常规给予尼莫地平对缺血性脑卒中的死亡率和致残率无影响,有些还表明死亡率有所升高。因此,尼莫地平的临床应用有待于更深入的研究。

缺血性脑卒中,尼莫地平每日给药 120 mg,分 3~4 次口服。主要的不良反应为血压下降,血压下降的程度与药物剂量有关。还可引起药物相关性肝炎以及皮肤刺痛、胃肠道出血、血小板减少等。偶见一过性头晕、头痛、面潮红、呕吐、胃肠不适等。此外,口服尼莫地平以后,个别病人可发生碱性磷酸酶、乳酸脱氢酶、血糖及血小板升高。因此,严重肝功能受损的患者禁用。因可以通过乳汁分泌,所以哺乳期不易应用。

④神经节苷脂。神经节苷脂(ganglioside, GA)是一族从神经节细胞中分离出的含有唾液酸的鞘糖脂,是神经细胞膜的主要成分,兼有水溶性和脂溶性的特点,主要存在于神经组织、脾脏与胸腺中。在神经发生、生长、分化过程中起重要的作用;具有促进神经再生、促进神经轴突生长和突触形成、恢复神经支配的功能;能够改善神经传导、促进脑电活动及神经电生理的恢复;还可以保护细胞膜、促进细胞膜各种酶活性恢复等。目前研究较多的神经节苷脂是单唾液酸四己糖神经节苷脂(monosialotetrahexosyl ganglioside, GM1)。其可以通过维持中枢神经细胞膜上的 Na^+-K^+ ATP 酶的活性来维持细胞内外离子平衡、减轻神经细胞水肿、防止细胞 Ca^{2+} 积聚的作用,并可以对抗兴奋性氨基酸的神经毒性作用,增强神经营养因子的作用,减少脂质氧化和自由基对神经细胞的损害,从而减少细胞坏死。但此类药物的临床应用仍存在争议,认为在缺血性脑卒中的治疗中并未显示出显著效果。GM1 每日 20~40 mg,分一次或多次肌注。急性期也可以 100 mg 缓慢静脉滴注,2~3 周后改为维持量。不良反应主要为过敏反应,出现皮疹者应该停药。

⑤1,6-二磷酸果糖。1,6-二磷酸果糖(1,6 fructose diphosphate)是体内葡萄糖代谢过程中经己糖激酶、磷酸葡萄糖异构酶和 6-磷酸果糖激酶作用而生成的环状化合物。广泛地存在于各种活体细胞内,具有调节糖代谢过程中酶系的作用,能够增加能量利用,改善细胞代谢,加速组织修复,恢复机体的正常功能。1,6-二磷酸果糖是果糖激酶 1 的代谢产物也是该酶的别构激活剂,对该酶存在正反馈作用,当浓度增高时,激活磷酸果糖激酶,使糖酵解作用加强,细胞内 ATP 浓度升高。ATP 是果糖激酶 1 的别构抑制剂,浓度增高时,果糖激酶 1 活性降低,糖酵解作用减弱。缺血缺氧后三羧酸循环停止,脑组织能量代谢明显下降,ATP 明显减少,使果糖激酶 1 的别构抑制效应解除,此时如果增加 1,6 二磷酸果糖的浓度,则明显增强果糖激酶 1 的活性。果糖激酶 1 是糖酵解的限速酶,所以 1,6 二磷酸果糖的浓度升高,糖酵解作用加强。糖酵解过程中,1 mmol 葡萄糖产生 4 mmol ATP。ATP 的产生,使细胞膜上钠泵和钙泵功能恢复,拮抗了在脑细胞内的钙离子积聚,减轻了细胞内钙离子超负荷,从而起到了神经保护作用。此外,外源性 1,6 二磷酸果糖还可以减少凋亡基因 c-fos 等的表达,说明 1,6 二磷酸果糖可以挽救凋亡神经元。1,6 二磷酸果糖静脉滴注 10 g,每日两次。不良反应轻微,偶有头痛、胸闷和皮疹等,一般不影响治疗。对 1,6 二磷酸果糖过敏者、严重肾功能不

全者禁用。有心力衰竭者用量减半。

⑥吡拉西坦。吡拉西坦（piracetam）是γ-氨基丁酸的环形衍生物，其化学名称为2-氧化-1-吡咯烷基乙酰胺，可以改善脑的能量代谢，加快脑磷脂的新陈代谢，促进脑组织ATP的转化，刺激大脑核糖核酸的合成，增强大脑皮质抗脑缺氧能力。吡拉西坦具有加速大脑半球间信息传递和增强大脑皮质和皮质下神经结构联系的作用。早期研究发现，脑卒中3～5天内使用吡拉西坦，可以改善预后、改善学习和记忆能力、治疗眩晕等。后来还发现吡拉西坦可以降低脑血管的阻力，改善半暗带脑血流量，减轻缺血引起的脑组织水肿和损伤，缩小梗死体积，尤其对7小时内的中重度缺血性脑卒中患者使用效果更佳。吡拉西坦4～8g溶于5%或10%的葡萄糖溶液或生理盐水中静脉滴注，每日1次；肌肉注射时，每次1g，每日2～3次；静脉注射时，每次4～6g，每日2次。吡拉西坦不良反应轻微，常见的有恶心、腹部不适、食欲缺乏、腹胀、腹痛、兴奋、易激动、头晕、头痛和失眠等。偶见轻度肝功能损害，表现为轻度氨基转移酶升高，因此肝肾功能障碍者慎用并应适当减少剂量。

（4）中药的脑保护作用

脑保护是指脑损害发生之前或损坏的早期阶段，采取脑保护的预防和治疗措施，以减轻或避免损伤因素对脑的损害。缺血性脑损害时，脑细胞代谢发生了一系列变化。首先，无氧代谢导致乳酸堆积、细胞通透性增加，引起细胞水肿；继而ATP枯竭导致离子泵衰竭，兴奋性神经递质增加，激活N-甲基-D-天门冬氨酸和α-氨基-5-甲基-4-异恶唑丙酸受体，引起Na^+、Ca^{2+}通道开放，Ca^{2+}内流；Ca^{2+}激活脂质过氧化酶、蛋白酶等，导致分解代谢加强，产生大量游离脂肪酸和自由基，最终导致细胞结构破坏以致坏死。治疗缺血性脑卒中的关键就是阻止迟发性神经细胞的死亡，保护半暗带神经细胞免于坏死。研究发现，许多中药都具有脑保护作用。其中单药包括银杏叶、人参、西洋参、党参、黄芪、丹参、三七、川芎、桃仁、牛膝、水蛭、地龙、麝香、灯盏花、红花、灵芝、绞股蓝、葛根、刺五加、淫羊藿、甘草、黄芩、红景天等。现举例说明。

①银杏叶。银杏叶（ginkgo leaf）是落叶乔木银杏树的叶子，如图7-11。银杏树是珍稀物种，在地球上存活的时间超过了3亿年，中生代侏罗纪时曾广泛的分布于北半球，白垩纪晚期开始衰退，被称为地球上的活化石。银杏叶苦、涩，性平，归心肺经。具有敛肺平喘、活血止痛之功效。银杏叶成分复杂，主要含有黄酮苷和特有的萜烯。黄酮苷主要是山柰酚及槲皮素的葡萄鼠李糖苷。萜烯主要是银杏内酯和白果内酯。银杏内酯即苦味素，分别有银杏内酯A、B、C、M、J和银杏新内酯。此外，银杏叶中还含有酚类，生物碱类以及钙、镁、钾、磷、锶、铁等多种元素和17种氨基酸等有效成分，具有多方面的药理作用。银杏

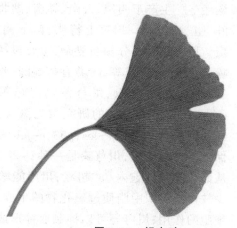

图7-11 银杏叶

叶提取物具有对抗兴奋性氨基酸的毒性、抗氧化、清除自由基以及抑制钙离子内流等作用，并可以调节高超氧化物歧化酶、谷胱甘肽过氧化物酶和过氧化氢酶活性，减轻脑组织脂质过氧化反应，抑制脑水肿形成。银杏叶制剂对血小板激活因子受体具有拮抗作用，可有浓度依赖性地抑制血小板激活因子诱导的血小板聚集，从而可抑制血栓的形成。银杏黄酮苷、银杏

内酯等还可以增加血液流速,降低血液黏度,改善循环障碍,保护内皮细胞。银杏叶的制剂有银杏叶片和银杏叶提取物注射液,银杏叶提取物注射液一般20 ml溶于生理盐水或5%的葡萄糖溶液中静脉滴注,每日1~2次。银杏叶副作用轻微,主要为胃肠道不适、头痛、血压降低、过敏反应等。实验表明,银杏叶及其提取物对急性缺血性脑卒中疗效显著,值得临床推广应用。

②黄芪。黄芪(milkvetch root)又称北芪或北蓍,亦作黄耆或黄蓍,常用中药之一,为豆科植物蒙古黄芪或膜荚黄芪的根。主产于中国的内蒙古、山西、黑龙江、甘肃等地。春秋两季采挖,除去须根及根头,晒干生用或蜜炙用。黄芪味甘,性微温,归脾、肺经,是扶正固本、补中益气的最主要药物之一。黄芪主要含有苷类、多糖、黄酮、氨基酸以及硒、硅、锌、钴、铜、钼等多种微量元素。其中,膜荚黄芪含有黄芪皂苷甲和黄芪皂苷乙,胡萝卜苷,β-谷甾醇等;蒙古黄芪含有黄芪皂苷Ⅰ、Ⅱ、Ⅳ,大豆皂苷和胡萝卜苷。膜荚黄芪含多糖2.5%,蒙古黄芪含多糖Ⅰ、Ⅱ、Ⅲ。膜荚黄芪和蒙古黄芪含有多种黄酮类物质。膜荚黄芪含有25种游离氨基酸,金翼黄芪含有22种游离氨基酸,梭果黄芪和多花黄芪含有19种游离氨基酸。黄芪可以提高机体免疫功能,延缓衰老,减轻疲劳,强心降压,抗炎、抗病毒和肿瘤以及促进蛋白质合成、调节血糖等作用。现代研究表明:黄芪可以在脑缺血的早期抑制凋亡基因p53和Caspase-3的表达,并增强凋亡抑制基因Bcl-2的表达,有效保护神经元细胞免受损伤;黄芪可以降低兴奋性氨基酸的含量,抑制热休克蛋白70的表达;黄芪可以增加脑组织的血流量,抑制脂质过氧化损伤,清除自由基,降低一氧化氮含量,减轻缺血神经元的损伤;黄芪能够使聚集的血小板解聚,抑制血小板磷酸二酯酶的活性,增加血小板内环磷腺苷的含量,改善血液流变性;黄芪还可以增强神经生长因子的作用,有利于损伤神经的恢复。黄芪注射液静脉滴注1次10~20 ml,每日1次。偶有过敏反应。大量的临床对照研究表明,黄芪对缺血性脑卒中疗效明显,有较好的临床应用前景。

③川芎。川芎(szechwan lovage rhizome)原名芎藭。为伞形科多年生草本植物川芎的干燥根茎。主产于四川,云南、湖南、湖北、贵州、甘肃、陕西等地也有出产。川芎味辛、性温,归肝、胆、心包经。川芎上行头目,下调经水,中开郁结。主治中风入脑,头痛,寒痹,痉挛缓疾。川芎化学成分相当复杂,主要包括生物碱、酚类、内酯类、萜类等化合物。生物碱有川芎嗪、黑麦碱及胆碱等,酚类有阿魏酸、原儿茶酸、大黄酚、亚油酸、咖啡酸、香草酸等,内酯有藁本内酯、川芎内酯、川芎萘呋内酯等,另外还含有川芎三萜、β谷甾醇等。其中川芎嗪(tetramethylpyrazine)的研究最为深入。现代研究表明:川芎可以下调缺血性脑卒中患者神经细胞的凋亡基因c-fos、p53、c-jun的表达,同时上调Bcl-2的表达,抑制细胞凋亡的发生,保护了神经组织;川芎嗪是一种钙离子拮抗剂,能够直接作用于钙离子通道,阻止Ca^{2+}内流,从而减缓脑细胞内Ca^{2+}超载;川芎能增加超氧化物歧化酶和谷胱甘肽过氧化物酶的含量,减少缺血脑组织中脂质过氧化物的生成,因此减少了自由基对脑细胞的损害,起到了保护神经细胞的作用;川芎还可以抑制血栓形成,扩张脑血管,增加脑血流量,改善微循环。川芎饮片一般用量3~10 g,入汤剂,水煎服。川芎嗪40~80 mg溶于生理盐水或5%的葡萄糖溶液中静脉滴注,每日1次。川芎副作用轻微,偶有月经量增多和胃肠出血发生。大量川芎嗪治疗缺血性脑卒中的对照试验表明疗效明显,副作用轻微。

中医对缺血性脑卒中的治疗经验积累已经超过2000多年,十分注重个体化情况,不同病人,疾病发展的不同时期,病人的证型不尽相同,严格对症下药,所以中药的应用应该按照中医理论的虚实辨证,根据不同证型进行个体化选择用药,力求达到药物的最佳疗效。随着现代科学的发展,对祖国医学理论将有一个全新的诠释,现代中药药理学的深入研究为中药的功能和药物品质奠定了基础,相信中医药对缺血性脑卒中的治疗广有阔的前景。

（三）进行性皮质下脑病的治疗

进行性皮质下脑病的痴呆病程发展缓慢,缺乏特效可靠的治疗方法,治疗的关键在于早期诊断和治疗,防止病情进展。目前的主要治疗措施包括改善脑微循环、控制引起血管病变发展的危险因素、改善记忆和思维功能以及心理治疗等。强调控制血压、血糖、血脂,尽可能地延缓进行性皮质性脑病的病理进程。茴拉西坦、吡拉西坦等可以改善记忆、思维功能;降脂药、减少血小板聚集的药物以及活血化瘀的中药等可以改善脑部的微循环,增加局部血流量,提高血氧供应。心理疏导可以增强患者对疾病的认识,增强积极乐观的心理因素可以延缓疾病的发展。中医针灸对进行性皮质性脑病也有一定的疗效,其作用机制虽然由于引入量子生物学的发展而取得了一定的进展,但还需要进一步的深入研究。

三、缺血性脑卒中的康复

缺血性脑卒中患者的康复治疗（recuperatory therapy）是指在急性缺血性脑卒中发病2周内开始的利用运动、针刺、按摩、日常活动和语言训练以及心理辅导等手段,帮助患者的运动、语言和心理等障碍尽可能恢复正常水平,减低残障的一切治疗措施。由于病变部位和病灶大小不同,缺血性脑卒中所致的功能障碍及其严重程度也相异。缺血性脑卒中的功能障碍中,偏瘫和移动障碍发生率最高,视觉和感觉障碍次之。大部分日常生活活动能力需要部分或完全依赖。部分病人记忆力减退,抑郁的发病率也不在少数。随着医学科学技术水平的发展,脑卒中的康复医疗对患者避免功能残障或减轻残障十分重要,并且良好的开放治疗手段的实施可以明显提高患者的生活水平和生活质量。

（一）康复治疗的机制

脑的可塑性和功能重组是神经康复包括脑卒中康复的主要机制。研究发现:弦乐器操作者左手手指的皮质图较右侧为大;Braille盲字诵读者的右手皮质图大于左手。有些失去双上肢的残疾人的日常生活由双脚活动来代替和操作者,经颅磁刺激和脑磁图检查就可能发现,在原已消退或萎缩的上肢皮质代表区已由脚区扩伸来占领,完成了皮质功能改造和重组。这些现象说明,正常和损伤后脑组织具有可塑性。

突触（synapse）神经元与神经元或效应器之间相互接触并发生信息联系的部位。神经损伤后,突触功能受损,神经细胞膜的兴奋性发生变化,新的连接生长,或原来在功能上不起作用或作用甚小的潜在连接重现;某些神经通道的过度使用,发生代偿行为并引发其他生化改变而产生生理可塑性。脑的可塑性与不同部位分泌的神经递质有着密切的关系,局部神经营养素活动、递质释放和突触蛋白合成是突触重塑的一种表现。脑在损伤后,神经连接状态并不是静止的,而是通过芽生产生实质性的神经环路结构重组。脑的一侧受损,其功能大部分可由对侧脑功能来代替;在人脑皮质受损后则可由古、旧脑部分代替。正常状态下顶叶皮质接受躯体体感觉、触觉信息,经过训练后,也可接受枕叶的视觉功能。

神经干细胞能够自我复制,而且还能分化成神经元、星形胶质细胞和少突胶质细胞。在哺乳动物胚胎期神经干细胞的研究中,已先后从大脑皮质、海马、纹状体、嗅球、脑室沿线包括侧脑室、第三脑室和第四脑室、间脑、中脑、小脑、脊髓和视网膜和脊髓中分离得到干细胞,并且已经证实人脑组织中同样存在神经干细胞。已经确认神经干细胞富集区为脑室下区和海马齿状回的颗粒下层,在成年还存在着持续的神经发生现象。表皮生长因子、碱性成纤维细胞生长因子、脑源性神经生长因子、干细胞生长因子和血管内皮细胞生长因子等对存在于中枢系统和血液系统中的神经干细胞的增殖、迁移和分化具有调节作用。脑缺血损伤后,干细胞生长因子、碱性成纤维细胞生长因子等分泌增加,促进神经干细胞增生。缺血缺氧后,脑细胞释放和合成5-羟色胺和促红细胞生成素增加,这有助于神经干细胞的增殖和缺损脑功能的恢复。研究发现,兴奋性氨基酸受体活性下降缺血诱导的神经干细胞增殖和突触形成存在抑制作用。研究还发现,穴位针刺也可以促进神经干细胞增殖,改善学习和记忆能力。外源性神经干细胞的移植经临床实验证实安全、可行,但患者未能获得更好的疗效。

神经营养因子可以促进神经元生长,调节突触作用和塑造新皮质。局部神经营养因子可以促进受体表达改变。脑缺血对脑中神经营养因子基因表达具有强烈的诱导效应。在缺血开始数分钟或数小时内表达即可达高峰并迅速回至正常。神经营养因子能够挽救缺血急性期的神经元,缩小梗死灶,甚至在缺血数小时后也能发挥作用。神经营养因子与乙酰胆碱同时应用可增强神经生长和神经保护作用。但神经营养因子不易通过血脑屏障,这限制了其临床应用。

(二)康复治疗的分类

根据缺血性脑卒中病情发展和转归,将康复治疗分为三级康复治疗。研究证明,三级康复治疗可以使患者获得更好的运动功能、日常生活活动能力和生活质量,并能减少并发症。一级康复是指患者早期在医院急诊室或神经内科的常规治疗及早期康复治疗;二级康复是指患者在康复病房或康复中心进行的康复治疗;三级康复是指在社区或家中的继续康复治疗。

一级康复多在发病后14天以内开始。此阶段多为卧床期,主要进行患良肢位摆放、关节被动活动、早期床边坐位保持和坐位平衡训练。如果患者能够痊愈,或者出院后只需康复指导即可在家庭或社区进行康复训练,就可以直接出院回家。如果患者日常生活大部分需要他人帮助,或者出院后得不到康复指导或社区康复训练,建议患者转移至康复医学科或专门的康复中心继续进行康复治疗。

二级康复一般在康复中心和综合医院中的康复医学科进行。康复医师对患者的运动、感觉、交流、认知、日常生活活动能力和社会支持度等方面进行全面评估后,由康复小组完成对患者的康复训练。此阶段的训练内容主要是坐位平衡、移乘、站立、重心转移、跨步、进食、更衣、排泄等以及全身协调性训练、立位平衡、实用步行、手杖使用及上下楼梯等。经过一段时间的训练,再对患者康复效果进行评价。如果效果不好,需要查找无效原因,以便决定下一步措施。如果患者治疗有效且为进入社区康复做好了准备,就可以进入社区进行康复。如果不能回归社区生活,建议继续住院康复治疗。

三级康复即脑卒中的社区康复。患者经过一段时间专业康复后,如果可以进行社区生活,就可以考虑让患者出院。社区康复医生在二级康复的基础上,根据患者居住环境制定康复计划并负责实施训练。

(三)康复治疗

缺血性脑卒中的功能障碍主要包括运动功能障碍、感觉功能障碍、认知障碍、情绪障碍、言语和语言障碍、吞咽障碍及排泄障碍等。这些功能障碍不但影响着患者的生活质量,也对患者的家庭带来一系列的困难,解决或减轻这些功能障碍对患者和患者的家庭乃至社会意义重大。如何更好地解决卒中后功能障碍一直是从事康复治疗学者所面对的难题。对缺血性脑卒中患者,康复治疗学者们提倡应该早期进行康复治疗,但何时介入康复治疗尚存在争议。根据世界卫生组织提出的标准,当患者生命体征平稳,神经系统症状不再进展48 h以后即可开始康复治疗。缺血性脑卒中患者的康复训练强度应考虑患者的具体情况,即根据患者的体力、耐力和心肺功能个体化康复训练;在条件许可的情况下,可以适当增加训练强度。

(1)运动功能的康复

运动功能康复概况分为急性期康复和恢复期康复。急性期康复治疗主要为保持良好体位、进行被动运动以及床上运动训练和开始基本的日常生活活动训练。此期的主要康复治疗方法概况中医针灸、电刺激、运动疗法、良肢摆放、按摩、主动被动运动以及心理疏导等。恢复期康复训练主要是通过运动疗法和作业疗法相结合的方式,锻炼肌力、纠正患者运动中的异常步态,记住正确时的感觉并使其融入日常生活中,以提高生活质量。作业疗法(occupational therapy)是为了恢复患者的身心功能,有目的、有针对性地从日常生活活动、职业劳动、认知活动中选择一些作业,给患者进行练习,以缓解症状和改善功能的一种治疗方法。作业疗法主要用于上肢功能障碍的训练,可以显著改善日常生活活动能力,对视听触温觉训练、位置感觉训练、认物辨别训练以及记忆、理解、表达力训练也十分有益。通过练习书法、插花、下棋、球类、游戏、编织、看电视等可调节患者的心情,陶冶情操,形成积极乐观的人生态度,对缺血性脑卒中运动功能障碍的恢复有利。运动功能的康复训练的内容主要为肌力的训练和关节活动度的训练,所使用的方法主要为运动疗法,包括Bobath方法、本体感觉神经肌肉促进技术等以及新兴的康复训练技术如强制性运动疗法、减重步行训练、运动再学习方案等。Bobath方法是根据运动的神经发育原则,通过抑制运动的异常反应,促进正常运动模式而达到康复目的。本体感觉神经肌肉促进技术方法是通过对本体感受器进行刺激,从而促进神经和肌肉反应能力。

①肌力训练。肌肉无力(muscle weakness)是脑卒中后常见的损害,肌肉无力和肌肉痉挛是影响脑卒中后患者运动功能恢复的主要因素。研究发现,缺血性脑卒中患者的下肢肌力增强与步行速度增快,而且跌倒的风险降低;强化肌力训练能够显著改善运动功能。肌肉痉挛是速度依赖的紧张性牵张反射过度活跃的表现,是脑卒中后患者一个最重要的损害。痉挛可以导致肌肉短缩、姿势异常、疼痛和关节挛缩。肌肉痉挛的训练方法有抗痉挛肢位的摆放、关节活动度训练、痉挛肌肉的牵拉和伸展、夹板疗法等治疗方法,其治疗的关键是早期被动、主动运动。

②强制性运动疗法。强制性运动疗法(constraint-induced movement therapy)又称强制性治疗,该方法通过限制健侧上肢活动,达到强制使用和强化训练患肢的目的。该方法主要用于缺血性脑卒中恢复期上肢的功能障碍训练。主要的治疗对象为患侧腕关节伸展达到20°以上,每个手指伸展达到10°以上;没有感觉和认知功能的缺损;治疗方法是每天6 h,每周训练5天,同时使用手套和吊带限制健侧上肢的使用,连续进行2周强化训练,临床实践证明效果明显。

③减重步行训练。脑卒中急性期患者有大约50%以上不能行走,需要一段时间的功能康复才能获得一定的步行能力。减重步行训练(body weight support treadmill gait traini ng)最早应用于截瘫的步行训练中,从20世纪90年代开始应用于偏瘫、脑瘫等疾病的治疗。训练通过支持一部分的体重使得下肢负重减轻,为双下肢提供对称的重量转移,使患肢尽早负

重,并重复练习完整的步行周期,延长患侧下肢支撑期,同时增加训练的安全性。该方法主要用于脑卒中3个月后有轻到中度步行障碍的患者,有实验研究证明优于传统的非减重步行训练。

④运动再学习方案。运动再学习方案(motor relearning programme)是20世纪80年代由澳大利亚学者提出。运动再学习训练方案是基于对脑运动功能障碍恢复主要依靠脑的可塑性和脑卒中患者重新获得运动能力是一个再学习的过程的认识而提出来的,该方法注重把训练内容转移到日常生活中。在促进脑卒中后运动功能障碍的恢复训练方面,运动再学习方案显示出了一定的潜力。研究显示,其训练效果与Bobath方法相似,在缺血性脑卒中早期这两种方法都能提高患者的运动能力和日常生活活动能力。

(2)感觉功能的康复

缺血性脑卒中患者在运动障碍的同时常常伴有偏身感觉障碍,出现感觉的丧失、迟钝和过敏等。触觉和本体感觉是进行运动的前提,同时它对躯体的协调、平衡及运动功能存在明显影响。浅感觉和深感觉可以通过特定感觉训练而得以改善,感觉关联性训练有助于患者功能的改善。深感觉障碍训练须将感觉训练与运动训练结合起来,如在训练中对关节进行挤压、负重;充分利用健肢引导患肢做出正确的动作并获得自身体会。浅感觉障碍训练以对皮肤施加触觉刺激为主,如使用痛触觉刺激、冰-温水交替温度刺激、选用恰当的姿势对实物进行触摸筛选等。

(3)认知功能的康复

认知障碍是指缺血性脑卒中后出现的认知损害或痴呆。主要表现为结构和视空间功能、记忆力、执行功能、定向力、注意力障碍等。脑卒中患者3个月时认知损害的发生率可达30%。认知障碍的康复包括非药物治疗与药物治疗。研究表明,乙酰胆碱酯酶抑制剂可改善认知功能和全脑功能;尼莫地平可以改善卒中后血管性认知功能,减少患者心脑血管事件。

(4)情绪障碍的康复

卒中后抑郁(poststroke depression)是脑卒中后以持续情感低落、兴趣减退为主要特征的心境障碍。总体发生率高达40%～50%,其中约15%为重度抑郁,可伴严重自杀倾向甚至自杀行为。卒中后抑郁可发生于脑卒中后各时期,显著增加脑卒中患者的病死率、致残率和认知功能障碍,降低患者的生活质量,给患者及其家庭乃至社会带来十分沉重的负担,并且在临床工作中容易被忽视。出现卒中后抑郁或情绪不稳的患者应该尽可能地使用成功把握最大、不良反应最小的方法,可以使用选择性5-羟色胺再摄取抑制剂等抗抑郁药物治疗、心理治疗和社会支持等。

(5)语言与交流的康复

缺血性脑卒中后最常见的交流障碍是失语症和构音障碍,必要的干预措施有助于尽可能地恢复交流能力。研究显示,早期开展连续的高强度语言训练能够明显改善失语症状。对于构音障碍的患者,如果理解力存在时,可以用代偿性技术,提示患者说话要慢,较严重的患者,可用交流板沟通治疗。患者如果出现软腭麻痹而出现构音障碍,则可以通过软腭修补术等治疗。

(6)吞咽障碍的康复

吞咽障碍是脑卒中患者的常见症状,其发生率在22%～65%。吞咽障碍常对患者的生理、心理健康造成严重影响。在生理方面,吞咽功能减退可造成误吸、支气管痉挛、气道阻塞、窒息、脱水和营养不良。所有急性脑卒中患者均应进行吞咽功能的筛查,并进行临床评估。临床常用的筛查方法是饮水实验。嘱患者饮 30～100 ml 温水,根据有无呛咳及饮水次数、时间进行评定。如果一次能够饮完、无呛咳、饮水时间小于 5 s,则无吞咽困难;如果一次能够饮完而且无呛咳停顿,但饮水时间大于 5 s,或者分两次以上停顿饮完,无呛咳停顿,则可能存在吞咽困难;如果一次或两次以上饮完且存在呛咳,或由于呛咳难以饮完者,则存在吞咽困难。吞咽障碍须个体化治疗,首先应防止误吸,减少不经口饲喂,纠正出现的营养障碍。吞咽困难的训练包括改善口面肌群运动、增强舌的运动和吞咽反射、声带内收训练、增强喉的上抬能力以及咽收缩和空吞训练。代偿性的方法有利于训练和完成吞咽过程,包括改变姿势、提高感觉输入、调整吞咽动作、制定主动练习计划或者调整食谱等。还有非经口进食、心理支持、护理干预对患者体质和吞咽功能恢复十分重要。脑卒中后吞咽困难多为暂时性的,通过适当的治疗多可以恢复,手术治疗应用较少。

(7)排泄障碍的康复

脑卒中后发生膀胱和直肠功能障碍很常见,可能是脑卒中后各种相关损伤的结果。尿失禁是脑卒中后的一个常见问题,大约40%～60%的脑卒中患者在急性住院期会出现尿失禁,而脑卒中后6个月时则下降到20%。发病年龄较大、病情较重或伴有糖尿病等时尿失禁的发病风险较高。脑卒中患者在急性期留置尿管可以防止尿潴留,并减少皮肤破溃,但是脑卒中后使用弗雷氏尿管超过48 h 将增加尿道感染的风险。部分脑卒中患者会发生大便失禁,但是大多数在2周后消失,持续的大便失禁被认为是预后不良的指征。脑卒中后便秘和肠梗阻常见,可能与肢体瘫痪、卧床不动、液体或食物摄入不当、抑郁或焦虑、神经源性肠道、缺乏移动能力等有关。保证适当的液体、容量和纤维素的摄入以及帮助患者建立一个规律的如厕时间可以改善患者的便秘。

缺血性脑卒中的康复治疗对患者的功能恢复和生活质量影响较大,及时适当的康复治疗可以较好地改善患者患病后功能障碍和防止并发症的产生。所以应对缺血性脑卒中患者早期实施个体化系统的康复治疗,以尽可能地改善功能障碍。

【病例分析】

这位从事行政工作的先生短时间内出现构音不清、右侧同向性偏盲、右侧偏瘫和面瘫,符合急性脑卒中的临床诊断条件,但需要区别病变是缺血性的还是出血性的。出血性脑卒中发病的高峰年龄在50～60岁之间,多数病人伴有高血压和动脉粥样硬化病史,通常在白天发病,常在情绪激动、过度劳累、剧烈运动以及用力排便等情况下诱发;病情进展迅速,常在数分钟或数小时出现脑局灶性症状和体征;由于血液进入脑实质,引起急性颅内压增高,出现剧烈疼痛、恶心、呕吐,常合并面部潮红,血压增高,脉搏慢而有力,体温轻度增高等;严重者会出现意识丧失、上消化道出血、大小便失禁等;急性期全脑功能障碍常出现双侧病理反射;头颅CT检查脑实质内存在高密度病灶。缺血性脑卒中好发于年龄大于50岁并伴有动脉粥样硬化的老年人,常患有高血压病、糖尿病、高脂血症等,多数病人在发病前存在半身麻木、头痛、头晕等前驱症状,约1/4的病人存在短暂性脑缺血发作;大多在静态情况下发病,有相当数量的病人在晨起时发现半身不遂;病情进展较出血性卒中缓慢,一般症状在数小时或1～2日达到高峰,6 h内达到高峰者,多为完全性偏瘫,病情严重者可以出现昏迷;头颅CT

检查为低密度灶。这位56岁的先生患有高血压病、高脂血症和糖尿病,并且在早晨发生了一次短暂性脑缺血发作,因此患缺血性脑卒中的危险性很高,发病后CT检查提示左侧大脑中动脉内高密度斑块,左额叶及岛叶皮层低密度,脑实质无高密度病灶排除出血性脑卒中。缺血性脑卒中发病后,缺血脑组织尽可能短时间内回复再灌注对预后非常重要,"时间是大脑"。这位先生住院后意识清楚,测血压180/90 mmHg,血常规正常,空腹血糖7.9 mmol/l,TC6.19 mmol/l,PT 12 s;14:10查完CT,为发病后130 min,近期无消化道出血、手术和大创伤,心肝肾功能正常,符合阿替普酶溶栓治疗条件。这位先生对溶栓等治疗反应良好,三月后能够独立行走,可以正常交流。

这位先生危险因素很多,体型较胖,存在脑卒中家族史,吸烟20年,患有高血压病、糖尿病和高脂血症。体力活动较少,饮食热量较高,而且缺血性脑卒中发病前存在短暂性脑缺血发作。因此,对存在危险因素的人群应该控制危险因素,避免发生这位先生的结局。应对这位先生应该加强危险因素的控制,强化康复训练,尽可能地保持体能,恢复各种生理机能。

参考文献:

[1]Staessen JA,Wang JG,etal. The deletion/insertion polymorphism of the angiotensin converting enzyme gene and cardiovascular−renal risk [J]. J Hypertens,1977,12(2):1579−1592.

[2]施蓓莉,倪兆慧. 血管加压素受体拮抗剂临床研究的现状及展望[J]. 中国老年病学杂志,2008,9(28).

[3]刘力生. 中国高血压防治指南[J]. 中华高血压杂志,2011(8):701−743.

[4]Liu L. The study of hypertension in china [J]. Blood pressure,2004,13(2):72−74.

[5]Hardig JL,Yeh MW,Robinson BG,etal. Potential pitfalls in the diagnosis of phaeochromocytoma [J]. Med J Aust,2005,182(12):637−640.

[6]颜正华,常章富,张冰. 中药学.2版[M]. 北京:人民卫生出版社,2006.

[7]Bergomi M etal. Zinc and copper status and blood pressure [J]. Trace Elem Med Biol,1997,11(3):166−69.

[8]Carpenter WE etal. Zinc, copper, and blood pressure:Human population studies [J]. Med Sci Monit,2013,19:1−8.

[9]H E Bays,D J Rader. Does nicotinic acid (niacin) lower blood pressure? [J]. Int J Clin Pract,2009 January,63(1):151−159.

[10]Anastazia Kei, Moses Elisaf, Elisavet Moutzouri,etal. Add−on−Statin Extended Release Nicotinic Acid/laropiprant but not the switch to High−Dose Rosuvastatin Lowers Blood Pressure: An Open−Label Randomized Study [J]. Int J Hypertens,2011 May 15.

[11]Jinglian Yan, Guodong Tie, Louis M Messina. Tetrahydrobiopterin, L−Arginine and Vitamin C Act Synergistically to Decrease Oxidant Stress and Increase Nitric Oxide That Increases Blood Flow Recovery after Hindlimb Ischemia in the Rat [J]. Mol Med,2012,18(1):676−684.

[12]Chin JP,Gust AP,Nestel PJ,Dart AM. Marine oils dose−dependently inhibit vasoconstriction of forearm resistance vessels in humans [J],Hypertension,1993,21(1):22−28.

[13]Mozaffarian D,Wu JHY. Omega−3 fatty acids and cardiovascular disease:Effects on risk factors, molecular pathways, and clinical events [J]. J Am Coll Cardiol,2011,58(20):2047−

67.

[14]Brown L,Rosner B,Willett WW,Sacks FM. Cholesterol-lowering effects of dietary fiber: a metaanalysis [J]. Am J Clin Nutr,1999,69:30-42.

[15]Kaustav Majumder,Subhadeep Chakrabarti,etal. Structure and Activity Study of Egg Protein Ovotransferrin Derived Peptides (IRW and IQW) on Endothelial Inflammatory Response and Oxidative Stress [J]. J. Agric. Food Chem,2013,61:2120-2129.

[16]Hardig JL,Yeh MW,Robinson BG,etal. Potential pitfalls in the diagnosis of phaeochromocytoma [J]. Med J Aust,2005,182(12):637-640.

[17]Nieman LK,Biller BM,Findling JW,etal. The diagnosis of Cushings syndrome: an endocrine society clinical practice guideline [J]. J Clin Endocrno Metab,2008,93(3):1526-1540.

[18]Bloch MJ,Basile J. Clinical insights into the diagnosis and management of renovascular disease. An evidence based review [J]. Minerva Med,2004,95(5):357-373.

[19]Safian RD,Texbor SC. Renal-artery stenosis [J]. N Engl J Med,2001,344(6):431-442.

[20]Bloch MJ,Basile J. Diagnosis and Management of renovascular diseases and renovascular hypertension [J]. J Clin Hypertens (Greenwich),2007,9(5):381-389.

[21]Thomas M Carr,Saher S Sabri,Ulku C Turba. Stenting for atherosclerotic renal artery stenosis [J]. Tech Vasc Interv Radiol,2010,143(2):134-145.

[22]Hesham R Omar,Irina Komarova. Licorice abuse: time to send a warning message [J]. Ther Adv Endocrinol Metab,2012,3(4):125-138.

[23]K. S. Woo,Thomas W. C. Yip,etal. Cardiovascular Protective Effects of Adjunctive Alternative Medicine (Salvia miltiorrhiza and Pueraria lobata) in High-Risk Hypertension [J]. Evid Based Complement Alternat Med,2013.

[24]Jong-Hoon Kim. Cardiovascular Diseases and Panax ginseng:A Review on Molecular Mechanisms and Medical Applications [J]. J Ginseng Res,2012,36(1):16-26.

[25]贾亭街. 肥胖体型遗传性与高血压的调查分析[J]. 中国营养保健,2013,1.

[26]陆再英. 内科学[M]. 第七版. 北京:人民卫生出版社,2008,274-284.

[27]Campeau L. Letter: Grading of angina pectoris [J]. Circulation,1976 Sep,54(3):522-3.

[28]徐亚妹. 急性心肌梗死心电图定位诊断与梗死相关血管的关系[J]. 临床心电学杂志,2005,11(4):281-284.

[29]Wayne L. Improved Survival after Acute Myocardial Infarction in Patients with Advanced Killip Class [J]. Clin. Cardiol,2000,(23):751-758.

[30]陈佳,宋少江. 山楂的研究进展[J]. 中药研究与信息,2005,7.

[31]程国龙. 芹菜提取物治疗原发性高血压82例[J]. 中国医药导报,2007,4(24).

[32]谢建华,林常青,庞杰. 魔芋精粉的应用及研究进展[J]. 河南科技大学学报(农学版),2004,24(3).

[33]Paulin S,Yon Schuhhess G K,Fossel E,etal. MR imaging of the aoaic root and proximal coronary arteriea[J]. Am J Roentgenol,1987,148:665-670.

[34]Ridker PM,Rifai N,Rose L. Comparison of C-Reactive Protein and Low-Density Lipo-

protein Cholesterol Leves in the Prediction of First Cardiovascular Events [J]. N Engl J Med, 2002,347:1557-1565.

[35]中国成人血脂异常防治指南制订联合委员会. 中国成人血脂异常防治指南[J]. 中华心血管病杂志,2007,5.

[36]中华医学会糖尿病学分会. 中国2型糖尿病防治指南[M]. 北京:北京大学医学出版社,2011,5.

[37]杜冠华. 药理学原理-药物治疗学的病理生理基础[M]. 北京:人民卫生出版社,2009,5.

[38]Nissen SE, Tuzcu EM, Libby P. Effect of antihypertensive agents on cardiovascular events in patients with coronary disease and normal biood pressure: the CAMELOT study : a randomized controlled trial [J]. JAMA,2004,292(18):2217-2225.

[39]急性心肌梗死再灌注治疗研究协作组. 重组葡激酶与重组组织型纤溶酶原激活剂治疗急性心肌梗死的随机多中心临床试验[J]. 中华心血管病杂志,2007,(35):691-696.

[40]Bassand JP, Afzal R,Eikelboom J. Relationship between baseline haemoglobin and major bleeding complications in acute coronary syndromes [J]. Eur Heart J,2010,31:50-58.

[41]Giraldez RR, Nicolau JC, Corbalan R, etal. Enoxaparin is superior to unfractionated heparin in patients with ST elevation myocardial infarction undergoing fibrinolysis regardless of the choice of lytic: an Ex TRACT-TIMI 25 analysis [J]. Eur Heart J,2007,28:1566-1573.

[42]Newby KH, Thompson T, Stebbins A, etal. Sustained ventricular arrhythmias in patients receiving thrombolytic therapy:incidence and outcomes. The GUSTO investigators [J]. Circulation,1998,98:2567-2573.

[43]中华医学会心血管病学分会介入心脏病学组,中华心血管病杂志编辑委员会. 中国经皮冠状动脉介入治疗指南2012(简本)[J]. 中华心血管病杂志,2012,40(4):271-277.

[44]吴清玉,许建屏,高长青,等. 冠状动脉旁路移植术技术指南[J]. 中华外科杂志,2006,11:1517-1524.

[45]Dean N, Shuaib A. Management of emergent TIA: a new era in stroke prevention [J]. The lancet Neurology,2009,8:218-219.

[46]Peter M Rothwell, Matthew F Giles, Arvind Chandratheva, etal. Effect of urgent treatment of transient ischaemic attack and minor stroke on early recurrent stroke (EXPRESS study): a prospective population-based sequential comparison [J]. Lancet,2007,370:1432 - 1442.

[47]ESPRIT Study Group, Halkes PH, vall Gijn J, etal. Medium intensity oral anticoagulants versus aspirin after cerebral ischaemia of arterial origin(ESPRIT):a randomised controlled trial [J]. Lancet Neurul,2007,6:115-124.

[48]De Schryver EL, Halkes PH. No role for oral anticoagulants (target INR: 2.0-3.0) after transient ischaemic attack or cerebral infarction of arterial origin; the European/Australasian stroke prevention in reversible ischaemia trial (ESPRIT) [J]. Ned Tijdschr Geneeskd, 2008, 152 (8):445-53.

[49]Tissue plasminogen activator for acute ischemic stroke. The National Institute of Neurological Disorders and Stroke rt-PA Stroke Study Group [J]. N Engl J Med,1995,333:1581-1587.

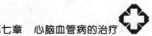

［50］Wolfe T，Suarez JI，Tarr RW，etal．Comparison of combined venous and arterial thombolysis with primary arterial therapy using recombinant tissue plasminogen activator in acute ischemic stroke［J］．J Stroke Cerebrovasc Dis，2008，17(3)：121-128．

［51］Paezynski RP，Venkatesan R，Diringer MN，etal．Effeets of fluid management on edema volume and midline shift in a rat model of isehemic stroke［J］．Stroke，2000，31：1702-1708．

［52］全国降纤酶临床再评价研究协作组．降纤酶治疗急性脑梗死的临床再评价——多中心前瞻性随机双盲对照研究［J］．中华神经科杂志，2000，10(33)．

［53］全国降纤酶临床再评价研究协作组．降纤酶治疗急性脑梗死临床再评价(II)［J］．中华神经科杂志．2005，1(38)．

［54］Hurtado O，Moro M A．Neuroprotection afforded by prior citicoline administration in experimental brain ischemia：effects on glutamate transport［J］．Neurobiol Dis，2005，18：336-345．

［55］Saver J，Wilterdink J．Choline precursors in acute and subacute human stroke：a meta-analysis［J］．Simposium Ferrer：on the neuroprotection routes．Geneva，2002 May 31．

［56］Cho HJ，Kim YJ．Efficacy and safety of oral citicoline in acute ischemic stroke：drug surveillance study in 4491 cases［J］．Methods Find Exp Clin Pharmacol，2009，31：171-176．

［57］Kessler J，Thiel A，Karbe H．Piracetam improves activated blood flow and facilitates rehabilitation of poststroke aphasic patients［J］．Stroke，2000 Sep，31(9)：2112-2116．

［58］Wang YS，Xu L，Ma K，etal．Protective effects of Ginkgo biloba extract 761 against glutamate-induced neurotoxicity in cultured retinal neuron［J］．Chin Med J，2005，118(11)：948-952．

［59］任非，龚淑英，智丽敏，等．黄芪治疗缺血性脑损伤的有效性［J］．中国临床康复，2006，10(3)：149-151．

［60］Tsai CC，Lai TY，Huang WC，etal．Inhibitory effects of potassium channel blockers on tetramethylpyrazine-induced relaxation of rat aortic strip in vitro［J］．Life Sci，2002，71(11)：1321-30．

［61］中华医学会神经病学分会神经康复学组，中华医学会神经病学分会脑血管病学组，卫生部脑卒中筛查与防治工程委员会办公室．中国脑卒中康复治疗指南［J］．中国康复理论与实践，2012，18(4)：301-318．